Découvrez l'histoire par les archives de presse

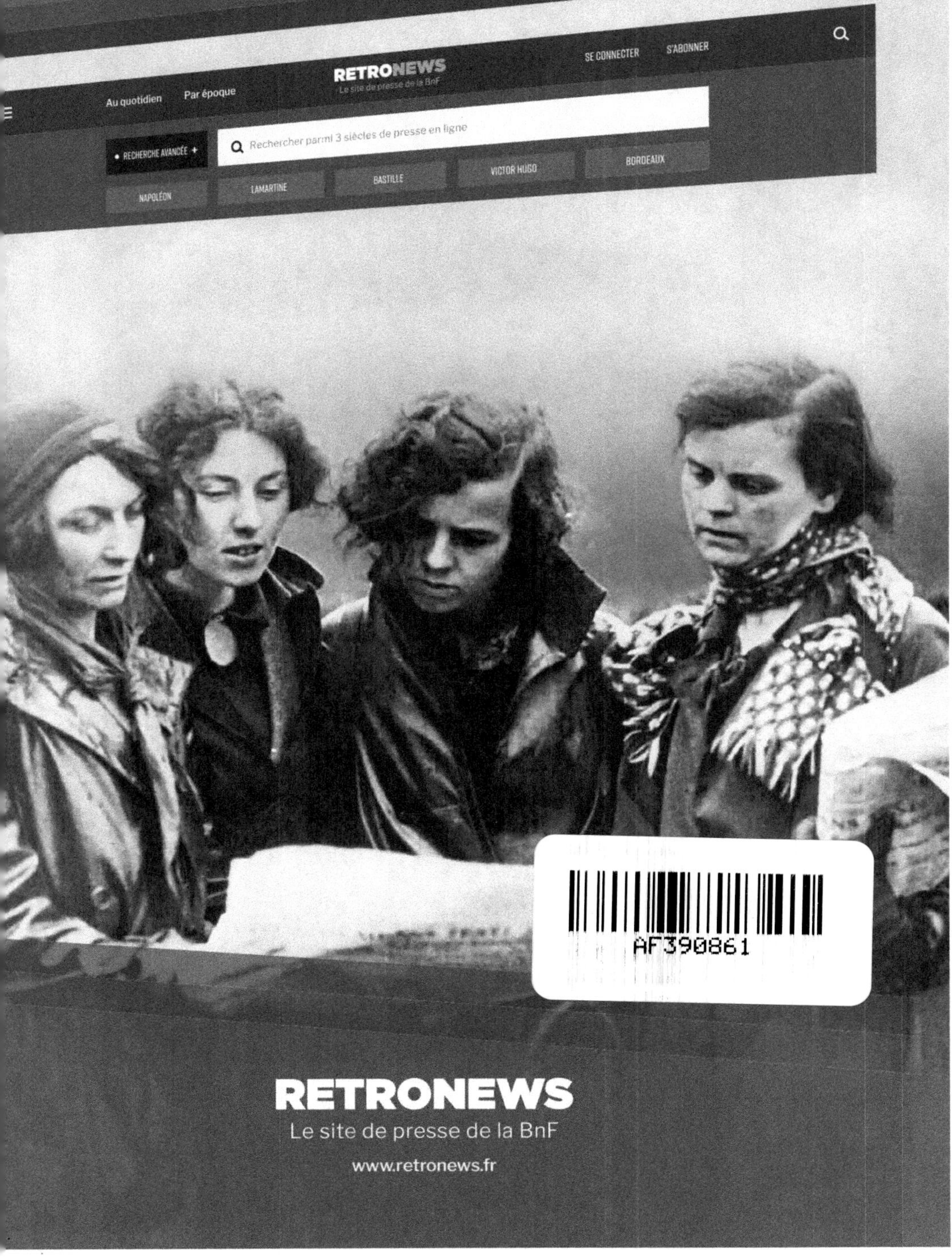

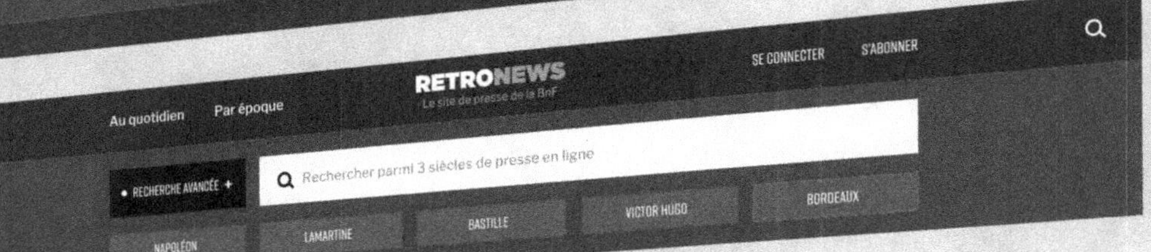

AF390861

RETRONEWS

Le site de presse de la BnF

www.retronews.fr

JOURNAL

DE

PHARMACIE.

TOME XIV

PARIS.—IMPRIMERIE DE FAIN, RUE RACINE, N°. 4,
Place de l'Odéon.

JOURNAL

DE PHARMACIE

ET

DES SCIENCES ACCESSOIRES,

RÉDIGÉ

Par MM. P.-J. Bouillon-Lagrange, L.-A. Planche,
P.-F.-G. Boullay, J.-P. Boudet, J.-J. Virey,
J. Pelletier, A. Bussy, E. Soubeiran, O. Henry fils;

ET

BULLETIN DE LA SOCIÉTÉ DE PHARMACIE DE PARIS,

Rédigé par M. Henry, et par une Commission spéciale.

Major collectis viribus exit.

TOME QUATORZIÈME

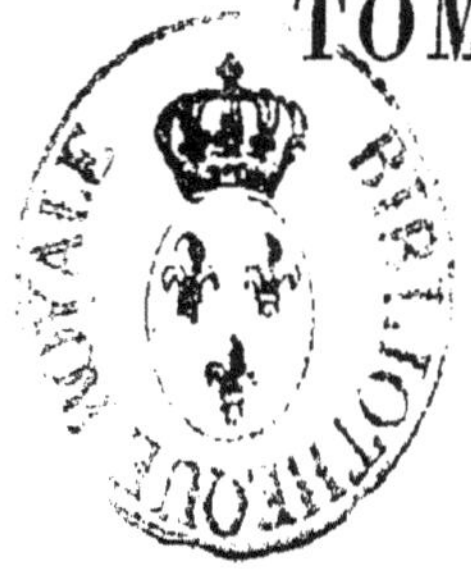

A PARIS,

CHEZ LOUIS COLAS FILS, LIBRAIRE,
RUE DAUPHINE, N°. 32.

1828.

JOURNAL

DE PHARMACIE

ET

DES SCIENCES ACCESSOIRES.

N°. Ier.—14ᵉ. *Année.*—JANVIER 1828.

MÉMOIRE

Sur la formation de l'éther sulfurique.

Lu à l'Académie des sciences le 27 août 1827.

Par MM. J. DUMAS et POLYDORE BOULLAY.

Les transformations si variées que l'alcool éprouve par l'action de l'acide sulfurique concentré à diverses doses, offrent un des sujets les plus curieux de la chimie organique. Quatre composés particuliers, l'éther sulfurique, l'hydrogène bi-carboné, l'huile douce de vin, l'acide sulfo-vinique résultent de la réaction de ces deux corps suivant les circonstances, et chacun d'eux présente des propriétés si remarquables, que nous avons cru nécessaire de soumettre à une analyse attentive les phénomènes qui accompagnent leur production.

Il y a peu d'années encore, que la théorie si simple et si satisfaisante de MM. Fourcroy et Vauquelin sur la formation de l'éther sulfurique, semblait établie sur les bases les plus solides. D'après ces célèbres chimistes, l'acide sulfurique, mis en contact avec de l'alcool, lui enlevait une portion d'eau, pour le transformer en éther. Vers la fin de l'opération, l'alcool étant devenu moins abondant et la température plus élevée, il s'établissait une nouvelle réaction qui donnait naissance à de l'acide sulfureux et à de l'huile douce de vin.

Cette théorie à la fois simple et complète, fut bientôt généralement admise; elle reçut une confirmation précieuse des expériences si remarquables de M. Théodore de Saussure, Cet habile observateur ayant démontré que l'alcool ainsi que l'éther sulfurique étaient formés de carbone, d'hydrogène et d'oxigène dans les proportions nécessaires pour constituer de l'eau et de l'hydrogène bi-carboné, ayant prouvé en outre que l'éther contenait moins d'eau que l'alcool, il ne pouvait rester aucun doute sur la certitude de la théorie proposée par MM. Fourcroy et Vauquelin.

Plus tard, M. Gay-Lussac ayant pris la densité de la vapeur d'alcool et d'éther, en tira des conséquences semblables, quoique ses propres résultats introduisissent une correction importante dans l'analyse de l'éther. Ramenant la composition de ces deux corps à des volumes d'eau et d'hydrogène bi-carboné en rapports simples entre eux, il fit voir que l'alcool devait être formé de volumes égaux de vapeur d'eau et d'hydrogène bi-carboné, tandis que l'éther sulfurique devait renfermer deux volumes d'hydrogène bi-carboné pour un volume de vapeur d'eau.

Jusque-là tout semblait se réunir pour mettre la théorie de MM. Fourcroy et Vauquelin à l'abri de toute atteinte. Cependant M. Dabit avait fait des remarques

singulières relativement à la formation d'un acide particulier pendant l'éthérification. Ces remarques, confirmées
par des recherches postérieures de M. Sertuerner, de
M. Vogel, et de M. Gay-Lussac, ont mis hors de doute
l'existence d'un acide nouveau semblable à l'acide hypo-
sulfurique, dont il diffère néanmoins par son état permanent de combinaison avec une huile éthérée. Ainsi
donc plus de doute, l'acide sulfurique et l'alcool produisent, en réagissant l'un sur l'autre dans la formation
de l'éther, 1°. de l'éther sulfurique, c'est-à-dire de l'alcool privé de la moitié de son eau ; 2°. de l'huile douce
de vin dont la composition n'est pas connue ; 3 . de
l'acide hypo-sulfurique ; 4°. une matière huileuse éthérée
qui accompagne ce dernier et dont la composition n'est
pas connue non plus.

Dès que ces faits ont été constatés d'une manière authentique, beaucoup de chimistes ont cru pouvoir en conclure que la théorie de MM. Fourcroy et Vauquelin
était renversée. D'autres plus sages ont pensé qu'elle
recevrait quelques modifications sans doute, mais que du
moins la base restait bonne et non attaquée. De là une
foule d'expériences qu'il serait inutile de mentionner ou
de combattre. En effet la théorie ancienne est devenue
l'expression d'un fait depuis que l'analyse de l'alcool
et de l'éther, confirmée par la densité de la vapeur de
ces corps, a été publiée. Pour détruire cette théorie, il
faut montrer que l'alcool et l'éther n'ont pas la composition qu'on leur assigne ; c'est l'opinion de quelques
chimistes, mais nous espérons démontrer qu'ils sont
dans l'erreur.

Si la composition de l'éther et de l'alcool est bien
connue, il devient évident que MM. Fourcroy et Vauquelin ont pu ignorer l'existence de l'acide hypo-sulfurique, qu'ils ont pu se tromper sur la production de
l'huile douce de vin ; sans que pour cela la cause à la-

quelle ils attribuent la formation de l'éther cesse d'être véritable. C'est du reste ce que les expériences qui suivent vont nous donner le moyen d'établir avec la plus grande rigueur. Nous nous sommes bornés à faire une analyse exacte des produits déjà mentionnés, et la théorie est ressortie d'elle-même des résultats obtenus.

Analyse de l'alcool. L'alcool que nous avons examiné possédait tous les caractères de l'alcool le plus pur et le plus concentré. Il avait été rectifié sur le chlorure de calcium sec à plusieurs reprises. Sa densité était égale à 0,7925 à la température de 18° c.; il bouillait à 76° c. sous la pression de 0,^{m}745.

La composition de cet alcool est, d'après nos expériences, parfaitement conforme à celle qui se déduit de la densité de sa vapeur, et des considérations pleines de finesse que M. Gay-Lussac a publiées il y a long-temps sur les phénomènes de la fermentation alcoolique. Voici les résultats de l'expérience et ceux que donne le calcul :

	Nombres obtenus.	Nombres calculés.
Carbone.	52,37	52,28
Hydrogène.	13,31	13,02
Oxigène.	34,61	34,70
	100,29	100,00

Les expériences ont été faites sur une plus grande échelle qu'on n'a coutume de le faire, afin de porter une précision plus rigoureuse dans cette analyse. Nous avons toujours brûlé plus d'un gramme d'alcool, au moyen de l'oxide de cuivre; l'eau était recueillie avec soin, ainsi que l'acide carbonique : quant à l'oxigène, nous l'avons évalué, en complétant la réduction de l'oxide de cuivre au moyen du gaz hydrogène. L'oxigène de l'oxide avant et après l'analyse, étant ainsi connu, nous en avons déduit l'oxigène cédé à la matière ; l'oxigène de l'acide carbonique et celui de l'eau étant également connus, nous avons pu en déduire l'oxigène propre à l'alcool.

Nos résultats confirment donc pleinement ceux de M. Théodore de Saussure et de M. Gay-Lussac, et l'on peut apprécier leur valeur par les données sur lesquelles ils sont établis.

				Pour 100		
Alcool employé.	Carbone.	Hydrogène.	Oxigène.	Carbone.	Hydrog.	Oxigène.
1 gr. 742 —	0 gr. 9070 —	0 gr. 2036 —	0,6024 —	52,06 —	13,23 —	34,58
1, 502 —	0, 7824 —	0, 1989 —	0,5190 —	52,09 —	13,24 —	34,55
1, 660 —	0, 8.92 —	0, 2206 —	0,5765 —	52,96 —	13,46 —	34,72
			Moyenne	52,37 —	13,31 —	34,61

Nous avons toujours trouvé, comme on voit, un peu plus d'hydrogène que n'en indique le calcul; mais toutes les personnes qui se sont livrées à ces sortes d'expériences savent assez combien cet écueil est difficile à éviter: Nous ne croyons donc pas devoir insister sur ce point, et nous regarderons comme bien prouvé que l'alcool consiste, ainsi que M. Gay-Lussac l'a établi, en un volume d'hydrogène bi-carboné et un volume de vapeur d'eau.

Analyse de l'éther sulfurique. Les précautions que nous avions prises pour nous procurer de l'alcool pur, l'ont également été pour obtenir de l'éther exempt de tout mélange. Nous avons préparé nous-mêmes ce corps, nous l'avons lavé avec soin pour enlever tout l'alcool, et nous l'avons rectifié sur le chlorure de calcium, jusqu'à ce que cette opération ne produisît plus de changement dans ses propriétés. Ainsi préparé, sa densité était égale à 0,713, à la température de 20° c. Il entrait en ébullition à 34° c. sous la pression de 0,ᵐ745.

Voici nos résultats pour l'analyse de l'éther sulfurique pur :

Carbone   65,10 —   65,04 —   65,01
Hydrogène 13,52 —   13,95 —   14,08
Oxigène   21,05 —   21,34 —   21,33
           ______   ______   ______
            99,67   100,33   100,42

Comme pour l'alcool, nous avons opéré sur une quantité un peu forte, c'est-à-dire 1 gramme environ.

Comparons ces nombres avec ceux que donne le calcul, et nous serons convaincus de la certitude des idées admises jusqu'à présent pour la composition de l'éther, d'après les belles recherches de MM. de Saussure et Gay-Lussac.

	Nombres obtenus.	Calculés.
Carbone. . .	65,05.	64,96
Hydrogène. .	13,85.	13,47
Oxigène. . .	21,24.	21,57
	100,14	100,00

Comme dans l'analyse de l'alcool, nous retrouvons ici un petit excès d'hydrogène ; mais il n'en reste pas moins évident que l'éther pur est formé d'un volume d'hydrogène bi-carboné et d'un demi-volume de vapeur d'eau.

Analyse de l'huile douce de vin. Celle que nous avons examinée avait été séparée de l'éther pur par distillation ; comme elle ne bout qu'à une température élevée, elle reste presqu'en totalité dans la cornue ; on l'a fait bouillir ensuite jusqu'à ce qu'elle eût distillé en partie, puis on l'a rectifiée sur le chlorure de calcium et un peu de potasse.

Ainsi préparée sa densité était égale à 0,9174 à 10°,5 c.

L'huile douce de vin n'est qu'un carbure d'hydrogène ; mais ce carbure diffère de tous ceux qui ont été analysés jusqu'à présent, par la proportion de ses principes. En effet, nous avons trouvé ce corps formé de :

			Calculé.
Carbone. . .	88,36 —	88,80 —	88,94
Hydrogène. .	11,64 —	11,20 —	11,06
	100,00	100,00	100,00

Le résultat calculé a été obtenu en supposant ce corps formé de 4 volumes de vapeur de carbone et de 3 volumes d'hydrogène, composition fort simple et pourtant très-différente de celle de tous les carbures d'hydrogène connus jusqu'ici. Nous allons voir du reste que cette composition résulte nécessairement de l'espèce de réaction qui donne naissance à l'huile douce, et nous trouverons dans les expériences suivantes, la confirmation la plus évidente de la composition que nous venons d'énoncer; en même temps nous arriverons à une théorie qui rend cette composition inévitable.

Analyse du sulfo-vinate de baryte. Nous avons analysé l'acide sulfo-vinique en combinaison avec la baryte. Voici les procédés que nous avons employés. L'eau a été déterminée par la perte dans le vide sec à la température de 160° c., le sulfate de baryte par sa calcination au rouge, le carbone et l'hydrogène par l'oxide de cuivre à la manière ordinaire. Dans ce dernier cas, il ne s'est pas dégagé de trace d'acide sulfureux, ce qui rend cette expérience fort simple. A la vérité il s'est toujours dégagé un peu d'hydrogène carboné, mais on à eu soin d'en tenir compte. Voici les résultats de nos diverses expériences.

53,30 —	54,00	Sulfate de baryte.
14,65 —	14,85	Acide sulfureux.
11,32 —	10,33	Carbone.
1,46 —	1,39	Hydrogène.
19,31 —	20,00	Eau.
100,04	100,57	

La composition de la matière huileuse ramenée à 100 donnerait :

Carbone. 88,37
Hydrogène. . , ... 11,63
$$\overline{100,00}$$

C'est donc de l'huile douce de vin. Ceci admis, le sulfo-vinate de baryte se trouve représenté par un atome d'hydrosulfate, deux d'huile douce de vin et cinq d'eau , $B\dot{S}^2 + 2H^3 C^4 + 5H\dot{H}$. C'est ce que prouve la comparaison suivante :

	Résultat obtenu.	Résultat calculé.
Hypo-sulfate de baryte. . . .	68,40	67,37
Huile douce de vin.	12,25	12,27
Eau.	19,65	20,36
	100,30	100,00

Analyse du sulfo-vinate de cuivre. On a préparé ce sel par double décomposition au moyen du sulfo-vinate neutre de baryte et du sulfate de cuivre. La liqueur évaporée en consistance de sirop s'est prise en masse cristalline , on l'a desséchée entre des doubles de papier joseph , et il est resté un sel verdâtre en grains cristallins.

Pour l'analyser, on l'a transformé en deutoxide de cuivre par la calcination. 5 parties ont fourni · 1,07 d'oxide; on en a fait détoner 5 parties avec un mélange de chlorate et de carbonate de potasse; le résidu dissout dans l'eau , et traité par le chlorure de baryum a fourni, 6,30 de sulfate de baryte : enfin le carbone , l'hydrogène et l'eau ont été déterminés par la combustion au moyen du deutoxide de cuivre. On a eu ainsi :

Oxide de cuivre. 21,40
Acide hypo-sulfurique. 36,98
Carbone. 12,42
Hydrogène.   1,61
Eau. 27,59
                                    ———
                                    100,00

Résultats qui s'accordent avec la formule $Cu\ \ddot{S}^2 +$ $2C^4H^3 + 5H\dot{H}$. En effet on a :

	Résultat trouvé.	Résultat calculé.
Hypo-sulfate de cuivre. .	60,38	60,83
Huile douce de vin. . . .	14,03	14,75
Eau.	25,59	24,45
	100,00	100,03

Analyse du bi-sulfo-vinate de plomb. Ce sel s'obtient lorsqu'on sature le résidu d'éther au moyen du carbonate de plomb ; même à la température de l'ébullition, et avec un grand excès de carbonate, il reste acide ; et la liqueur filtrée, évaporée et refroidie, laisse cristalliser un sel blanc en aiguilles, d'un bel éclat soyeux, et d'une transparence parfaite. Ce sel bien égoutté et séché sur des papiers, conserve sa réaction acide. On peut le neutraliser et même le rendre alcalin au moyen de l'hydrate de plomb ; mais, les sels qu'on obtient pouvant être des mélanges à divers états de saturation, nous avons de préférence analysé le sel acide.

Par la calcination 100 parties ont fourni 42,8 de sulfate de plomb qui représentent 31,49 d'oxide et 11,31 d'acide sulfurique. D'un autre côté 100 parties traitées par l'acide nitrique bouillant ont donné 133 de sulfate de baryte qui représentent 45,71 d'acide sulfurique, c'est-à-dire quatre fois autant qu'il s'en trouvait dans le sulfate de plomb. Enfin on a déterminé le carbone, l'hydrogène et l'eau comme pour le sel de baryte.

Voici les résultats :

$$31,49 \ldots \ldots \ldots \text{oxide de plomb,}$$
$$40,71 \ldots \ldots \ldots \text{acide hypo-sulfurique,}$$
$$13,80 \ldots \ldots \ldots \text{carbone,}$$
$$1,67 \ldots \ldots \ldots \text{hydrogène,}$$
$$\underline{12,33 \ldots \ldots \ldots \text{eau,}}$$
$$100,00$$

Ces résultats se rapportent à la formule suivante,

$$\overset{.}{P}b\,2\,\overset{...}{S}{}^{2}+4\,H^{3}\,C^{4}+5\overset{.}{H}\,H.$$ On a eu en effet :

	Résultats obtenus.	Résultats calculés.
Bi hypo-sulfate de plomb.	72,20	72,07
Huile douce de vin.	15,47	15,27
Eau.	12,33	12,66
Bi-sulfo-vinate de plomb.	100,00	100,00

La composition de l'huile qui se trouve dans les sulfo-vinates est évidemment de l'huile du vin. Ramenée à 100 parties, elle présente en effet la composition suivante :

	Carbone.	Hydrogène.
Huile du sulfo-vinate de baryte. . . .	88,58	11,42
id. *id.*	88,14	11,86
Huile du sulfo-vinate de cuivre. . . .	88,53	11,47
id. de plomb. . . .	89,20	10,80
id. moyenne. . . .	88,67	11,33
Huile douce du vin calculée.	88,94	11,06

D'après cette identité, on peut aisément établir la composition de l'acide sulfo-vinique. Puisque l'huile douce du vin diffère de l'hydrogène bi-carboné en ce qu'elle renferme un volume d'hydrogène de moins sur quatre, il faut admettre que deux atomes d'acide sulfurique en perdant un atome d'oxigène pour passer à l'état d'acide hypo-sulfurique, ramènent 4 volumes d'hydrogène bi-carboné à l'état d'huile douce du vin. On a donc pour la composition de l'acide sulfo-vinique, supposé sec, un atome d'acide hypo-sulfurique, huit de carbone et six d'hydrogène, ou bien $\ddot{S}^2 + 2\,H^3\,C^4$.

Cette composition ramenée à 100 donnerait :

1 atome acide hypo-sulfurique. . .	902,32	72,70
8 *id.* carbone.	301,32	24,28
6 *id.* hydrogène.	37,50	3,02
1 *id.* acide sulfo-vinique.	1241,14	100,00

La théorie de l'éthérification devient donc fort simple : par le fait, l'acide et l'alcool se partagent en deux parties dont l'une produit l'huile douce et l'acide hyposulfurique, en donnant naissance à une certaine quantité d'eau, dans les proportions suivantes :

$$\left.\begin{array}{l} \text{2 at. acide sulfurique 2}\,\ddot{S} \\ \text{4 vol. vapeur d'alcohol} \end{array}\right\} = \left\{\begin{array}{l} \ddot{S}^2 + 2\,C^4\,H^3 \text{ ou 1 atome acide sulfo-vinique} \\ \text{2 vol. eau formée} \\ \text{4 vol. eau mise en liberté} \end{array}\right.$$

L'autre portion de l'acide et celle de l'alcool fournissent par leur réaction de l'acide affaibli et de l'éther.

Il résulte des expériences de M. Vogel, que l'on trouve une proportion plus grande d'acide sulfo-vinique dans les résidus d'éther, pris immédiatement avant l'apparition de l'acide sulfureux, que dans ceux qui proviennent d'opérations arrêtées plus tôt ou plus tard. Il est clair par cela seul que cet acide se forme dans les mêmes circonstances que l'éther lui-même, et que c'est surtout à sa destruction par la chaleur qu'il faut atribuer le dégagement de l'acide sulfureux et de l'huile douce du vin, ainsi que l'avait déjà supposé M. Gay-Lussac.

. On conçoit, d'après ce qui précède, quel serait le rôle du peroxide de manganèse ou de l'acide chromique dans la formation de l'éther. Ils perdraient une portion de leur oxigène pour former de l'eau et de l'huile douce du vin, en prévenant ainsi la formation de l'acide hypo-

sulfurique. M. Gay-Lussac a constaté en effet que cet
acide ne se produisait pas dans ces sortes de réactions.
La formation de l'acide hypo-sulfurique n'est donc pas
indispensablement liée à celle de l'éther. On a peine à
croire d'une autre part que la production de l'huile
douce soit nécessaire à celle de l'éther, tandis que les
réactions qui les produisent semblent si indépendantes.
Si l'on admet que l'acide fluoborique, ainsi que l'assure
M. Desfosses, donne de l'éther sans huile douce, il
paraîtrait du moins que cette nécessité ne serait pas
générale.

Tout bien considéré, nous pensons que les deux phénomènes n'ont rien de commun.

On conçoit qu'il n'y aurait aucun avantage à introduire,
comme on l'a souvent proposé, du peroxide de manganèse dans le mélange ordinaire pour la fabrication de l'é-
ther. A la vérité, il ne se formerait pas d'acide sulfureux,
mais l'huile douce produite accompagnerait l'éther pendant tout le cours de la distillation, tandis que par le
procédé actuel, les derniers produits en sont seuls souillés. Ainsi jusqu'à ce qu'on ait trouvé le moyen d'employer
ou de remplacer l'acide fluoborique à bas prix, le procédé actuel méritera la préférence.

La formation de l'acide hypo-sulfurique paraît être un
phénomène très-fréquent, si ce n'est général, dans les
réactions de l'acide sulfurique concentré sur les matières
organiques. Nous nous proposons d'en examiner les produits dans quelques-unes de ces opérations, mais nous ne
pouvons éviter dès à présent de discuter les opinions
émises à ce sujet. Celle que nous avons adoptée, dans
le cours de ce mémoire, avait déjà été établie par M. Gay-
Lussac ; comme elle rend mieux raison de la composition
de l'huile douce, nous l'avons préférée, quoiqu'elle se
se trouve en opposition avec l'opinion de quelques
chimistes.

En effet M. Faraday (*Annal. de chim. et de phys.*, tom. 34, page 104), en examinant l'action de l'acide sulfurique sur la naphtaline, a observé un acide composé qu'il a été conduit à regarder comme une combinaison d'acide sulfurique et de naphtaline, dans laquelle l'acide sulfurique perdrait la moitié de sa capacité de saturation par la présence de la naphtaline. M. Hennell (*Annal. de chim. et de phys.*, tome 35, page 154) dans une note sur la composition de l'huile douce du vin, adopte les mêmes vues, sans entrer dans la discussion approfondie que méritait le sujet (1). Nous allons chercher à le placer sous son point de vue le plus simple.

MM. Vogel et Gay-Lussac ont comparé les acides de ce genre avec l'acide hypo-sulfurique, et ils ont supposé que cet acide était combiné avec une matière végétale qui en modifiait légèrement les propriétés.

La question, envisagée sous ce double aspect, offre de grandes différences; mais par le fait il serait aisé d'arriver à un choix certain entre ces deux suppositions qui sont les seules qu'on puisse faire, si ces sortes de produits se laissaient manier aussi facilement que les composés organiques. D'après MM. Faraday et Hennell, deux atomes d'acide sulfurique se combineraient purement et simplement avec la matière végétale et leur capacité de saturation serait réduite de moitié, comme si la matière végétale eût saturé l'un de ces atomes. D'après MM. Vogel et Gay-Lussac, les deux atomes d'acide sulfurique perdraient un atome d'oxigène, la matière végétale perdrait deux atomes d'hydrogène, ces deux corps formeraient de l'eau et il se produirait de l'acide hypo-

______

(1) La note de M. Hennell, outre qu'elle contient des analyses évidemment inexactes, renferme des résultats que nous n'avons pu discuter, parce que nous ne les avons pas compris, sans doute, faute de renseignemens sur ses procédés ou ses produits.

sulfurique et une matière végétale nouvelle. Il ne s'agit donc que de savoir si l'on peut ou non séparer cet atome d'eau, sans décomposer le sel.

Le sulfo-vinate de baryte que nous avons analysé, contiendrait 16 pour cent d'eau environ, en le calculant d'après l'hypothèse de M. Faraday, et 20 pour cent si on le calcule d'après celle de M. Gay-Lussac. Nous avons placé dans le vide sec à la température de 150 à 160° centigrades, 100 parties de ce sel, et la perte s'est élevée à 19 pour cent avant qu'il ait paru prendre l'aspect gras, seul indice qui annonce la séparation de l'huile : mais, pour peu qu'on dépasse la température indiquée, l'huile elle-même se dégage, le sel devient comme pâteux, et la perte ne tarde pas à dépasser 20 pour cent (1),

---

(1) M. Faraday était placé dans une position plus favorable que nous pour décider la question, son acide sulfonaphtalique lui ayant fourni des sels anhydres. S'il eût porté plus d'attention dans la discussion de ses analyses, il se serait aperçu, ou bien qu'elles sont inexactes, ou bien qu'elles offrent un résultat contraire à son opinion. Elles présentent un excès de poids qui équivaut précisément à la quantité d'oxigène nécessaire pour transformer en acide sulfurique l'acide hypo-sulfurique qu'on pourrait supposer contenu dans les sels qu'il a examinés. Cette observation, qui n'a pas échappé au rédacteur des Annales de chimie et de physique, paraîtra justifiée suffisamment par la comparaison suivante.

Résultat trouvé par M. Faraday :

Baryte.	27,57
Acide sulfurique.	30,17
Carbone.	41,90
Hydrogène.	2,877
	102,517

Résultat corrigé.

Baryte.	27,57
Acide hypo-sulfurique.	27,15
Carbone.	41,90
Hydrogène.	2,877
	99,497

ce qui laisse quelque doute sur les résultats de cette expérience.

D'après l'ensemble des faits que nous venons d'exposer, et d'après les considérations accessoires qui peuvent se déduire des propriétés de l'acide sulfo-vinique, il semble que nous pourrions regarder comme certaines les opinions admises dans le cours de ce mémoire. Cependant quelques faits nouveaux, observés postérieurement à la lecture que nous en fîmes à l'académie, nous engagent à laisser dans le doute le choix entre les deux hypothèses. Ces nouveaux faits seront exposés et discutés dans un mémoire qui suivra de près celui-ci.

Nous nous bornerons donc à présenter ici le tableau de nos analyses dans les deux suppositions, en observant que leurs résultats sont de leur nature entièrement indépendans de l'interprétation qu'on voudra choisir.

Ainsi nous regardons comme certain que l'alcohol est représenté par

$$\ddot{H}^2 C^2 + \tfrac{1}{2} \dot{H} H$$

l'éther sulfurique par. . $2 \ddot{H}^2 C^2 + \tfrac{1}{2} \dot{H} H$

l'huile douce par. . . . $H^5 C^4$

Quant à l'acide sulfo-vinique et aux sulfo-vinates, si tous les faits connus jusqu'à présent donnaient plus de probabilité à l'opinion de M. Gay-Lussac, ceux que nous avons observés récemment s'interprètent mieux dans l'autre hypothèse. C'est ce qui nous engage à les offrir ici comparativement.

Acide sulfo-vinique.

$$2 \dddot{S} + 4 H^2 C^2 = \dddot{S}^2 + 2 H^3 C^4 + HH.$$

Sulfo-vinates de baryte et de cuivre.

$$\dot{R} + 2 \ddot{S} + 4 H^2 C^2 + 4 \dot{H} H = \dot{R} \dddot{S}^2 + 2 H^3 C^4 + 5 HH$$

Bi-sulfo-vinate de plomb.

$$\ddot{Pb} + 4\ddot{S} + 8H^2C^2 + 3H\ddot{H} = \ddot{P}b2\ddot{S}^2 + 4H^3C^4 + 5H\ddot{H}.$$

Ces conditions d'égalité indiquent suffisamment que le problème ne peut être résolu par l'analyse, et que sa solution doit dépendre d'un autre ordre de considérations.

<hr>

NOTE

Sur la précipitation de quelques sels mercuriels par les métaux, par E. SOUBEIRAN.

En m'occupant de l'analyse de quelques sels mercuriels, j'ai été conduit à faire des observations que je prends le parti de publier; elles seront peut-être de quelque intérêt, ne fût-ce que pour épargner à d'autres les retards que des moyens analytiques imparfaits m'ont fait éprouver.

De toutes les méthodes dont on peut faire usage pour reconnaître la proportion de mercure qui se trouve dans un sel, le meilleur, sans contredit, consiste à réduire le métal en un globule que l'on peut laver, sécher et peser sans crainte d'éprouver aucune perte de matière; mais cette opération, pour être de quelque utilité dans des recherches analytiques, n'est pas aussi simple qu'on pourrait d'abord le penser.

Tous les métaux plus électro-négatifs que le mercure doivent le précipiter de ses dissolutions, mais la plupart forment des amalgames, parce que le mercure, à mesure qu'il se sépare, se combine au métal précipitant, et la décomposition de cet alliage complique l'opération, et par suite rend les résultats moins certains. Le fer, qui ne paraît pas pouvoir s'allier au mercure, présente, sous ce rapport, un grand avantage sur les autres métaux, et cette considération m'a engagé à en faire usage. Je dissolvais le sel mercuriel dans l'eau chargée d'acide hydrochlorique et j'y ajoutais du fil de fer (1).

A peine le fer a-t-il le contact de l'acide, qu'une effervescence se manifeste, et le mercure se précipite sous la forme d'une poudre grise qui par la dessiccation reprend l'éclat métallique. L'opération est continuée jusqu'à ce que le fer soit dissous et la liqueur ne contienne plus d'oxide de mercure, ce que l'on reconnaît aisément avec l'eau hydrosulfurée. Mais, en examinant le précipité qui s'est formé, on s'aperçoit bientôt qu'il contient un peu de carbone ou de carbure de fer, ce qu'il avait été facile de prévoir, et en outre, qu'il retient une petite quantité de mercure doux. En effet, le précipité bien lavé, traité par l'ammoniaque ou par la potasse pure, donne une liqueur qui précipite par le nitrate très-acide d'argent, et si on le fait bouillir avec de l'acide hydrochlorique concentré, celui-ci se charge d'une petite quantité de mercure. J'ai vainement cherché à éviter cette précipitation du mercure doux. J'ai opéré la réduction au milieu de l'acide muriatique pur, pour tâcher de retenir le sel insoluble à dissolution, et déterminer sa réduction complète. Constamment j'en ai retrouvé dans le précipité métallique. Cet obstacle s'oppose à l'emploi du fer toutes les fois que le sel mercuriel est muriatique, ou qu'il n'est soluble que dans l'acide hydrochlorique.

____

(1) Il est essentiel de prendre du fil-de-fer très-doux, tel que les numéros les plus fins qui servent à faire les cordes de clavecins ; presque tous les autres contiennent presque toujours de l'arsenic qui est précipité en même temps que le mercure et qui se combine avec lui.

Comme j'avais à opérer sur des sels de cette nature, j'ai essayé l'emploi du zinc, qui forme un alliage bien isolé avec toutes les propriétés métalliques; la facilité avec laquelle ce métal se dissout dans les acides faibles me faisait penser que l'amalgame serait aisément détruit; mais mon espérance a été trompée: au bout de vingt-quatre heures d'ébullition avec de l'acide muriatique et de l'acide sulfurique faible, tout le zinc n'avait pas été dissous, bien que le globule métallique ne parût plus être sensiblement attaqué.

Je me suis servi ensuite de protochlorure d'étain, dont l'emploi a été proposé d'abord par M. Mitscherlich; mais, pour en tirer des résultats avantageux, il faut opérer ainsi que je vais le dire : on pile le sel mercuriel dans un petit matras à essais d'or, dont on a coupé le col très-près de la panse; on le dissout ensuite dans un grand excès d'acide hydrochlorique pur et concentré (50 à 60 grains pour un gram. de sel). On ajoute un excès de protochlorure d'étain en cristaux et l'on porte à l'ébullition. Bientôt le mercure est réduit et précipité presque en totalité sous la forme d'un globule, et tout l'oxide d'étain est dissous. Il reste en suspension une très-petite quantité de mercure très-divisé qui se précipite bientôt. On étend l'acide avec son poids d'eau pour pouvoir le décanter sans être incommodé par sa vapeur, et quand la liqueur est bien éclaircie, on la sépare du précipité au moyen d'une pipette. On lave à l'eau distillée et on la fait sécher à une douce chaleur. On pose le mercure dans le vase même.

J'ai toujours obtenu par cette méthode des résultats fort satisfaisans, et je ne doute pas qu'elle ne soit préférable à toute autre pour analyser les sels de mercure.

NOTE

Sur l'emploi de l'iodure d'antimoine pour la préparation de l'iodure de potassium, par M. Sérullas.

Nos collègues, MM. Robiquet et Pelletier, ont observé, à l'occasion de l'indication que j'ai faite de l'emploi de l'iodure d'antimoine, pour la préparation de l'iodure de potassium, 1°. Que ce moyen ne serait peut-être pas économique dans son application en grand ;

2°. Qu'il serait possible que le précipité que forme l'iodure d'antimoine dans son contact avec l'eau, précipité que je considère comme une combinaison d'oxide d'antimoine, et d'iodure de ce métal (oxi-iodure d'antimoine), ne fût pas entièrement décomposé; de là une perte d'iode;

3°. Que l'oxide d'antimoine résultant de la décomposition de cet oxi-iodure, était un produit peu usité, et difficile à utiliser.

La première observation étant une conséquence de celle-ci, je répondrai à l'une et à l'autre en disant qu'il me semble que cet oxide d'antimoine peut être employé avantageusement à la préparation de l'émétique. Ce moyen est reconnu bon, et, si l'on n'en fait pas un plus fréquent usage, c'est qu'obtenir de l'oxide d'antimoine ou du chlorure de ce métal pour s'en servir à le transformer en oxide, est une opération coûteuse; tandis que dans ce cas nous l'avons comme produit secondaire.

Quant au second point, je me suis assuré que l'iodure d'antimoine pulvérisé et soumis à l'ébullition avec un excès de carbonate de potasse était entièrement décomposé; que le résidu bien lavé ne contenait pas d'iode,

2.

et seulement de l'oxide d'antimoine, soluble en totalité dans l'acide hydrochlorique.

L'excès plus ou moins grand de carbonate de potasse est sans inconvénient, puisqu'on doit, comme je l'ai dit, verser d'abord sur l'iodure d'antimoine en poudre de l'eau chaude, agiter, laisser déposer, décanter la plus grande partie du liquide surnageant et le filtrer; c'est de l'acide hydriodique pur contenant les deux tiers de l'iode employé.

Le dépôt (oxi-iodure d'antimoine) est ensuite mis en ébullition avec le carbonate de potasse; on filtre, on lave et on sature avec l'acide mis à part.

La préparation de l'iodure d'antimoine présentera peut-être quelques difficultés pour être exécutée en grand; je n'ai jamais été en position d'opérer encore de grandes masses. Il faut, dans tous les cas, avoir quelques précautions, attendu que la combinaison s'effectue souvent à la température ordinaire, par le mélange des deux substances avec développement de beaucoup de chaleur; ce qui détermine la volatilisation d'une certaine quantité d'iode; M. Henry fils en a fait l'observation. On doit donc verser l'antimoine en poudre par petites portions sur l'iode qui devient liquide dès la première introduction du métal.

L'iodure d'antimoine, du reste, peut être obtenu identique, attendu qu'il est volatil et se distille facilement : cristallisé en masse, il est rouge brun; réduit en poudre, il est d'un rouge approchant beaucoup du sulfure rouge de mercure.

NOUVELLES DES SCIENCES.

Acidité des humeurs.

Un chimiste ayant mis dans de l'alcohol des glandes parotides d'un scrofuleux, dit avoir vu des cristaux d'acide oxalique se former dans la liqueur. Personne n'ignore que dans la goutte il y a manifestement excès d'acide urique et phosphorique dans l'économie. Plusieurs éruptions à la peau sont tellement acides, que nous en avons vues rougir le papier bleu de tournesol, etc.

Le virus cancéreux et celui des squirrhes est assez acide pour faire effervescence avec les terres absorbantes. (Lorry, *Melanch.*, pag. 254, t. I.) Cet auteur vit aussi une femme mélancolique rendre des urines noires, (pag. 246, t. I.) D'où vient que dans la résorption du virus cancéreux les os sont si susceptibles de rupture, sinon par l'action rongeante d'un acide? Ledran a observé des faits analogues, car une femme qui aimait trop les acides périt avec ses os extrêmement ramollis; ce qui est assuré de même par Pringle et Navier. Il faut rapporter à cela une ancienne expérience de Harvey. Le rachitisme des enfans est tout acide, comme un médecin ingénieux l'a soutenu. C'est à cause du ramollissement des os dans la maladie vénérienne, qu'Astruc prétendait que son virus était acide. Lorry a vu un homme qui chaque fois qu'il prenait de la limonade sentait de vives douleurs aux articulations de la jambe. Une femme cancéreuse, sentant des douleurs aux os, présentait aussi une salivation acide (Lorry, *Mel.*, t. I, pag. 255); de même dans l'asthme on observe des caractères d'acidité; les dents deviennent agacées, molles, noires ; la gorge, le nez sont remplis d'acidité, et jusque dans le scorbut il y a des marques d'acidité, etc.

De la gravelle.

Hyacinthe Cestoni, pharmacien et savant italien du dix-septième siècle, né en 1637, mort en 1718, vécut toute sa vie de légumes et de fruits, et cependant mourut de la gravelle; donc le régime végétal ou pythagorique ne guérit pas suffisamment cette affection, comme le supposent aujourd'hui plusieurs médecins et physiologistes.

Mesure des globules du sang humain.

Jurine.	$\frac{1}{3240}$	Ces déterminations si diverses sont-elles le résultat des illusions d'optique, ou de la diversité de l'état du sang selon le régime, l'âge, le sexe, etc?
Jurine, 2e. expérience.	$\frac{1}{1940}$	
Bauer.	$\frac{1}{1700}$	
Wollaston.	$\frac{1}{5000}$	
Young.	$\frac{1}{6060}$	
Kater.	$\frac{1}{4000}$	
Idem.	$\frac{1}{6000}$	
Prévôt et Dumas.	$\frac{1}{4076}$	

Animaux gelés rendus à la vie.

Le capitaine Franklin, dans son voyage, passa un rude hiver près de *Coppermine River* ; le poisson gelait au fur à mesure qu'on le retirait des filets, et se convertissait en glaçons au point qu'on le fendait à coups de hache. Si dans l'état de congélation complète, on le faisait dégeler au feu, le poisson se ranimait ; une carpe gelée depuis 24 heures se ranima par le même moyen au point de bondir ensuite avec autant de vigueur qu'auparavant. (Comenius cite un homme rappelé à la vie après avoir été gelé pendant quatre jours dans une forêt de Moravie, *Disquisitio de caloris et frigoris naturâ*, pag. 53); mais ce fait ne paraît pas bien constaté. Les précédens laissent aussi quelque doute.

Combustion humaine spontanée.

Gh. Asm. Rudolphi, *Grundriss der physiologie*. Band., 1, pag. 212, parle d'un homme atteint partiellement à un bras ,.de *combustion spontanée*, qui dit avoir senti à ce bras une douleur subite comme d'un coup de bâton, aussitôt il aperçut une étincelle qui brûla sa chemise. On cite une autre observation analogue dans une jeune fille de dix-sept ans (dans *Litterarischen annalen der gesamm, Heilkunde*, août 1825). Une flamme azurée sulfureuse parut autour du doigt; l'eau n'éteignit pas cette flamme qui brûlait les vêtemens et n'était visible que dans l'obscurité. Le sentiment de brûlure profonde éleva des vésicules ; les meilleurs électromètres en contact avec la malade sur un isoloir, n'ont présenté aucun signe d'électricité.

Fermentation de matières stercorales.

Les matières stercorales desséchées et accumulées dans la voirie de Montfaucon, y subissent une fermentation telle que le feu s'y manifeste quelquefois, et brûlerait toute la masse si l'on ne l'éteignait pas, surtout dans les années pluvieuses. On dépose par an, environ 1,224,000 pieds cubes de matière fécale; cette matière est, dit-on, augmentée de plus d'un tiers depuis l'année 1812; épouvantable foyer d'infection qui découle dans la Seine par l'égout latéral au canal Saint-Martin au-dessus de Paris, qui boit ces eaux sans danger ! .

Géologie.

Les capitaines Parry et Ross, dans leur voyage au nord, ont trouvé que les terres arctiques présentaient les cinq classes de formations générales (mais nul volcan, peu d'alluvions et de dépôts tertiaires). Les îles étaient jadis liées au continent américain. Les houillères de Melville-Island offrent des traces d'une ancienne végétation avec des polypiers des tropiques, et les roches tertiaires, des débris de dicotylédones. Les plus récens produits ignés sont les trapps et les amygdaloïdes : la houille bitumineuse noire (qu'on ne supposait que dans les climats chauds ou tempérés), existe à l'île Melville et à Jamesons-Land, dans le Groënland; il y a plusieurs minéraux de fer, de cuivre, de chrôme, de titane, de molybdène; des grenats, du béryl, du zircon; et un même arrangement minéralogique que partout ailleurs.

Parry a fourni les échantillons minéraux rapportés de son troisième voyage à l'île Melville, au professeur Jameson. Celui-ci reconnaît dans les houilles de cette île des fougères arborescentes dont le prototype existe aujourd'hui dans les régions équatoriales; aussi leurs coraux fossiles et polypiers ressemblent à ceux des mers des tropiques; jadis il y avait des forêts d'arbres dicotylédones qui gisent aujourd'hui sous des couches tertiaires à la baie de Baffin, en l'île Melville, en celle de Byam-Martin et du cap York. (Voyez Jameson, dans *Édinburgh new philosoph. Journ.*, etc.

Ces faits prouvent que les pôles n'ont pas toujours été à la même place, et que leurs régions ont été très-chaudes, comme le montre aussi l'existence ancienne des éléphans, des rhinocéros trouvés avec leurs chairs encore glacées. Les causes de l'aplatissement du sphéroïde terrestre pourraient être tout autres que celles qu'on en assigne à notre planète.

Volcans en ignition. L'on en compte maintenant 163 brûlans à la surface du globe; il y en a dans ce nombre 96 en des îles. On sait qu'il en existe aussi dans la haute Tartarie, loin de toute mer. J.-J. V.

~~~~~~

Note géologique, par M. Farines, *pharmacien à Perpignan.*

Les naturalistes géologues n'apprendront peut-être pas sans intérêt que dans une excursion que j'ai eu l'honneur de faire avec M. Marcel de Serres au banc coquillier de Banyuls-dels-Aspres (Pyrénées-Orientales), nous avons recueilli 44 genres formant 72 espèces de coquilles dont voici les noms :

Genres Pirula.	Genres Trochus, 4 espèces.
Bulla, 2 espéces.	Sigaretus.
Cyprea, 2 espèces.	Nucula.
Cassis.	Modiola.
Dentalium.	Cytherea, 3 espèces.
Buccinum, 2 espèces.	Luthraria, 2 espèces.
Cassidaria.	Arca, 2 espèces.
Rostéllaria.	Donax.
Triton.	Pectunculus.
Solarium.	Venus, 2 espèces.
Ranella.	Cardita.
Turritella.	Tellina.
Plototoma, 2 espèces.	Solen, 3 espèces.
Conus.	Lucina.
Cancellaria.	Cardium, 4 espèces.
Tornatella.	Ostrea, 3 espèces.
Cerithium.	Pecten, 3 espèces.
Murex, 3 espéces.	Chama.
Mitra.	Anomia.
Corbula.	Pinna.
Pyleopsis.	Terebratula.
Natica, 4 espéces.	Balanus, 3 espèces.
~~~~~~

Nous avons trouvé la suite de ce banc à une petite distance avant d'arriver au village de Boulon, dans une coupe faite par les eaux tout près de la route d'Espagne; dans cet endroit les coquilles sont moins fréquentes et il y a plus de lignites, ces bancs sont la suite de ceux de Millas et de Néfiac.

En mon particulier, je viens de découvrir un autre banc dont le terrain diffère de celui de Banyuls par une couche d'argile figuline de *Brongniart* qui est immédiatement sur la couche de galets; j'y ai trouvé aussi des fragmens d'un *ostrea* qui ne se trouve pas au banc de Banyuls et à quelques pas de là une vertèbre d'*icthyosaurus* roulée par les eaux; au reste les coquilles sont également dans un sable coloré, et on y trouve à peu près les mêmes espèces.

Ce banc est situé sur la rive gauche de Lagly, en face du village d'Espéra; les pluies abondantes de cette année ont formé des courans qui ont creusé un ravin d'environ cinq mètres de profondeur, et ont mis à découvert la couche de coquilles sur une largeur de trois mètres.

Quoiqu'il soit probable que ce banc n'est qu'une continuité de celui de Banyuls et par conséquent de la même date, les coquilles y sont cependant d'une plus belle conservation; je pense que cela dépend de ce que, la couche d'argile supérieure n'ayant pas donné un passage libre aux eaux, les coquilles ont été moins exposées à l'humidité et que le test se conserve d'autant mieux qu'il est moins en contact avec ce liquide : cette même cause m'explique l'absence des sphéroïdes calcaires au banc d'Espéra, tandis qu'elles sont très-fréquentes à celui de Banyuls.

Je suis porté encore à expliquer de la même manière la différence qu'on observe souvent entre les os retirés de plusieurs cavernes : par exemple ceux de la caverne à ossemens de Moulins, près Bize (Aude), ont un aspect roussâtre et paraissent bien postérieurs à ceux retirés de la plupart des autres cavernes; néanmoins, quoiqu'ils contiennent un peu plus de gélatine, ils happent à la langue, et il n'est pas supposable qu'ils soient d'une date plus récente que ceux des cavernes des terrains de même formation, puisqu'ils appartiennent aux mêmes espèces d'animaux, que plusieurs de ces espèces sont tout-à-fait perdues dans ces contrées, et qu'à la paroi de cette grotte à gauche en entrant, il y a une couche d'os empâtés dans le calcaire : d'ailleurs même gissement que dans les grottes à ossemens ordinaires, c'est-à-dire qu'on trouve ces os sur le sol de la caverne, mêlés à des cailloux roulés et de l'humus ; ainsi leur conservation est due à une cause quelconque qui a mis obstacle au séjour de l'eau dans cet endroit, de manière que ces débris organiques n'ont pas été aussi long-temps exposés aux impressions aqueuses, que dans les cavernes où les os d'un aspect moins récent sont presque privés de gélatine.

ACADÉMIE ROYALE DE MÉDECINE.

SECTION DE PHARMACIE.

Analyse de ses travaux.

Séance du 24 novembre 1827. — M. Chevallier donne lecture d'une *relation des fouilles faites à la source des eaux thermales de Chaudesaigues, à l'occasion d'une analyse de ces eaux par l'auteur,* laquelle analyse avait été ordonnée par le ministre de l'intérieur. La principale source a 81° centigrades (ou 64° Réaumur), et fournit 160 litres de cette eau par minute. Dans les fouilles faites pour remonter vers sa source, on trouva un aquéduc en grande partie obstrué par les dépôts que cette eau laisse sur les parois. Ces incrustations et dépôts sont pyriteux ou de sulfure de fer, lequel se décompose plus ou moins; ces incrustations se trouvent parfois recouvrir divers morceaux de bois; d'autres montrent de l'oxide de fer; plusieurs échantillons de ces diverses substances sont présentés à l'Académie par M. Chevallier. Ce chimiste a vu pareillement du soufre cristallisé qui se dépose sur la tranche du canal dans lequel s'écoule l'eau. Celle-ci, présentée également à la section, est très-limpide et ne décèle à l'analyse ni soufre, ni sels à base de fer.

M. Robiquet pense que des eaux contenant dans leur origine de très-faibles quantités d'hydrosulfure de fer, ou autres en dissolution, peuvent à la longue déposer ces matériaux qui finissent même par se cristalliser. On sait encore que des eaux peuvent tenir en dissolution, comme le fait aussi remarquer M. Boudet oncle, de très-minimes proportions de silice, laquelle se dépose et cristallise; toutefois les grands cristaux de silice pure ont dû être formés probablement par d'autres circonstances.

M. Henry père communique à la section un travail de M. Dulong d'Astafort, *sur les effets du contact du nitrate d'argent fondu* (pierre infernale) *avec la graine de lin, et sur un phénomène électro-chimique*. Il résulte des recherches de l'auteur que ces graines contiennent du nitrate acide d'argent, de l'oxide et de l'argent à l'état métallique.

Cette communication a suscité diverses remarques. M. Robiquet rappelle un fait observé par M. Deyeux, que de la graine de lin empreinte ainsi de nitrate d'argent, et dont on s'était servi pour préparer un remède interne a causé la mort. Le même chimiste a vu un hyposulfite ronger une capsule d'argent, laquelle n'était pas doublée d'un autre métal. M. Pelletier dit que de l'acide sulfurique qui n'attaque pas le platine, a cependant percé une bassine doublée en platine sur du cuivre.

La séance est terminée par la lecture de la *note* de M. Sérullas *sur l'emploi de l'iodure d'antimoine pour préparer un iodure de potassium.*

Séance du 15 *décembre* 1827. — La correspondance manuscrite comprend une *lettre de M. Peneau, pharmacien à Bourges*, et dans laquelle il annonce avoir de nouveau expérimenté l'action des charançons triturés avec de l'huile d'olives, en application sur la peau pendant quarante-huit heures. A la vérité, il déclare n'avoir pas obtenu d'effet vésicant, mais bien une rubéfaction avec de petits boutons sur l'épigastre; cette action a été plus manifeste sur lui-même que sur un élève soumis à une pareille épreuve. Il en résulta une démangeaison forte et assez douloureuse. Du reste les autres recherches du même auteur confirment celles des commissaires de l'Académie sur son mémoire.

MM. Virey et Derosne, rapporteurs, donnent lecture de l'examen du mémoire de M. Châtelain, pharmacien en chef à Toulon, sur la reproduction des sangsues. L'auteur est porté à penser que ces annélides, doués des deux sexes, agissent tantôt comme fécondans ou mâles, ensuite comme fécondés ou femelles; il croit, contre le sentiment de M. le docteur Pallas, que les sangsues gorgées de sang sont moins aptes à se reproduire que celles qui n'ont pas été employées, et fournissent moins de cocons; il a vu une même sangsue donner deux ou jusqu'à trois cocons. Plusieurs assertions de l'auteur manquant d'une expérience directe pour les appuyer, le rapporteur, tout en louant la sagacité de M. Châtelain, l'invite à poursuivre ses recherches et vote des remercîmens au nom de l'Académie. La section adopte ces conclusions.

M. Boullay lit de nouvelles expériences sur une matière cristalline dépourvue d'amertume et acide qui accompagne la picrotoxine dans les coques du Levant, *menispermum cocculus* L. Nous en rendrons compte.

A cette occasion, M. Pelletier dit qu'il existe, indépendamment de la picrotoxine dans la coque du Levant, une matière particulière non encore déterminée. Il l'obtient en ajoutant aux dernières eaux mères, après l'extraction de la picrotoxine, de l'ammoniaque. Alors la matière se précipite. M. Pelletier se propose d'examiner cette substance avec M. Boullay, et prend date à cet égard.

M. Henry père communique l'analyse qu'il a faite de la racine de vétiver (*Andropogon muricatus* L. ou *odoratus* de Weiss). Elle sera insérée dans ce journal.

M. Bonastre lit une note de M. Sérullas qui a tenté diverses expériences pour découvrir s'il existait de l'iode ou du brome dans les matières salines que contiennent les momies d'Égypte. Les recherches de ce chimiste n'ont manifesté aucune de ces deux substances. Cette note sera jointe au rapport fait par MM. Bonastre, Boudet et Boutron, et dont la lecture aura lieu dans l'Académie réunie.

M. Planche désirerait que M. Bonastre développât ses preuves de l'existence de la muscade qu'il annonce avoir reconnue parmi les substances pour l'embaumement des momies. MM. Robiquet et Pelletier font aussi remarquer que d'autres végétaux aromatiques employés par les anciens Égyptiens, pourraient offrir des analogies avec la muscade sans qu'on doive affirmer avec certitude que c'est bien en effet de la muscade ou son beurre. D'ailleurs, trois mille ans d'antiquité doivent altérer singulièrement ces substances organiques, ou présenter telle modification qu'il y aurait témérité à déterminer absolument la nature de certains aromates. M. Bonastre répond que ni la gomme, ni plusieurs résines et gommes-résines, ni l'acide margarique humain n'ont été assez altérés par le cours de tant de siècles, pour qu'ils soient méconnaissables aujourd'hui. Toutefois le rapporteur modifiera des énonciations trop absolues, avant la lecture du rapport devant l'Académie.

M. Soubeiran fait connaître les expériences de M. le docteur Bally, médecin en chef de l'hospice de la Pitié, et membre titulaire de l'Académie, sur l'action purgative du séné du Sénégal (*cassia obovata*), envoyé par le ministre de la marine. Ce séné, mêlé de ses follicules, purge moins que le séné d'Alexandrie ou d'Égypte (*cassia acutifolia*); il a purgé moins les femmes que les hommes, ses follicules seules ont fort peu d'action; M. Bally les regarde même comme insignifiantes. Ce séné, quoique pouvant être utilisé en médecine, n'offre aucun avantage dans son emploi, d'autant mieux que le véritable séné d'Égypte, existant aussi au Sénégal, peut être cultivé dans cette colonie française. M. Henry ajoute que les mêmes expériences ont été tentées à l'hôpital Saint-Antoine, avec de pareils résultats; et que toutefois ce séné donne plus d'extrait par l'eau que le séné d'Alexandrie.

J.-J. V.

BIBLIOGRAPHIE.

Manipulations chimiques, par FARADAY, professeur à l'institut royal de
Londres ; traduit de l'anglais par M. Maiseau, et revu pour la partie
technique par M. Bussy, professeur de chimie à l'école de pharmacie
de Paris. 2 vol. in-8°. Chez Sautelet, place de la Bourse.

Cet ouvrage élémentaire, particulièrement consacré à la partie ma-
nuelle de la chimie, doit être considéré comme un utile complément
des traités de cette science. Il n'a pas pour objet de décrire en particulier telle ou telle opération, mais de donner les préceptes généraux qui
doivent guider celui qui veut se livrer aux manipulations, et de faire
connaître toutes les petites précautions de détail qui en assurent la
réussite, et quelquefois aussi les causes inaperçues qui s'opposent au
succès des expériences.

L'auteur décrit tous les instrumens, indique les principes sur lesquels
ils sont fondés, la manière de s'en servir, d'en vérifier l'exactitude, de
les fabriquer soi-même, lorsque cela est possible, ou d'y suppléer par
des instrumens moins parfaits. Les préceptes qu'il renferme seront particulièrement utiles aux personnes qui, commençant l'étude de la chimie,
voudront y joindre l'instruction pratique, et répéter les expériences indiquées dans les divers ouvrages ; ou pour celles qui, étant obligées de
travailler loin des grandes villes, ne peuvent pas se procurer facilement
les instrumens dont elles ont besoin, et sont souvent forcées à réparer
elles-mêmes ceux qui se détériorent par l'usage ou par accident.

La 1re. section est consacrée à la description du laboratoire et des divers objets dont il se compose. La 2e. qui est très étendue, renferme
tout ce qui est relatif aux diverses espèces de balances, à leur conservation, à la manière de reconnaître si elles sont exactes, ou d'y suppléer si elles ne le sont pas ; elle fait connaître les moyens de vérifier
les poids dont on se sert, de faire les pesées, de prendre la pesanteur
spécifique des corps sous leurs divers états. L'auteur a senti qu'on ne
pouvait trop insister sur ces opérations préliminaires et indispensables
qui sont la base de tous les résultats chimiques, et sur lesquelles on
n'a pas toujours des idées aussi exactes que le mérite l'importance du
sujet.

La section suivante traite des mesures de capacité ; l'on y trouve décrits dans le plus grand détail les divers moyens qu'on peut employer
pour graduer les tubes, les éprouvettes, les flacons, etc. Les opérations

sont suivies pas à pas de manière à n'omettre aucune circonstance importante et à suppléer autant que possible à l'expérience de l'élève en lui indiquant avec précision la manière de s'y prendre. Il est vrai que la plupart du temps on achète des instrumens chez les fabricans, mais il n'est pas moins indispensable de savoir vérifier leur exactitude, et souvent très-utile de savoir les faire au besoin. Il en est de même des thermomètres ; le chapitre dans lequel ce sujet est traité renferme toutes les instructions relatives à leur construction et aux causes qui peuvent avoir quelque influence sur les indications qu'ils fournissent.

Dans la section qui a pour objet les fourneaux de chimie, on peut s'apercevoir facilement que l'art de les fabriquer n'a pas atteint en Angleterre le degré de perfection auquel il est parvenu en France, où ils sont exécutés avec une sorte d'élégance et de recherche.

L'on trouve également dans l'ouvrage quelques autres appareils, quelques procédés qui ont une infériorité marquée sur ceux connus généralement en France ; mais il ne faut pas oublier que l'auteur donne les procédés qui lui ont été suggérés par sa propre expérience et capables d'être exécutés avec les moyens qu'il avait à sa disposition ; d'ailleurs la comparaison de ces procédés et de leur bonté relative n'est pas elle-même sans utilité.

Il serait trop long d'énumérer les différentes sections dont se compose l'ouvrage ; mais nous signalerons particulièrement celle qui est relative à la manipulation des gaz, où l'on trouve la description de plusieurs appareils qui n'étaient pas encore connus.

La section intitulée *Chimie des tubes*, offre aussi plusieurs applications nouvelles de l'emploi des tubes, notamment pour la distillation et la rectification des petites quantités de liquide, pour la condensation de certains gaz, tels que l'acide sulfureux, le cyanogène, etc.

Dans la section 19e., on trouve réuni tout ce qui a rapport à l'art de travailler le verre, à la lampe de l'émailleur, la manière de le couper, de le souder, d'y fixer des fils métalliques, etc., connaissances que ne sauraient donner les ouvrages de théorie et qui sont néanmoins indispensables pour ceux qui se livrent aux manipulations.

Une section tout entière est consacrée aux soins qu'on doit apporter à la propreté du laboratoire, et à l'indication des moyens les plus faciles et les plus prompts pour nettoyer les flacons, les tubes et autres ustensiles dont on peut avoir besoin en chimie.

Plusieurs de ces préceptes pourront peut-être paraître minutieux à quelques personnes, mais ils ne seront pas lus sans intérêt par celles qui savent combien l'ordre, la propreté et la bonne tenue d'un laboratoire économisent de temps et de peine, combien ils évitent de dégoût, et quelle part ils ont dans le succès des expériences ; les explications ne paraîtront jamais trop détaillées aux praticiens, qui sont témoins chaque jour de l'embarras qu'éprouvent pour les manipulations les plus simples des élèves, d'ailleurs très-instruits dans la théorie des opérations qu'ils se proposent d'exécuter.

M. Maiseau, déjà connu avantageusement par sa traduction de l'*Enquête du parlement anglais sur l'industrie*, s'est acquitté de sa nouvelle tâche avec assez de bonheur, autant que j'ai pu en juger en comparant quelques pages du texte avec la présente traduction. M. Bussy, qui s'est chargé de revoir la partie technique et qui était plus à même par ses connaissances en chimie, d'abréger quelques passages trop étendus, l'a fait sans nuire à la clarté des descriptions. Sous ce rapport, le 2e. volume nous paraît avoir été revu plus sévèrement que le premier. Les notes de M. Bussy, quoique peu nombreuses, ne peuvent qu'ajouter à l'intérêt de l'ouvrage de M. Faraday, ouvrage qui doit naturellement trouver place dans la bibliothéque du chimiste et du pharmacien, du moins pour la partie technique, à côté des Élémens de chimie de Lavoisier et du Traité de chimie de M. Thenard.

L.-A.-P.

Élémens de chimie appliquée à la médecine et aux arts, par M. ORFILA, quatrième édition, revue, corrigée et augmentée. Paris, 1828, 2 vol. in-8º. Chez Baillière, Gabon et comp., Villeret et comp., libraires, rue de l'École de Médecine, et Crochard, rue Sorbonne, nº 3; et à Bruxelles, au Dépôt général de la Librairie médicale française. Prix, 16 francs.

Cet ouvrage étant avantageusement connu, nous nous croyons dispensés d'en donner l'analyse.

BULLETIN

DES TRAVAUX DE LA SOCIÉTÉ DE PHARMACIE
DE PARIS;

Rédigé par M. Robiquet, *secrétaire général, et par une Commission spéciale.*

EXTRAIT DU PROCÈS VERBAL.

Séance du 15 décembre 1827.

La correspondance imprimée se compose des journaux nationaux, étrangers, et du journal de la Société d'agriculture du département de l'Eure.

M. Stratingh, fait hommage d'un ouvrage sur les chlorures considérés dans leurs relations chimiques, techniques, médicales et économiques.

M. Bussy offre à la Société l'ouvrage de M. Faraday intitulé, *Manipulations chimiques*, traduit de l'anglais par M. Maiseau, et revu pour la partie technique par M. Bussy.

Le président adresse, au nom de la Société, des remercîmens à M. Bussy.

M. Moringlane réclame, à cause de son grand âge et de ses infirmités, le titre de membre honoraire.

La Société nomme une députation pour témoigner à cet honorable confrère la part qu'elle prend à sa santé, et lui annoncer qu'elle lui a accordé à l'unanimité le titre qu'il désire.

3.

M. Buran, de Charenton, adresse des observations sur un nouveau borate. Renvoyé à une commission.

Lettre de M. Marion, pharmacien à Auxonne, relative à l'égarsine et la seréasine. Renvoyé à l'examen d'une commission.

Le même réclame, en faveur de M. Leroyer de Genève, la découverte du principe actif de la digitale, nommé par lui *digitaline*.

M. Dulong d'Astafort adresse à la Société un mémoire intitulé, *Examen chimique des graines de lin, restées pendant long-temps en contact avec le nitrate d'argent fondu* (pierre infernale) *dans un flacon bouché, et observations d'un phénomène électro-chimique*. Renvoyé à la commission des travaux.

M. Boudet oncle, commissaire près l'Académie royale des sciences, rend le compte suivant des travaux de cette Société.

M. Boyer, chargé d'examiner deux mémoires du docteur Faure sur les pupilles artificielles, annonce qu'ils renferment des vues neuves, des observations intéressantes, des expériences curieuses, et des préceptes utiles.

M. Boyer, dans un autre rapport, est bien moins favorable à un chirurgien qui prétend avoir obtenu un succès complet dans deux cas de luxation des vertèbres cervicales avec la compression de la moelle épinière; ces faits, dit M. le rapporteur, sont contraires à ce que l'art enseigne.

M. Delpech, qui depuis dix ans s'occupe des restaurations au moyen des greffes animales, expose dans une notice les procédés qu'il a pratiqués pour reproduire des nez, des paupières, et autres parties de la face.

M. de Villèle écrit à l'Académie que le gouvernement consent à faire les frais d'un buste en marbre de feu M. de Laplace, pour la bibliothéque de l'Institut.

M. Bouillaud communique des expériences à l'aide desquelles il détermine les fonctions de la partie postérieure du cerveau.

Il a traversé avec un fer chaud cette partie chez un pigeon qui battait constamment les autres; ce pigeon après l'opération est devenu doux et craintif au point de se laisser battre sans se défendre.

M. Dupetit-Thouars fait un rapport verbal favorable au sujet d'un ouvrage ayant pour titre : *Disposition méthodique des mousses.*

M. Villermé continue la lecture d'un mémoire sur les causes de la fécondité dans l'espèce humaine; il prouve que tout ce qui tend à augmenter les forces générales et le bonheur favorise la fécondité.

M. Emangard, médecin à Laigle, dans un ouvrage intitulé, *Traité pratique du croup et examen critique de quelques opinions sur cette maladie,* conseille de se hâter de recourir à la saignée locale du larynx, aussitôt l'apparition de la toux qui, suivant lui, est le symptôme pathognomonique du croup.

M. Legendre, dans une communication relative à des travaux de haute géométrie de M. Jacobi de Kœnisberg, annonce avec une franchise bien digne d'éloge, qu'il vient d'être surpassé, sur un sujet dont il s'occupe depuis plus de quarante ans, par ce M. Jacobi jeune homme de 25 ans attaché à l'Université de Kœnisberg, et qui n'est pas encore professeur.

M. Gay-Lussac a examiné des briques perforées, à l'aide desquelles M. Goullier prétendait mettre en communication avec l'air atmosphérique les bois de construction, et par là les garantir des effets fâcheux de l'humidité.

Ce moyen, dit M. le rapporteur est impraticable, et d'ailleurs il en existe d'autres qu'il indique, et qui peuvent beaucoup mieux conserver le bois.

M. Duméril, chargé d'apprécier des observations de M. Chabrier sur les mouvemens progressifs de l'homme et des animaux, ne trouve pas que ces observations soient assez positives pour appuyer la théorie à l'aide de laquelle l'auteur croit être parvenu à concevoir le moyen le plus simple que l'on puisse imaginer pour donner à l'homme la possibilité de voyager au milieu des airs comme les oiseaux ; mais comme son mémoire renferme beaucoup d'idées justes sur la mécanique et présente des vues neuves, M. Duméril propose à l'Académie d'engager l'auteur à le publier.

M. Biot, dans un mémoire sur la figure de la terre, présente des observations qu'il l'ont conduit à reconnaître que l'action de la pesanteur n'est pas la même sur tous les points d'un même parallèle, et ne varie pas uniformément le long d'un même méridien, et il suit de là qu'il est nécessaire de s'attacher désormais à répéter les observations, soit le long des mêmes parallèles, soit sur un même méridien, afin de pouvoir découvrir les lois suivant lesquelles ont lieu les variations dont l'existence ne peut plus être contestée.

M. Savart, dont la nomination est confirmée par le Roi, prend place parmi les académiciens.

M. Chevreul au nom d'une commission composée de MM. Vauquelin, Gay-Lussac et lui, après avoir présenté l'analyse d'un mémoire de MM. Dumas et Boullay fils, relatif à la formation de l'éther sulfurique, annonce :

1º. Que ces deux chimistes ont déterminé la composion élémentaire de l'huile douce de vin ;

2º. Qu'ils ont prouvé que cette substance unie à

l'acide hypo-sulfurique constitue l'acide sulfo-vinique.

3°. Que ces connaissances complètent la théorie de l'éthérification de l'alcohol par l'acide sulfurique ;

4°. Qu'ils ont confirmé par de nouvelles analyses la composition de l'alcohol et de l'éther : d'où il conclut que ce mémoire mérite l'approbation de l'Académie, et l'insertion dans le recueil des savans étrangers.

M. Geoffroy Saint-Hilaire lit un mémoire sur une petite espèce de crocodile vivant dans le Nil, sur son organisation, ses habitudes et les motifs qui l'ont fait adopter dans l'antiquité sous les noms de crocodile sacré, de Souck et de *Suchus*.

M. Cuvier prétend qu'on ne peut point admettre le crocodile de M. Geoffroy sur le temoignage des auteurs, qui peuvent avoir pris le petit d'un gros crocodile pour un crocodile d'une autre espèce ; mais il cède lorsque M. Geoffroy lui dit qu'il possède une tête d'un petit crocodile, dont tous les cartilages sont ossifiés et qui n'a pas plus de 9 pouces de longueur.

La Société reprend la suite de ses travaux, et procède à la formation du bureau.

M. Robinet rend un compte verbal des Journaux de M. Brandes.

MM. Caillot et Cadet-de-Gassicourt font un rapport sur le mémoire de M. Marion, relatif au suc des vrilles de vignes, et demandent le renvoi à la commission des travaux. Adopté.

M. Plisson lit une note sur la préparation de l'iodure d'arsenic par la voie humide. Renvoyée à une commission.

M. Recluz réclame l'insertion dans le bulletin de l'annonce qu'il a faite, dans une des séances précédentes à la Société, où il a démontré avoir trouvé dans des cantharides vermoulues le *dermestes lardarius*.

Bureau de la Société.

M. Boudet, neveu, président.
M. Sérullas, vice-président.
M. Robiquet, secrétaire-général.
M. Martin, trésorier.
M. Bussy, secrétaire.

Commission des travaux.

MM. Baget.
Lecanu fils.
Henry fils.
Hottot.
Soubeiran.

Extrait oléo-résineux de cubèbe, par M. H. Dublanc.

Il serait difficile aujourd'hui de rapprocher tous les faits qui servent de preuve et d'appui à ceux que M. le D^r. Delpech a publiés sur les propriétés médicinales du poivre cubèbe, *piper cubeba*, dans le traitement des écoulemens muqueux des organes de la génération chez l'homme et chez la femme.

Un grand nombre de médecins ont répété les expériences du professeur de Montpellier, et leurs observations se sont trouvées conformes aux siennes dans la plupart des cas analogues. L'attention de ces praticiens s'est dirigée particulièrement sur les effets du poivre cubèbe dans les écoulemens de l'urètre, parce qu'ils constituent à eux seuls, dans leurs différens degrés d'intensité, la maladie la plus commune, la plus incommode de l'espèce, comme aussi une des plus rebelles aux ressources de l'art. Les résultats qu'ils ont obtenus ont paru répondre à leurs vues d'une manière satisfaisante. Les fruits du cubèbe ont été employés en Angleterre contre la blennorrhagie, avant qu'ils le fussent ailleurs ; les médecins de ce pays trouvent leur action douce et peu irritante, ils en font un fréquent usage, sans leur accorder toutefois une supériorité incontestable. Suivant leur opinion, toutes les périodes de la maladie ne paraissent pas indiquer aussi spécialement l'administration du cubèbe ; quand la maladie est récente, le prurit, la chaleur et l'écoulement cèdent aisément dans l'espace de quelques jours ; quand elle est plus grave ou plus ancienne elle résiste toujours assez long-temps et quelquefois même elle réclame d'autres moyens.

Une fois fixé sur les propriétés du cubèbe, on peut croire que la forme de poudre sous laquelle on la donne, et la quantité souvent assez forte jusqu'où on doit en élever la dose, (puisque cette quantité varie depuis deux gros jusqu'à une once et demie dans la même journée, et va quelquefois au delà), sont autant de raisons qui doivent nuire à l'usage qu'on pourrait en faire, parce que l'on rencontre beaucoup d'individus dont l'estomac est trop irritable pour soutenir la présence d'une matière dont une partie, la plus grande, n'a sur lui d'autre action que celle d'une masse ligneuse et inerte. La répugnance qui en résulte domine la volonté des malades et oblige d'interrompre ou de cesser tou-à-fait l'emploi du médicament.

M. le D^r. Velpeau a senti cette difficulté, il a voulu s'en rendre maître et l'a vaincue jusqu'à un certain point en administrant le cubèbe en poudre par injection dans le rectum ; mais en adoptant généralement cette pratique, si ses avantages venaient à être démontrés suffisamment, resterait toujours le volume de la matière pour étendre l'effet du remède et le rendre moins certain. Alors dans cette circonstance et dans les autres, il serait favorable de réduire la forme de la matière si l'on pouvait y parvenir sans atténuer ses propriétés.

L'analyse du poivre cubèbe qui a été donnée par M. Vauquelin en 1820, abonde en remarques importantes sur les propriétés qui distinguent chacun des principes dont la substance est formée; elle offre directement le moyen de rassembler les parties essentielles à l'action et de diminuer considérablement le volume du remède.

Les produits les plus intéressans de cette analyse sont une huile volatile dont l'odeur aromatique fait le caractère principal du cubèbe, et une matière résinoïde qui paraît lui fournir ses propriétés médicamenteuses. M. Vauquelin dit avoir trouvé dans cette matière une très-grande analogie avec le baume de copahu, et il l'a jugée susceptible d'être comparée à cette oléo-résine sous beaucoup de rapports.

D'après cela, l'induction conduit naturellement à extraire la matière résinoïde au moyen d'un dissolvant convenable et à l'unir avec l'huile essentielle qui, selon les probabilités, ne doit pas être entièrement dépourvue d'action, pour avoir dans ces deux principes les seuls qui agissent dans le cubèbe.

Les pharmacologistes allemands n'ont pas encore sacrifié l'expérience à des idées exclusives sur la nature des principes auxquels on doit attribuer l'effet des agens thérapeutiques. Quand des plantes renferment à la fois des parties fixes et d'autres qui sont volatiles, ils ne les séparent pas, ils ne refusent point aux uns ce qu'il faudrait reporter sur les autres, ils admettent des propriétés collectives, et ils cherchent à les réunir dans certains extraits, afin d'obtenir avec eux tout ce que la plante possède d'action.

J'ai eu l'idée d'appliquer ce raisonnement au cubèbe, et

en me guidant sur les renseignemens tirés de l'analyse de notre illustre maître, j'ai préparé de la manière suivante un extrait oléo-résineux de cubèbe.

J'ai pris 6 livres de poivre cubèbe nouvellement réduit en poudre grossière, j'ai versé douze litres d'eau dessus, et j'ai soumis à la distillation pour retirer 6 livres de produit que j'ai reçu dans un vase propre à opérer la séparation de l'huile essentielle. Après avoir retiré et mis à part l'huile de cette première opération, j'ai mêlé l'eau qu'elle surnageait avec le liquide resté dans l'alambic, et en y ajoutant 6 autres livres de cubèbe, j'ai procédé avec les précautions nécessaires à une nouvelle distillation. J'ai pareillement recueilli l'huile que me donna cette deuxième distillation.

Le marc des distillations ayant été fortement exprimé, afin de lui enlever tout le liquide dans lequel il ne devrait point exister de parties actives, selon l'observation de M. Vauquelin, je l'ai épuisé par l'action successive de plusieurs quantités d'alcohol.

Les teintures alcoholiques que ces opérations m'ont fournies ont été réunies, et je les ai fait évaporer, d'abord au bain-marie d'un alambic pour ne pas perdre une quantité d'alcohol qui devait servir à d'autres opérations, et ensuite à l'étuve jusqu'à ce que la matière présentât une consistance comparable à celle du miel : le poids de cette matière se trouva de 12 onces. C'est elle que M. Vauquelin trouve analogue au baume de copahu (1), c'est à elle qu'il attribue l'action du cubèbe sur l'économie. J'ai réuni cette matière résinoïde avec l'huile essentielle obtenue préalablement, et c'est à ce mélange que je

---

(1) Cette analogie ne s'entend que pour les propriétés. J'ai reconnu entre ces deux matières des caractères chimiques bien différens. La matière résinoïde du poivre cubèbe m'a donné des cristaux que je regarde comme du pipérin.

donne le nom d'extrait oléo-résineux de cubèbe, en raison de ses parties constituantes.

Cet extrait représente la 16e. partie en poids du poivre cubèbe qui a servi à le préparer. Il doit aussi représenter par les effets une quantité de substance 16 fois plus grande, sans tenir compte à son avantage de l'absence des matières inertes qui ont été éliminées. Son odeur est aromatique et agréable, sa saveur est chaude, elle laisse dans la bouche un fraîcheur semblable à celle causée par la menthe, il lui succède de l'âcreté. On peut facilement prendre cet extrait seul, enveloppé dans un morceau de pain azime, sans éprouver la moindre sensation désagréable. Il peut aussi être donné sous la forme de pilules.

La proportion d'huile et de résine que le cubèbe est susceptible de produire, devant nécessairement varier selon diverses circonstances dépendantes de la qualité de la substance, de son ancienneté et des soins donnés à leur extraction, l'action de l'extrait oléo-résineux ne peut être que présumée par ses rapports de quantités avec la substance elle-même; l'expérience déterminera d'une manière plus exacte les doses auxquelles il conviendra d'administrer l'extrait oléo-résineux de cubèbe, et prononcera convenablement sur les avantages réels qui doivent engager à le substituer au cubèbe. Ce soin rentre dans le domaine de la médecine, et nous le lui abandonnons avec une entière confiance qu'elle ne tardera pas à satisfaire les esprits sur ce point.

OBSERVATIONS

Sur la préparation de l'hydriodate de potasse par la décomposition de l'hydriodate de chaux, par M. BERTHEMOT, *correspondant.*

Le Journal de Pharmacie du mois de juin 1827 con-

tient une note relative à la préparation de l'hydriodate
de potasse, que M. Dublanc a extrait des journaux allemands.

Le procédé consiste à faire bouillir dans l'eau une partie d'iode et une partie de chaux, puis à décomposer par
le sous-carbonate de potasse les liqueurs filtrées; il paraît
que ce moyen n'a pas réussi.

Surpris de cette non-réussite, je le répétai de la manière suivante, et j'obtins de l'hydriodate de potasse très-
facilement

Procédé.

Quatre onces de chaux pesées et ensuite délitées furent mises à bouillir avec égale quantité d'iode dans environ trois fois autant d'eau; les liqueurs devenues incolores, étant filtrées, furent amenées à l'ébullition; j'y
projetai en agitant du sous-carbonate de potasse jusqu'à
ce qu'elles ne précipitassent plus ni par une nouvelle
addition de sous-carbonate de potasse, ni par l'oxalate
d'ammoniaque; assuré par là de la décomposition de l'hydriodate de chaux, je filtrai de nouveau et fis évaporer
les liqueurs rendues légèrement alcalines jusqu'à pellicule; par le refroidissement, l'hydriodate de potasse
s'en est déposé en cristaux très-blancs. Ce procédé ne
me paraît pas meilleur que ceux connus jusqu'alors; le
seul but que je m'étais proposé en le répétant, était de
savoir s'il pouvait être employé, car rien ne s'opposait
à ce qu'on pût le présumer.

*Note sur l'observation de M. Berthemot, par M. Du-
blanc jeune.*

Si l'on avait rendu avec exactitude ce que j'ai eu
l'honneur de dire devant la société de pharmacie à l'occa-

sion du procédé que M. Berthemot a répété, on aurait évité cette peine à notre confrère puisque j'avais annoncé dès lors les résultats qu'il a obtenus depuis.

Il était évident en effet que le phénomène de la décomposition de l'hydriodate de chaux par le sous-carbonate de potasse ne pouvait pas manquer d'avoir lieu; en douter etait impossible. Mais envisageant le procédé opératoire sous le rapport pratique, j'ajoutai qu'il ne pouvait pas être employé, attendu qu'au moment de la formation de l'hydriodate de chaux, il se formait aussi de l'iodate de chaux insoluble qui causait une perte sensible pour le produit d'hydriodate de potasse.

Ainsi l'expérience de M. Berthemot et la mienne, s'accordent parfaitement et confirment par abondance, ce que la théorie indiquait suffisamment.

NOTE

Sur l'iodure d'arsenic, par A. PLISSON , *pharmacien à la pharmacie centrale.*

M. Henry, chef de la pharmacie centrale, voulant préparer de l'iodure d'arsenic que M. Biett, docteur médecin de l'hôpital Saint-Louis, désirait employer dans des maladies externes, a donné la formule suivante pour être exécutée dans les laboratoires :

> Iode. 100
> Arsenic. 16

L'arsenic, pulvérisé et trituré avec l'iode, est mis dans une fiole et chauffé au bain de sable ; bientôt le mélange entre en fusion; lorsque celle-ci est complète, on éloigne le feu, on laisse refroidir la fiole, on la casse et le produit est conservé dans un flacon à l'émeri.

L'iodure ainsi obtenu est rouge brique, il a une cassure cristalline, il répand l'odeur d'iode et il est entièrement soluble dans l'eau qu'il colore en rouge. Ce composé est avec excès d'iode; pour éviter cet iode en excès, on a préparé cet iodure par la voie humide.

Pour cela, dans un matras contenant 1 litre d'eau distillée, on a chauffé 100 grammes d'iode avec un excès d'arsenic porphyrisé (30 grammes); quelque temps après l'ébullition, la liqueur étant incolore, on l'a filtrée et fait évaporer dans une capsule de porcelaine. Lorsque la cristallisation s'annonça à la surface du liquide, on a retiré la capsule du feu et le lendemain on a décanté. Au fond du vase, se trouvait une couche cristalline dont la partie supérieure, légèrement jaunâtre, recouvrait des écailles blanches du plus grand éclat. Si on laisse égoutter à l'air ces cristaux, ils rougissent en s'iodurant et on ne saurait éviter tout-à-fait cette altération, en les comprimant dans du papier sans colle et faisant sécher sous une cloche à l'aide du muriate de chaux fondu. L'iodure obtenu par ce dernier procédé est soluble dans l'eau, la solution se décompose à l'air et de l'iode est mis à nu.

Cette solution est susceptible de dissoudre un poids d'iode presque égal à celui de l'iodure; les acides nitrique, sulfurique et hydro-sulfurique la décomposent, les deux premiers en séparant de l'iode, et le dernier en formant un sulfure jaune d'arsenic.

Elle précipite en jaune par l'acétate de plomb, en brun par le nitrate de bismuth, en vert par le sulfate de cuivre ammoniacal, en jaune par le proto-nitrate de mercure et en rouge par les deuto-sels du même métal.

L'iodure d'arsenic par voie sèche ou humide n'est pas susceptible de former de combinaison avec le chlorure ou l'iodure de potassium; en effet, si on tente d'opérer cette union par l'intermède de l'eau, on peut par la cristallisation séparer les corps mêlés. La solution d'iodure

d'arsenic est susceptible de dissoudre du deutoxide d'arsenic et du deuto-iodure de mercure. Si cette dissolution
est une combinaison , l'iodure d'arsenic serait le corps
électro-négatif.

Si on ajoute du muriate de chaux à la solution d'iodure
d'arsenic et que l'on précipite par un excès d'ammoniaque, la poudre blanche obtenue, bien lavée, dissoute
dans l'acide acétique faible, donne du vert de Schèele par
le sulfate de cuivre ammoniacal. Si au lieu d'ajouter du
muriate de chaux, on prend de la potasse caustique et
surtout si l'on chauffe quelque temps, on obtient encore
une poudre blanche, grenue, qui bien lavée ne jaunit
plus l'acétate de plomb et communique à l'eau la propriété de précipiter en vert le sulfate de cuivre ammoniacal. Ces deux expériences font voir que les élémens de
l'iodure sont dans un rapport dépendant de celui des élémens de l'eau. D'après cela , la théorie nous donnerait la
composition suivante :

Pour l'iodure,

Iode. 83,288
Arsenic. 16,712

Et pour l'hydriodate ,

6 atomes d'iode. 4684,82
2 atomes d'arsenic. 940,24
3 atomes d'eau. 337,30

D'où il serait facile d'avoir la composition de l'iodure ,
en atomes.

RAPPORT

Sur une note de M. Plisson *concernant l'iodure d'arsenic, par MM.* Sérullas *et* Hottot.

Nous sommes chargés, M. Hottot et moi, de vous rendre compte d'une note de M. Plisson, pharmacien de la pharmacie centrale des hôpitaux civils, laquelle note est relative à la combinaison de l'iode avec l'arsenic.

M. Henry père, toujours prompt à saisir l'occasion d'être utile à la science et à l'art, s'est occupé avec son habileté connue, de remplir différentes lacunes que présentait notre Codex. Les préparations d'iode ont particulièrement arrêté son attention, et son intéressant travail à ce sujet a fourni de précieux matériaux à la thérapeutique; mais cette partie de la médecine a eu tout récemment occasion de réclamer une nouvelle ressource puisée dans la même catégorie; je veux parler de l'iodure d'arsénic que M. Biett a employé pour des médicamens externes. M. Henry s'est encore empressé de le produire en fixant pour sa préparation, les quantités des deux substances qui le constituent à 100 parties d'iode et 16 parties d'arsenic dont il détermine l'union par la simple fusion.

Mais cet iodure est avec excès d'iode.

M. Plisson a pensé qu'en faisant intervenir de l'eau, il obtiendrait un composé à proportions constantes et déterminées.

A cet effet, il a mis en ébullition avec 1 litre d'eau, 100 grammes d'iode et 30 grammes d'arsenic pulvérisé, ce dernier étant en excès jusqu'à décoloration de la liqueur, laquelle étant filtrée et évaporée au point de

XIVᵉ. *Année.* — *Janvier* 1828.   4

cristallisation, a donné par le refroidissement des cristaux en écailles blanches éclatantes ; il considère ces cristaux comme de l'iodure d'arsenic.

La manière dont l'iodure d'antimoine, le chlorure de ce métal et celui d'arsenic agissent sur l'eau est connue ; on sait que, dans cette circonstance, le premier se transforme en oxide d'antimoine et en acide hydriodique, le deuxième en oxide d'antimoine et en acide hydrochlorique, et le troisième en oxide d'arsenic et aussi en acide hydrochlorique, phénomènes résultant de la décomposition de l'eau ; mais que les oxides restent unis à un peu d'acide et les acides à un peu d'oxide.

L'analogie qui existe entre les chlorures, les bromures et les iodures, nous avait fait penser que l'iodure d'arsenic devait se comporter avec l'eau comme les corps précédemment nommés, et particulièrement comme l'iodure d'antimoine ; et nous aurions considéré la chose comme suffisamment établie sans autre examen, si les résultats annoncés par M. Plisson, ne présentaient pas quelques différences.

Nous avons donc dû recourir à l'expérience et nous occuper d'obtenir nous-mêmes les matériaux nécessaires pour nous éclairer à cet égard ; bien que M. Plisson nous eût remis quelques échantillons de ses produits.

De l'iode, de l'arsenic et de l'eau, dans les proportions convenables, ont été soumis à l'ébullition ; après filtration et évaporation, la cristallisation a fourni les écailles blanches, observées par M. Plisson ; un liquide rougeâtre excessivement acide les recouvrait. De petites paillettes, ayant un aspect nacré, semblables mais approchant beaucoup de l'acide borique non fondu, se précipitent, quand on verse dans l'eau les bromures d'antimoine, d'arsenic, de bismuth ; corps récemment étudiés par l'un de nous. Le nitrate de bismuth dans l'eau donne aussi quelquefois un précipité nacré.

Les cristaux en écailles retirés du liquide sous lequel ils se trouvent, sont d'abord blancs et se colorent en rouge à l'air ; le lavage à l'eau leur rend leur blancheur primitive et l'eau devient très-acide. Ce qui reste alors de ces cristaux contient peu d'iode et n'éprouve plus d'altération à l'air.

La partie liquide surnageant les cristaux et sur laquelle M. Plisson ne donne aucun détail, est de l'acide hydriodique concentré retenant une certaine quantité d'oxide ; l'iode en est séparé en masse par l'acide nitrique, ou bien on peut la convertir en iodure de potassium en la saturant par le carbonate de potasse qui produit une très-vive effervescence.

Cet acide hydriodique peut être retiré à l'état de pureté par la distillation qu'il est nécessaire de répéter plusieurs fois, afin d'en séparer une certaine quantité d'iodure d'arsenic, qui est entraîné dans le récipient ou projeté par les soubresauts, surtout vers la fin de la distillation, la liqueur ayant alors une très-grande densité. En distillant ainsi un grand nombre de fois la dissolution d'iodure d'arsenic, on parvient à la réduire presque en totalité en acide hydriodique et en sous-iodure nacré auquel on enlève chaque fois l'acide adhérent en le lavant par de petites portions d'eau que l'on soumet à une nouvelle distillation pour en avoir l'acide. Cet acide peut également être concentré en laissant échapper les premières portions qui sont uniquement aqueuses, l'acide hydriodique ne pouvant distiller, comme on sait, que lorsqu'il a acquis assez de densité pour que la température puisse s'élever de 25 à 28 degrés ; terme auquel seulement il se volatilise quand il est en dissolution dans l'eau.

Ainsi l'iodure d'arsenic au contact de l'eau, si celle-ci est en grande quantité, se transforme entièrement en hydriodate acide d'arsenic ou plutôt en acide hydriodique

et en oxide d'arsenic : puisque l'acide peut en être séparé par la distillation. Quelque faible que soit la capacité de saturation de l'oxide d'arsenic, on ne peut
pas attribuer à cette cause l'existence d'un excès d'acide,
puisque l'iodure n'a pu déterminer qu'une décomposition d'eau proportionnelle. Mais si l'on vient à concentrer la dissolution, elle laisse déposer en se refroidissant
la substance cristalline dont nous avons déjà parlé et
que nous considérons comme un sous-iodure ou un
oxi-iodure : les écailles sous lesquelles il se présente,
retiennent une certaine quantité d'hydriodate acide dont
on les débarrasse par le lavage à l'eau ou mieux à l'alcohol dans lequel elles sont beaucoup moins solubles ;
alors ces écailles ne rougissent plus à l'air, comme cela
a lieu lorsqu'elles sont imprégnées d'hydriodate acide.
On sait que l'acide hydriodique se colore facilement et
fortement, soit à l'air, soit par la concentration, et nous
rencontrons ici l'un et l'autre cas : pour éviter absolument la coloration des cristaux, il faut un lavage soigné
qu'on ne peut atteindre qu'en divisant bien les lamelles
pour que toutes les parties s'offrent au contact du
liquide.

Nous avouons que nous avons hésité à considérer,
quoique cela soit le plus probable, la matière cristalline comme une combinaison d'oxide et d'iodure ou un
oxi-iodure ; parce que soumise à l'ébullition, elle ne
nous a pas paru subir d'altération ; qu'elle a cristallisé
par l'évaporation et le refroidissement sous la même
forme et avec les mêmes propriétés : chauffée très-fortement dans un tube de verre, de l'arsenic métallique
s'est volatilisé en grande quantité proportionnellement à
la masse et en même temps de l'iodure sans apparition
d'aucune vapeur violette, ni d'oxide d'arsenic.

Voici les propriétés principales de la matière nacrée,
qui n'ont pas été données par M. Plisson :

Quand elle est bien lavée elle n'éprouve aucun changement dans son exposition à l'air ; elle est peu soluble dans l'eau froide, se dissout bien dans l'eau chaude et cristallise par le refroidissement ; l'alcohol à 36° n'en dissout que de petites quantités, et ce liquide peut être employé avec avantage pour la débarrasser de l'hydriodate acide qu'elle peut contenir, sans la décomposer.

Toutefois pour la considérer comme un composé stable, il reste à s'assurer si les dissolutions et les ébullitions répétées ne l'altèrent pas, si après ces épreuves ses élémens sont dans les mêmes proportions qu'auparavant. Quant à nous, nous pouvons assurer qu'à la suite de plusieurs dissolutions et cristallisations, nous y avons constamment retrouvé de l'iode. C'est une tâche qui est réservée à M. Plisson, et qu'il est bien à même de remplir.

Du reste l'expérience, comme l'analogie, établit que l'iode, l'arsenic et l'eau donnent lieu aux mêmes phénomènes que le chlorure d'antimoine, que les bromures d'arsenic, d'antimoine et de bismuth dans la même circonstance ; seulement l'oxi-iodure d'arsenic qui résulte du contact de l'iodure de ce métal avec l'eau, ne se décompose pas par les lavages même à chaud comme l'oxi-chlorure d'antimoine, décomposition complète pour ce dernier constatée par M. Henry, ce que nous avons reconnu nous-mêmes être exact. Cette différence doit dépendre de la solubilité de l'oxide d'arsenic, quelque faible qu'elle soit, et du peu de volatilité de l'acide hydriodique liquide.

M. Plisson a fait absorber à la dissolution des cristaux un poids d'iode égal au leur ; et à la dissolution d'iodure beaucoup de deutoxide d'arsenic ; effet facile à expliquer par la présence de l'acide hydriodique qui est susceptible de dissoudre et de l'iode et de l'oxide.

M. Plisson a donné, d'après le calcul et non d'après l'expérience, les proportions des principes constituans de l'iodure d'arsenic; il a pris pour base la décomposition de l'eau; il ignorait que la composition atomique de cet iodure, se trouve dans la table de M. Berzélius, insérée dans la dernière édition de M. Thenard; elle est représentée par un atome d'arsenic et trois atomes d'iode sous la formule As I^3. Le calcul de M. Plisson l'a conduit à ce même résultat.

Il a été préparé, pour les expériences dont nous avons parlé plus haut, de l'iodure d'arsenic, en faisant fondre un mélange exact d'une partie d'arsenic pulvérisé et trois parties d'iode; la plus légère chaleur suffit pour déterminer la combinaison, et la température s'élève d'elle-même très-fortement sans qu'il se montre aucune vapeur d'iode, ce qui semble indiquer que la totalité de l'iode entre en combinaison : en effet, on distille cet iodure sans apparition de vapeurs violettes, il se volatilise assez facilement. L'excès d'arsenic reste dans le tube courbé faisant office de cornue; il faut le chauffer dans toutes ses parties pour liquéfier le produit et le faire couler dans le récipient. Cet iodure doit être alors à proportions constantes; il est d'une couleur rouge de lacque en masses; au contact de l'eau il se sépare en deux parties ainsi que nous l'avons dit.

Nous avons cru devoir parler de la préparation de l'iodure d'arsenic, parce que M. Henry, qui le premier l'a fait connaître, ne fait pas mention de sa volatilité, et que cette propriété que nous lui avons trouvée est essentielle à noter, puisqu'elle offre le moyen d'avoir un produit homogène.

On peut voir, par ce qui précède, que le procédé de M. Plisson pour la préparation de l'iodure d'arsenic, qui consiste à faire bouillir de l'iode, de l'arsenic et de l'eau, ne peut remplir le but qu'on se propose dans l'emploi en médecine de ce composé , attendu que l'oxi-iodure qu'il a signalé ne contient que de petites quantités d'iode. Le moyen proposé par M. Henry, en employant de plus la distillation, nous paraît jusqu'à présent le seul propre à remplir son objet.

Si le fait chimique présenté par M. Plisson rentre dans la catégorie des phénomènes produits par l'iodure d'antimoine, le chlorure de ce métal, etc. , au contact de l'eau, il en diffère en ce point que l'oxi-iodure d'arsecic qui en résulte est stable, n'est pas décomposable par les lavages comme l'oxi-chlorure et l'oxi-iodure d'antimoine.

M. Plisson , dans sa courte noté, paraît n'avoir eu pour objet que de signaler ce fait ; nous devons savoir gré à ce pharmacien laborieux et instruit, de nous avoir communiqué son observation ; elle nous a présenté assez d'intérêt pour mériter de nous livrer aux diverses expériences qu'elle nous a suggérées.

D'un autre côté cette observation aura encore été utile en ce qu'elle a provoqué un examen qui peut appeler l'attention des praticiens sur la nature des changemens qu'éprouve l'iodure d'arsenic au contact de l'eau, les mettre à même d'observer l'action de ce composé et voir si elle est identique dans son usage à l'état liquide ou si elle serait différente dans l'application directe qu'ils pourraient en faire à l'état solide.

Avant de terminer, c'est ici l'occasion, malgré les nombreux procédés qui ont été publiés pour la préparation de l'iodure de potassium, d'en rappeler un mis en pratique par le rapporteur, c'est au moyen de l'iodure d'antimoine.

1 partie d'antimoine, 2 parties et demie d'iode, pour que le 1er. soit en excès, sont mêlées exactement et mises dans un petit ballon de verre ; on chauffe très-légèrement, la combinaison est faite dans un instant, après refroidis-

sement on brise le ballon. L'iodure pulvérisé, délayé dans l'eau chaude, est saturé par le carbonate de potasse; on filtre et on évapore. La chaleur est nécessaire pour décomposer complétement l'iodure, ainsi que l'emploi de potasse carbonatée pour la formation d'antimonite de potasse qui n'est pas absolument insoluble.

L'avantage de ce moyen est de pouvoir agir comme avec de l'acide hydriodique, et d'atteindre une juste saturation, en conservant à part quelques portions d'hydriodate acide ou d'iodure pour s'en servir à ramener la neutralité, si l'alcali est en excès.

On peut en quelques minutes terminer cette opération, qui évite de préparer séparément de l'acide hydriodique dont une certaine quantité est indispensable pour obtenir une neutralité parfaite avec l'iodure de fer.

M. Gay-Lussac, dans son beau travail sur l'iode, a indiqué l'iodure d'antimoine comme susceptible de fournir de l'acide hydriodique pur; je ne sache rien de plus sûr et de plus expéditif que l'application de cet iodure à la préparation de l'iodure de potassium.

PARIS.—IMPRIMERIE DE FAIN, RUE RACINE, N°. 4, PLACE DE L'ODÉON.

JOURNAL

DE PHARMACIE

ET

DES SCIENCES ACCESSOIRES.

N°. II. — 14ᵉ. *Année.* — Février 1828.

NOTE

Sur une racine nommée Vétiver.

Andropogon muricatus, L. —*odoratus*. Weiss. — *Vetiveria odorata*. Dupetit-Thouars.

Lue à l'Académie royale de médecine, section de Pharmacie,

Par M. Henry , chef de la pharmacie centrale.

Je voulais me dispenser de présenter ce nouveau travail à la section de pharmacie, à cause de la conformité des résultats obtenus et publiés en 1809 par notre honoré collègue M. Vauquelin sur la racine del 'An-dropogon schœnanthus*, et ceux recueillis à la pharmacie centrale, sur l'invitation de notre collègue et ami M. Virey, sur une nouvelle racine de vétiver attribuée à l'*androgopon muricatus*. Car je n'avais entrepris cette analyse que pour répondre à l'engagement pris envers la section. Je prie donc mes collègues de considérer cette courte notice non comme un travail nouveau, mais comme une confirmation de l'exactitude d'une analyse dont nous étions d'avance certains.

Voici les caractères physiques et chimiques de la racine de l'*andropogon muricatus*.

Cette racine se présente sous forme de fibres très-ténues, d'une couleur fauve, exhalant une odeur aromatique analogue à celle de la myrrhe, ayant une saveur âcre, aromatique; sa poudre a la même couleur que la racine.

1°. L'éther mis en contact avec une certaine quantité de poudre de vétiver s'est coloré en jaune doré : la teinture évaporée a laissé une matière d'apparence résineuse poissant les doigts à la manière de la glu, d'un rouge brun foncé, exhalant une forte odeur de myrrhe, et douée de la même saveur que cette gomme-résine. Cette matière est légèrement acide; l'eau la prive de cette propriété, mais l'acide était en si faible proportion qu'on n'a pu en déterminer la nature. Tout fait présumer cependant qu'il est de nature organique. La matière myrrhoïde se dissout très-facilement dans l'alcohol rectifié, l'eau la précipite en blanc de ce dissoluté.

2°. Le vétiver, épuisé par l'éther, a été traité par l'alcohol rectifié jusqu'à ce qu'il ne colorât plus sensiblement ce véhicule. Les liqueurs avaient une couleur fauve très-légère; elles ont laissé par évaporation un faible résidu coloré en brun, lequel s'est dissout en partie dans l'eau : la partie insoluble était de la matière myrrhoïde. Le soluté aqueux de l'extrait alcoholique était légèrement amer, il ne précipitait ni par les sels de fer, ni par la colle de poisson, mais donnait un précipité floconneux par le sous-acétate de plomb.

3°. Le vétiver épuisé par l'éther et par l'alcohol a été mis en contact avec de l'eau distillée à la température de 100 degrés; le décocté était à peine coloré, avait peu de saveur, nulle odeur; il se comporta avec les réactifs de la manière suivante :

Sulfate de fer. . . . . Rien.
Colle de poisson. . . . . Rien.
Alcohol rectifié. . . . . Trouble très-sensible.
Teinture de noix de galle. . . . . . . Rien.
Teinture de tournesol. . . . . Rien.
Nitrate de baryte. . . . . Rien.
Oxalate d'ammoniaque. . . . . Trouble très-sensible.
Nitrate d'argent. . . . . Rien.
Teinture d'iode. . . . . Couleur bleue très-foncée.
Sous-acétate de plomb. . . . . Précipité floconneux jaunâtre.

L'extrait qu'on en obtient par évaporation, était en très-faible proportion et composé en totalité d'amidon et d'une matière extractive.

L'eau légèrement acidulée par de l'acide hydrochlorique mise à bouillir sur le vétiver traité par les différens agens nommés plus haut, s'est colorée en jaune fauve; elle a donné les résultats suivans avec les réactifs :

Hydroferrocyanate de potasse. . . . . Précipité bleu très-foncé.
Carbonate d'ammoniaque. . . . . Précipité blanc floconneux.
Ammoniaque. . . . . Précipité rouge floconneux.

La portion de cette liqueur traitée par le sous-carbonate d'ammoniaque, puis filtrée et mise à évaporer, a donné de la magnésie en proportion sensible. On n'a trouvé dans la liqueur acide aucun indice de phosphate.

5°. Le résidu de vétiver épuisé était encore coloré fortement en rouge. Calciné dans un creuset de platine, il a laissé des cendres de couleur rouge de brique. Ces cendres n'étaient point alcalines. Elles abandonnèrent à l'eau chaude une petite quantité de sulfate de chaux; mises en digestion avec de l'eau acidulée par l'acide hydrochlorique, on obtient une liqueur jaune assez foncée. L'ammoniaque en précipita une assez grande quantité d'oxide de fer, lequel, repris par la potasse caustique, abandonna une petite proportion d'alumine.

La liqueur ammoniacale traitée par le sous-carbonate d'ammoniaque, donna un léger précipité blanc de chaux. On filtra, et on obtint par évaporation de la magnésie et du sulfate de chaux.

6°. On a distillé de l'eau sur de la racine de vétiver dans un appareil convenable. On a obtenu une eau d'un blanc laiteux, ayant l'odeur très-prononcée de la racine, une saveur aromatique chaude et piquante, et présentant à sa surface quelques traces huileuses.

Conclusions.

On voit par ces recherches que la racine de vétiver que nous avons analysée, offre à peu de chose près la même composition que celle analysée, sous ce même nom, par M. Vauquelin, *Annales de chimie*, tome 72, page 302. Le tableau comparé des deux analyses va le prouver d'une manière plus frappante.

Résultats obtenus par M. *Vauquelin.*	*Résultats fournis par l'analyse à la Pharmacie centrale.*
1°. Une matière résineuse d'un rouge brun foncé, ayant une saveur âcre, et une odeur absolument semblable à celle de la myrrhe ; nous croyons en effet, que ne n'est autre chose que de la résine de myrrhe.	1°. Une matière résineuse absolument semblable à la résine de myrrhe.
2°. Une matière colorante soluble dans l'eau.	2°. Une matière colorante soluble dans l'eau.
3°. Un acide à nu.	3°. Un acide organique à nu.
4°. Un sel calcaire, dont nous nous n'avons pu déterminer l'espèce.	4°. Chaux et magnésie unies probablement à des acides organiques.
5°. De l'oxide de fer en assez grande quantité, dont nous ignorons l'état de combinaison dans la plante.	5°. Une grande quantité d'oxide de fer.
6°. Une grande quantité de matière ligneuse.	6°. Une grande quantité de ligneux.
7°. De l'alumine.	7°. De l'alumine.
	8°. Une matière extractive.
	9°. De l'amidon.
	10°. Du sulfate de chaux.

La racine que nous avons analysée, est donc la même que celle dont M. Vauquelin a fait connaître en 1809

la composition, ou elle appartient à un végétal congénère. Quoi qu'il en soit, toutes deux sont remarquables
et par la présence de la myrrhe et par la grande quantité
d'oxide de fer.

NOTE

*Sur une matière cristalline dépourvue d'amertume qui
accompagne la* Picrotoxine *dans les coques du Levant*,
Menispermum cocculus ; *par M*. P.-F.-G. Boullay.

Lue à la section de pharmacie de l'Académie de médecine.

Dans l'examen que j'ai fait des coques du Levant, j'a-
vais eu quelque indice de deux matières distinctes, également susceptibles de cristalliser ; mais n'ayant pu les
isoler et les caractériser indépendamment l'une de l'autre, j'avais attribué à des causes accidentelles l'apparence
diverse des cristaux que j'avais obtenus dans plusieurs
circonstances.

Dernièrement une liqueur mélangée d'alcohol et d'eau,
dont je m'étais servi pour dissoudre et purifier la picrotoxine, ayant refusé de cristalliser, je pensai qu'elle était
trop délayée ou trop alcoholique, et elle fut mise de côté
pour servir une autre fois. Au bout de quelques jours il
se forma, au milieu de cette liqueur, une multitude de
petites aiguilles soyeuses et très-légères, qui augmentèrent successivement, et finirent par se réunir en groupes cristallins au fond du vase.

Cette matière cristalline était tout-à-fait différente,
par sa forme, du principe amer, et bien lavée, elle ne
conservait aucune saveur. Mise sur un charbon ardent,
elle s'est fondue, boursoufflée, et réduite en charbon
entièrement combustible ; ce qui prouve qu'elle est de
nature organique. J'ai l'honneur de mettre sous les yeux

des membres de la section, une petite quantité de ce nouveau corps, à côté de la picrotoxine.

La nouvelle substance, ainsi que je viens de le dire, n'a pas de saveur sensible; elle rougit faiblement le papier de tournesol humecté. A peine soluble dans l'eau froide, elle exige environ 400 parties d'eau bouillante pour se dissoudre, et au moindre refroidissement la dissolution aqueuse s'obscurcit, sa masse entière se remplit de cristaux aiguillés, trop déliés pour qu'on puisse en déterminer la forme, et tellement légers, qu'ils ne gagnent que très-lentement le fond de la liqueur.

L'alcohol absolu dissout aussi très-peu de la substance en question, même à chaud. La liqueur alcoholique se trouble en refroidissant, devient d'un beau blanc de lait; et à mesure qu'on la laisse évaporer spontanément, elle dépose une matière pulvérulente du plus beau blanc.

Les acides, et plus particulièrement l'acide acétique, augmentent la solubilité de la matière cristalline insipide de la coque du Levant; mais ils ne s'en saturent pas. L'addition d'un alcali la précipite en petits cristaux, un excès d'alcali la redissout.

Les alcalis caustiques la dissolvent facilement, et l'addition d'un acide la précipite sans altération. J'ai saturé, autant qu'il est possible, une solution de potasse pure, en y ajoutant peu à peu tout ce qu'elle a pu dissoudre, à froid, de la substance cristalline; la saveur de la liqueur alcaline avait totalement disparu, ainsi que sa causticité, quoiqu'elle eût conservé la propriété de faire repasser au bleu le papier de tournesol rougi. Cette espèce de combinaison évaporée lentement s'est réduite en cristaux grenus, nullement déliquescens et différant essentiellement de la matière avant sa combinaison.

L'ammoniaque dissout aussi très-bien et sature la nouvelle substance, et il en résulte un sel très-beau, qui cristallise en aiguilles réunies par la base et formant des grouppes isolés, à mesure que la dissolution est concentrée. J'en présente également une petite capsule à la section. Ce sel inodore et neutre, trituré avec de la potasse caustique ou de la chaux, dégage de l'alcali volatil. Je n'en ai pas assez pour en faire l'analyse, non plus que de celui dont la potasse fait la base et qui est tout différent de celui-ci.

Ces expériences, ainsi que toutes celles que j'ai faites ne sont que des aperçus sur un corps dont je ne possède encore que des quantités à peine notables. Je compte les étendre et les multiplier lorsque j'aurai trouvé moyen de me procurer plus en grand la substance qui en est l'objet. Je crois y parvenir en traitant par un alcali l'extrait de coques du Levant dépouillé du principe amer. Ces expériences préliminaires suffisent, toutefois, pour assigner à la matière cristalline dépourvue d'amertume, le caractère d'un acide végétal nouveau. C'est là sans doute le véritable *acide ménispermique* que j'avais imparfaitement connu, mal caractérisé d'abord, et dont l'existence a pu être contestée, mais que j'espère replacer sur le tableau des produits bien constatés de la chimie végétale. La présence de ce nouvel acide n'exclurait pas, au reste, celle de l'acide malique qui se manifeste avec des caractères très-prononcés dans toutes les liqueurs dont on retire le principe amer et délétère du *menispermum cocculus* (1).

---

(1) Après la lecture de cette notice, M. Pelletier a annoncé à la section, qu'outre les deux matières cristallines que je me trouve avoir découvertes dans la coque du Levant, il avait lieu de croire qu'il y en existait une troisième, qu'il avait entrevue dans les eaux mères de la picrotoxine, et que cette troisième substance également cristallisable devait être alcaline. J'ai accepté l'offre délicate que m'a faite M. Pelletier, de nous réunir pour étudier ce dernier produit.

MÉTHODE

Pour préparer le laudanum sans narcotine, par R. HARE,
M. D.

D'après les observations des chimistes et des médecins
français, les effets dangereux de l'opium doivent être attribués à un principe appelé narcotine, et M. Robiquet a
montré qu'en faisant digérer cette substance dans l'éther,
on la prive de ce principe nuisible. Dès que j'eus connaissance de l'assertion de M. Robiquet, je sentis qu'il
était de la dernière importance pour l'humanité de répéter l'expérience et de faire connaître le résultat à mes
compatriotes, s'il était favorable.

Un peu d'opium en morceaux fut soumis quatre fois
de suite à l'action d'une quantité d'éther, d'une pesanteur
spécifique de 755 et suffisante pour le couvrir ; et chacune
des digestions dura environ vingt-quatre heures.

Je fis ensuite digérer l'opium dans une quantité d'alcohol convenablement étendu, suffisante pour convertir
en laudanum ordinaire, de l'opium qui n'aurait pas été
digéré dans l'éther. L'éther, qui avait servi à la digestion
de l'opium déposa bientôt une matière cristalline. J'ôtai
ensuite le bouchon, je couvris l'orifice du vaisseau avec
du papier à filtre (le vaisseau était dans ce cas une bouteille à teinture française). Au bout de quelques jours
presque toute la liqueur se vaporisa spontanément, laissant beaucoup de matière cristalline mêlée à une matière
colorante. La première de ces deux matières est, à n'en
pas douter, le principe distingué par M. Robiquet, et
depuis appelé narcotine.

La digestion de l'opium dans l'éther peut se faire convenablement dans les *digesteurs* de Papin. On devra
maintenir l'éther à une température voisine de l'ébullition. Le laudanum privé de narcotine fut employé pour
la première fois, dans un lavement de trente gouttes, et
administré à un enfant tourmenté par des ascarides, qui

en fut promptement soulagé, et à qui il procura un sommeil doux et en apparence naturel; ce sommeil ne fut suivi d'aucun symptôme alarmant. La seconde fois ce fut dans un cas de céphalalgie violente qui fut sensiblement soulagée au bout de trente minutes environ par dix gouttes introduites dans l'estomac. Le médecin observa bientôt un assoupissement rafraîchissant qui ne fut suivi d'aucune des sensations pénibles auxquelles les malades ont toujours été sujets après avoir pris le laudanum ordinaire (1).

Le docteur Hare rapporte ensuite quelques cas, dans lesquels un médecin de ses amis emploie avec succès le laudanum privé de narcotine. L.-A. P.

(*Annals of Philosophy.*)

MÉTHODE

Pour découvrir de petites quantités d'opium en solution ;
par R. Hare, M. D.

Les découvertes de Sertuerner ont prouvé jusqu'à la

---

(1) Peu de temps après que M. Robiquet eut fait connaître son procédé pour priver l'opium de narcotine, je fus chargé par un médecin anglais qui partait pour l'Italie, le docteur Watson, autant que je puis m'en souvenir, de préparer une teinture moins stimulante que la teinture thébaïque ordinaire et qui n'eût pas comme celle-ci l'inconvénient de produire la constipation.

La préparation suivante que je lui proposai et qu'il adopta après en avoir fait usage pendant un mois a paru remplir ses vues.

Gouttes sédatives.

℞ Opium privé de narcotine. . . . . 4 parties.
Extrait vert hydro-alcoholique de jusquiame noire. . . . 1
Vin de Malaga. 15

Faites solution et filtrez.

Note de M. Planche.

dernière évidence que l'opium contient une substance alcaline à laquelle il doit la propriété de hâter le sommeil
et de soulager la douleur. On sait aussi que cet alcali est
naturellement uni à un acide appelé méconique, qui
donne une couleur rouge frappante avec la solution
d'oxide rouge de fer. Néanmoins cette propriété n'a pas
été proposée comme moyen de découvrir l'opium, probablement parce que le méconate de fer ne se précipite pas.
J'ai cependant trouvé une méthode au moyen de laquelle
on peut découvrir dans un demi-gallon d'eau une quantité
d'opium n'excédant pas celle contenue dans dix gouttes
de laudanum.

Mon procédé est fondé sur la propriété qu'a l'acide
méconique de donner un précipité avec le plomb. C'est
pourquoi, en ajoutant quelques gouttes d'acétate de
plomb à une infusion contenant une quantité quelconque de la substance médicamenteuse en question égale
au moins à la proportion sus-mentionnée, on obtient
un précipité sensible de méconate de plomb. La précipitation, quand la quantité d'opium est très-petite, peut
exiger pour se former, depuis six jusqu'à douze heures,
et peut être facilitée en frottant légèrement avec une
tige de verre pour détacher les flocons des parois du
récipient, qui devra être conique, de manière à les réunir à mesure qu'ils descendent. Le méconate étant ainsi
réuni au fond du vaisseau, on versera dessus, au moyen
d'un tube de verre, environ trente gouttes d'acide sulfurique; qu'on ajoute ensuite une égale quantité de sulfate rouge de fer. L'acide sulfurique dégage l'acide méconique et le met ainsi à même de produire avec le fer la
couleur convenable qui démontre la présence de cet
acide, et conséquemment de l'opium.   **L.-A.P.**

NOTICE

Sur le *Mylabre de la Chicorée*, ou *la Cantharide des anciens;*

Par M. Virey.

On sait que les médecins de l'antiquité n'employaient pas notre cantharide (*Meloë vesicatorius*, L. ; *Lytta vesicatoria*, Fabr. ; *Cantharis vesicatoria*, Geoffr.) Dioscoride donne une description courte du mylabre de la chicorée qui était leur véritable épispastique, et l'on sait qu'aujourd'hui encore cet insecte, très-commun dans les régions méridionales sur les plantes chicoracées, sert la qualité de vésicatoire dans l'Orient, la Grèce, l'Italie, et Naples surtout.

On connaît également la cantharide des Chinois, qui est le *mylabris pustulata* d'Olivier, et qui jouit des mêmes propriétés vésicantes. Mais cette espèce est plus grande, elle n'a que deux bandes fauves sur les élytres avec deux taches fauves à la base de celles-ci; tandis que le mylabre de la chicorée, plus petit, présente trois bandes jaunes sur ses élytres; la première bande se joint à la seconde par une interruption dans la raie noire. Tout le reste du corps de ces insectes est noir. Leur tête penchée porte des antennes moniliformes, à onze articles, finissant en masse; il y a cinq articulations aux pates antérieures et quatre aux postérieures (1).

M. le docteur Bretonneau, célèbre médecin de Tours,

---

(1) Voyez dans le *Bulletin de Pharmacie*, 1813, tom. 5, pag. 115 et *sq.*, notre article sur ces insectes vésicans.

a voulu essayer, dans sa pratique, l'emploi du mylabre des anciens dont il a retrouvé une variété aux environs de Tours, et il avait adressé à l'Académie des sciences et à M. le professeur Duméril, plusieurs de ces insectes. Nous en présentons à la section de pharmacie de l'Académie de médecine. C'est une variété du *mylabris cichorii*, désignée sous le nom de *variabilis* par M. Dejean, et figurée dans l'*Entomologie* d'Olivier, tom. 3, sous le n°. 47, pl. I, fig. I, *e*.

M. Robiquet a été invité par M. Duméril à faire quelques recherches chimiques sur cet insecte, dans lequel M. Bretonneau a retrouvé la cantharidine : il a pareillement l'odeur des cantharides, quoique moins forte. M. Latreille a rencontré de ces mylabres aux environs de Paris, mais ils y sont plus rares que dans le midi de la France.

Outre la substance épispastique, la cantharide verte donne une huile verte, et M. Robiquet vient de remarquer que le mylabre fournit une huile fauve, comme la couleur de ses élytres. Mais les parties noires, inférieures, soit dans la cantharide, soit dans le mylabre, ne paraissent rien fournir à l'éther et rester tout-à-fait inertes, comme chez les coléoptères noirs.

La présence de la cantharidine ne paraît pas être bornée à ces seuls insectes ; elle peut se rencontrer également chez la plupart de ceux qui constituent la famille des coléoptères vésicans et à élytres molles, comme les *meloë*, les *zonitis*, les *cerocoma*, les *notoxus*, les *lagria*, les *dasytes*, etc. Déjà l'on vient de retrouver ce principe vésicant dans la *lytta vittata*, Fabr., espèce de cantharide de l'Amérique septentrionale, qui vit sur la fleur de la pomme-de-terre, et qu'on a employée en épispastique avec succès aux Etats-Unis.

NOTE

Sur la sophistication de la thridace, par M. Amd. Delarue, de Lisieux.

Ayant été forcé d'acheter de la thridace du commerce, je remarquai que cette substance, exposée à l'air, n'en attirait nullement l'humidité et qu'elle conservait parfaitement la forme de plaques qu'elle affectait. Cette remarque jointe à celle de former un mucilage avec quelques gouttes d'eau, me fit soupçonner la présence d'une substance étrangère ; à cet effet, je fis quelques essais pour réaliser l'idée que j'en avais eue : en conséquence une quantité donnée de thridace du commerce avec une égale quantité de thridace que j'avais préparée, fut placée pendant 24 heures à l'air ; au bout de ce temps je remarquai que la thridace que j'avais préparée avait attiré l'humidité de l'atmosphère ambiante et avait acquis une consistance mielleuse ; la thridace du commerce avait à peine changé d'état, seulement ses plaques jouissaient d'une élasticité remarquable. Un gramme de chaque thridace fut broyé avec six gouttes d'eau : celle que j'avais préparée devint liquide, l'autre prit une consistance mucilagineuse et faisait entendre un léger bruit lorsqu'on tournait le pilon. J'ajoutai à l'une comme à l'autre 16 grammes d'eau distillée ; la solution de ma thridace était bien plus foncée que celle de l'autre. Les deux solutions décolorées au moyen du chlore ne bleuirent pas par l'addition de l'iode.

Un gramme de chaque fut dissous dans 8 grammes d'eau distillée ; l'addition de l'alcohol détermina dans la solution de thridace du commerce un abondant préci-

pité, lequel pesait 12 grains, était dissoluble à l'eau,
insoluble à l'éther et transformable en acide saccholac-
tique par le nitrique. L'alcohol il est vrai détermina un
précipité dans celle que j'avais préparée, lequel pesait
à peine 4 grains : or soit que cette gomme ait été ajoutée à dessein d'avoir un produit en belles lames ne tom-
bant pas en masse par le contact de l'air, soit qu'elle ait
été ajoutée par fraude, alors et seulement alors, les médecins pourraient prescrire 4, 8 et 12 grains de thridace
pour en obtenir un effet désiré; ainsi sera regardée comme
suspecte, toute thridace qui n'attirera pas l'humidité de
l'air et qui donnera un abondant précipité par l'éther; ou
qui, traitée par ce menstrue, ne se dissoudra pas presque
en entier.

NOTE

Sur les propriétés médicales du séné du Sénégal.

Par M. E. SOUBEIRAN.

Communiqué à la section de pharmacie de l'Académie royale de
médecine.

Le ministre de la marine a fait remettre à M. Henry,
chef de la pharmacie centrale, un petit ballot de séné
mêlé de follicules, il provient de notre colonie du Sénégal; M. Henry m'en a envoyé un kilogramme. M. Bally,
médecin à l'hôpital de la Pitié, a bien voulu se charger
des recherches sur ses propriétés médicales, et ce sont
les observations que cet habile médecin m'a communi-
quées, que, selon son désir, je vais communiquer à l'A-
cadémie.

Le séné du Sénégal appartient bien évidemment au
cassia obovata, dont il a tous les caractères.

Les expériences ont été faites séparément sur les feuilles et les fruits.

Il résulte par conséquent des observations du docteur Bally, que le séné du Sénégal pourrait être utilisé en médecine, mais que les fruits sont un médicament trop inerte pour qu'il soit jamais avantageux de s'en servir.

De nouvelles expériences, qui ne sont pas encore assez nombreuses et que je communiquerai plus tard à l'Académie, portent à croire que la feuille du *cassia acutifolia* (séné de la palthe), est beaucoup plus active. Il en découle tout naturellement cette conséquence, qu'il serait bien plus avantageux de cultiver le *cassia acutifolia*, ce qui présenterait peu de difficultés, car cette espèce se trouve comprise dans le catalogue des plantes cultivées dans la colonie.

Observons toutefois qu'il est peu probable que le séné du Sénégal puisse être offert au commerce à un prix qui lui permette de rivaliser avec le séné d'Égypte, qui, recueilli sous le bâton du pacha d'Egypte, lui est livré à un prix excessivement bas.

***

Résultat des recherches faites sur l'action du Cassia obovata.

Quinze hommes, depuis l'âge de 16 ans jusqu'à celui de 68, atteints de diverses maladies dans l'hôpital de la Pitié, ont été purgés dans le mois d'octobre 1827 avec le *cassia obovata*. La préparation fut la même pour tous, M. Bally prescrivit une demi-once de feuilles qu'on faisait bouillir pendant trois minutes dans un verre d'eau et infuser pendant un quart d'heure.

L'effet laxatif a été constant sans être énergique; on a obtenu de deux à douze évacuations alvines, et comme terme moyen ou le plus ordinaire de quatre à six. Il a produit en général quelques coliques, effet inséparable de l'action purgative, elles furent aussi peu fortes que peu prolongées.

Ainsi, que ce médicament soit administré seul ou qu'on l'associe si l'on veut à d'autres purgatifs, il doit être considéré comme efficace, mais un peu moins énergique que le *cassia senna*.

Il y a ceci de remarquable, qu'il purge moins les femmes; cinq d'entre elles, soumises au même traitement, n'ont eu en tout que douze évacuations, et aucune d'elles plus de trois.

Le goût n'a point paru désagréable.

En lavement, à la dose d'une demi-once à une once, il a produit d'assez bons effets.

Il importe de distinguer avec soin les feuilles des fruits ou follicules : ceux-ci ne jouissent que d'une vertu équivoque et insignifiante. Donnés par M. Bally, à différentes doses, à sept hommes de 25 à 63 ans, les résultats furent les suivans. La préparation fut la même que pour les feuilles. Le premier en prit une demi-once et n'eut qu'une évacuation, trois en prirent une once sans aucun succès pour deux, le troisième eut deux garderobes.

Le quatrième eut une évacuation avec une once et demie; enfin on a obtenu deux selles chez un malade et ensuite cinq chez un autre en portant la dose à deux onces. Les follicules seront donc un mauvais médicament, soit seuls, soit comme auxiliaires, il en faudrait de trop grandes quantités.

M. Bally a épuisé tout ce qui lui avait été confié par M. Soubeiran.

RAPPORT

Relatif à la Société médico-botanique de Londres, et au discours prononcé par John Frost, *secrétaire de cette société, adressé à l'Académie royale de médecine;*

Par J.-J. Virey.

Depuis huit années, des amis honorables des sciences naturelles appliquées à la médecine, se sont réunis à Londres en une société ayant pour but d'étendre la connaissance des propriétés des plantes de tous les climats, pour l'avantage de l'art de guérir. Personne n'est plus en état qu'un peuple navigateur, qui embrasse le globe par ses courses multipliées, de recueillir dans les différentes contrées ces bienfaits que la nature ou qu'une sage providence y a parsemés pour le salut des êtres, bienfaits dont chaque jour l'instinct des animaux et l'expérience des hommes, les plus barbares même, nous enseignent les heureuses applications. L'Européen qui aborde sur des plages inconnues se réjouit d'y rencontrer ces végétaux, soit alimentaires, soit médicinaux, qui le soulagent dans ses souffrances et ses périls. Les plantes offrent même des propriétés qu'aucun autre règne, soit minéral, soit animal, ne procure; ainsi, elles présentent seules ces genres de médicamens narcotiques qui calment le système nerveux (1), et il est tel remède, comme le quinquina, que nul autre ne peut remplacer aussi efficacement dans les fièvres intermittentes. Sans substances vé-

____

(1) Dans le tétanos, l'hydrophobie, les convulsions, etc., les remèdes végétaux sont encore les plus efficaces; et aussi contre la goutte, l'amaurose, etc.

gétales, la médecine serait peut-être impossible; les autres créatures vivent sur le règne végétal, et en extraient les élémens les plus appropriés à leur constitution.

Aussi toutes les facultés de médecine d'Europe, tous les colléges destinés à recevoir les pharmaciens, les universités, insistent sur la nécessité de l'étude de la botanique médicale. Avec elle, le médecin, le chirurgien, dans les régions les plus sauvages, apprendront par l'analogie des familles naturelles, à trouver des plantes efficaces contre les accidens imprévus et les maladies. Tout doit intéresser, ajoute M. Frost, dans les charmes de cette science. Combien de nouveaux médicamens nous a révélés l'Inde Orientale, par les recherches du docteur Ainslie! Combien nos marins, nos chirurgiens de la marine royale n'ont-ils pas rendu de services à la médecine, et n'en peuvent-ils pas rendre! L'emploi de la *sauerkraut* n'a-t-il pas éloigné les ravages du scorbut dans la navigation, ainsi que la bière de sapin *spruce?*

Plusieurs personnages éminens sont devenus les patrons éclairés de cette partie des sciences. Outre les princes de la famille royale d'Angleterre, M. Frost cite honorablement les directeurs de la Compagnie des Indes, la Société Asiatique de la Grande-Bretagne, la Société de Géographie de France et l'Académie de Dijon, les ministres et ambassadeurs de la Colombie, du Brésil, le gouverneur de Démérary, le chargé d'affaires à la cour de Perse, pays riche en substances médicales rares, qui a promis de seconder la Société médico-botanique pour la découverte de l'arbre fournissant la myrrhe. La Société, en effet, propose un prix de 625 fr. à quiconque aura découvert, au 1er. janvier 1829, l'origine de ce suc gommo-résineux, et aura présenté des échantillons du végétal d'où s'extrait la myrrhe.

D'autres personnes contribuent encore à l'avancement de la matière médicale des végétaux, comme le chef du conseil suprême anglais, à Ceylan; le général Bolivar a promis sa protection; M. Reeve, à Canton, s'occupe d'une matière médicale des Chinois; M. Harthorne, de l'hôpital de Chelsea, vient de faire connaître un nouveau remède styptique pour l'emploi extérieur, au Pérou, sous le nom de *matica*, contre les hémorrhagies. C'est, à ce qu'on pense, un espèce de poivrier. M. Schenley, vice-consul à Guatemala, a envoyé du *guaco*, ou deux espèces distinctes de *mikania*, antidote si célèbre contre le venin des serpens. M. Edward Huggins transmet de la graine d'*argemone mexicana*, d'où l'on extrait une huile aussi active que celle de *croton tiglium*. M. Rob. Brown, illustre botaniste, classe une collection de nouvelles plantes de l'Amérique méridionale, de l'intérieur des terres. On adresse de l'Ukraine beaucoup de *genista tinctoria*, si vantée contre l'hydrophobie. La société s'est enrichie d'autres collections de plantes rares; elle se propose d'établir chaque année deux cours, l'un de botanique médicale, l'autre de toxicologie, pour améliorer les connaissances des médecins, chirurgiens et pharmaciens employés dans la marine royale et sur les bâtimens de la compagnie des Indes. Une bibliothéque et des herbiers pourront aussi être consultés afin de mieux atteindre ce but.

Tels sont les avantages que promet à la science de la matière médicale, la Société médico-botanique de Londres. Nous ne pouvons qu'applaudir à cette belle entreprise, et proposer à la section de pharmacie de l'Académie royale de médecine d'y concourir par ses travaux, en remerciant l'auteur de l'envoi de cet intéressant discours.

ACADÉMIE ROYALE DE MÉDECINE.

SECTION DE PHARMACIE.

Analyse de ses travaux.

Section de Pharmacie, séance du 29 décembre 1827.
— L'ordre du jour appelle les élections pour le Bureau
de l'année 1828.

M. Planche est élu président;

M. Boullay, vice-président ;

M. Virey est continué secrétaire.

M. Boudet, neveu, lit la suite de son rapport sur les
mémoires de M. le professeur Anglada, de la faculté de
médecine de Montpellier, *relatifs aux eaux minérales
sulfureuses des Pyrénées.* Le second mémoire contient
l'examen de la matière glaireuse que ces eaux entraînent.
M. Anglada ne la considère que comme une substance
pseudo-organique. Déjà remarquée par Bayen, à Bagnères
de Luchon, et par Bordeu dans la plupart des autres eaux
sulfureuses, elle a été désignée sous le nom de *Barégine*
à Barèges, de *Glairine*, de *Plombièrine*, etc. M. Vauquelin, dans son analyse des eaux de Plombières, la reconnut le premier, comme une substance très-analogue à la
gélatine et à l'albumine animales, et offrant à l'analyse des
produits azotés (*Annal. chim.*, t. 39, p. 173). M. Gimbernat signala, en 1815 dans les eaux de Baden, et en 1818
aux sources d'Ischia (royaume de Naples) une glairine
cóncrétée, rougeâtre, d'une texture jusqu'à certain point
comparable à celle de la chair musculaire, et donnant
aussi des produits azotés par l'action du feu. Il la nomma
zoogène. M. Anglada ne reconnaît poiut dans la *glairine*
ou matière pseudo-organique des eaux sulfureuses, les
caractères que les botanistes ont cru devoir lui assigner
en la rapprochant des trémelles, des conferves, desarthro-

diées, etc.; mais il juge que c'est une substance créée
pour ainsi dire chimiquement de toutes pièces, et entraînée des couches profondes de la terre, à travers les
terrains primitifs; elle forme, selon cet auteur, une partie
constituante de ces eaux sulfureuses. Desséchée, elle ne
représente que la 60ᵉ. et même la 100ᵉ. partie de sa masse
à l'état naturel. Elle n'a pas la propriété de coller; susceptible de décomposer plusieurs sels métalliques, elle sature l'ammoniaque, et acquiert des couleurs diverses par
différens réactifs. En se putréfiant, elle exhale une odeur
faiblement putride; cependant lorsque les eaux sulfureuses
se gâtent, elle paraît accroître leur putrescibilité. Il y a
des sources plus riches que d'autres en cette glairine. Les
recherches de M. Anglada l'ont mis en état de la considérer
comme *peu animale et non organisée*, soit qu'elle se présente sous forme de flocons, de filamens demi-opaques,
filandreux, ou d'un mucus, ou de membranes, ou de fibres, de masses en zones, en stalactites, etc.; ou d'une
teinte blanche, ou rouge sanguin, etc.; inodore, insipide
dans son état naturel. Elle paraît servir parfois de réceptacle à des animalcules microscopiques qui peuvent lui
imprimer une configuration organique. M. Anglada cherche
à expliquer comment l'hydrogène, l'azote, l'oxigène, à l'é-
tat naissant et sous de hautes pressions au sein des couches
profondes de la terre, peuvent, avec le carbone, former
des composés quaternaires analogues aux substances organiques. Il s'étaye de diverses expériences de Doëbereiner
et de M. Bérard, de Montpellier, qui ont formé de toutes
pièces, par des moyens chimiques, des matières gélatineuses et grasses, et sur ce que les eaux sortant du granit
primitif, comme celles de Baden et de Carlsbad, ont présenté aussi de la glairine, sans rencontrer de materiaux
organiques. (1).

____

(1) A l'occasion des intéressans mémoires de M. Anglada, sur les

Dans un troisième mémoire de M. Anglada, il est question de la manière d'être de l'alcali dans les eaux sulfureuses des Pyrénées. Il s'y trouve à l'état de carbonate. M. Boudet, en terminant son rapport, vote des remercîmens à l'auteur sur cet ouvrage remarquable, et accompagne ses conclusions de quelques remarques critiques sur divers points de chimie.

---

eaux sulfureuses des Pyrénées, M. Boudet jeune a bien voulu rappeler dans son rapport quelques hypothèses que j'ai émises sur la formation de certaines eaux sulfureuses, et qui peut-être dans celles examinées par M. Anglada, trouveraient aussi quelque application. Quoiqu'elles ne concordent pas tout-à-fait avec les opinions de ce savant professeur sur la formation des eaux sulfureuses, j'ai cru devoir en dire un mot, pour laisser les lecteurs en état de juger quelles probabilités favorisent les unes ou les autres.

M. Anglada considère ces eaux comme formées de toutes pièces, en quelque sorte, et attribue à la matière pseudo-organique (la glairine) qu'il a si habilement caractérisée et décrite, la présence de l'acide hydrosulfurique dans ces eaux, à cause du soufre qu'elle contient, et c'est cet acide qui forme ensuite des hydrosulfates en se combinant avec les bases.

Comme on ignore exactement les foyers où se forment ces eaux, bien qu'elles coulent sur des terrains granitiques, et que de plus, dans leur produit, on retrouve constamment par l'analyse la présence simultanée des hydrosulfates et des carbonates, et aussi ordinairement celle de certains sulfates, j'ai admis que ce n'était pas au soufre de la glairine qu'on pourrait attribuer la production de l'acide des hydrosulfates, mais à l'action de cette matière sur certains sulfates qui donnerait les hydrosulfates (sulfates dont la décomposition est facile à admettre, puisque déjà nous en avons signalé plusieurs exemples, comme d'autres l'avaient depuis long-temps reconnu); mais que par la présence de l'acide carbonique qui existe aussi dans ces eaux, et probablement dans leurs foyers, la décomposition de ces hydrosulfates devait avoir lieu en tout ou en partie, et de là l'existence simultanée dans ces eaux sulfureuses des carbonates et des hydrosulfates, ainsi que les expériences de M. Anglada et les analyses d'autres savans chimistes l'ont prouvé. Toutes ces idées ne sont que des hypothèses auxquelles diverses expériences publiées peuvent donner quelque appui, mais jusqu'ici on n'a pu émettre sur de tels sujets que des opinions problématiques, et le champ est ouvert à tout le monde.

O. H.

Ce rapport donne lieu à plusieurs observations. M. Caventou dit que la barégine ou glairine, différente à cet égard de l'albumine, ne prend pas comme cette dernière une couleur bleue par l'acide muriatique, fait qu'il a établi. M. Robiquet observe cependant que de la glairine apportée de Vichy par M. d'Arcet, et examinée par M. Vauquelin, offrit ce caractère de se colorer en bleu par l'action de l'acide muriatique ; il désire que l'opinion sur ce point soit fixée par de nouvelles informations. M. Caventou réplique que la barégine qui n'est point altérée ni décomposée ne devient nullement bleue comme l'albumine, et que ce caractère chimique suffit pour les faire distinguer d'abord. Selon M. Laugier, de l'albumine d'œuf séchée, après avoir été précipitée par l'alcohol, n'a point bleui avec de l'acide hydrochlorique, mais a pris une nuance rose, comme la fibrine. M. Caventou dit qu'il faut prendre l'albumine dans son état gélatineux pour l'obtenir bleue. M. Robiquet rapporte une expérience de M. Colin, qui a tenté de produire, à l'aide de diverses substances animales, la fermentation des matières sucrées : ayant essayé la glaire d'œuf pour ferment avec le sucre, il recueillit, en filtrant le liquide, une matière bleue qui était l'albumine, ainsi colorée sans l'emploi d'acide hydrochlorique. M. Henry, fils, dit avoir obtenu aussi d'une matière albumineuse extraite d'un liquide d'hydropique, sa coloration en rose, par l'action de cet acide.

M. Boullay fait observer, contre l'opinion de M. Anglada, que la glairine paraît plutôt être formée par l'organisme, que par des actions chimiques ; et il rapporte une observation de M. Nicolle, pharmacien à Dieppe, qui a recueilli sur les rivages de la mer cette matière gélatiniforme avec des fucus. M Boullay promet d'autres détails à ce sujet. L'opinion que la glairine est une substance organique végétale principalement, analogue aux tremelles, est également soutenue par M. Pelletier et M. Virey.

La séance est terminée par la lecture d'une note du secrétaire, sur le mylabre de la chicorée.

Séance du 12 *janvier* 1828. — La correspondance manuscrite présente des notes nombreuses accompagnées d'échantillons de diverses substances, par M. Lemaire-Lisancourt, membre adjoint de la section. Ces notes sont relatives d'abord à la culture, faite à Sceaux, de plusieurs plantes exotiques, et plus ou moins bien acclimatées, telles que *magnolia*, *camellia*, *liriodendron*, d'espèces rares. Ensuite M. Lemaire adresse la cochenille du rosier du Bengale, ou espèce de *coccus* cotonneux, analogue à celui des rosiers ordinaires. L'auteur annonce encore avoir semé plusieurs graines de sa collection d'histoire naturelle médicale, et en avoir obtenu des plantes curieuses, entre autres un *dolichos*, appelé *nourong*, et qui paraît être une espèce inédite. Parmi les substances alimentaires, M. Lemaire-Lisancourt envoie un fruit cultivé dans les serres de l'amiral russe Tschichakoff, à Sceaux. C'est une espèce de concombre désignée sous le nom de *belle écorce*, à chair moelleuse, fort délicate à manger cuite. M. le professeur Bosc l'a reconnu pour être le *cucumis mœdow*, originaire d'Afrique; il est rare et ne vient qu'en serre chaude. M. Lemaire indique ensuite de quelle manière les bûcherons des bois près de Sceaux, obtiennent au printemps la sève sucrée du bouleau, pour en retirer une boisson agréable.

On adresse aussi à la section un bocal contenant deux espèces de serpens venimeux envoyés de Cayenne; l'une est le *serpent corail* à bandes noires circulaires sur un fond rouge (décoloré par l'alcool); l'autre est la *vipère coureuse*, plus petite, noire sur le dos, pâle sous l'abdomen.

Le secrétaire lit un rapport verbal sur un discours prononcé par M. John Frost à la *Société médico-botanique de Londres*, et adressé à l'Académie de médecine.

L'ordre du jour appelle M. Bonastre, rapporteur de la commission pour *l'examen des momies d'Égypte*, relativement aux modifications à faire dans son travail, au sujet de la muscade qu'il annonçait avoir trouvée. Cette opinion n'ayant pas réuni les suffrages de la section, M. Bonastre dit que les fragmens recueillis dans son examen offrent plus d'analogie avec le fruit d'une plante laurinée, comme la fève péchurim, ou le ravendsara, ou la muscade, qu'avec d'autres substances; il ajoute que Hérodote, désignant la cannelle sous le nom de κάρφη (petite branche sèche), et les Arabes d'aujourd'hui nommant *kerféh* la cannelle, celle-ci ne peut pas être le *cinnamomum* des anciens.

MM. Pelletier, Robiquet, et d'autres membres, désireraient que M. Bonastre exprimât avec plus de doute son sentiment sur l'existence non prouvée de la muscade. M. Virey dit qu'aucun des auteurs anciens, antérieurs à Mésué, écrivant au neuvième siècle, et qui paraît avoir le premier fait mention de la muscade sous le nom de μοσχοκάρυον, n'a parlé de ce fruit. Le *macer* des anciens n'est point le macis, mais la *cassia lignea*, ou cannelle géroflée, comme l'ont fait voir plusieurs savans auteurs de matière médicale, Curt Sprengel, et autrefois Gaspard Bauhin, etc.

Avec des modifications, le travail de la commission sera renvoyé à l'Académie générale pour y être lu.

M. Caventou appelle l'attention de la section sur un liquide opiatique nommé *gouttes noires* (*black drop* des Anglais). Il en a composé d'après la formule consignée dans le Formulaire de M. Magendie, mais qui n'avaient ni la couleur aussi noire, ni la consistance aussi épaisse que celles des Anglais; il croit avoir distingué au goût et à l'odeur que celles-ci contiennent en solution de l'extrait de réglisse pour en masquer la saveur.

M. Sérullas pense qu'on pourrait en faire une analyse

comparative. M. Planche dit que la difficulté d'avoir des *gouttes noires* uniformes est d'autant plus considérable, qu'il en existe différentes recettes, avec l'acide citrique, ou l'acétique, ou le tartrique, ou du suc de coings, etc., et que les proportions d'opium y sont aussi variables : car ce remède étant regardé comme secret, chacun le prépare à sa manière, puisque le Formulaire du docteur Paris offre diverses compositions à cet égard ; il conseille donc de tirer directement cette préparation des meilleures officines d'Angleterre. M. Chevallier ajoute qu'il a trouvé des *black drop* contenant, les unes du sucre, d'autres de la cannelle, etc. M. Pelletier pense qu'on devrait s'en tenir aux *gouttes d'opium de Rousseau*, qui paraissent être le type primitif de ce médicament.

M. Caventou ajoute que M. le docteur Burdin, membre de l'Académie, a obtenu, dans sa pratique, des effets égaux, soit des gouttes noires de France, soit de celles d'Angleterre. Il pense qu'on devrait établir un mode uniforme et constant de préparation pour ce médicament, et désire que l'Académie règle cet objet.

M. le secrétaire, généralisant la question pour beaucoup d'autres compositions également arbitraires, qui s'introduisent en médecine, pense qu'on devrait proposer à l'Académie de médecine de former une commission mixte qui consacrerait des formules bien déterminées pour les diverses préparations nouvelles, et pour en régulariser l'emploi. Cette proposition est appuyée par M. Pelletier comme formant un supplément nécessaire aujourd'hui au *Codex medicamentarius*. M. Boullay pense de plus qu'il conviendrait d'y joindre la sanction de l'autorité ministérielle, comme pour le *Codex*, et que l'Académie peut provoquer cette décision. M. Henry père fait aussi connaître que, dans les différens hospices de Paris et ailleurs, on demande aujourd'hui plusieurs préparations, telles que l'iodure d'arsenic, etc., qui, étant fort diverses, doivent donner des résultats tout autres souvent que ceux que l'on en attend.

Afin de proposer à l'Académie générale de s'occuper de cet objet, M. le président nomme une commission chargée de dresser un projet. MM. Caventou, Pelletier, Henry, Planche et Boullay sont désignés pour en faire partie. J.-J. V.

NOUVELLES DES SCIENCES.

Société Philomathique.

Dans la séance du 21 décembre 1827, M. Babinet a fait connaître un procédé de répétition qu'il a appliqué à la pesée des corps très-légers et à l'aide duquel on peut rendre aussi faible qu'on le désire l'erreur inévitable dans cette opération. Comme ce procédé peut être utile aux personnes qui s'occupent d'analyse chimique et qui ont besoin d'obtenir des pesées très-exactes, nous allons le faire connaître en détail; d'autant plus que, pour être exécuté, il n'exige pas que l'on possède des balances parfaitement ajustées, mais seulement assez sensibles, comme le sont la plupart de celles qui sont destinées à peser de petits poids.

Le procédé de répétition, appliqué si heureusement à la mesure des angles, consiste en général à ne pas opérer directement sur la quantité que l'on veut mesurer, mais sur cette quantité multipliée un certain nombre de fois, de sorte que, si l'on fait une erreur d'observation dans la mesure de la quantité multipliée, cette erreur n'est plus pour la quantité elle-même que la première divisée par le nombre qui multipliait la quantité primitive.

Voici comment on peut opérer. Designons, pour plus de facilité par A et B les deux plateaux de la balance, et par C le corps à peser : l'on place d'abord C dans le plateau A, et l'on établit l'équilibre avec de la grenaille de plomb, ou toute autre substance convenable qu'on place dans le plateau B. Cela fait, on retire C du plateau A, on le remplace par une matière quelconque, qui peut être encore de la grenaille métallique (1), de manière à rétablir l'équilibre comme il existait d'abord. Représentons par C' cette quantité de grenaille; il est évident que C' est égal à C. Lorsque l'équilibre sera bien établi, l'on replacera dans le plateau A le corps C, et dans B, des corps quelconques pour équilibrer $C + C'$ qui se trouvent en A. Cela étant, on enlèvera C du plateau A, et l'on rétablira l'équilibre au moyen d'une tare C'', on remettra le corps C dans le même plateau A, l'on équilibrera en ajoutant des corps en B, on enlèvera C que l'on remplacera par une quantité de grenaille C''', etc. Il est évident alors que toutes les quantités C, C', C'', C''', etc., seront toutes égales entre elles, et égales à C, de sorte qu'après dix opérations semblables, on aura dans le plateau A dix fois le poids du corps C, et dans le plateau B une tare quelconque qui fera équilibre à ce poids. Si maintenant on enlève tout ce qui existe dans le plateau A, et qu'on rétablisse l'équilibre avec des poids étalonnés, on aura en divisant ce poids total par dix, le poids cherché du corps C.

Les avantages de cette méthode sont évidens et de plusieurs espèces. En effet, supposons que l'on n'ait à sa disposition qu'une balance dont la sensibilité n'aille pas au-delà d'un centigramme, et que cependant on veuille avoir dans la pesée une approximation beaucoup plus grande, un milligramme, par exemple; on prendra par le procédé indiqué un poids décuple de celui du corps que l'on veut peser; ce poids sera exact à un centigramme près, et si on le divise par dix, on aura celui du corps à un milligramme;

2°. Si le corps que l'on veut peser avec la même balance est très-léger, il est évident qu'on ne pourra pas compter sur l'exactitude de la pesée; mais si l'on multiplie le poids un nombre suffisant de fois, l'on arrivera à un poids assez fort pour être pesé exactement à un centième

---

(1) L'on se sert avec beaucoup d'avantage, pour ajuster la pesée, de morceaux de clinquant, coupés en lames étroites que l'on déchire ensuite en fragmens de grandeur convenable.

près par exemple, et par conséquent avec une approximation bien plus grande pour le corps lui-même (1);

3°. Si l'on veut apprécier la différence qui existe entre les poids de deux corps très-peu différens; s'il s'agit, par exemple, de comparer un poids, un centigramme ou un milligramme, avec un poids étalon pour reconnaître la différence qui peut exister entre eux; il n'y a que bien peu de balances qui puissent accuser une différence pareille, lors-même qu'elle serait une portion notable du poids lui-même. Dans ce cas, on multiplie le poids de l'étalon et de celui qu'on lui compare, et l'on multiplie ainsi leur différence, qui devient alors sensible à une balance qui n'aurait pu la faire connaître en agissant directement sur les poids primitifs.

Dans une séance précédente, M. le comte Dejean avait communiqué à la société une lettre de M. Dumolin, datée de Gorée (Sénégal), 23 septembre 1827, sur la préparation d'un savon obtenu par les naturels du pays; nous donnons ici un extrait de cette lettre, que nous devons à l'obligeance de M. le comte Dejean.   A. B.

Extrait d'une lettre de M. Dumolin *au comte* Dejean.

Gorée (Sénégal), 23 septembre 1827.

J'ai maintenant la certitude que l'on fait le savon, sur lequel vous m'avez fait l'honneur de me demander des renseignemens, avec ces *termès* d'environ un pouce de long, qui arrivent en troupes nombreuses, et couvrent spontanément le sol sur lequel ils descendent. Les nègres les entendent de fort loin, et se rendent sur les lieux avec des vases (calebasses ou bagannes), les remplissent et les portent à leurs cases; là les *termès* ont déjà perdu

---

(1) On voit que l'exactitude du résultat est fondée sur ce que, dans un certain nombre de pesées, les erreurs d'observation sont tantôt dans un sens, tantôt dans un autre et qu'ainsi elles se compensent en partie. Car si l'on suppose que l'erreur soit la même et toujours dans le même sens pour chaque pesée, le procédé n'offrirait aucun avantage pour les deux cas que nous indiquons.

leurs ailes dans le trajet ; on les pile, on les passe au travers d'une natte, et ou en forme une pâte avec la cendre que l'on obtient, je crois, des petites branches et des feuilles du *baobab*, ainsi que de l'enveloppe des fruits (et qui sert aussi à mêler au tabac en poudre pour augmenter sa force) ; ensuite on forme des boules rondes d'une livre environ qui servent à savonner.

C'est à Yani que j'ai obtenu ce renseignement. J'ai vu les *termès*, mais en petite quantité, et non pas au moment de la migration nombreuse dont je viens de vous parler.

C'est dans les contrées un peu hautes, et où le palmier ne croît pas, où l'huile est rare par conséquent, que l'on se sert de ce procédé. Mais les usages sont si singuliers, les religions et les mœurs si diverses, l'industrie si spéciale pour chaque petite principauté, et les peuples si peu unis entre eux, qu'il a fallu tomber sur le pays même, pour avoir des notions qui sont absolument inconnues de ceux qui ne pratiquent pas cette fabrication, et je me regarde comme fort heureux d'en avoir conquis aussi long sur leur méfiance et leur superstition.

Olivier, dans l'Encyclopédie méthodique, Insectes, tom. 5, 341 et 342, parle d'un insecte qu'il appelle *Carabus saponarius* (que je crois appartenir soit au genre *chlœnius*, soit au genre *lampadus*), rapporté du Sénégal par M. Geoffroy de Villemenins, et qui est employé par les nègres à faire du savon.

Jusqu'à présent on croyait que cet insecte agissait comme partie alcaline ; mais, d'après la lettre de M. Dumolin, les insectes dont il parle donnent la partie huileuse du savon ; reste maintenant à savoir si, dans les deux cas, les insectes sont employés de la même manière.

NÉCROLOGIE.

C. F. Duchanoy.

L'administration publique, les pauvres malades, ont ainsi que la piété filiale à regretter la perte d'un estimable citoyen qui vient d'être enlevé à ses nombreux amis, et dont la vie entière fut employée à soulager ses semblables, à défendre les intérêts du pauvre, à propager l'amour des sciences utiles, et à perfectionner les institutions sociales.

Claude-François Duchanoy, né à Vauvilliers (Haute-Saône), en 1742, docteur régent de l'ancienne faculté de médecine de Paris, administrateur des hôpitaux civils de la même ville, chevalier de l'ordre royal de la Légion-d'Honneur, membre de plusieurs sociétés savantes, a cessé de vivre le 24 novembre 1827.

Après avoir long-temps exercé la médecine, M. Duchanoy fut chargé spécialement de la surveillance de l'Hôtel-Dieu, de plusieurs établissemens de charité, de la vaccine, du bureau d'admission, et de la pharmacie centrale des hôpitaux civils. Qu'il me soit permis, comme chef de ce dernier établissement, de jeter quelques fleurs sur sa tombe en rappelant les souvenirs de la vie d'un homme de bien.

Né de parens honorables, au sein d'une nombreuse famille, M. Duchanoy y reçut une éducation soignée et solide. A l'exemple d'un frère aîné, il se livra de bonne heure à l'étude de la médecine ; il commença l'art de guérir sous un maître célèbre dans les fastes de la science (ANT. PETIT), dont le nom sera à jamais honoré ; et il devint en peu de temps l'ami et le collaborateur de son illustre patron.

Nommé à la fin du siècle dernier administrateur des hôpitaux civils de Paris, il quitta la pratique médicale pour se livrer, tout entier, à son nouvel emploi ; il apporta dans l'exercice de ses fonctions une volonté ferme pour régulariser le service des maisons hospitalières, qui lui étaient spécialement confiées, et pour substituer à l'ancienne routine, un ordre mieux entendu et plus approprié aux besoins de l'humanité.

On doit à ce respectable médecin, l'amélioration que l'on remarque dans plusieurs établissemens des hôpitaux : il concourut à la création du bureau d'admission pour la réception des malades, à l'organisation définitive de la pharmacie centrale qui, établie d'abord dans une partie de l'ancien bâtiment des Enfans-Trouvés, près l'église métropolitaine, fut transportée quai de la Tournelle dans un local plus commode et mieux ordonné.

Il seconda les intentions du conseil général à qui l'on doit un règlement sage sur le service de santé, en présidant les concours publics pour l'admission aux places d'élèves internes en médecine, en chirurgie et en pharmacie ; concours qui ont excité le zèle des jeunes étudians en les forçant à ne se présenter devant les jurys d'examen et leurs collègues qu'après avoir acquis par un travail suivi les connaissances nécessaires à leurs succès.

Quoique tous les instans de sa vie fussent livrés à l'exercice de la médecine, M. Duchanoy publia en 1780 des essais sur l'art d'imiter les eaux minérales, ouvrage dédié à son ami ANT. PETIT, et qui à cette époque fixa l'attention des chimistes dans un moment où les idées n'étaient pas encore parfaitement arrêtées sur la nature des corps gazeux, et où les belles expériences de Lavoisier n'avaient pas éclairé les sentiers de la science. L'ouvrage de M. Duchanoy a servi long-temps de modèle, et on peut dire que ce médecin rendit alors un véritable service en le publiant; car, comme le dit le célèbre Fourcroy, *cet ouvrage fut le complément de l'analyse des eaux et atteste les progrès de ce temps.* (Système des connaissances chimiques.)

On doit à M. Duchanoy une traduction de la Maladie de Pott, et du mal vertébral; un mémoire sur les narcotiques comme fébrifuges; beaucoup de mémoires et projets imprimés sur les hôpitaux, deux autres projets inédits d'hôpitaux et d'un grand hospice pour les vieillards. Il fut président du comité de vaccine, et contribua par son zèle et son activité à propager ce nouveau bienfait, qu'un homme illustre (le duc de la Rochefoucauld Liancour) apporta en France au commencement de ce siècle. Il était membre de la société philanthropique, de l'académie des sciences, arts et belles-lettres de Dijon, correspondant de la société impériale de bienfaisance de Saint-Pétersbourg.

Bon père, bon parent, juste appréciateur du mérite, toujours porté à seconder les efforts des jeunes élèves dont il fut l'appui et le protecteur, tous les instans de son existence furent employés à faire le bien; sa mort fut calme comme sa vie; son âme comme celle du juste passa sans angoisses, de ce monde dans le sein de la divinité.

M. Duchanoy laisse un fils unique, adjoint au maire du deuxième arrondissement, et digne héritier des vertus sociales d'un aussi respectable père.　　　　　　　　　　　　　　　　　　　　　　　Henry.

BIBLIOGRAPHIE.

Flore générale des environs de Paris, selon la méthode naturelle. Description de toutes les plantes agames, cryptogames et phanérogames qui y croissent spontanément; leurs propriétés, leur usage dans la médecine, les arts et l'économie domestique; avec une classification naturelle des agames et des cryptogames, basée sur l'organisation des végétaux; et accompagnée de *dix-huit tableaux iconographiques,* formant un *généra* propre à en rendre l'étude plus facile, par F.-F. Chevallier, docteur en médecine de la Faculté de Paris, professeur de botanique, membre de plusieurs sociétés savantes. Tome 2e., en deux parties, in-8o., fig., prix, br. 12 fr.; figures coloriées avec soin, br. 16 fr. A Paris, chez Ferra jeune, libraire, rue des Grands-Augustins, no. 23.

Nous rendrons compte de cet important ouvrage.

BULLETIN

DES TRAVAUX DE LA SOCIÉTÉ DE PHARMACIE DE PARIS;

Rédigé par M. Robiquet, *secrétaire général, et par une Commission spéciale.*

EXTRAIT DU PROCÈS VERBAL.

Séance du 15 janvier 1828.

La Société reçoit 1°. un exemplaire du Journal de Pharmacie; 2°. un exemplaire du Journal de Chimie médicale; 3°. 2 numéros du Journal de Brandes; 4°. le premier numéro des Annales de l'industrie française; 5°. un discours de M. John Frost, membre de la Société médico-botanique de Londres. M. Virey fait connaître à la Société le sujet de ce discours, et lui rend compte des matières qui y sont traitées. La Société témoigne le désir d'entrer en relation avec la Société médico-botanique, et autorise M. le secrétaire général à échanger son Bulletin contre celui que se propose de publier cette nouvelle association.

M. Henry fils communique une lettre de M. Doyen, pharmacien à Séez, qui demande un rapport sur une note envoyée par lui à la Société de Pharmacie depuis long-temps, et relative à la préparation de l'onguent mercuriel. Cette lettre, qui contient quelques nouveaux détails sur le procédé de l'auteur, est renvoyée aux anciens commissaires, MM. Baget et Bonastre.

M. Boudet oncle rend un compte verbal des séances de l'Institut.

M. Henri Cassini demande et obtient l'approbation de l'Académie, et l'insertion dans le recueil des savans étrangers, d'un mémoire de M. Adolphe Brongniart sur le rôle que jouent les granules contenus dans les grains de pollen.

M. Girard, dans un rapport sur un ouvrage envoyé à l'Académie, par M. Genest l'un de ses correspondans aux États-Unis, donne en abrégé les détails qui y sont contenus sur la navigation intérieure de l'Amérique septentrionale.

Le grand canal qui, nouvellement exécuté, joint le lac Erié à la baie d'Hudson, a 1,600 lieues de longueur, il a coûté 44 millions, et la première année de son ouverture, son revenu s'est élevé à 5,400,000 francs; aussi vient-on d'accueillir favorablement les projets de dix-sept autres canaux.

M. Chevreul fait approuver différens mémoires présentés par M. Sérullas sur les combinaisons du brôme.

M. Bonnard lit un mémoire sur le gîte du manganèse de Romanèche.

M. Féburier lit une notice sur la lune rousse, et sur les effets de sa lumière.

Il n'est pas d'accord avec M. Arago, sur ce fait observé par les cultivateurs, que, lorsque le ciel est serein pendant la nuit, et le thermomètre à 3 ou 4 degrés, les jeunes pousses exposées aux rayons de la lune d'avril se gèlent.

M. Arago avait attribué cet abaissement de température des plantes à la transparence de l'air qui favorisait le rayonnement du calorique de ces plantes.

M. Féburier l'attribue à un mouvement de vibration qu'imprime à l'air la lumière du soleil levant, ou celle de la lune lorsque les vapeurs n'en empêchent pas l'effet.

Il a observé que les plantes exposées au nord sont moins souvent attaquées par la gelée que celles qui regardent ou le levant, ou le couchant.

MM. Raspail et Saigey communiquent un procédé à l'aide duquel on peut opérer le collage du papier à la cuve.

Cette espèce de collage est pratiqué dans une de nos fabriques, qui en fait un secret.

M. Braconnot ayant analysé du papier provenant de de cette fabrique, a reconnu les substances qui en composaient la colle.

Mais des manufacturiers ayant essayé sans succès le mélange qu'il avait indiqué pour obtenir ce collage, et sans succès aussi celui qui était employé à la fabrique elle-même, s'adressèrent à MM. Raspail et Saigey. Ceux-ci, au moyen de leur puissant microscope et de quelques agens chimiques, découvrirent dans le mélange acheté à la fabrique et dans le papier qu'on avait cru pouvoir coller avec ce mélange, 1°. de la fécule de pommes-de-terre qui, non convertie en empois, offrait ses beaux grains dans toute leur intégrité ; 2°. de l'huile de térébenthine, que décelait son odeur ; 3°. de l'alun, non moins facile à distinguer.

MM. Raspail et Saigey comprirent que, d'après l'état de la fécule, ce mélange ne pouvait coller à froid, et que devant se décomposer, si on le transformait en empois, il fallait nécessairement, après l'avoir bien incorporé dans la pâte du papier, le soumettre à une chaleur capable de faire éclater et convertir en colle les grains de fécule à côté des fibrilles qu'ils devaient agglutiner ; en conséquence ils proposèrent trois moyens d'atteindre ce but : ou plonger la cuve dans un bain-marie, mouler aussitôt, presser et porter la feuille à l'étuve, ou faire passer un courant de vapeur sur le moule lui-même, ou diriger ce courant sur la feuille étendue sur la corde. Ce sera aux manufacturiers à choisir celui des trois moyens qui leur paraîtra le plus convenable.

M. Warden communique à l'Académie des recherches sur les antiquités de l'Amérique septentrionale.

Elles prouvent que ce qu'on appelle le Nouveau-Monde est très-ancien; que le pays des Illinois jusqu'au Mexique, a été habité par un peuple très-différent de ceux qui l'occupaient à l'époque de sa découverte, et que les habitans de Palanque, surtout à en juger par les ruines trouvées dans leur pays, étaient arrivés à un très-haut degré de civilisation.

On annonce que M. Tilloy, pharmacien à Dijon, a extrait en grand de l'acide citrique des groseilles communes.

M. Moreau de Jonnès raconte le fait suivant :

Le patron d'un bâtiment ionien est forcé de monter un instant à bord d'un vaisseau turc; il arrive à Céphalonie atteint des premiers symptômes de la peste : ses compagnons au nombre de 11 n'en offrant aucun indice, le médecin du lazaret les soumit tous à un traitement mercuriel interne et externe : dix de ces marins ne sont que légèrement affectés de peste, le patron et un autre succombent seuls; d'où M. Moreau de Jonnès conclut que le mercure employé de bonne heure peut, sinon détruire le germe de la maladie, au moins empêcher son entier développement.

M. Buran, chimiste à Charenton, réclame la priorité de la découverte que M. Payen prétend avoir faite, d'un nouveau borate de soude propre à remplacer avec avantage le borax fondu, dit calciné.

L'Académie, immédiatement après la lecture de la lettre de M. Buran, reçoit de M. Payen un mémoire ayant pour titre *Suite des Recherches sur le borax octaédrique*.

MM. de Blainville et Duméril avaient à apprécier

les observations de M. Jacobson sur le développement prétendu des œufs de la moule et de l'anodonte dans leurs branchies.

Ils trouvent que l'auteur est loin d'avoir démontré que les petits animaux, développés dans les branchies de ces mollusques, soient des animaux parasites, et non leurs propres œufs.

M. Dumas, en son nom et au nom de M. Boullay fils, lit un mémoire sur les éthers composés, qui sera imprimé dans un des prochains numéros.

L'Académie, sur une liste de minéralogistes et de géologistes, choisit deux correspondans : M. Mitscherlich à Berlin, M. Conybeare à Londres.

M. Vimon, médecin à Caen, se présente au concours pour les prix Monthyon avec une collection de deux mille crânes de mammifères et d'oiseaux moulés en cire, pouvant servir à appuyer la doctrine de Gall.

M. Delarive, dans une lettre écrite de Genève à M. Arago, donne le résumé d'un travail très-étendu sur l'électricité dynamique ; on y remarque ce fait, que le degré de conductibilité des corps pour l'électricité dépend de la quantité de celle qui les traverse, de sorte que, de deux corps conducteurs, celui qui l'est le plus pour un courant déterminé, pourra l'être le moins pour un courant plus fort, ou plus faible.

M. Mathieu donne une idée très-favorable d'un mémoire dans lequel M. Francœur fait connaître les poids et mesures usités en Angleterre, et leur rapport avec les mesures françaises.

M. Labillardière, en son nom et au nom de MM. Mirbel et Desfontaines, fait approuver un travail de M. Jaume Saint-Hilaire qui aura pour titre *Flore et Pomone françaises.*

M. Cagniard de la Tour, dans une note sur l'élasticité des cordes métalliques, prouve qu'en vibrant, ces cordes ne changent pas seulement de forme, mais de volume, et que si on soumet une corde métallique à une traction modérée, la diminution de son diamètre est moindre qu'elle ne devrait être si l'amincissement était compensé par l'allongement.

L'Académie reçoit une lettre écrite sur les bords du Missouri par un Américain qui, dans une excursion au sud-ouest du grand Sali, a trouvé des peuplades sauvages jusqu'ici ignorées, les unes vivant de chasse, les autres de maïs et de citrouilles.

M. Ganal lit un un mémoire sur le traitement de la phthisie pulmonaire par le chlore.

Il l'emploie en fumigations, dissous à la dose de 10 à 12 gouttes dans quatre onces d'eau distillée à la température de 32° centigrades.

Il prétend que ces fumigations répétées huit à dix fois dans les 24 heures, guérissent les lésions du poumon, celles au moins qui ne sont pas absolument incurables.

M. Becquerel s'étant proposé d'étudier les modifications électriques qu'éprouve la tourmaline quand on fait varier sa température, a trouvé qu'il n'est pas possible d'établir une théorie électro-chimique en considérant les molécules des corps comme de petites tourmalines douées de propriétés analogues à cette pierre.

M. Duvau, dans un essai statistique sur le département d'Indre-et-Loire, se propose d'effacer la teinte obscure dont M. Dupin a couvert l'ancienne Touraine.

La Société reprend la suite de ses travaux.

M. Payen lit une nouvelle note sur le borax octaédrique, dans laquelle il explique que dans ses précédentes publications il n'a pas prétendu être le premier qui ait fabriqué du borax octaédrique, mais seulement celui qui le premier ait fait connaître sa forme et ses autres propriétés, ainsi que le procédé pour l'obtenir ; que ceux qui en avaient préparé jusqu'à lui, avaient toujours obtenu un mélange des deux borax.

M. Bussy fait observer à ce sujet que M. Buran, qui prépare ce sel depuis long-temps, et qui en a mis à l'exposition des produits de l'industrie, l'obtient par un procédé particulier ; qu'il n'ignorait pas non plus que ce borax contenait une moindre proportion d'eau que le borax ordinaire, et que c'était la raison pour laquelle il le vendait aux ouvriers en métaux, qui le recherchent exclusivement aux autres espèces (1).

M. Robiquet montre à la Société de la cantharidine extraite du mylabre de la chicorée ; cette substance est accompagnée d'une huile jaune qui la colore très-fortement. (Cette expérience est confirmative de celle de M. le docteur Bretonneau.)

MM. Lecanu et Bussy font un rapport sur une note de M. Morin, relative à une matière solide qui s'était déposée dans de l'huile essentielle de bergamotte.

M. Moutillard fait un rapport sur un numéro du Journal d'Agriculture, de Médecine et des sciences accessoires du département de l'Eure.

MM. Sérullas et Hottot font un rapport sur une nouvelle note de M. Plisson, qui avait pour objet de prouver que la combinaison d'iode et d'arsenic existe dans sa dissolution par l'eau, à l'état d'iodure d'arsenic et non d'hydriodate d'arsenic, comme les rapporteurs l'avaient prétendu. Le mémoire et le rapport seront imprimés.

---

(1) M. Robiquet dit avoir fait une observation analogue sur le nitrate de strontiane qui ordinairement cristallise en gros octaèdres transparens, contenant beaucoup d'eau de cristallisation et qui parfois se séparent des dissolutions trop concentrées en petits cristaux opaques anhydres.

EXAMEN CHIMIQUE

De graines de lin, restées pendant long-temps en contact avec le nitrate d'argent fondu (pierre infernale), dans un flacon bouché, et observations sur un phénomène électro-chimique.

§ I. Le phénomène de colorisation des graines de lin, restées long-temps en contact avec la *pierre infernale* (1), a été sans doute déjà observé par plusieurs personnes : je tiens de M. Henry, chef de la pharmacie centrale des hôpitaux civils de Paris, qu'il a eu occasion de remarquer plus d'une fois ce phénomène; mais personne, du moins à ma connaissance, n'a cherché à en connaître la cause. Frappé de cette colorisation remarquable, que je décrirai plus bas avec détails, colorisation qui, surtout vue dans l'intérieur des graines, me faisait soupçonner que le nitrate d'argent solide avait bien pu avoir été décomposé, en tout ou en partie par ces graines, comme il l'est quand on le met dissous dans l'eau en contact avec une matière végétale aussi dissoute, j'ai fait quelques expériences pour savoir jusqu'à quel point ma conjecture s'approchait de la vérité. Ces expériences me paraissant pouvoir offrir quelque intérêt aux chimistes, j'ai cru devoir les faire connaître. Mais, avant de les rapporter, je vais décrire les graines qui en sont le sujet.

§ II. Ces graines étaient depuis plusieurs années en contact avec des cylindres de pierre infernale, dans

---

(1) On sait que l'on met ordinairement des graines de lin, dans les flacons où l'on conserve les cylindres de pierre infernale, pour éviter qu'ils ne soient brisés par le frottement.

un flacon bien bouché à l'émeri, que l'on n'ouvrait que très-rarement, à peine une fois par an, et seulement quelques instans, et qui n'était jamais exposé qu'à la lumière diffuse. Leur couleur générale était vert-sombre métallique, quelques-unes présentant des reflets irisés plus ou moins brillans : dans le nombre on en trouvait dont la surface avait pris en tout ou en partie, une couleur blanchâtre ayant plus ou moins de rapport avec celle de l'argent terni : une partie des graines n'avait subi qu'un léger changement dans sa couleur ; d'autres n'en avaient point subi du tout : en un mot ces graines avaient passé par tous les degrés d'altération ; ce qui avait dû provenir du contact plus ou moins prolongé, plus ou moins intime de chaque graine avec les cylindres du nitrate d'argent. La majeure partie des graines était altérée. Elles offraient toutes, dans leur intérieur, une couleur brune plus ou moins foncée, suivant leur degré d'altération. Mais ce que, dans le nombre, quelques-unes présentaient de plus remarquable, c'était des espèces d'anneaux colorés, presque tous d'une régularité parfaite, dont la couleur n'était point brillante comme celle des anneaux colorés ordinaires, donnés par les lames minces ; ils étaient généralement disposés dans l'ordre suivant, en allant de la circonférence au centre : d'abord, un anneau vert plus ou moins foncé, très-étroit, bien visible à la loupe seulement ; puis un anneau blanchâtre, opalin, généralement assez large ; puis encore un anneau vert, semblable au premier, et enfin une tache régulièrement circulaire au centre, d'une étendue variable, d'un gris plus ou moins foncé. J'ai observé à la loupe, sans illusion optique, sur quelques graines, jusqu'à trois ou quatre anneaux de couleurs différentes, mais toutes peu brillantes. Ces anneaux occupaient quelquefois une grande partie de la surface des graines ; quelquefois ils n'en occupaient qu'un point, et lorsqu'ils commençaient un peu près d'un des bords d'une des surfaces, et qu'ils s'étendaient sur l'autre surface, ils se continuaient avec la même régularité. Quelques graines enfin présentaient, au lieu d'anneaux, de larges bandes de couleurs semblables à celles des anneaux, et qui entouraient la graine transversalement. On verra plus bas pourquoi j'ai cru devoir m'étendre un peu sur la description de ces anneaux.

Ces graines exhalaient, surtout quand on les coupait en morceaux, une odeur particulière assez forte, qui avait quelque rapport avec l'odeur rance. Leur saveur était très-désagréable.

§ III. J'ai pris une certaine quantité de ces graines, que j'ai bien séparées des impuretés qui pouvaient y être mêlées, et, après les avoir divisées en petits fragmens à l'aide d'un instrument tranchant, par un procédé analogue à celui que l'on emploie pour diviser les racines, je les ai mises en contact à froid avec de l'eau distillée ; au bout de vingt-quatre heures j'ai filtré ; la liqueur a passé lentement, elle était assez épaisse et fortement colorée en brun-rougeâtre ; elle rougissait d'une manière très-prononcée le papier de tournesol, elle précipitait assez abondamment en blanc par l'acide hydrochlorique ou un hydrochlorate soluble, et le précipité possédait tous les caractères du chlorure d'argent, si ce n'est qu'au lieu de se présenter sous son aspect ordinaire, il restait en suspension dans la liqueur épaisse, à laquelle il donnait l'apparence du lait, et qui ne tardait pas à devenir bleuâtre à sa surface au bout d'un certain temps, comme le chlorure d'argent exposé à la lumière.

Après avoir séparé les graines de la liqueur et les avoir pressées à plusieurs reprises, entre plusieurs feuilles de papier joseph, je les ai soumises de nouveau au même traitement par l'eau distillée, jusqu'à ce que l'infusum n'ait plus donné de précipité par l'acide hydro-chlorique ou un hydrochlorate soluble; ce qui a exigé sept ou huit opérations semblables à celle que je viens de décrire.

Je dois observer que, dans ce traitement, j'ai cru de-voir éviter l'action de la chaleur, de peur qu'elle ne déterminât quelque décomposition nouvelle.

On voit, d'après cette première expérience, que les graines contenaient du nitrate acide d'argent. La pierre infernale qui était restée en contact avec les graines, était parfaitement neutre, comme je m'en suis assuré.

§ IV. Après ce premier traitement, j'ai mis une partie des graines ainsi traitées, en contact à froid avec un excès d'acide acétique, pour savoir si elles contenaient de l'oxide d'argent. Cet acide examiné par l'acide hydro-chlorique, au bout de vingt-quatre heures, donnait un précipité très-sensible de chlorure d'argent; il suffisait même de l'examiner au bout d'une-demi heure environ ou même moins, pour y observer un pareil précipité.

C'est surtout en mettant ces graines en contact à froid avec un excès d'acide hydrochlorique, que j'ai obtenu une quantité très-notable de chlorure d'argent : on sait que l'acide hydrochlorique n'attaque point à froid l'ar-gent métallique. J'ai mis une partie de ces graines, épuisées par l'eau, en contact avec cet acide, pendant vingt-quatre heures; j'ai filtré, j'ai lavé les graines ainsi traitées, et je les ai mises en contact avec l'ammoniaque. Cette ammoniaque séparée des graines, étendue d'eau et saturée par un acide, a laissé précipiter en gros flocons une assez grande quantité de chlorure d'argent.

On voit, par ces expériences, que ces graines conte-naient une quantité très-notable d'oxide d'argent. Je n'ai pas besoin de faire observer que, quoiqu'elles con-tinssent du nitrate acide d'argent, elles pouvaient bien contenir en même temps, comme l'expérience le prouve, de l'oxide d'argent qui avait été sans doute séparé de l'acide nitrique par la matière végétale, avec laquelle il s'était combiné, et dont elle a été séparée à son tour, par la grande masse d'acide que j'ai employée. Remarquons de plus que le nitrate d'argent parait avoir de la tendance à passer à l'état acide, puisque l'argent dissous dans l'acide nitrique, cristallise ordinairement à l'état de nitrate acide.

Si par hasard on voulait supposer que le chlorure obtenu dans cette expérience, pouvait provenir d'une petite quantité de nitrate, qui aurait échappé à l'action de l'eau, je ferais observer que le grand nombre de lavages que j'avais fait subir aux graines, rend cette supposition invraisemblable, joint à cela la quantité assez grande de chlorure obtenu : ajoutons encore qu'ayant mis en contact avec de l'ammoniaque pendant vingt-quatre heures, une certaine quantité de ces graines épuisées par l'eau, cette ammoniaque n'avait pas dissous un atome d'argent, quoiqu'elle parût avoir fortement attaqué les graines, en se colorant en brun foncé ; elle aurait certainement entraîné le nitrate, s'il en était resté. J'observerai, en passant, que quoique l'oxide d'argent soit soluble dans l'ammoniaque, elle a bien pu ne pas en dissoudre dans cette circonstance, comme l'expérience l'a prouvé, soit parce que cet oxide était selon toute apparence en combinaison avec la matière végétale des graines, soit parce qu'il avait trop de cohésion.

§ V. Après avoir constaté dans ces graines la présence du nitrate et de l'oxide d'argent, j'ai voulu savoir si elles ne contenaient pas aussi de l'argent réduit à l'état métallique, comme devaient le faire présumer les expériences de M. Casaseca, relatives à la réaction des matières végétales sur le nitrate d'argent en dissolution dans l'eau. (*Journal de Pharmacie*, tom. 12.)

Pour cela, j'ai pris une certaine quantité des graines ,

épuisées par l'eau, comme on l'a vu ci-dessus, et je les ai mises en contact à froid, pendant vingt-quatre heures, avec un grand excès d'acide hydrochlorique concentré, en ayant soin d'agiter de temps en temps; au bout de ce temps, j'ai séparé l'acide, il avait contracté une couleur brune et avait fortement attaqué les graines; j'ai lavé ces graines sur un filtre jusqu'à ce que les eaux de lavage ne rougissent plus le papier de tournesol, je les ai ensuite traitées par l'ammoniaque caustique en excès que j'ai laissée en contact avec elles, pendant le temps suffisant pour dissoudre le chlorure formé (on a vu plus haut, que l'ammoniaque en avait dissous une assez grande quantité); j'ai séparé l'ammoniaque et j'ai lavé les graines jusqu'à ce que les eaux de lavage aient été sans action sur le papier de tournesol rougi (ce qui du reste n'était pas fort nécessaire, le chlorure d'argent étant insoluble dans l'acide nitrique, mais j'ai cru devoir le faire pour me mettre à l'abri de toute erreur); enfin, j'ai mis les graines ainsi traitées et bien essuyées entre du papier joseph, en contact soit à froid, soit à chaud, avec de l'acide nitrique; cet acide a dissous une quantité très-notable d'argent.

J'ai répété la même expérience, en laissant les graines en contact pendant trois jours, avec un grand excès d'acide hydrochlorique concentré et en agitant aussi de temps en temps, et j'ai obtenu exactement le même résultat après vingt-quatre heures de contact, comme ci-dessus.

Je crois devoir dire ici, que toutes les expériences dont je viens de parler ont été faites plus d'une fois, comme j'en ai l'habitude, afin d'éviter toute erreur d'inattention.

Ces expériences prouvent donc que ces graines, séparées du nitrate et de l'oxide d'argent, comme on l'a vu, contenaient encore de l'argent métallique. Ajoutons, pour appuyer cette conclusion, qu'ayant mis une certaine quantité de ces graines, lavées par l'eau, en contact à froid avec de l'acide nitrique, dans un petit flacon, il s'en est bientôt dégagé de l'acide nitreux, très-sensible à la vue et à l'odorat, et qu'ayant mis en contact aussi à froid, avec une semblable proportion du même acide et dans un petit flacon, une égale quantité de graines de lin, qui n'avaient pas été en contact avec la pierre infernale et divisées en petits fragmens, il ne s'en est dégagé de l'acide nitreux, ni au même instant, comme avec les autres, ni bien long-temps après. La même expérience répétée avec les graines de la pierre infernale entières et non lavées, a donné le même résultat qu'avec les graines lavées.

§ VI. Avant de finir, je crois devoir prévenir une objection que l'on pourrait me faire. On pourrait supposer que ces graines, contenant, comme on l'a vu, du nitrate d'argent, ce nitrate a pu être décomposé en partie par les matières solubles des graines, tenues en dissolution dans l'eau qui a servi à les laver, et que l'argent métallique a pu provenir de cette réaction. Il serait possible en effet, qu'il en eût été ainsi, mais seulement pour une partie de l'argent, (ce qui du reste n'est pas certain, toutes les matières végétales n'agissant pas sur le nitrate d'argent, avec une égale énergie, et cette action étant très-lente et presque nulle avec des dissolutions étendues, comme c'est ici le cas), mais seulement, dis-je, pour une partie de l'argent; car si l'on observe d'abord que le précipité faible, provenant de cette réaction, si par hasard il s'en est formé, a dû être entraîné par les fréquens lavages, dont je passais toujours les eaux avec forte expression, au travers d'un linge clair, qui laissait passer des parties même assez grossières; si l'on observe ensuite que la couleur noirâtre des graines, couleur de la combinaison des matières végétales avec l'argent était la même, avant qu'après les lavages, et surtout si l'on fait attention au dégagement de gaz nitreux, produit par les graines non lavées, comme on l'a vu ci-dessus, on sera porté, je n'en doute point, à regarder l'argent comme existant primitivement dans les graines, à l'état métallique; ce qui s'accorde d'ailleurs, avec les expériences déjà citées de M. Casaséca.

§ VII. En résumé, je crois pouvoir conclure de ces expériences :

1°. Que les graines de lin restées long-temps en contact avec le nitrate d'argent fondu (pierre infernale), dans un flacon bouché (1), et qui ont fait le sujet des expériences rapportées dans ce mémoire, contenaient du nitrate acide d'argent, de l'oxide d'argent et de l'argent métallique. On voit donc qu'il s'est produit ici, sans le concours d'aucun liquide, entre le nitrate d'argent et les graines de lin, une réaction analogue à celle qui se produit quand on met un solutum de nitrate d'argent en contact avec une matière végétale, dissoute dans l'eau ; si ce n'est qu'ici tout l'argent n'était pas réduit à l'état métallique, comme il paraît l'être, avec le concours de l'eau, d'après les expériences de M. Casaséca ; mais si nous observons que les circonstances étaient ici différentes, et que la réaction a dû sans doute, ne se faire qu'avec une extrême lenteur, il ne doit point paraître étonnant que la réduction de l'argent ne se soit faite qu'en partie et progressivement. Quoi qu'il en soit, le résultat que j'ai obtenu prouve, ce me semble, d'une manière évidente, l'inexactitude de l'ancienne sentence de chimie : *Corpora non agunt, nisi sint soluta.*

---

(1) On sait, au reste, que le nitrate d'argent n'attire pas l'humidité de l'air, et que si, quelquefois, la pierre infernale l'attire un peu, c'est parce que sa surface est couverte d'une légère couche de nitrate de cuivre, qui se produit quand on coule le nitrate d'argent fondu dans une lingotière de cuivre : j'ai, d'ailleurs, observé plus haut, que l'on n'ouvrait que fort rarement et seulement pendant quelques instans, le flacon contenant ces graines.

2°. Qu'il paraît d'après les observations de M. Henry, rapportées au commencement de ce mémoire, que les graines de lin placées dans les mêmes circonstances, présentent souvent et toujours, sans doute, les mêmes phénomènes;

3°. Que les graines de lin ne sont pas les seules qui éprouvent l'altération dont il s'agit ici; puisque parmi ces graines, j'en ai trouvé d'autres qui m'ont paru être des graines de rave, dont l'odeur et la couleur noire à l'intérieur, annonçaient le même genre d'altération que celui des graines de lin. J'ai eu occasion ensuite d'observer d'autres graines pareillement altérées, après leur contact avec la pierre infernale;

4°. Que ces graines contenant, d'après mes expériences, une assez grande quantité d'argent, et les cylindres de pierre infernale qui étaient restés en contact avec ces graines, se trouvant, comme je l'ai observé, tout couverts de petites cavités assez larges, comme s'ils eussent été rongés, au lieu d'être lisses, comme ils le sont quand ils viennent d'être coulés; il sera bon de ne point mettre des graines dans les flacons de pierre infernale, surtout quand les cylindres devront rester long-temps en contact avec ces graines. Je dois observer que l'on ne peut attribuer ces inégalités au frottement que les cylindres auraient éprouvé soit entre eux, soit entre les graines par l'agitation, puisque, comme je l'ai déjà dit, le flacon qui les renfermait n'était déplacé que très-rarement.

Observations.

J'ai dit au commencement de ce mémoire que je ferais plus bas quelques observations sur ces espèces d'anneaux colorés que l'on remarque, ainsi que je l'ai dit, sur quelques-unes des graines que nous venons d'examiner : les voici. Au moment où j'observai ces anneaux, je venais de lire l'intéressant mémoire de M. Léopold Nobili sur une *nouvelle classe de phénomènes électro-chimiques*, qu'il a obtenus à l'aide d'un courant voltaïque modéré et qu'il a décrits dans le n⁰. de mars et d'avril derniers des *Annales de Chim. et de Phys.*, phénomènes bien remarquables et qui, pour le dire en passant, me paraissent d'une grande importance, en raison des conséquences auxquelles ils peuvent conduire, surtout pour l'étude des substances organiques, soit sous le rapport de la chimie, soit sous le rapport de la physiologie. Comme il n'y a pas long-temps qu'on a lu dans les Annales, les détails de ces phénomènes nouveaux, je ne les rappellerai point ici ; ils doivent être encore présens à la mémoire des lecteurs : je me contenterai de dire que, quoique je sois naturellement sobre d'hypothèses, je n'ai pu cependant n'empêcher de trouver quelqu'analogie entre les anneaux colorés, obtenus par M. Léopold Nobili, sur les lames métalliques surtout avec les substances organiques, et les anneaux que j'ai observés à la surface de plusieurs des graines qui font le sujet de ce mémoire ; et je n'ai pu m'empêcher de penser qu'ils auront bien pu avoir été produits, comme les anneaux de M. Nobili, par des forces électriques. Sans doute, je le vois bien, ces graines ne se sont point trouvées dans les mêmes circonstances que les matières soumises aux expériences de l'habile physicien dont je viens de parler ; mais si l'on observe qu'une pile voltaïque n'est pas toujours nécessaire pour la production des phénomènes électro-chimiques ; si l'on observe qu'il suffit du simple contact de corps hétérogènes pour développer des forces électriques sensibles ; si l'on observe enfin que, comme l'ont bien prouvé les intéressantes recherches de M. Becquerel, il y a manifestation d'effets électriques dans toute action chimique, et qu'il paraît, d'après mes expériences et celles de M. Casaseca, qu'il s'est produit ici une combinaison chimique entre l'oxide d'argent ou l'argent métallique et la matière végétale des graines, je ne pense point que l'on considère mon hypothèse comme bien éloignée de la vérité. D'ailleurs, comme l'observe l'habile physicien que je viens de citer, et auquel la science électro-chimique

XIV⁰. *Année. — Février* 1828.   8

doit de si intéressantes découvertes, nous voyons tous les
jours que la nature, qui peut disposer d'un temps illimité,
produit des effets immenses avec de très-petits moyens.
Ces moyens échappent souvent à nos sens, parce qu'ils
n'ont pas été assez étudiés et qu'ils ne rentrent pas dans
le cercle habituel de nos recherches ; et observons ici, que
les graines en question étaient en contact avec le nitrate
d'argent depuis plusieurs années, et que le nitrate d'argent n'exige qu'une faible tension électrique pour sa décomposition. Je m'arrête ici, en priant ceux qui liront
ces réflexions, de ne point perdre de vue les grands rapports qui semblent exister entre les affinités chimiques et
les forces électriques.

Mais, avant de terminer, je crois devoir parler ici en
peu de mots, d'un phénomène électro-chimique, assez
curieux ce me semble, que j'ai eu occasion d'observer il
y a quelque temps et qui a du rapport avec les observations précédentes.

Je venais de préparer de la soude caustique avec de la
soude factice dans une bassine de cuivre doublée d'argent ; quel fut mon étonnement, après avoir tiré la bassine de dessus le feu et séparé la soude, de voir les parois
intérieures de la bassine toutes couvertes d'une quantité
innombrable de taches, plus ou moins étendues, d'un
noir bleuâtre et toutes ou presque toutes d'une régularité
parfaite ; elles présentaient la forme suivante : d'abord un
large cercle, noir-bleuâtre, très-régulier, puis un cercle
d'argent (les parois de la bassine), et au milieu une tache aussi noire-bleuâtre, parfaitement circulaire ; beaucoup de ces taches étaient parfaitement isolées les unes
des autres, et celles qui se superposaient dans une de
leurs parties, conservaient leur régularité dans leur partie libre. J'avoue sincèrement que sans connaître les observations de M. Léopold Nobili, qui ne parurent que
long-temps après, la première idée qui me vint dans l'esprit, à l'aspect de la couleur et de la régularité de ces
taches, c'est qu'elles devaient être de sulfure d'argent,
mais produites par une force différente de celle qui détermine ordinairement la combinaison du soufre avec l'argent, et que cette force pouvait bien être électrique ; la

constitution de la bassine formant, comme on vient de le
voir, un élément de la pile, et la régularité non ordinaire
des taches me portèrent à admettre cette supposition.
Mais d'où provenait le soufre ? il ne pouvait provenir
d'un peu de sulfure de sodium que pouvait contenir la
soude factice, puisqu'elle était resté pendant deux mois,
ou plus, exposée à l'air libre, en dissolution dans l'eau.
L'examen d'une matière saline, précipitée de la dissolution de soude caustique pendant l'évaporation, et composée en partie d'hyposulfite de soude, vint me faire
penser que le soufre aurait pu avoir été fourni par cet
hyposulfite, dont une partie aurait été décomposée par
la bassine, élément de la pile, aidé de la chaleur, en
abandonnant la portion de soufre qui, de sulfite basique
(voyez plus bas), la constituait hyposulfite. Quelque
temps après, la lecture du mémoire de M. Nobili vint
me rappeler mon observation et me faire penser fortement que mon hypothèse pouvait bien être l'expression
de la vérité. Pour tâcher de lever le doute qui pouvait
me rester, je m'empressai de préparer de l'hyposulfite
de soude, et l'ayant fait bouillir en dissolution dans l'eau,
dans la même bassine, je ne tardai pas à voir tout autour des parois intérieures de ce vase, un large anneau
de couleur semblable à celle des taches mentionnés plus
haut, et de distance en distance des taches plus ou moins
circulaires, de même couleur, mais qui n'offraient pas
toutes cette même régularité dont j'ai parlé plus haut ;
cependant, j'en ai vu plusieurs qui présentaient deux ou
trois cercles concentriques, réguliers, mais dont la circonférence n'était qu'une simple ligne ; j'ai aperçu aussi
des rudimens d'anneaux avec une tache circulaire au centre, comme ceux dont j'ai parlé ci-dessus, le fond de la
bassine était sans taches. Tout cela suffisait pour me faire
voir que j'observais un phénomène semblable à celui de la
préparation de la soude caustique décrit plus haut ; mais
si l'on fait attention que j'agissais dans ce cas-ci sur une
quantité d'hyposulfite moindre, et peut-être beaucoup
moindre que celle qui était en dissolution avec la soude
caustique, dans ma première observation, et que, dans
ce premier cas, la chaleur devait être plus élevée, en rai-

son de la densité de la liqueur alcaline, on sera porté à penser avec moi que la différence des circonstances a pu apporter un peu de différence dans les résultats. Du reste, l'addition à la liqueur d'un peu de potasse caustique n'a rien changé à l'arrangement des taches.

Enfin, pour constater la véritable nature des taches dont je viens de parler, et que j'ai supposées être de sulfure d'argent, j'ai recommencé l'expérience que je viens de décrire, et, après avoir enlevé les taches de la bassine, à l'aide d'un peu de verre en poudre et d'eau, par le frottement avec le bout du doigt, j'ai traité ce mélange de sulfure présumé et de verre par l'acide nitrique concentré; il s'est dégagé à froid un peu d'acide nitreux et ayant chauffé la liqueur, le mélange a pris bientôt une couleur jaune pâle, bien manifeste, sans doute par suite du dépôt d'une partie de soufre de sulfure, dont le métal a été oxidé plutôt que le soufre, comme on l'observe quelquefois ; mais bientôt portée à l'ébullition, la liqueur est devenue parfaitement incolore, et ayant été étendue d'eau, le nitrate de baryte y a indiqué d'une manière très-prononcée, la présence de l'acide sulfurique. Il est presque inutile de dire que l'acide hydrochlorique a formé dans cette même liqueur, un précipité assez abondant de chlorure d'argent. Les taches de la bassine étaient donc formées de sulfure d'argent comme je l'avais présumé.

Du reste, que l'on considère, pour mieux concevoir la décomposition de l'hyposulfite, opérée dans cette circonstance, qu'un hyposulfite peut être regardé, je pense, d'après l'expérience de M. Gay-Lussac (Thenard, tr. de chimie, art. hyposulfites), comme un sulfite basique, tenant en dissolution du soufre dont la quantité doit être égale à celle qui fait partie de la moitié de l'acide du sulfite neutre ; que l'on considère encore que l'acide hyposulfureux, en se décomposant, se transforme en acide sulfureux et en soufre.

J'ai cru ce phénomène nouveau assez intéressant par lui-même, pour mériter les détails dans lesquels je viens d'entrer. Son observation m'a paru d'ailleurs présenter un autre genre d'intérêt ; c'est qu'elle nous fait voir qu'il faut se garder d'employer pour des expériences délicates d'analyse chimique, des vaisseaux formés de deux métaux superposés, tels que celui dont je me suis servi dans cette occasion ou tels que ceux que l'on a proposés, il y a quelque temps, aux chimistes (Journ. de Pharmacie, 4e. volume), des vaisseaux de cuivre plaqués de platine. Ces sortes de vases pourraient déterminer quelquefois des décompositions auxquelles on ne s'attendrait pas (1).

DULONG D'ASTAFORT.

NOTICE

Sur la substitution de l'écorce d'épine-vinette à celle de grenadier, et sur les moyens de reconnaître cette sophistication, par M. GODEFROY, *membre résident de la Société de pharmacie.*

Il y a environ trois mois je vous ai prévenu que l'on mêlait dans le commerce l'écorce d'épine-vinette à celle du grenadier. Jusqu'à présent je n'ai pas eu occasion de constater cette fraude, et même je n'ai pu trouver dans le commerce de l'écorce d'épine-vinette. M. Duret, notre collègue, a eu la complaisance de me donner un morceau de racine de cet arbrisseau, et l'écorce que j'ai l'honneur de vous présenter provient de ce morceau, qui étant très-noueux n'a pu me permettre d'obtenir des écorces plus volumineuses que celles que vous avez sous les yeux.

L'écorce d'épine-vinette a quelque ressemblance avec celle du grenadier; cependant sa partie interne est plus jaune, le jaune est surtout plus prononcé sur les angles de l'écorce, et en examinant avec attention les deux écorces il est facile de les distinguer. Elles sont d'un tissu différent : celle d'épine-vinette est un peu flexible

---

(1) Le phénomène observé par M. Dulong avec une bassine de plaqué a également lieu avec une bassine d'argent fin ; j'en ai vu une tellement attaquée par un hyposulfite de soude qu'on y avait fait évaporer, que le sulfure d'argent s'enlevait par feuillets très-épais.

ROBIQUET

et présente une cassure un peu fibreuse, tandis que l'é-
corce du grenadier est compacte et casse net. L'écorce
d'épine-vinette mise sous les dents se divise en fibres
ligneuses ; celle du grenadier se casse en petits fragmens que l'on réduit en pulpe en continuant à les broyer
sous les dents. L'écorce d'épine-vinette colore très-
promptement la salive en jaune clair, celle du grenadier
la colore moins promptement en jaune brun. Enfin la
première fait percevoir, aussitôt qu'elle est mouillée par
la salive, une saveur amère franche, qui n'est ni âcre
ni astringente, tandis qu'au contraire l'écorce de grenadier ne développe sa saveur qu'après avoir été mâchée
pendant quelque temps, et cette saveur est plutôt
âcre et astringente qu'amère. Ces caractères bien tranchés dans chacune de ces écorces peuvent suffire aux
pharmaciens pour reconnaître cette substitution, si elle
leur était présentée ; mais j'ai pensé qu'il serait, en
outre, avantageux d'indiquer quelques expériences comparatives, faciles à exécuter, dont le résultat pût,
en cas de litige, fournir des preuves juridiques de la
fraude, dans des cas de substitution ou de mélange de
ces écorces.

J'ai essayé simultanément de l'écorce de grenadier du
Portugal (M. Labarraque a reçu directement cette
écorce de Lisbonne, et c'est à sa complaisance que je
dois la certitude de son origine), et de l'écorce de grenadier de France : ces deux écorces m'ont donné les
mêmes résultats avec les réactifs ; seulement la teinture
aqueuse de celui de France était un peu plus foncée
que celle fournie par l'écorce portugaise. Les produits
de l'action des réactifs étant d'ailleurs les mêmes, je ne
parlerai que de l'écorce de grenadier en général sans
spécifier l'espèce.

Les liqueurs que j'ai soumises à l'action des réactifs
ont été préparées avec un gros d'écorce de grenadier,
ou d'épine-vinette, et trois onces d'eau distillée que j'ai
laissée en digestion pendant douze heures, après lesquelles j'ai fait bouillir pendant quelques minutes.

J'ai fait aussi une teinture aqueuse avec un demi-gros

de chacune de ces écorces dans trois onces d'eau ; cette teinture était moins colorée que celle du grenadier seul, et plus que celle de l'épine-vinette seule : au-dessus du marc se trouvait un dépôt léger très-abondant.

Ces teintures aqueuses ont été filtrées et ont donné :

L'écorce de grenadier.	*L'écorce d'épine-vinette.*
Une teinture d'un brun foncé.	Une teinture jaune, tirant sur le brun.

Ces deux teintures mêlées ensemble se troublent instantanément et donnent promptement un précipité d'un brun clair, absolument semblable à celui qui recouvre le résidu de la teinture faite avec les deux écorces.

La teinture d'iode colore en noir le résidu du grenadier.	Et colore en brun foncé seulement le résidu de l'épine-vinette.
La teinture aqueuse de l'écorce de grenadier donne,	La teinture aqueuse de l'écorce d'épine-vinette donne,
Avec la gélatine dissoute dans l'eau, un précipité brun abondant.	Avec la gélatine, action nulle.
Avec la teinture d'iode, la liqueur se fonce en couleur sans perdre sa transparence.	Avec la teinture d'iode, la liqueur se trouble, et devient d'un brun sale sans cependant précipiter.
Avec le sublimé corrosif, effet nul.	Avec le sublimé corrosif, précipité léger jaunâtre.
Avec la solution d'acétate de plomb, précipité jaune très-abondant, en flocons épais, qui se rassemblent promptement en une masse qui, lorsqu'on agite la fiole, semble avant de se diviser avoir pris de la cohérence.	Avec la solution d'acétate de plomb la liqueur louchit, mais ne donne pas de flocons ; il se dépose à la longue un précipité jaunâtre très-léger, sans aucune cohérence.
La liqueur est entièrement décolorée.	La liqueur après le dépôt ne paraît pas très-sensiblement décolorée et est toujours jaune.
Avec l'alun dissous dans l'eau, on obtient un précipité d'un gris verdâtre ; le sous-carbonate de soude dissous, ajouté à cette tein-	Avec l'alun dissous dans l'eau, la liqueur ne précipite pas ; le sous-carbonate de soude, dissous, ajouté à cette teinture alunée, donne un

ture alunée, donne un précipité
abondant en gros flocons grisâtres.

précipité jaune léger en petits flocons.

Avec la teinture de mars tartarisée (tartrate de fer) la liqueur passe à un noir très-intense ; le précipité noir reste en partie suspendu dans la liqueur, et une autre partie se dépose le long des parois du vase où s'est opérée la précipitation.

Avec le tartrate de fer l'action est nulle.

Le résultat de ces essais m'ayant paru suffire pour constater la fraude, si on la rencontrait, je n'ai pas poussé mes recherches plus loin. L'essai avec l'acétate de plomb, qui décolore entièrement la teinture de grenadier , et ne décolore pas sensiblement celle d'épine-vinette, me paraît devoir être décisif en cas de doute.

L'analyse de l'écorce du grenadier a été faite par M. Mitouart, et publiée dans plusieurs ouvrages de matière médicale. On a trouvé dans cette écorce :

Une matière grasse assez abondante,

Du tannin,

De l'acide gallique,

Une matière résineuse,

De la mannite,

Du sucre,

Et du ligneux.

〜〜〜〜〜〜〜〜〜〜〜〜

ERRATA

Page 51, ligne 30, *lisez* 125 à 128 au lieu de 25 à 28.
Page 56, ligne 5, *lisez* pour *éviter la formation.*

PARIS.—IMPRIMERIE DE FAIN, RUE RACINE, N°. 4,
PLACE DE L'ODÉON.

JOURNAL

DE PHARMACIE

ET

DES SCIENCES ACCESSOIRES.

N°. III. — 14ᵉ. *Année.* — Mars 1828.

MÉMOIRE

Sur les éthers composés, par MM. Jean Dumas
et Polydore Boullay.

Lu à l'Académie des sciences dans la séance du 24 décembre 1827.

Les éthers connus aujourd'hui sont partagés en trois
genres distincts. Le premier comprend les éthers sulfurique, phosphorique, arsénique, qui, ainsi que l'a démontré M. Boullay père, sont identiques entre eux. Le
second renferme une classe de composés produits par la
combinaison de l'hydrogène bi-carboné avec divers hydracides; le troisième comprend divers éthers que les expériences fort remarquables de M. Thenard, ainsi que celles
de M. Boullay père ont fait regarder comme des composés
d'alcool et d'un acide oxigéné. Dans un mémoire précédent nous avons examiné l'éther sulfurique. Les éthers
du second genre nous semblent bien connus; il restait

donc à étudier les autres sous le rapport de leur composition : c'est cet examen et ses résultats que nous allons mettre sous les yeux de l'Académie.

Nous avons choisi les éthers nitrique, acétique, benzoïque et oxalique, comme étant les plus propres au genre de recherches que nous avions en vue. Quelques-uns de ces corps ont été examinés par un grand nombre de chimistes ; mais les recherches de M. Thenard sont, de tous les travaux entrepris à cet égard, ceux qui ont fourni le plus de données précises ; nous avons eu de si fréquentes occasions d'en reconnaître l'exactitude, que la différence des conclusions de ce célèbre chimiste et de celles que nous sommes forcés d'admettre d'après nos expériences, nous a engagés à retourner la question dans tous les sens, avant d'adopter un résultat qui paraîtra bien singulier.

En effet, il est certain d'après les expériences de M. Thenard, que les éthers nitrique, acétique, benzoïque et oxalique traités par la potasse pure, se transforment plus ou moins vite en hypo-nitrite, acétate, benzoate ou oxalate de potasse et en alcool. M. Thenard en a conclu, et cette conclusion a été nécessairement adoptée par tous les chimistes, que ces éthers étaient formés des acides qui se retrouvaient dans les sels de potasse obtenus et de l'alcool que l'expérience avait mis en liberté.

Ces éthers ainsi considérés étaient donc de véritables sels dans lesquels l'alcool faisait fonction de base. Les alcalis puissans déplaçaient l'alcool, et rien n'autorisait à élever le plus léger doute sur des conclusions aussi sévèrement déduites des faits.

Cependant l'analyse élémentaire des éthers déjà cités ne s'accorde pas avec cette manière de les envisager.

L'éther oxalique, par exemple, renferme presque autant de carbone que l'alcool, bien que l'acide oxalique en contienne beaucoup moins ; l'éther acétique fournit plus de carbone que l'alcool, et cependant l'acide acétique est moins riche que l'alcool en carbone. Étonnés de cette discordance, nous avons cherché à nous prémunir contre les causes d'erreur qui auraient pu nous tromper.

Nous avons refait l'analyse de l'alcool, et nous sommes parvenus aux résultats mentionnés dans notre précédent mémoire, résultats semblables à ceux que les chimistes admettent aujourd'hui. Nous avons également refait l'analyse des acides organiques qui entrent dans la composition des éthers que nous avions choisis, et nous avons également obtenu des résultats identiques avec ceux que M. Berzélius a fait connaître. Nous aurions pu sans doute être induits en erreur par la difficulté de purifier nos éthers ; mais tant de précautions avaient été prises pour leur préparation que cette crainte ne nous a pas semblé fondée. Cette conviction, nous l'espérons, sera partagée par tous les chimistes qui voudront bien examiner notre travail avec attention.

Enfin il ne restait d'autre moyen d'explication que dans la supposition bien peu vraisemblable d'une erreur constante et répétée dans tous les essais de M. Thenard. Ces essais, déjà revus par nous, l'ont été de nouveau, et, comme on devait s'y attendre, nous avons vu se reproduire les sels déjà cités et l'alcool doué de tous ses caractères distinctifs.

Il a donc bien fallu se résoudre à adopter l'hypothèse qui pouvait seule concilier ces phénomènes contradictoires. Cette hypothèse s'était présentée à notre esprit dès l'origine de ces recherches, et nous avions été frappés de son accord avec nos résultats ; mais nous n'avons osé nous y confier que lorsqu'elle s'est trouvée appuyée de tous les faits que nous avons pu acquérir. Elle consiste à supposer que les éthers composés que nous examinons sont formés d'un acide oxigéné et d'éther sulfurique. Si on retire de l'alcool au moyen de la potasse, c'est que l'éther sulfurique naissant s'empare de l'eau nécessaire pour repasser à l'état d'alcool.

L'alcool et l'éther sulfurique se présentent donc ici sous un point de vue nouveau et singulier, qui promet de jeter un grand jour sur divers phénomènes obscurs encore de la chimie organique.

Maintenant que nous avons montré le point de vue général qui résulte de nos recherches, nous allons en détailler les preuves; car nous sentons bien qu'une telle conséquence ne peut être admise qu'autant qu'elle est appuyée sur des bases incontestables.

Nous allons donc examiner les quatre éthers qui font l'objet de nos recherches, en mettant de côté tous les détails de préparation, lorsque nous n'aurons rien à ajouter aux observations déjà faites par M. Thenard, observations qui nous ont toujours paru de la plus scrupuleuse exactitude et que nous supposons bien connues de tous les chimistes.

Nous avons toujours examiné ces quatre éthers sous trois rapports différens. Nous avons cherché d'abord à déterminer leur composition élémentaire; nous avons pris la densité de leur vapeur; enfin nous avons voulu pour plus de certitude en faire l'analyse, en déterminant directement les quantités d'acide et d'alcool qu'on pouvait en retirer. C'est d'après l'ensemble de ces résultats que notre conviction s'est formée, et quelque singulière que notre hypothèse puisse paraître, nous aurions peine à concevoir qu'elle ne fût pas fondée, trois routes aussi diverses par les méthodes et par le point de vue nous ayant conduits au même résultat.

Préparation et propriétés générales des éthers que nous avons examinés.

Éther nitrique. Nous n'avons rien à ajouter aux détails

que donne M. Thenard sur la préparation de l'éther nitrique, si ce n'est que plus la quantité sur laquelle on
opère est petite, plus l'opération est facile à conduire,
et plus on obtient proportionnellement de produit; ce
qui se conçoit aisément, si l'on se rappelle avec quelle
force cette réaction s'effectue, en opérant sur 200 grammes d'acide nitrique et 200 grammes d'alcool à 40°.
Par exemple, dans une cornue de trois pintes, il est
inutile de refroidir la cornue, si l'on a soin de supprimer
le feu aussitôt que la réaction commence. L'opération
marche alors tranquillement, et l'éther se condense en
entier dans le premier flacon refroidi qui contient l'eau
salée. On peut donc supprimer les autres, ce qui rend
l'opération plus commode, l'appareil étant moins com-
pliqué et la pression beaucoup moindre. De la quantité
d'alcool et d'acide citée plus haut, nous avons retiré environ 45 à 50 gr. d'éther purifié par les procédés connus. Dans cet état, il était d'un blanc jaunâtre et ne
rougissait pas le tournesol. Nous avons trouvé que sa
densité était de 0,886 à + 4° c.

Éther acétique. Pour éviter toute incertitude sur la
pureté de ce corps, nous avons préféré le préparer par
l'ancienne méthode, qui consiste à distiller douze ou
quinze fois un mélange de parties égales d'acide acétique
concentré et d'alcool pur. On se procure ainsi facilement de l'éther acétique alcoolique, mais on ne peut
se représenter les difficultés qu'on éprouve pour en séparer l'alcool. Si l'on se borne à laver deux ou trois
fois le produit et qu'on le déssèche ensuite, on obtient
un éther qui, à l'état de vapeur, a une densité égale à
2,4.... le lave-t-on de nouveau la densité augmente et
parvient à 2,6 ou 2,7; de nouveaux lavages l'amènent
à 2,8, à 2,9; enfin à 3,0..., 3,03..., 3,06, époque à
laquelle elle cesse de croître. Il ne faut pas moins de
douze ou quinze lavages pour produire cet effet; et

comme l'eau dissout une assez grande quantité d'éther acétique, le produit assez abondant qu'on a obtenu d'abord finit par être réduit à quelques grammes; aussi faut-il, pour en obtenir une quantité notable, opérer au moins sur un kilogramme de mélange.

Ainsi préparé et purifié, l'éther acétique bout à 74° c. sous la pression de 0,760 ; sa densité et sa tension n'ont pu être prises, faute de matière.

Éther benzoïque. L'éther benzoïque se prépare aisément par le procédé indiqué par M. Thenard. Il consiste, comme on sait, à faire bouillir pendant quelque temps un mélange d'alcool, d'acide hydrochlorique et d'acide benzoïque. Lorsque la moitié du liquide est passée à la distillation, nous recohobons et nous répétons même deux ou trois fois cette opération. La plus grande partie de l'éther se trouve dans le résidu ; on le sépare au moyen de l'eau, et quelques lavages le dépouillent de la majeure partie de son excès d'acide. En le faisant bouillir sur du massicot jusqu'à ce que son point d'ébullition soit devenu fixe et que tout l'excès d'acide soit saturé, et le distillant ensuite avec précaution, on l'obtient parfaitement pur et tout-à-fait incolore.

Par le procédé que nous indiquons, on convertit la presque totalité de l'acide employé en éther; il s'en trouve à peine dans le récipient lorsque la dernière distillation a été bien conduite.

Ainsi préparé, l'éther benzoïque bout à 209° c. ; sa densité est 1,0539 à la température de 10,5° c., sa tension est très-faible.

Éther oxalique. Nous avons préparé ce corps par le procédé indiqué par M. Thenard ; mais les quantités qu'on en obtient ainsi sont si peu considérables, qu'après les traitemens nécessaires à la purification du produit, il en reste rarement assez pour qu'on puisse en étudier les propriétés. Après quelques tentatives nous nous sommes arrêtés au procédé suivant, qui fournit ce corps en abondance. On distille 1 partie d'alcool, 1 partie de sel d'oseille et 2 parties d'acide sulfurique. Il passe d'abord de l'alcool, puis de l'éther sulfurique et ensuite un liquide oléagineux qui se rassemble au fond du récipient. On peut pousser la distillation jusqu'à ce que la cornue ne renferme plus de liquide alcoholique ; les derniers produits seront plus riches en éther oxalique. C'est lui qui constitue le produit huileux dont nous avons parlé. Il faut le séparer de l'alcool surnageant, puis le verser dans un verre à pied, contenant de l'eau. Il surnage souvent ce liquide ; mais à mesure que l'éther sulfurique anquel il est mêlé s'évapore, il tombe en grosses gouttes au fond du vase. En rajoutant dans la cornue soit l'alcool que contenait le récipient, soit une nouvelle dose d'alcool, on peut encore obtenir autant d'éther oxalique que la première fois. Une troisième distillation en donnerait encore, mais moins. Toutes ces opérations achevées, il faut traiter les produits alcooliques par l'eau, il s'en sépare de l'éther oxalique qu'on réunit au précédent.

L'éther ainsi préparé est très-acide. Il retient en outre de l'eau, de l'alcool et de l'éther sulfurique. Pour le purifier nous le traitons par de la litharge en poudre, et nous le faisons bouillir sur cette matière jusqu'à ce que son point d'ébullition, qui était d'abord vers 90 ou 100°, soit parvenu à 183° ou 184°, terme auquel il reste stationnaire. En faisant cette opération dans un ballon à col court, l'eau, l'éther sulfurique et l'alcool sont vaporisés, et l'acide libre forme de l'oxalate de plomb qui peut aisément se séparer par décantation, ainsi que l'excès de litharge. On transvase l'éther qui doit être sans action sur le papier de tournesol dans une cornue bien sèche, et on le distille.

Ainsi préparé, c'est un liquide oléagineux d'une densité de 1,0929 à $7^{\circ},5$ bouillant entre 183 et 184° c. sous la pression de 0,760, et dont la tension est très-faible.

Son odeur est aromatique et présente pourtant quelquefois de l'analogie avec celle de l'air ou du phosphore.

Nous avons supprimé l'emploi de la potasse dans sa purification, à cause de la facilité avec laquelle il est détruit par cette base. Nous avons également été forcés de renoncer à l'emploi de chlorure de calcium, ce corps étant décomposé lui-même et donnant évidemment naissance à de l'oxalate de chaux, et en même temps sans doute à de l'éther hydrochlorique, si du moins on s'en rapporte à l'odeur.

Nous avons également supprimé les lavages à l'eau ; car l'eau seule décompose rapidement cet éther. Il nous est arrivé, par exemple, d'en laisser sous l'eau environ vingt-cinq ou trente grammes dans un verre à pied, pendant huit jours. Au bout de ce temps tout l'éther avait disparu, l'eau n'était plus qu'une dissolution saturée d'acide oxalique, et les parois du verre étaient tapissés de cristaux d'acide oxalique très-remarquables par leur volume et la pureté de leurs formes.

On verra par la suite de ce mémoire quelle est la fonction des acides minéraux dans la préparation des éthers acétique et oxalique. Quelques chimistes ont cru que l'addition d'acide sulfurique, dans ce cas, avait pour objet de retarder le point d'ébullition du liquide, ce qui facilitait la combinaison entre l'acide et l'alcool, combinaison qui dans cette hypothèse aurait exigé une température un peu élevée pour s'effectuer. M. Thenard admettait que les acides minéraux concentraient l'alcool et le rendaient ainsi plus apte à former les combinaisons qu'on voulait produire. Cette opinion se rapproche beaucoup de la nôtre, car nous admettrons que cet acide transforme l'alcool en éther sulfurique, base réelle des éthers composés.

Analyses élémentaires des éthers que nous avons exa-
minés.

Ces analyses ont été faites par le procédé bien connu
de l'oxide de cuivre. Nous avons employé généralement
l'appareil de M. Gay-Lussac. Les éthers étaient placés dans
de petites ampoules, et l'on forçait leur vapeur à passer
lentement sur l'oxide de cuivre chauffé au rouge naissant.

Ether hypo-nitreux. — D'après les phénomènes qui se
passent dans la formation de l'éther nitrique, il était bien
probable que ce corps renfermait de l'acide nitrique dés-
oxigéné. M. Thompson en a cependant calculé la composition en le supposant formé d'acide nitrique et d'hydrogène bi-carboné. Cette hypothèse était détruite d'avance
par les expériences très-précises de M. Thenard, qui au
moyen de la potasse est parvenu à transformer l'éther
nitrique en hyponitrite de potasse et alcool. A la vérité,
on pourrait dire que l'acide hypo-nitreux et l'alcool n'y
existent pas tout formés et qu'ils se produisent sous l'influence des alcalis. Essayons d'éclaircir ces doutes par des
expériences directes.

Nous avons fait passer de l'éther nitrique en vapeur
sur de l'oxide brun de cuivre, chauffé au rouge naissant,
en ayant soin de forcer les gaz à traverser ensuite une
longue colonne de tournure de cuivre également rouge.
Dans chaque expérience on a mis de côté les premières
éprouvettes de gaz, et on a porté dans l'examen des autres le soin nécessaire pour y découvrir le deutoxide d'a-
zote ou le gaz hydrogène carboné ; les résultats de quatre
expériences établissent d'une manière évidente que cette
combustion fournit 4 volumes d'acide carbonique pour un
volume d'azote. En effet nous avons trouvé :

1°. — 80,4 acide carbonique. . 19,6 azote.
2°. — 80,3 19,7
3°. — 79,5 20,5
4°. — 79,7 20,3
moyenne 79,97 20,03

Dans toutes ces expériences, le gaz azote a été mis en contact avec du gaz oxigène, qui ne l'a pas rendu rutilant. Le volume des deux gaz n'a pas été altéré par leur mélange. Ajoutant ensuite de l'hydrogène et faisant détonner, nous avons pu nous convaincre qu'il ne se produisait point d'acide carbonique, et que l'absorption était dans tous les cas aussi nette que si l'oxigène et l'hydrogène eussent été seuls.

Les résultats suivans complètent l'analyse de ce corps ; dans quatre expériences, faites à la manière ordinaire , nous avons obtenu :

Pour $0{,}^{gr}$ 100 éther nitrique. . 74,7 ⎫
    0,   100. . . . . 75,5 ⎪ cm. cb. acide
    0,   100. . . . . 75,8 ⎬ carbonique ou
    0,   100. . . . . 75,2 ⎭ azote.

Ce qui donne dans le rapport précédent 60 cm. cb. gaz carbonique, et 15 cm. cb. azote.

D'un autre côté, nous avons recueilli l'eau formée dans ces combustions. Cette eau, tantôt condensée dans du chlorure de calcium, tantôt recueillie dans des tubes refroidis à 12° c. ne s'est jamais trouvée ni acide ni alcaline dans les expériences bien conduites.

$0{,}^{gr}$ 100 Ether nitrique ont fourni. . 0,062 eau
0,   100 0,063
0,   100 0,062
0,   100 0,061

D'où il résulte que l'éther nitrique est formé de :

Carbone. 32,69
Azote. 19,00
Hydrogène. 6,85
Oxigène. 41,46
                                         ———
                                         100,00

Transformés en volume ces résultats représentent.

    4 volumes vapeur de carbone.
    1 volume azote.
    5 volumes hydrogène.
    2 volumes oxigène.

On obtiendrait ainsi, en effet :

Carbone. 32,02
Azote. 18,83
Hydrogène. 6,65
Oxigène. 42,50
                                         ———
                                         100,00 (1)

Considérée sous un autre point de vue, cette analyse

---

(1) Il est digne de remarque, que l'analyse faite par M. Thenard, au
moyen de la décomposition dans un tube de porcelaine, se trouve presque entièrement d'accord avec ces résultats. Ce célèbre chimiste a trouvé
(*Mémoires d'Arcueil, tome 2, page* 367).

Carbone 28,65
Azote. 14,49
Hydrogène. 8,54
Oxigène. 48,52
                                          ———
                                          100,00

Cette analyse, recalculée avec les données admises aujourd'hui pour la
composition de l'acide carbonique et de l'eau, donnerait plus de carbone
et moins d'hydrogène. Ces corrections faites, elle s'éloignerait si peu
du résultat calculé, que l'on ne saurait trop admirer l'habileté avec
laquelle M. Thenard a su vaincre toutes les difficultés inhérentes au
procédé dont il a fait usage.

donne évidemment pour la composition de l'éther nitrique :

4 vol. vapeur de carbóne. . . $\left.\right\}$
5 vol. gaz hydrogène. . . . . $\left.\right\}$ 1 volume vapeur
½ vol. gaz oxigène. . . . . . $\left.\right\}$ d'éther.

1 vol. azote. . . . . $\left.\right\}$ 1 vol. acide hypo-
1,5 vol. oxigène. . . . . $\left.\right\}$ nitreux?

Ce résultat inattendu se trouve pleinement confirmé par ceux qui vont suivre.

Éther acétique. — Nous avons trouvé pour sa composition, en opérant sur des éthers provenant de diverses opérations, et en nous bornant aux résultats les plus éloignés :

Carbone   — 54,820 — 53,06 —   53,95
Oxigène   — 36,425 — 38,25 —   37,33
Hydrogène — 8,755 — 8,69 —   8,72
             100,000 100,00 100,00

Résultats qui représentent évidemment :

16 vol. vapeur de carbone
16 vol. hydrogène.
 4 vol. oxigène.

Car on aurait en partant de cette supposition :

Carbone. 54,65
Oxigène. 36,28
Hydrogène. 9,07
                        100,00

L'éther acétique peut donc être représenté par un atome d'éther sulfurique $H^{10} C^8 O$ et un atome d'acide acétique $H^6 C^8 O^3$. on remarquera que l'éther acétique renferme 54 o/o de carbone, tandis que l'alcool n'en contient que 52 et l'acide acétique 49 au plus.

Ether benzoïque. — L'analyse de cet éther présente quelque difficulté. La densité de sa vapeur étant très-grande, et la proportion de carbone et d'hydrogène qu'il renferme considérable, il arrive très-souvent qu'une portion échappe à la décomposition. Mais on le reconnaît assez facilement à l'odeur que conservent les gaz ou l'eau condensée, et souvent même à l'apparition de stries huileuses, dans les portions froides du tube. Ces phénomènes coïncident toujours avec des rapports trop faibles pour le carbone. Quand ils ne se présentent pas, les quantités de carbone sont constantes et telles que l'indiquait la théorie déduite de la composition des éthers précédens.

Voici les résultats de son analyse :

$$
\begin{aligned}
&\text{Carbone.} \ldots\ldots\ldots\ldots\ldots\ldots & 73,32 \\
&\text{Oxigène.} \ldots\ldots\ldots\ldots\ldots\ldots & 19,10 \\
&\text{Hydrogène.} \ldots\ldots\ldots\ldots\ldots\ldots & 7,87 \\
&\hline
& & 100,29
\end{aligned}
$$

Comme dans les deux éthers précédens, cette composition est représentée par un atome d'acide benzoïque $H^{12} C^{30} O^3$ plus un atome d'éther sulfurique $H^{10} C^8 O$. En effet les données de l'analyse transformées en volumes représentent :

38 vol. vapeur de carbone.
22 vol. hydrogène.
4 vol. oxigène.

Car en ramenant ces volumes aux poids on trouverait :

	Résultat calculé.		Résultat trouvé.
Carbone. . . .	72,69	au lieu de. . .	73,32
Oxigène. . . .	20,33.		19,10
Hydrogène . .	6,98.		7,86
	100,00		100,29

Ether oxalique. — L'analyse de cet éther a eté faite et répétée à satiété. C'est, en effet, le plus propre à mettre en évidence le résultat général de ce travail par la facilité avec laquelle on peut l'analyser au moyen de la potasse, comme nous le verrons plus tard. Nous y avons toujours trouvé presque autant de carbone que dans l'alcool absolu, ce qui serait absolument impossible, s'il était formé d'acide et d'alcool, puisque l'acide contient 0,33 de carbone et l'alcool 0,52.

Voici nos résultats :

Carbone	—	49,61	—	48,95
Hydrogène	—	43,77	—	44,09
Oxigène	—	6,62	—	6,96
		100,00		100,00

En transformant ces nombres en volumes on arrive évidemment à :

12 vol. vapeur de carbone.
10 vol. hydrogène.
4 vol. oxigène.

Car ces derniers sont représentés par

Carbone.	49,42
Oxigène.	43,75
Hydrogène	6,83
	100,00

Ce qui établit nécessairement pour la composition de l'éther oxalique un atome éther sulfurique $H^{10} C^8 O$, et un atome acide oxalique $C^4 O^3$.

Le résultat général de ces analyses se trouve confirmé par la densité de la vapeur de ces éthers.

Densité de la vapeur des éthers que nous avons examinés.

Ces densités, excepté celle de l'éther nitrique, ont été prises par le procédé de M. Gay-Lussac. Nous avons mis beaucoup de soin à ces expériences, persuadés que leurs résultats mettraient mieux en évidence que toute autre méthode la véritable composition des corps qui nous occupent. Les erreurs sur la première décimale sont impossibles dans de telles expériences, et il est bien rare que deux hypothèses puissent fournir des résultats qui ne diffèrent que d'une aussi faible quantité entre eux.

Voici nos résultats pour la densité de la vapeur de l'éther nitrique. Dans trois expériences faites à la température ordinaire sous une pression de $0^m,62$ à $0^m,65$ nous avons obtenu 2,654 (1) 2,626 et 2,628, pour cette densité ramenée à $0^m,76$, celle de l'air étant prise pour unité.

Si on suppose que l'éther nitrique est formé d'alcool et d'acide hypo-nitreux, aucune hypothèse ne peut satisfaire à la fois aux conditions qui résultent de l'analyse et de la densité de la vapeur.

Si l'on admet, au contraire, que l'éther nitrique est formé d'éther sulfurique et d'acide hypo-nitreux dans les proportions précédemment citées, on trouve :

2 vol. vapeur d'éther sulfurique. . =	5,1664
3 volumes oxigène. . . . . =	3,3078
2 volumes azote. . . . . =	1,9514
	10,4256

$\frac{10,4256}{4} = 2,6064$. Nous avons trouvé 2,627, en prenant la

---

(1) Le premier de ces nombres est affecté d'une légère erreur due à l'action de l'éther nitrique sur le mastic du ballon ; on a eu soin de s'en garantir dans les deux expériences suivantes.

moyenne des deux expériences les mieux dirigées , ce qui nous conduit à cette conclusion que l'éther nitrique est formé d'un $\frac{1}{2}$ volume d'éther sulfurique et d'un $\frac{1}{2}$ volume d'acide hypo-nitreux sans condensation.

Éther acétique. La densité de la vapeur ramenée à 0^0 et 0,760 est égale à 3,067.

Le calcul donnerait , d'après les bases précédentes :

$$
\begin{array}{llr}
\text{16 volumes hydrogène.} & \ldots & = 1,1008 \\
\text{16 volumes carbone.} & \ldots & = 6,7520 \\
\text{4 volumes oxigène.} & \ldots & = 4,4104 \\
\hline
& & 12,2632
\end{array}
$$

or $\frac{12,2632}{4} = 3,0658$. Ce qui s'accorde parfaitement avec le résultat obtenu.

Éther benzoïque. La densité de sa vapeur confirme pleinement ces résultats. Nous avons trouvé par expérience 5,409 à 0^0 et $0^m,760$.

En la calculant d'après les bases précédentes , on trouverait :

$$
\begin{array}{llr}
\text{38 volumes vapeur de carbone.} & \ldots & = 16,036 \\
\text{22 volumes hydrogène.} & \ldots & = 1,5136 \\
\text{4 volumes oxigène.} & \ldots & = 4,4104 \\
\hline
& & 21,9600
\end{array}
$$

or $\frac{21,9600}{4} = 5,49$ nombre peu éloigné de celui que nous avons trouvé.

Éther oxalique. Nous avons trouvé pour la densité de la vapeur d'éther oxalique ramenée à 0^0 et à $0,76 - 5,042$ dans une première expérience. Une seconde faite sur de plus grandes quantités et avec un soin particulier a donné 5,087, ce qui établit 6 gr. 609 pour le poids du litre de cette vapeur à 0^0 et $0^m,760$.

Or, on a par le calcul

$$10 \text{ volumes hydrogène.} \ldots \ldots = 0.688$$
$$12 \text{ volumes carbone.} \ldots \ldots = 4,410$$
$$4 \text{ volumes oxigène.} \ldots \ldots = 5,064$$
$$\overline{10,162}$$

$\frac{10,162}{2} = 5,081$, nombre tellement près de celui qu'a fourni l'expérience qu'on ne peut douter de l'exactitude du point de vue qui a dirigé le calcul.

Analyse par la potasse des éthers que nous avons examinés.

Nous aurions pu nous contenter, sans doute, des résultats précédens pour établir l'objet principal de ce mémoire. Mais si le rapport entre l'acide et la base n'est pas équivoque pour l'éther hypo-nitreux, puisqu'il est donné directement par le rapport de l'azote au carbone, il faut avouer que pour les trois autres, ce rapport n'est fondé que sur des expériences de précision peu susceptibles de vérification.

Nous avons donc cherché à mettre nos conclusions en évidence, par des procédés simples et directs, tels que la décomposition au moyen des bases hydratées ou anhydres. Elles nous ont offert des phénomènes singuliers que nous allons exposer avec soin. Nous prendrons pour type l'éther oxalique. C'est celui dont l'étude nous a offert le moins de difficultés sous ce rapport. Nos expériences sur les autres, quoique incomplètes, sont assez avancées pour que nous soyons autorisés à généraliser les faits que nous citons ici. On va voir qu'ils s'accordent aussi bien que possible avec les précédens.

3 gr. 616 éther oxalique dissous dans l'alcool et traités par la potasse pure se sont très-promptement décomposés. La liqueur, étendue d'eau, puis saturée d'acide nitrique pur ne s'est point troublée. Elle a été mêlée de

chlorure de calcium en léger excès. On a recueilli l'oxalate de chaux, on l'a bien lavé, enfin on l'a décomposé
par le feu, et le résidu a été transformé en sulfate qu'on a
eu soin de chauffer au rouge. Ce dernier sel pesait 3 gr.
365.

100 parties d'éther oxalique contiennent donc 48,98
d'acide oxalique.

7 gr. 348 éther oxalique, mis en contact pendant vingt-
quatre heures avec une forte dissolution de potasse caustique pure, ont été complétement décomposés. On a introduit le liquide dans une cornue contenant déjà du
carbonate de potasse sec, on y a rajouté les eaux de lavage du flacon qui renfermait le mélange, et on a procédé
à la distillation, en prenant tous les soins nécessaires
pour éviter les pertes. On a recueilli de cette opération
18 gr. 277 de liqueur alcoolique d'une densité de 0,970
à 10° c. Ce qui en établit la richesse à 0,25 en alcool
absolu.

100 parties d'éther oxalique produisent donc 62,18
d'alcool absolu.

> On a donc ainsi 48,98 acide oxalique,
>   62,18 alcool.
>   ___________
>   111,16

C'est-à-dire que l'analyse donne 11,16 en excès, ce
qu'on ne peut attribuer qu'à de l'eau qui s'est combinée
avec l'un des corps au moment de la séparation ; mais
comme l'acide oxalique ne peut pas en contenir, il est
évident que cette eau doit avoir été prise par l'alcool. Le
calcul démontre qu'elle est en proportion telle que sa
soustraction ramène celui-ci à l'état d'éther sulfurique.

En effet

	Résultats trouvés.		Résultats calculés.
Acide oxalique.	48,98	—	49,28
Éther sulfurique.	50,06	—	50,72
Eau.	12,12	—	12,24
	111,16	—	112,24

Nous retrouvons donc par l'analyse, à 0,01 près, les résultats prévus par le calcul, et nous ne pouvons penser qu'il puisse rester aucune incertitude, d'après cela, sur nos déterminations.

Nous avons cherché, ainsi que nous l'avons dit, à analyser également l'éther benzoïque et les autres éthers composés par la potasse, afin d'ajouter cette preuve nouvelle à celles que nous pouvions alléguer en faveur de notre opinion. Mais outre la lenteur extrême avec laquelle la potasse agit sur eux, et l'excès qu'on est obligé d'en introduire pour favoriser la réaction, l'acide benzoïque et l'acide acétique ne formant pas de sels complétement insolubles, nous avons eu quelque peine à trouver un moyen précis pour doser ces acides. Les résultats auxquels nous arrivions n'étant jamais d'accord entre eux, nous avons été conduits à vérifier notre hypothèse, en traitant l'éther oxalique par des procédés tels qu'on pût espérer que l'éther sulfurique lui-même serait isolé. Le gaz ammoniac, qui décompose instantanément l'éther oxalique, nous a paru remplir ce but; et la question de savoir, si l'éther oxalique contenait de l'alcool ou de l'éther sulfurique, semblait ici devoir être aisément tranchée, puisqu'on n'introduisait pas d'eau dans l'expérience. Une quantité indéterminée d'éther oxalique, soumise à un courant de gaz ammoniac, fut bientôt convertie tout entière en un sel blanc que nous devions regarder comme de l'oxalate d'ammoniaque. Le produit liquide, fruit de la réaction, était resté mêlé au sel; une légère chaleur, jointe à l'effet du courant de gaz ammoniac, l'en a dé-

10.

gagé, et, à notre grand étonnement, lorsque l'ammoniaque qu'il tenait en dissolution en a été séparée, nous avons reconnu qu'il s'était produit de l'alcool. Toutefois, dès ce moment même, il nous sembla que la quantité en était beaucoup moindre qu'elle ne devait l'être, d'après la quantité d'éther oxalique employé.

Nous avons été, comme on peut l'imaginer, fort surpris de ce résultat. Nous ne pouvions admettre que deux suppositions également improbables. La première, c'est que nos données analytiques, nos densités de vapeurs se trouvaient toutes inexactes; la seconde, c'est que dans l'expérience; il s'était formé l'eau nécessaire à la production de l'alcool. Dons ce dernier cas, il aurait dû se dégager de l'azote ou de l'oxide de carbone; et l'expérience faite en vases clos nous montrait que la réaction s'opérait sans dégagement de gaz.

En réfléchissant sur ces faits singuliers, convaincus comme nous l'étions de la précision de nos expériences, nous n'avons pas hésité à conclure que l'ammoniaque, en réagissant sur l'éther oxalique, formait un sel composé de tout l'acide oxalique, de la moitié de l'hydrogène bicarboné et d'ammoniaque, tandis que l'autre moitié de l'hydrogène bicarboné, réunie à l'eau, formait de l'alcool.

Cette supposition était facile à vérifier, car dans ce cas, on ne devait extraire d'une quantité donnée d'éther que la moitié de l'alcool obtenu en le traitant par la potasse, et en outre, le sel restant devait offrir des propriétés et une composition bien différentes de celles de l'oxalate d'ammoniaque.

Cette conclusion a été pleinement confirmée pas l'expérience.

25 grammes d'éther oxalique pur ont été placés dans une cornue tubulée. La tubulure recevait un petit tube qui conduisait du gaz ammoniac sec sur l'éther, et le col de la cornue effilé se rendait dans un tube refroidi où de-

vait se condenser l'alcool dégagé. Après avoir soutenu le
courant d'ammoniaque pendant quelques heures, on a
chauffé la cornue au bain-marie, jusqu'à ce qu'elle fût
bien desséchée. Elle contenait 19 gr, 668 de sel. Ce liquide alcoolique était très-ammoniacal. On l'a saturé avec
de l'acide sulfurique affaibli, puis on l'a distillé à siccité
pour retirer l'alcool pur. On a obtenu ainsi 14 gr., 600 à
0,908 de densité à la température de 12° C. La richesse
de cet alcool étant de 54 o/o, on obtient ainsi 7,884 d'alcool pur.

Nous avons donc eu par l'ammoniaque 31,536 d'alcool
pour 100 d'éther, tandis que par la potasse, nous en
avions retiré 62,18 de la même quantité, c'est-à-dire le
double, ainsi que nous l'avions prévu.

D'un autre côté, l'oxalate d'ammoniaque neutre doit
contenir un atome d'acide oxalique et quatre volumes
d'ammoniaque, c'est-à-dire,

> 4 volumes vapeur de carbone,
> 3 volumes oxigène,
> 6 volumes hydrogène,
> 2 volumes azote.

En le brûlant, on doit obtenir par conséquent deux
volumes d'acide carbonique pour un d'azote, comme dans
la combustion du cyanogène. M. Dœbereiner a fait voir
en effet que l'oxalate d'ammoniaque est formé de telle
manière qu'il se décompose sous l'influence de l'acide sulfurique en eau et en cyanogène.

Le sel que nous avions obtenu devait être formé bien
différemment ; car il était neutre aussi, et il devait contenir, outre tous les élémens du précédent, les deux volumes d'hydrogène bi-carboné abandonnés par l'éther. En
ce cas le rapport de l'azote au carbone devait se trouver
de 4 à 1 en volume.

Nous avons déterminé ce rapport avec le plus grand soin au moyen de l'oxide de cuivre, et nous avons toujours trouvé précisément 8 volumes d'acide carbonique pour un volume d'azote. La netteté des résultats était telle que ce rapport n'a pu nous paraître un seul instant douteux. Il ne peut s'expliquer qu'en admettant que ce sel, quoique neutre, ne contient pourtant que la moitié de l'ammoniaque nécessaire à la saturation de l'acide oxalique qu'il contient.

Voici les résultats définitifs de cette expérience remarquable, ramenée à 100 d'éther oxalique.

	Résultats calculés.		Résultats obtenus.
Alcool.	31,48	alcool. . . .	31,536
Acide oxalique. . .	49,28 ⎫		
Hydrog. bi-carboné.	19,24 ⎬	sel total. . .	78,672
Ammoniaque. . . .	11,75 ⎭		
	111,75		110,208

Les résultats obtenus se sont aussi approchés que possible des résultats calculés ; et d'ailleurs la composition du sel est définie, car on sait qu'il contient tout l'acide oxalique de l'éther oxalique, autant d'hydrogène bi-carboné que l'alcool, et enfin que l'ammoniaque doit s'y trouver dans les proportions indiquées par le rapport de l'azote au carbone.

Ce sel, qui paraît si évidemment se rapprocher par sa composition des sulfo-vinates (1), dont il présente d'ailleurs l'aspect gras, en diffère toutefois par son peu de solu-

----

(1) Nous le considérons comme de l'oxalo-vinate d'ammoniaque, ou plutôt comme un oxalate double d'hydrogène bi-carboné et d'ammoniaque. L'acide oxalo-vinique serait un bin-oxalate d'hydrogène bi-carboné, de même que les sulfo-vinates seraient des sulfates doubles d'hydrogène bi-carboné et de diverses bases, et l'acide sulfo-vinique un bi-sulfate d'hydrogène bi carboné.

bilité. En effet l'eau en dissout très-peu à froid, un peu plus à chaud, mais beaucoup moins que d'oxalate d'ammoniaque ; l'alcool au contraire le dissout mieux, et l'abandonne en assez jolis cristaux aiguillés. Dans tous les cas, sa dissolution chaude ou froide ne précipite *ni les sels de chaux, ni les sels de plomb.* Elle ne paraît pas agir non plus sur les autres dissolutions métalliques; mais le peu de solubilité du sel en est peut-être la cause. La baryte à chaud en dégage l'ammoniaque, et forme un sel peu soluble, mais toutefois susceptible de cristalliser par la concentration de la liqueur. Décomposé par le feu, il paraît se sublimer en partie, sans fournir *de carbonate d'ammoniaque* ; une petite partie se décompose, laisse un résidu de charbon, et donne des traces d'acide hydrocyanique.

Du reste, l'étude de ce sel, de l'acide qu'il contient et des diverses espèces de ce nouveau genre fera nécessairement l'objet d'un mémoire à part, dans lequel nous nous proposons de présenter d'une manière plus détaillée et sa composition et ses propriétés, ainsi que celles des corps analogues fournis par les autres éthers qui nous ont occupés et dont l'existence ne nous paraît pas douteuse.

Nous demanderons, en terminant ce mémoire, la permission d'exposer à l'Académie quelques idées qui en découlent ou qui s'y rattachent.

Le résultat le plus immédiat de nos recherches consiste à regarder l'éther sulfurique comme une base salifiable et l'alcool comme un hydrate d'éther. On obtient ainsi pour la composition de ces deux corps :

1 vol. vapeur d'éther. $\cdot\begin{cases} 2 \text{ vol. hydrogène bi-carboné,} \\ 1 \text{ vol. vapeur d'eau.} \end{cases}$

1 vol. vapeur d'alcool. $\cdot\begin{cases} \frac{1}{2} \text{ vol. vapeur d'éther,} \\ \frac{1}{2} \text{ vol. vapeur d'eau.} \end{cases}$

Et pour les éthers hypo-nitreux, acétique et benzoïque

que nous venons d'analyser, il est très-probable qu'ils sont formés de

    $\frac{1}{2}$ vol. vapeur d'éther sulfurique ,
    $\frac{1}{2}$ vol. vapeur acide.

L'éther oxalique fait exception et contient

    1 vol. vapeur d'éther sulfurique ,
    1 vol. vapeur acide.

Mais les uns et les autres comparés à l'alcool n'en diffèrent qu'en ce que le volume de vapeur acide remplace un volume pareil de vapeur aqueuse.

Mais il est une autre manière plus générale d'envisager la composition de ces corps. Elle consiste à reporter sur le gaz hydrogène bi-carboné lui-même le caractère alcalin, et l'on acquiert ainsi la faculté d'embrasser d'un seul coup d'œil les combinaisons les plus variées de cet ordre. Nous attachons quelque importance à ce point de vue, et sa simplicité nous engage à lui donner la préférence sur celui que nous venons d'indiquer. Il s'agit de savoir si le gaz hydrogène bi-carboné possède véritablement le caractère alcalin que nous lui assignons. Or les preuves suivantes nous semblent ne laisser aucun doute sur ce point.

Le sel que nous avons obtenu en traitant l'éther oxalique par l'ammoniaque contient deux volumes d'ammoniaque et deux volumes de gaz hydrogène bi-carboné, qui remplacent les deux volumes de gaz ammoniac qu'il faudrait pour compléter l'oxalate neutre d'ammoniaque; l'hydrogène bi-carboné a donc exactement la même capacité de saturation que l'ammoniaque.

Dans l'éther hydrochlorique et hydriodique un volume de gaz acide est saturé par un volume de gaz hydrogène bi-carboné, de même que dans les hydrochlorates et hydriodates neutres d'ammoniaque, l'acide et la base se trouvent combinés volume à volume. La capacité de saturation est encore ici la même.

Un atome des acides hyponitreux, acétique, benzoïque, oxalique, sature quatre volumes d'ammoniaque. Or dans les éthers formés par ces acides un atome de chacun d'eux sature aussi exactement quatre volumes d'hydrogène bi-carboné. La capacité de saturation se retrouve encore dans cette circonstance.

Enfin dans les sulfo-vinates que l'on peut considérer à volonté comme formés d'acide hyposulfurique, d'huile douce de vin et d'une base, ou bien d'acide sulfurique, d'hydrogène bi-carboné et d'une base, on trouve dans cette dernière hypothèse qu'un atome d'acide sulfurique est exactement saturé par 4 volumes d'hydrogène bi-carboné, comme il le serait par 4 volumes d'ammoniaque. La capacité de saturation se reproduit encore ici d'une manière également précise.

En continuant la comparaison du gaz hydrogène bi-carboné avec l'ammoniaque, nous voyons que cette dernière base ; en se combinant avec les hydracides, donne toujours des sels anhydres, tandis qu'avec les oxacides, elle fournit des sels toujours pourvus d'eau de cristallisation, dont il est très-difficile de les priver sans leur faire éprouver un commencement de décomposition.

Nous retrouverons les mêmes caractères aux combinaisons de l'hydrogène bi-carboné avec les acides. Les hydracides forment tous des éthers anhydres, c'est-à-dire, des composés d'acide pur et d'hydrogène bi-carboné. Tels sont jusqu'à présent les éthers hydrochlorique, hydriodique.

Les acides oxigénés forment au contraire des éthers hydratés, c'est-à-dire des combinaisons d'hydrogène bi-carboné, d'acide et d'eau.

Ce dernier point de vue embrasse, comme on voit, des composés en apparence très-dissemblables. Malheureusement on n'a guère de moyens aujourd'hui d'en déterminer directement la valeur. Le gaz hydrogène bi-carboné, n'étant pas soluble dans l'eau, ne peut affecter les couleurs du tournesol et de la violette, qui servent habituellement de réactifs pour les alcalis.

On peut objecter encore que les éthers, considérés comme des sels, devraient opérer avec les sels ordinaires des doubles décompositions qu'on n'observe pourtant pas; mais ces phénomènes sont trop peu connus dans leurs détails pour constituer une objection fondée, la nullité d'effet pouvant être due à la production de combinaisons solubles analogues aux sulfo-vinates.

Mais, nous osons nous flatter néanmoins que l'opinion que nous discutons ici sera admise. Car le meilleur de tous les caractères des bases n'est-il pas la propriété de détruire le caractère acide dans les corps qui en sont pourvus; et pourrait-on citer beaucoup de sels plus évidemment neutres que les éthers? D'ailleurs leur état liquide ou gazeux ne fait rien à la question; car il existe des sels d'ammoniaque qui sont liquides, et l'hydrocyanate d'ammoniaque n'est pas éloigné de l'état gazeux.

Les transformations singulières d'éther en alcool, d'alcool en éther, que nous avons observées, ne seraient probablement pas admises sans objection, si nous ne pouvions les appuyer d'un exemple frappant et incontestable. Nous le trouvons dans les recherches remarquables de M. Chevreul sur les corps gras.

Ces corps nous semblent avoir les plus grands rapports avec les éthers composés que nous venons d'étudier; comme eux, ils sont formés d'une base organique et d'un acide; comme eux, ils se décomposent sous l'influence des alcalis; comme eux, enfin, ils ont pour base une matière qui, en se séparant de l'acide, absorbe de l'eau qu'on ne peut plus lui enlever ensuite.

Ce rapprochement n'avait pas échappé à la sagacité de

M. Chevreul ; mais il acquiert par nos expériences un plus haut degré d'évidence et d'intérêt, en ce que la fixation de l'eau qui s'effectuait déjà dans la saponification, se retrouve ici dans les mêmes circonstances. S'il pouvait rester quelque doute sur la nature saline des huiles et des graisses, la comparaison que nous venons d'établir suffirait, ce nous semble, pour les détruire. A cela près que la synthèse ne peut, pour le moment, recomposer les huiles au moyen des acides et de la base qu'on en retire, tous leurs caractères chimiques correspondent avec ceux que nous avons reconnus à nos éthers.

Il est curieux de comparer, sous ce rapport, la saponification de la cétine, par exemple, et le traitement de l'éther oxalique par la potasse. Les acides gras et l'acide oxalique absorbent, quand on les isole, de l'eau qu'on ne peut plus leur enlever qu'en les traitant par une base. La cétine contient de l'hydrogène bi-carboné, qui, pendant la saponification, s'unit à de l'eau pour former l'éthal. L'éther oxalique renferme de l'éther sulfurique, qui, pendant la réaction de la potasse, s'unit à de l'eau pour former de l'alcool. La ressemblance ne laisse rien à désirer.

Enfin le point de vue qui découle de nos résultats semble jeter une vive lumière sur le phénomène de la fermentation alcoolique. Chacun sait combien cette singulière transformation du sucre a excité de recherches, et peu de personnes ignorent que M. Gay-Lussac est parvenu à représenter ses produits de la manière la plus simple et la plus élégante. D'après ce célèbre chimiste, le sucre serait représenté dans sa composition par de l'alcool et de l'acide carbonique. La fermentation le ramènerait à cet état, en déterminant la réunion des élémens sous cette nouvelle forme. Mais, pour peu que cette hypothèse puisse être admise, il faut supposer que le sucre contient 4 ou 5 pour cent de carbone, qui n'agissent pas ou qui sont éliminés d'une manière inconnue. Car on ne peut penser qu'il y ait erreur dans l'analyse du sucre. Les expériences faites par MM. Gay-Lussac et Thénard, Berzélius, Théodore de Saussure, et par l'un de nous, s'accordent toutes trop bien pour que cette erreur ait le moindre degré de probabilité.

La théorie de la fermentation établie par M. Gay-Lussac laisse donc quelque chose à souhaiter ; mais il n'en est plus ainsi dès qu'on substitue l'éther à l'alcool dans la composition théorique du sucre. L'accord le plus parfait se rétablit alors entre la théorie et l'expérience, ainsi qu'on peut s'en convaincre.

En effet, d'après l'analyse de M. Berzélius, le sucre anhydre est formé de

> 6 volumes vapeur de carbone,
> 5 volumes hydrogène,
> $2\frac{1}{2}$ volumes oxigène.

L'éther sulfurique contient

> 4 volumes vapeur de carbone,
> 5 volumes hydrogène,
> $\frac{1}{2}$ volume oxigène.

Il reste donc

> 2 volumes vapeur de carbone,
> 2 volumes oxigène.

C'est-à-dire que le sucre peut être représenté par un volume de vapeur d'éther et deux volumes d'acide carbonique. D'où il résulte que dans la fermentation le volume de vapeur d'éther doit prendre un volume de vapeur d'eau pour passer à l'état d'alcool. Si cela se passe ainsi, l'augmentation de poids doit être sensible et déterminable ; aussi nous proposons-nous d'examiner

ce phénomène de nouveau avec l'attention qu'il mérite
et le secours des méthodes analytiques qui ont manqué
à Lavoisier et à M. Thenard, lorsqu'ils s'en sont occupés.

Qu'il nous soit permis, en attendant, de faire remarquer à quel point notre explication est fidèle aux données analytiques. La seule différence qui existe entre les
nombres que nous admettons et ceux que M. Berzélius
a trouvés, porte sur l'hydrogène Il y aurait dans le
sucre, d'après lui, 24 volumes de vapeur de carbone,
10 volumes d'oxigène et 21 volumes d'hydrogène. Nous
n'en admettons que 20 de ce dernier corps, et en cela
nous sommes appuyés par les recherches de MM. Gay-
Lussac et Thenard, et par celles de beaucoup d'autres chimistes qui ont trouvé dans le sucre, l'oxigène et l'hydrogène
dans les proportions pour faire de l'eau. Observons, en
outre, que cette erreur d'un 21e. sur l'hydrogène est
sensiblement proportionnelle à celle que ce chimiste si
exact avait faite dans son analyse de l'acide oxalique. Ces
considérations peuvent justifier la correction que nous
nous sommes permise et elles ne sont pas de trop,
quand il s'agit des analyses de M. Berzélius; analyses
dont chaque jour la précision singulière se vérifie, et
qui forment une époque si importante dans l'histoire de
la chimie.

Le sucre de raisin et celui d'amidon paraissent différer
surtout du sucre de canne, en ce qu'ils sont composés
de telle manière qu'on peut réellement les représenter
par de l'acide carbonique et de l'alcool.

En effet, d'après l'analyse de M. Théodore de Saussure, ces sucres contiennent $C^6 H^7 O 3\frac{1}{2}$, que nous représentons par $H^6 C^6 O^3 + H O \frac{1}{2}$, en regardant ce demi-
atome d'eau comme de l'eau de cristallisation. Il reste
alors

$$H^6 C^6 O^3 = C^2 O^2 + (H^4 C^4 + H^2 O)$$

C'est-à-dire que le sucre d'amidon est bien représenté par des volumes égaux d'acide carbonique et d'alcool.

En admettant ce point de vue, le sucre de canne et celui d'amidon peuvent être considérés comme des carbonates d'hydrogène bi-carbonés, différens seulement en ce que le premier contient deux fois moins d'eau de cristallisation que le second.

Nous pensons et nous espérons démontrer bientôt que cette manière de voir est plus qu'aucune autre propre à expliquer les caractères distinctifs de ces deux espèces de sucre. Elle nous semble en outre plus propre qu'aucune autre à diriger dans les expériences qui peuvent faire ressortir leurs propriétés chimiques, et dans l'explication des résultats qu'elles fournissent. C'est, du reste, ce qu'on pourra mieux apprécier, quand nous placerons sous les yeux de l'académie le travail sur les sucres et les fermentations dont nous nous occupons.

Nous avons récapitulé tous les faits que ce mémoire renferme dans le tableau suivant, où ils sont exprimés par des formules atomiques, afin d'en rendre l'exposition plus concise. On y remarquera une telle ressemblance entre l'ammoniaque et l'hydrogène bi-carboné, que nous avons lieu d'espérer qu'on regardera nos opinions comme étant dictées par les faits. Notre seul désir est de fournir un guide aux chimistes dans la discussion de ces faits et de leurs conséquences. Si nous nous sommes trompés, le temps et l'expérience feront justice de nos erreurs ; mais, dans le point de vue actuel, nos conclusions nous paraissent presque forcées.

Comparaison des combinaisons de l'hydrogène bi-carboné avec celles de l'ammoniaque.

Nom du Composé.	Base.	Acide.	Eau.
Hydrochlorate d'ammoniaque.	$AZ\ H^3$	$2\,(H\ Ch)$	
Hydroclhorate d'hydrogène bi-carboné (*Éther hydrochlorique*).	$2\,(H^2\ C^2)$	$2\,(H\ Ch)$	
Hydriodate d'ammoniaque.	$AZ\ H^3$	$2\,(H\ 1)$	
Hydriodate d'hydrogène bi-carboné (*Éther hydriodique*).	$2\,(H^2\ C^2)$	$2\,(H\ I)$	
Hyponitrite d'ammoniaque hydraté.	$2\,(AZ\ H^3)$	$A\dot{Z}\ddot{}\ AZ$	$\dot{H}\ H$
Hyponitrite d'hydrog. bi-carb. hydraté (*Éther hyponitreux*).	$4\,(H^2\ C^2)$	$A\dot{Z}\ddot{}\ AZ$	$\Pi\ H$
Acétate d'ammoniaque.	$2\,(AZ\ H^3)$	$H^6\ C^4\ O^3$	$H\ H$
Acétate d'hydrog. bi-carb. hydraté (*Éther acétique*).	$4\,(H^2\ C^2)$	$H^6\ C^4\ O^3$	$\dot{H}\ H$
Benzoate d'ammoniaque hydraté.	$2\,(AZ\ H^3)$	$H^{12}\ C^{30}\ O^3$	$\dot{H}\ H$
Benzoate d'hydrog. bi-carb. hydraté (*Éther-benzoïque*).	$4\,(H^2\ C^2)$	$H^{12}\ C^{30}\ O^3$	$\dot{H}\ H$
Oxalate d'ammoniaque cristallisé et des séché.	$2\,(AZ\ H^3)$	$C^4\ O^3$	$\dot{H}\ H$
Oxalate d'hydrog. bi-carb. hydraté (*Éther oxalique*).	$4\,(H^2\ C^2)$	$C^4\ O^3$	$\dot{H}\ H$
Bi-sulfate d'ammoniaque.	$2\,(AZ\ H^3)$	$2\,\ddot{S}$	
Bi-sulfate d'hydrog. bi-carb. (*Acide sulfo-vinique*).	$4\,(H^2\ C^2)$	$2\,\dot{\ddot{S}}$	
Bin-oxalate d'ammoniaque.	$2\,(AZ\ H^3)$	$2\,(C^4\ O^3)$	
Bin-oxalate d'hydrog. bi-carb. (*Acide oxalo-vinique*).	$4\,(H^2\ C^2)$	$2\,(C^4\ O^3)$	
Bi-carbonate d'ammoniaque hydraté.	$2\,(AZ\ H^3)$	$4\,\dot{C}$	$H\ H$
Bi-carbonate d'hydrog. bi-carb. hydraté (*Sucre de canne*).	$4\,(H^2\ C^2)$	$4\,\dot{C}$	$H\ H$
Bi-carbonate d'hydrog. bi-carboné bi-hydraté (*Sucre de raisin*).	$4\,(H^2\ C^2)$	$4\,\dot{C}$	$2\,(\dot{H}\ H)$
Hydrate d'hydrog. bi-carboné octo-basique (*Éthal*).	$16\,(H^2\ C^2)$		$\dot{H}\ H$
Hydrate d'hydrog. bi-carboné bi-basique (*Éther sulfurique*).	$4\,(H^2\ C^2)$		$\dot{H}\ H$
Hydrate d'hydrog. bi-carboné (*Alcool*).	$4\,(H^2\ C^2)$		$2\,(\dot{H}\ H)$
Ammoniaque liquide.	$AZ\ H^3$		$2\,(\dot{H}\ H)$

On voit, dans ce tableau, que tous les composés qui s'y trouvent, sauf les hydrates, correspondent exactement entre eux. Partout les mêmes quantités d'acide, de base et d'eau.

L'ammoniaque liquide renferme, au contraire, deux fois plus d'eau que l'alcool, ce qui permet de penser qu'on pourrait découvrir quelque propriété dans l'alcool étendu d'eau, propre à fixer une limite correspondante à l'ammoniaque liquide.

Il serait bien à souhaiter, puisque l'occasion s'en présente, que les chimistes reconnussent les noms systématiques que nous avons hasardés pour les éthers. Ce serait un grand pas de fait pour l'avancement de la chimie organique. Ces noms ont, il est vrai, l'inconvénient d'être un peu plus longs que les anciens, mais ils le rachètent en ce qu'ils offrent une image fidèle et nette des combinaisons auxquelles ils s'appliquent. Toutes les personnes qui ont étudié la chimie organique, ont dû s'apercevoir que ce qui rend cette étude embarrassée et pénible, c'est l'absence de connexion entre la composition et les noms, ce qui empêche toujours de suivre la filiation d'une série de phénomènes avec facilité.

Les chimistes se rappelleront que M. Faraday est parvenu à unir directement le gaz hydrogène bi-carboné, et l'acide sulfurique concentré. Ils se rappelleront aussi que le même chimiste a le premier émis l'opinion que ce gaz ou ses analogues saturaient l'acide sulfurique. Mais il est juste d'ajouter que cette hypothèse rendait moins bien raison des faits observés et des analyses de M. Faraday lui-même que celle de M. Gay-Lussac; tellement, qu'aujourd'hui nous regardons encore les résultats de ces analyses comme la plus grave objection qu'on puisse élever contre nos idées; c'est dire, que si ces dernières sont admises, nous nous croyons en droit de regarder leur démonstration comme nous appartenant véritablement.

Conclusions.

Il résulte, ce nous semble, des faits contenus dans ce mémoire :

1°. Que l'hydrogène bi-carboné joue le rôle d'un alcali très-puissant, doué d'une capacité de saturation égale à celle de l'ammoniaque, et qu'il en offrirait peut-être la plupart des réactions, s'il était comme lui soluble dans l'eau.

2°. Que l'alcool et l'éther sulfurique sont des hydrates d'hydrogène bi-carboné.

3°. Que les éthers composés sont des sels d'hydrogène bi-carboné, sels qui sont anhydres, lorsqu'ils sont formés par des hydracides, et hydratés lorsqu'ils le sont par des oxacides.

4°. Que plusieurs acides paraissent capables de former avec l'hydrogène bi-carboné des bi-sels, correspondans à l'acide sulfo-vinique. Ces sels acides unis aux bases donnent des sels doubles, analogues aux sulfo-vinates.

5°. Que l'éther naissant peut souvent se transformer en alcool sous diverses influences qui lui font absorber de l'eau ou bien perdre de l'hydrogène bi-carboné.

6°. Qu'il existe un rapport évident, déjà signalé par M. Chevreul, entre la composition des corps gras et celle des éthers.

7°. Et enfin que le sucre de cannes et celui de raisin étant considérés comme des composés d'acide carbonique, d'hydrogène bi-carboné et d'eau, tous les phénomènes de la fermentation se trouvent d'accord avec leurs analyses : le sucre de cannes pouvant être considéré comme du carbonate d'éther sulfurique, et celui de raisin comme du carbonate d'alcool. — P. F. G. B.

ACADÉMIE ROYALE DE MÉDECINE.

SECTION DE PHARMACIE.

Analyse de ses travaux.

Séance du 26 janvier 1828. — A l'occasion d'une assertion de M. Caventou, dans l'une des dernières séances, relativement à la coloration en bleu de l'albumine glaireuse de l'œuf frais, par l'addition de l'acide hydro-chlorique (caractère propre à faire reconnaître cette substance animale, suivant ce chimiste); cette expérience a été répétée par M. Chevallier, qui n'a pas pu obtenir le même résultat. Il a présenté en effet de l'albumine de l'œuf agitée avec de l'acide hydro-clhorique pur, elle est restée blanche, même lorsqu'on la chauffe.

L'ordre du jour appelle un rapport de MM. Robiquet

et Bussy, sur le mémoire de M. Plisson, pharmacien à la pharmacie centrale, relatif à *l'identité de l'agédoïte* (principe cristallin de la réglisse) *avec l'asparagine*, rencontrée dans plusieurs végétaux, outre les asperges.

M. Pelletier fait observer que les substances végétales qui cristallisent, ne présentent pas toujours exactement les mêmes formes de cristaux, et il croit qu'on a pu, d'après ces diversités, établir plusieurs espèces, que des recherches expérimentales comparatives pourraient réduire à moins ; l'analyse simplifierait ainsi le nombre des principes obtenus des végétaux. M. Virey rappelle également que les beaux travaux de M. Beudant, ont montré combien l'addition d'une faible quantité de sulfate de fer, par exemple, modifiait la cristallisation d'autres sels minéraux, et que plusieurs solutions de matières végétales ou animales changent les cristaux des sels qui s'y forment.

Le rapport de MM. Robiquet et Bussy est adopté.

M. Soubeiran donne lecture d'un *nouveau procédé* de M. Mialhe, pharmacien, *pour la préparation des pilules de baume de copahu*.

M. Planche observe que M. le docteur Fiévée a prescrit depuis plusieurs années des pilules de copahu préparées à l'aide de la magnésie soit carbonatée, soit calcinée. M. Boullay pense que cette dernière doit former une sorte de savonule avec l'huile volatile, contenue assez abondamment dans le baume de copahu, huile servant à tenir la résine en solution ; qu'enfin, cette composition n'étant plus du copahu pur, doit avoir des qualités spéciales. M. Bussy rappelle que MM. Blondeau et Guibourt ont expérimenté aussi la combinaison de la magnésie carbonatée avec le baume copahu. M. Chevallier établit que la résine de copahu, privée de son huile volatile, a été trouvée seule également efficace contre les gonorrhées, en Angleterre. M. Soubeiran annonce avoir séparé, au moyen de l'éther, le baume de copahu pur de la magnésie, le premier étant sans altération. MM. Pelletier et Planche pensent qu'il y a une sorte de combinaison ou de saponification entre ces substances.

M. Soubeiran donne encore connaissance d'un mémoire de M. Berthemot, ayant pour titre : *De l'action des*

oxides alcalins, de leurs carbonates et de plusieurs mé-
taux sur les iodures.

La séance est terminée par la lecture d'une note du secrétaire, sur une plante odorante de l'île de Cuba, et appelée *Trébel*, servant à parfumer le tabac des cigares de la Havane les plus recherchées.

Séance du 9 février 1828. — La correspondance manuscrite présente un *essai d'analyse de la teinture éthérée de belladonne*, par MM. Ranque, docteur en médecine, et Emmanuel Simonnin, pharmacien à Orléans.

D'après la discussion sur les expériences de M. Caventou, M. Soubeiran dit les avoir aussi répétées avec de l'albumine d'œufs frais et avoir obtenu, comme ce chimiste, une couleur bleue, par de l'acide hydrochlorique pur, et une couleur verdâtre par cet acide du commerce.

M. Caventou établit que, dans une foule d'expériences, il a toujours réussi à développer avec de la glaire d'œufs frais et de l'acide hydrochlorique pur un bleu intense, permanent pendant plusieurs mois; cette couleur même se fonce avec le temps et peut devenir noirâtre. Le mucus animal devient également bleu, par le même moyen, mais non pas la gélatine animale. Cette coloration en bleu constitue tellement le caractère de l'albumine, ajoute M. Caventou, que si l'on sature par un alcali, l'acide muriatique qui la dissout, cette albumine se précipite blanche et caillebottée; on peut de nouveau, par l'addition d'une nouvelle quantité d'acide hydrochlorique, la redissoudre et elle reprend sur-le-champ sa nuance bleue. Quant à l'albumine qui a été coagulée par l'alcohol, comme dans l'expérience de M. Laugier, M. Caventou ne l'a point essayée, mais il fait remarquer que par cet agent, ainsi que par la dessiccation, l'albumine et d'autres liquides animaux éprouvent déjà quelques modifications, ou ne rentrent plus dans leurs conditions primitives.

M. Robiquet observe que le blanc d'œuf coagulé prend souvent une teinte opale ou bleuâtre, tandis que d'autres œufs ne manifestent pas les mêmes nuances; ces divers caractères dépendent peut-être aussi du degré de vétusté des œufs.

M. Bonastre dit qu'ayant fait une analyse des semences

de *mimosa scandens*, appelées cœur de Saint-Thomas, et y ayant rencontré beaucoup d'albumine végétale ; celle-ci traitée par l'acide hydrochlorique a développé une couleur bleue. Toutefois cette albumine n'était pas dépouillée de tout autre principe végétal.

M. Chevallier ayant reçu de M. Tilloy de Dijon de très-beaux échantillons d'acide citrique cristallisé, extrait des groseilles, les met sous les yeux de la section. Ces cristaux s'obtiennent par évaporation à l'étuve, à une température de 15 à 18 degrés ; ils sont fort secs.

M. Planche dit que de l'acide citrique anglais s'humecte moins à l'air que celui qui retient encore un peu de citrate de chaux. M. Robiquet et d'autres membres remarquent qu'en formant des pastilles de sucre avec l'acide citrique pur, elles tendent toujours à s'humecter à l'air. M. Tilloy sera honorablement mentionné dans le procès-verbal.

M. Soubeiran fait un rapport sur le *procédé présenté par M. Mialhe pour solidifier le baume de copahu.*

M. Bonastre dit que la combinaison de la soude avec le baume de copahu le soldifie beaucoup aussi ; M. Robiquet fait remarquer que ce baume perd une grande partie de son odeur, dans ces préparations, ce qui ne serait pas un inconvénient, puisque, d'après M. Planche, il existe un mémoire de M. Serres qui désire diminuer l'odeur du copahu, très-déplaisante pour les malades qui en font usage.

Un second rapport de M. Soubeiran, en commun avec M. Sérullas, fait connaître le *mémoire de M. Berthemot*, *ayant pour objet l'action des oxidés et des carbonates alcalins sur les iodures de mercure de potassium, et sur les oxides mercuriels.* M. Berthemot s'attache à prouver que l'on peut obtenir des iodures doubles par d'autres procédés que par la voie directe ; il fait voir successivement les carbonates et les oxides décomposant une portion d'iodure mercuriel, pour former un iodure alcalin, lequel se sature à son tour du deuto-iodure de mercure. Par une action inverse, les oxides de mercure peuvent décomposer les iodures alcalins pour constituer des iodo-hydrargyrates. Ce travail se rapporte à celui de M. Polydore Boullay sur les iodures doubles ; M. Berthemot est cependant en contradiction avec ce dernier chimiste au sujet des bi-iodo-hydrargyrates de potassium; malgré qu'on les fasse bouillir dans de l'eau et du fer, et qu'on traite ensuite par de l'hydrogène sulfuré, ces combinaisons retiendraient du mercure, selon M. Berthemot; mais les commissaires ont au contraire répété l'expérience de M. P. Boullay, qui leur a paru plus exacte que celle de l'auteur du mémoire.

M. Henry fils, dans un mémoire en commun avec M. Plisson, donne connaissance d'un *nouveau procédé pour l'extraction de la morphine de l'opium, sans avoir besoin d'employer l'alcool.* J.-J. V.

NOUVELLES DES SCIENCES.

Sucre de réglisse extrait par le procédé de M. Berzelius.

Faites une infusion chaude de racine de réglisse, filtrez, traitez le liquide refroidi par des petites quantités d'acide sulfurique, jusqu'à ce qu'il se forme un précipité.

Celui-ci n'est que le sucre de réglisse combiné avec l'acide.

On le lave avec de l'eau acidulée, puis avec de l'eau pure et froide; on traite la masse avec de l'alcool pour précipiter l'albumine végétale; à la solution ainsi clarifiée, on ajoute peu à peu du sous-carbonate de potasse ou de soude. Dès qu'il n'y a plus de réaction acide, on évapore jusqu'à certain degré pour faire cristalliser le sulfate alcalin. On complète ensuite l'évaporation du liquide, qui laisse le sucre de réglisse sous forme d'une masse jaune transparente. Celle-ci possède la saveur particulière de la réglisse, est facilement dissoluble dans l'eau et l'alcool; les solutions sont jaunes. La solution aqueuse se précipite par tous les acides; ces précipités sont doux, sans acidité; solubles à l'eau bouillante, ils se précipitent en gelée par le refroidissement; ils sont aussi solubles dans l'alcool. Ce sucre forme avec les bases salifiables des combinaisons très-solubles dans l'eau, peu solubles dans l'alcool. Avec les oxides métalliques, il forme des combinaisons insolubles. Toutes peuvent être parfaitement neutres.

On retire de l'*abrus precatorius* un principe tout-à-fait analogue au sucre de réglisse.

Le principe saccharin du *polypodium vulgare* est différent; la saveur douce est détruite par les réactifs.

J.-J. V.

Société philomathique.

Dans la séance du 26 janvier, M. Pouillet a communiqué à la société plusieurs observations qu'il a faites sur les attractions et répulsions qu'exercent sur un corps léger librement suspendu dans un espace limité, les corps plus ou moins échauffés que lui. Ces mouvemens, qui sont entièrement indépendans des forces magnétiques ou électriques et qui paraissaient dus à une force nouvelle inaperçue jusqu'à ce jour, peuvent cependant s'expliquer suivant ce physicien, par le seul effet du mouvement que prend l'air lorsque l'équilibre de température entre ses diverses parties se trouve détruit.

M. Fresnel avait constaté une action répulsive entre les corps échauffés; M. Le Baillif a fait un grand nombre d'expériences sur les actions attractives ou répulsives qui se manifestent dans un appareil de son invention qu'il appelle sidéroscope; M. Saigey, en modifiant le sidéroscope de M. Le Baillif, a observé d'autres phénonomènes d'attraction et de répulsion produits par des corps plus ou moins chauds. M. Pouillet a répété ces expériences, mais afin de les rendre indépendantes de l'action magnétique des aiguilles aimantées du sidéroscope, il a réduit l'instrument à sa plus grande simplicité, il le compose uniquement d'un brin de paille léger suspendu horizontalement à un cheveu, ayant une force de torsion connue, le tout renfermé dans une cage de verre; l'élasticité du cheveu donne à l'aiguille de paille une direction constante à laquelle elle revient très-sensiblement lorsqu'elle en a été plus ou moins éloignée. C'est en opérant avec ce nouvel instrument que M. Pouillet a observé les effets suivans.

1°. Une bougie à deux pieds de distance exerce sur l'aiguille de paille une déviation de 4 ou 5°.

2°. La présence de la main près de la cage, ou contre ses parois, produit un effet analogue.

3°. Il suffit de souffler un instant contre les parois pour observer un déviation encore plus forte.

4°. Les corps froids agissent de la même manière.

5°. Ces phénomènes se manifestent à travers des écrans de papier et de carton, ou même au travers d'une planche d'un pouce d'épaisseur; seulement ils sont moins intenses et ne se manifestent qu'après quelques instans; toutefois il faut moins d'une minute pour qu'ils soient sensibles au travers d'une planche de sapin de 3/4 de pouce d'épaisseur.

Il est évident que ces actions ne sont point magnétiques; elles ne sont pas électriques, car des corps électrisés agissant très-sensiblement sur un électroscope à paille ne produisent point d'effet, tandis qu'ils en produisent de très-grands lorsqu'on les chauffe sans les électriser.

Pour savoir si ces phénomènes dépendent de la masse du corps, M. Pouillet fait réfléchir sur l'aiguille de son appareil les rayons d'une bougie, d'une lampe, ou d'un corps chaud quelconque; de cette manière il obtient encore des effets très-marqués, et il en conclut que la cause ne réside pas dans la matière des corps, mais dans les rayons qu'ils émettent.

Dans le vide à deux millimètres, qui est le plus parfait que l'on puisse produire avec la meilleure machine pneumatique, les phénomènes se produisent de la même manière à peu près, avec la même intensité; ce qui serait une raison de penser que les courans d'air n'y peuvent exercer aucune influence. Cependant, pour lever tous les doutes à cet égard, M. Pouillet a essayé de donner à l'aiguille diverses positions dans l'appareil, et il a reconnu :

1°. Que l'aiguille étant toujours attirée par les corps chauds et par les corps froids, lorsqu'elle est dans la région basse et dans la région moyenne, est au contraire toujours repoussée quand elle occupe la région supérieure de l'appareil ;

2°. Que si l'on met en même temps dans la même cage,

deux aiguilles tout-à-fait pareilles, suspendues à des fils différens, celle d'en bas est toujours attirée, et en même temps celle d'en haut est toujours repoussée.

M. Pouillet conclut de ces expériences que le courant d'air est la véritable cause du phénomène. La paroi de la cage qui est la plus voisine du corps chaud s'échauffe, la couche d'air qui est en contact avec elle, participe à cette élévation de température et monte en raison de sa légèreté spécifique. Il s'établit ainsi une sorte de circulation régulière dans toute la masse d'air de l'appareil, et les aiguilles suspendues à diverses hauteurs sont entraînées dans le même sens, ou en sens contraire, suivant les parties du circuit dans lesquelles elles se trouvent. Il y a une telle régularité dans les mouvemens que l'appareil dont il s'agit pourrait être employé comme le plus délicat de tous les thermomètres pour connaître la facilité avec laquelle la chaleur traverse des épaisseurs données des différens corps.

Les courans d'air produits de la sorte par une température inégale, sont assez efficaces pour agir sensiblement sur tous les appareils à suspensions très-mobiles. Ils affectent surtout l'aiguille de l'électroscope de Coulomb, et même celle de la balance de torsion. La chaleur de la main suffit pour mettre en oscillation et pour dévier sensiblement l'aiguille aimantée dans l'appareil des variations diurnes.

En terminant ces observations, M. Pouillet remarque que s'il explique par les courans d'air tous les phénomènes qu'il a spécifiés, il ne prétend pas pour cela attribuer à la même cause tous les phénomènes observés par M. Le Baillif et par M. Saigey. Quant à la répulsion que M. Fresnel a observée entre des corps échauffés, M. Pouillet annonce qu'après avoir répété et varié les expériences, il n'a point encore de raison décisive pour arrêter son opinion sur ce point.　　　　　　　　　A. B.

ERRATA.

C'est par erreur que dans le numéro du mois de décembre 1827, page 607, nous avons attribué à M. Rouger et Boudet la notice sur les embaumemens. M. Boudet nous prie d'énoncer que cette notice est l'ouvrage de M. Rouger seul.

BULLETIN

DES TRAVAUX DE LA SOCIÉTÉ DE PHARMACIE DE PARIS;

Rédigé par M. Robiquet, *secrétaire général, et par une Commission spéciale.*

EXTRAIT DU PROCÈS VERBAL.

Séance du 15 février 1828.

Le procès verbal de la séance précédente est lu et adopté. La société reçoit une lettre de madame Holleville qui demande à être aidée dans la publication d'un ouvrage de pharmacie dont elle s'occupe ; ordre du jour.

M. Fée fait hommage à la société des ouvrages suivans : Phitonimie ou nomenclature végétale ; Éloge de Pline le naturaliste ; Notice sur les productions naturelles de Java. La société reçoit en outre : 1°. le Journal de Pharmacie et des Sciences accessoires ; 2°. le Journal de Chimie médicale et de Toxicologie ; 3°. Précis analytique des travaux de l'Académie de Rouen ; 4°. les Annales industrielles et scientifiques de l'Auvergne, rédigées par Lecoq, professeur d'histoire naturelle à Clermont-Ferrand ; 5°. 2 volumes du Journal de Geiger ; 6°. une Notice sur les instrumens météorologiques du cabinet de M. Leslie, par M. Ajasson. M. Robiquet présente de la part de M. Tilloy, un échantillon d'acide citrique retiré des groseilles. La Société considérant que l'extraction de l'acide citrique par des procédés qui dispensent d'employer le suc de citron, avait fait le sujet d'un concours proposé par elle, décide, nonobstant l'expiration du délai que l'échantillon et la description du procédé seront renvoyés à la commission des prix afin qu'elle lui fasse à ce sujet telle proposition qu'elle jugera convenable; l'ordre du jour appelle les rapports des sociétés savantes.

M. Boudet, oncle, rend le compte suivant des séances de l'institut :

M. Biot a reconnu que les cristaux de la pierre appelée *diopside*, ont deux axes optiques, et que les forces produites par un de ces axes ont plus d'intensité que celles qui émanent de l'autre, phénomène qui diffère de celui observé par M. Brewster dans d'autres cristaux, également à deux axes optiques mais ne présentant que des forces égales.

M. Gautier-Claubry, en son nom et au nom de M. Persos, lit un mémoire sur la matière colorante de la garance.

Ces deux chimistes ont trouvé dans la garance deux matières colorantes, l'une rouge et l'autre rose; ils prétendent que leur découverte est antérieure à celle de MM. Robiquet et Colin, et ils donnent pour preuve le paquet cacheté qu'ils ont déposé au secretariat de l'institut au mois de novembre 1826 (1).

M. Arago fait deux communications : l'une est une observation d'aurore boréale; mais, avant de lire la lettre de M. Dalton qui la contient, il croit devoir donner l'éclaircissement suivant.

J'avais remarqué, comme plusieurs physiciens avant moi, que l'apparition d'une aurore boréale déterminait toujours des mouvemens irréguliers dans l'aiguille aimantée; j'avais de plus reconnu que ces mouvemens se manifestaient à l'observatoire de Paris, même alors que

______

(1) MM. Robiquet et Colin ont lu leur premier mémoire à la société Philomathique, en juillet 1826.

les aurores boréales n'y étaient pas visibles, en sorte que toutes les fois que, sans voir d'aurores boréales, les moúvemens de l'aiguille aimantée avaient lieu, j'annonçais avec certitude les jour et heure où on avait dû apercevoir des aurores boréales dans le Nord. Une seule de mes prédictions n'ayant point été vérifiée, M. Brewster me croyait en défaut; mais elle vient d'être confirmée par M. Dalton, qui dans sa lettre donne à l'apparition de cette aurore boréale, les jour et heure que j'avais moi-même indiqués.

L'autre communication est relative à des effets singuliers, observés par le capitaine Scoverby et produites par deux coups de tonnerre sur le vaisseau le New-York.

Le premier coup y renversa toutes les cloisons, mais sans blesser personne.

Le second coup eut lieu le lendemain, il ne tua personne; il guérit même un paralytique, sans doute en opérant à la manière des incendies; il frappa le paratonnerre dont le capitaine venait d'armer le grand mât, fendit la verge et le conducteur de ce paratonnerre, dérangea un excellent chronomètre, procura un magnétisme très-fort à toutes les parties de cet instrument, ainsi qu'aux couteaux et aux fourchettes de fer qui se trouvaient sur le vaisseau. Il fit éprouver des effets très-différens à des aiguilles aimantées; quoique réunies dans une même chambre, on vit chez les unes l'action magnétique augmentée, chez d'autres diminuée, chez quelques unes anéantie, dans plusieurs les pôles renversés.

Des phénomènes semblables, ajoute M. Arago, observés depuis long-temps, attendaient une explication que M. Savary vient de donner.

Ce physicien a reconnu qu'une seule décharge électrique suffit pour aimanter un grand nombre d'aiguilles très-fines, mais avec des différences très-remarquables: les unes le sont très-peu, les autres beaucoup, d'autres nullement. Il a vu que pour une décharge déterminée, l'éloignement jouait un grand rôle ; que jusqu'à une certaine distance la vertu magnétique allait toujours en décroissant, puis s'annulait à une distance fixe pour augmenter au-delà d'une manière progressive, s'annulait encore et recommençait à croître, enfin que la distance nécessaire pour le *maximum* et le *mininum* d'aimantation dépendait de l'intensité de la décharge.

M. Becquerel vient de découvrir un fait qui peut être d'une grande importance pour la théorie atomistique.

Tant que la tourmaline a une certaine longueur, elle est électrique par échauffement, et par refroidissement ; dans des pierres de plus en plus longues, ces phénomènes diminuent d'intensité ; enfin les pierres qui ont huit centimètres de longueur ne sont électriques ni par échauffement, ni par refroidissement.

Si cette loi a lieu, en sens inverse, c'est-à-dire pour des longueurs très-petites, les atomes de la tourmaline doivent jouir d'une polarité considérable par les moindres changemens de température.

M. Geoffroi-St.-Hilaire explique un fait singulier signalé par Hérodote : ce ne sont point des sangsues, dont un petit oiseau qui ressemble au petit pluvier de nos climats, en s'introduisant dans la gueule des crocodiles, débarrasse ces animaux, mais bien de cousins qui s'attachent à leur palais et les tourmentent, cousins dont cet oiseau est très-avide et qu'il a l'avantage de trouver posés, par conséquent faciles à saisir. Les crocodiles, d'ailleurs reconnaissans des services qu'il leur rend, lui permettent de venir prendre ses repas dans leurs gueules, sans aucun danger pour lui. Ce petit oiseau, qu'Hérodote nomme trochilot, est suivant M. Geoffroi le *charadrius ægyptius* d'Hasselquist.

M. Dumeril détermine l'académie à ordonner l'insertion, dans le recueil des savans étrangers, du mémoire

de M. Bretonneau ayant pour objet les propriétés vésicantes de quelques insectes du genre mylabre et la manière d'en graduer les effets dans leur application.

M. Gay-Lussac annonce que M. Quillet, inspecteur des
poudres et salpêtres, profitant de l'analyse faite du *La-
pis lazuli* par M. Clément-Delormes, est parvenu à former *de toutes pièces* un outremer plus brillant que le naturel, et à pouvoir donner à vingt-cinq francs l'once de
cette couleur qui coutait 50 à 60 francs.

M. Julia-Fontenelle donne le moyen de distinguer la
strontiane d'avec la baryte. L'acide sulfurique rend in-
candescente la dernière de ces substances et ne produit
pas le même effet sur l'autre.

On reçoit un mémoire d'un naturaliste étranger, sur
l'existence de l'œuf dans les mammifères avant la fécondation; l'auteur demande que ses expériences soient répétées.

M. Cordier, chargé d'apprécier les recherches géolo-
giques de M. Roset, dit que ce géologue a exploré avec
beaucoup de soin et d'intelligence la partie du département du Pas-de-Calais connue sous l'ancien nom de Bas
Boullonnais, et qu'il a très-bien reconnu que les terrains
de cette contrée étaient identiques avec ceux du midi
de l'Angleterre, situés de l'autre côté de la Manche.

M. Soubeiran rend compte des séances de l'Académie
de médecine.

A l'occasion du mémoire de M. Mialhe sur la solidifi-
cation du baume de copahu par la magnésie, M. Henry fils
annonce qu'on a fait à la pharmacie centrale une première
expérience qui n'a pas réussi, mais que l'on a reconnu
que le baume de copahu n'était pas pur, et qu'une
deuxième expérience faite avec du baume de copahu parfaitement pur, promet des résultats conformes à ceux
indiqués par l'auteur du mémoire.

M. Henry fils a la parole pour rendre compte du mémoire qu'il a lu à l'Académie de médecine, sur la préparation de la morphine sans employer l'alcohol.

La Société reprend la suite de ses travaux.

MM. Pellerin et Soubeiran font un rapport sur les notes de M. Payen et de M. Buran sur le borax octaédrique. La Société ordonne l'impression de ce rapport.

M. Sérullas lit, en son nom et en celui de M. Hottot, une note additionnelle à son rapport sur le mémoire de M. Plisson.

M. Boissel lit, au nom de M. Vivié, une note sur une matière cristalline particulière extraite du *quercus robur*.

MM. Boissel et Chevalier son nommés rapporteurs pour rendre compte de cette note.

La Société va au scrutin pour la nomination de la commission des prix ; MM. Soubeiran, Robinet, Guibourt, Dublanc, Chevalier, sont nommés membres de cette commission, qui sera complétée par les membres du bureau, MM. Boudet jeune, Sérullas, Robiquet et Bussy.

PRÉPARATION

De l'iodure d'arsenic par voie humide et cristallisation de l'iode par A PLISSON, *pharmacien à la pharmacie centrale.*

Depuis que j'ai eu l'honneur de vous communiquer une note sur la préparation de l'iodure d'arsenic, j'ai pris connaissance du rapport détaillé que MM. Sérullas et Hottot ont fait à cette occasion : j'y ai lu avec profit des faits nouveaux que j'ai presque tous répétés et que j'ai reconnus de la plus grande exactitude.

Vous vous rappellerez peut-être, messieurs, qu'ayant

reconnu que l'iodure d'arsenic était soluble dans l'eau chaude, j'avais proposé, pour obtenir celui-ci exempt d'un excès d'iode, d'avoir recours à la voie humide : comme j'avais acquis la preuve que cet iodure, dissout dans l'eau, pouvait donner de l'acide arsénieux par précipitation, j'en avais inféré que ses élémens étaient en proportions dépendantes de celles où l'hydrogène et l'oxigène sont unis dans l'eau : enfin comme le soluté arsénical pouvait être réduit, par l'évaporation, à un volume peu considérable sans aucun signe d'altération, j'avais cru que, si par le refroidissement il se déposait des cristaux, ceux-ci devaient être de même nature que le corps dont ils provenaient, c'est-à-dire que l'iodure tenu en dissolution.

D'après cela, n'ayant pas trouvé dans plusieurs ouvrages, notamment celui de M. Berzélius sur les proportions chimiques, la composition de ce nouveau produit, j'avais pensé qu'il serait facile et exact, et cela sans le secours de l'analyse, d'établir par le simple calcul le rapport de ses principes constituans.

Cette composition dont je m'étais contenté, devait paraître suspecte à M. Sérullas qui savait que le bromure d'arsenic dont il vient d'enrichir la science, était décomposé par l'eau; aussi, guidés par l'analogie, MM. les rapporteurs ayant porté leur attention sur les eaux-mères des cristaux que j'avais obtenus, ont prouvé que ceux-ci ne pouvaient être représentés par la formule que j'avais déduite à l'aide du calcul. Cela constaté, MM. Sérullas et Hottot admettent que l'iodure d'arsenic au contact de l'eau, si celle-ci est en grande quantité, se transforme entièrement en hydriodate acide ou plutôt en acide hydriodique et en oxide d'arsenic; etc. , etc.

Pour moi, ayant pu réduire, par l'évaporation, le soluté d'iodure d'arsenic à un volume peu considérable et tel que 93 parties de celui-ci étaient encore complètement dissoutes alors qu'il ne restait plus environ que 375 parties d'eau, il me semble que la décomposition de la liqueur dont nous venons de parler, ne s'effectue qu'autant qu'on emploie de l'eau froide ou qu'on abandonne à la cristallisation les liqueurs convenablement rapprochées ; ainsi, par l'intermède du calorique, l'iode et l'arsenic seront dans l'eau à l'état d'iodure ou d'hydriodate et selon les proportions que j'ai établies.

En effet, s'il n'y avait pas combinaison entre ces corps, comment expliquer la solution du métal dans l'eau. Et si l'on m'objectait qu'il passe à l'état d'oxide en même temps que l'iode s'hydracidifie, je demanderais comment cet oxide pourrait rester dissout dans moins de 19 fois son poids d'eau.

Étant donc persuadé que l'iodure d'arsenic pouvait se dissoudre entièrement dans l'eau chaude et qu'il ne se décomposait que par le refroidissement, probablement parce que l'affinité qui prédomine à chaud, est vaincue à froid par la cohésion, j'ai cherché à faire réussir le procédé par la voie humide. Pour cela, au lieu de laisser la liqueur en repos pour la faire cristalliser, je l'ai évaporée promptement à siccité, dans une large capsule et en l'agitant sans cesse.

On obtient par cette manipulation une multitude de petits cristaux qui sont d'un rouge assez vif tant qu'ils sont encore humides, et qui passent au rouge-violet du cinabre, quand ils sont parfaitement secs. Dans cet état, pour peu que la température s'élève, ils entrent en fusion et présentent après leur refroidissement, une masse cristalline d'un rouge plus ou moins briqueté. Cette fusion s'opère très-bien dans une fiole ou un tube. Comme vers la fin de l'évaporation, il se dégage quelques vapeurs irritantes, craignant qu'elles ne fussent dues à une quantité notable d'acide hydriodique, j'ai distillé dans une cornue jusqu'à siccité, 425 grammes d'eau tenant en solution 24 grammes d'iodure d'arsenic préparé par la voie humide. Le liquide condensé dans le récipient, traité par l'acide nitrique, a donné 0,03 grammes d'acide arsénique et de très-légères vapeurs d'iode dont la quantité ne m'a pas paru dépasser 0,1 gramme ; de sorte que la proportion élémentaire de l'iodure n'aurait pas changé par l'évaporation.

J'étais donc porté à croire que l'iodure obtenu de cette manière correspondait à la formule que j'ai donnée, et pour qu'il ne restât aucun doute j'ai fait une analyse dont voici la moyenne.

Deux grammes d'iodure d'arsenic ont été mis dans un petit matras d'un poids exactement connu, et décomposés par 16 grammes d'acide nitrique pur mêlé avec une petite quantité d'acide hydrochlorique , le tout étendu de 2 fois son poids d'eau : tout l'iode ayant été chassé par l'ébullition , on a continué celle-ci jusqu'à ce que la liqueur acide fût très-concentrée, époque à laquelle on a achevé l'évaporation par une chaleur incapable de décomposer l'acide arsénique. Celui-ci étant bien sec, le matras chaud remis dans la balance avait augmenté de 0,500 , d'où il suit que 1 gramme d'iodure est formé de

Arsenic.	0,164
Iode	0,836
	1,000

La théorie indique

Arsenic.	0,1671
Iode	0,8329
	1,0000

Pour savoir jusqu'à quel point ce moyen d'analyse était exact, j'ai traité 1 gramme d'arsenic brillant, récemment sublimé , par un grand excès d'acide hydro-chloro-nitrique

(l'acide nitrique y prédominait fortement), et j'ai eu
1,515 d'acide arsénique soluble en totalité dans l'eau. La
théorie indiquant 1,53 , l'erreur n'est que de 0,015 , aussi
le procédé peut-il être réputé exact.

Le soluté à chaud d'iodure d'arsenic rougit très-fortement la teinture de tournesol, ce qui tient vraisemblablement à la faible alcalinité de l'oxide d'arsenic. J'admets ici
que l'iodure passe à l'état d'hydriodate ; il serait en effet
assez difficile d'expliquer le changement de couleur du
tournesol sans supposer la décomposition de l'eau.

Le même soluté décompose celui de carbonate de potasse avec une vive effervescence , parce que l'acide hydriodique ayant beaucoup plus d'affinité que l'acide carbonique pour la potasse , s'empare de celle-ci, tandis que
l'acide carbonique déplacé et incapable de s'unir à l'oxide
d'arsenic, s'échappe tumultueusement dans l'atmosphère.

Arrivé à ce point de mon travail , je me suis occupé ,
sur le conseil de MM. Sérullas et Hottot, de constater
si les cristaux blancs variés que j'avais obtenus, étaient
un composé à proportions définies : à cette fin , j'ai opéré
avec 80 grammes d'iode et une quantité suffisante d'arsenic ; les cristaux résultant, après un grand nombre de lavages à l'alchool, communiquaient encore à celui-ci la propriété de bleuir par l'empois à l'aide de l'acide nitrique.
J'ai cessé les lavages lorsque les cristaux bien desséchés
ne pesaient que 0,4 gramme ; ces 0,4 gramme traités par
l'acide nitrique ont fourni d'une part une si faible vapeur
d'iode qu'on peut tout au plus l'évaluer à 0,005 gramme
comme on va le voir , et d'une autre part à 0,460 gramme
d'acide arsénique, qui représentent 0,395 d'acide arsénieux.

De ces faits, l'on peut conclure que si la matière indiquée est un composé à proportions définies, on ne saurait l'obtenir par le procédé ci-dessus qui la convertirait
en oxide d'arsenic retenant sans doute de moins en moins

entre ses particules, du sous-iodure ou de l'oxi-iodure d'arsenic.

Cristallisation de l'iode.

Dans ma première note sur l'iodure d'arsenic, j'ai consigné que ce corps était susceptible de dissoudre environ son poids d'iode et de former de l'arséniure perioduré. Depuis, voici ce que j'ai observé. En mettant cet arséniure perioduré liquide, sous une cloche avec des substances très-avides d'humidité, j'ai obtenu après quelques jours des cristaux informes d'iode; les eaux-mères soumises de nouveau à l'évaporation, m'ont fourni plusieurs fois de suite des cristaux remarquables et qui sont des octaèdres très-aigus. Ils sont accompagnés, dans les dernières opérations, de petits cristaux blancs. Pour m'assurer si les octaèdres contenaient de l'arsenic, j'en ai traité 0,5 gramme par l'acide nitrique et j'ai obtenu un résidu si faible qu'il ne pesait que quelques milligrammes; je les regarde donc comme formés uniquement d'iode.

J'ai essayé en même temps, mais sans succès, d'obtenir cette cristallisation par l'iodure perioduré de potassium.

Je présume que l'iode a pris la forme octaédrique dans l'arséniure perioduré, lorsque par l'effet de l'évaporation, celui-ci se sera transformé en acide hydriodique ioduré et en acide arsénieux; de sorte qu'il est probable que l'iode cristallise facilement dans l'acide hydriodique ioduré.

RAPPORT

Fait à la société de pharmacie par M. Serullas, *en son nom et celui de* M. Hottot.

Vous nous avez chargés, M. Hottot et moi, de vous rendre compte d'une nouvelle note de M. Plisson, ayant pour objet la préparation de l'iodure d'arsenic par la voie humide, et une cristallisation d'iode dans une circonstance particulière.

D'après de nouveaux essais, M. Plisson pense encore qu'on peut obtenir l'iodure d'arsenic à proportions fixes, en mettant de l'iode, de l'arsenic et de l'eau en ébullition, et évaporant à siccité.

La dissolution serait, selon ce chimiste, de l'iodure ou de l'hydriodate d'arsenic, qui, dans ce dernier cas, passerait à l'état d'iodure par la concentration et la cristallisation.

L'opinion que nous avons émise, à l'occasion de la première note de M. Plisson sur ce même sujet, diffère en ce que nous avons considéré la dissolution d'iodure d'arsenic dans l'eau comme un mélange d'acide hydriodique et d'oxide d'arsenic, et la matière cristalline que cette dissolution est susceptible de donner par l'évaporation, comme un composé d'oxide d'arsenic et d'iodure de ce métal; en cela nous avons vu une action tout-à-fait semblable à celle que l'eau exerce sur le chlorure et le bromure d'antimoine, sauf les modifications dépendantes de la solubilité de l'oxide d'arsenic, celui d'antimoine ne jouissant pas de cette propriété.

Les expériences que nous fîmes alors justifièrent parfaitement cette façon de voir; elles nous mirent à même de constater :

1°. Que les cristaux produits dans la dissolution concentrée d'iodure d'arsenic contenaient peu d'acide ou d'iodure et beaucoup d'oxide, et le liquide surnageant beaucoup d'acide et peu d'oxide ;

2°. Que par l'évaporation de cette dissolution on en sépare une certaine quantité d'acide au point de l'obtenir isolément en grande partie en renouvelant les dissolutions et l'évaporation ;

3°. Que la partie d'iodure qui se reforme par l'évaporation à siccité, se trouve unie à une quantité d'oxide plus ou moins grande, nécessairement correspondante à la quantité d'acide séparé ; ce que nous avons démontré en chauffant dans un tube étroit une portion de cet iodure plus ou moins coloré. Nous avons vu de l'oxide d'arsenic rester au fond du tube et de l'iodure plus volatil se séparer. Les précautions convenables étant prises pour qu'on ne puisse attribuer cet oxide à une portion de l'iodure décomposé, et dont le métal se serait brûlé ; du reste, pas de vapeurs d'iode.

Selon M. Plisson, il n'est pas démontré que la dissolution d'iodure d'arsenic soit de l'acide hydriodique et de l'oxide. Nous savons que l'action puissante que cette dissolution exerce sur le tournesol n'est pas une preuve hors d'objection ; mais la séparation de l'acide par l'évaporation et la distillation lève, ce nous semble, toute incertitude ; mais les lavages à l'eau ou à l'alcohol qui entraînent l'iode à l'état d'acide, ce que M. Plisson a reconnu lui-même, laissant l'oxide d'arsenic presque en totalité sauf la quantité que les liquides employés sont susceptibles de dissoudre, est une expérience qui ne permet pas de douter que l'eau ne transforme l'iodure en acide hydriodique et en oxide. Une dissolution d'iodure d'arsenic abandonnée pendant deux mois dans une capsule recouverte seulement d'un papier s'est desséchée et a laissé un dépôt d'oxide d'arsenic mêlé de quelques parties d'iodure.

M. Plisson expliquerait encore cette séparation de l'acide, au moyen de l'évaporation, par la faible alcalinité de l'oxide d'arsenic. Le rapporteur a cru démontrer dans ses mémoires sur les bromures d'arsenic, d'antimoine et de bismuth, et par une observation sur l'oxi-bromure d'arsenic, qu'il n'en était pas ainsi. Mais à supposer que cela fût, la portion d'acide séparée, quelle qu'en soit la cause, ne laissera pas moins, comme nous l'avons déjà dit, une quantité d'oxide d'arsenic correspondante qui restera mêlée ou combinée à l'iodure, formant l'oxi-iodure d'arsenic, et non un iodure à proportions constantes et déterminées.

M. Plisson dit aussi que l'iodure d'arsenic ne se décompose qu'à froid et que la combinaison subsiste dans sa dissolution à chaud ; parce qu'il ne peut concevoir que l'eau puisse retenir sans qu'il soit combiné de l'oxide d'arsenic en quantité aussi considérable qu'il évalue à une partie de ce dernier sur 19 parties d'eau.

Mais l'on sait, d'après les expériences de M. Guibourt sur l'oxide d'arsenic opaque et transparent, que, entre autres, l'oxide d'arsenic est beaucoup plus soluble à chaud qu'à froid, dans les rapports de 8 à 10 fois plus dans l'eau bouillante que dans l'eau froide à 15° ; et que cette eau chaude, ce qui est très-remarquable, ne laisse plus précipiter par le refroidissement qu'une petite quantité d'oxide d'arsenic ; qu'elle en retient conséquemment une quantité beaucoup plus grande que celle qu'elle est susceptible de dissoudre dans une première dissolution à la température ordinaire.

Ainsi la décomposition que M. Plisson pense que la dissolution d'iodure d'arsenic éprouve à froid, et ne subit pas à chaud, ne doit être, selon nous, que la différence de solubilité de l'oxide d'arsenic suivant les modifications indiquées dans la belle observation de M. Guibourt.

La détermination des proportions des élémens de l'iodure d'arsenic présentées en poids par M. Plisson, correspond à la formule atomique A S I³, indiquée dans la dernière édition de M. Thenard, tom. 5, pag. 294, ainsi que nous l'avons déjà dit.

M. Plisson observe n'avoir obtenu par la distillation de l'iodure d'arsenic dissous, que de petites quantités d'acide en même temps qu'une quantité proportionnelle d'oxide. Cette opération présente des difficultés et exige des précautions. L'acide hydriodique ne se volatilisant qu'à 128 degrés, tant qu'il y a beaucoup d'eau il n'en passe que des traces, on n'en obtient une quantité un peu notable qu'au moment où la concentration est avancée ; la densité de la liqueur étant alors très-grande, il y a des soubresauts qui ne permettent pas de continuer, de l'iodure est projeté dans le récipient avec l'acide; mais si l'on évapore la dissolution d'iodure dans une capsule de porcelaine pendant long-temps, et qu'on ajoute de temps en temps vers la fin de l'évaporation de petites quantités d'eau, on parvient à volatiliser la majeure partie de l'acide ; et en évaporant le restant à siccité, on trouve un oxi-iodure contenant peu d'iodure et beaucoup d'oxide.

Au résumé, après avoir repris avec une nouvelle attention nos premières expériences, nous avons trouvé qu'elles étaient exactes ; elles ont confirmé en tous points ce que nous avons annoncé dans notre premier rapport, savoir :

Que l'action de l'eau sur l'iodure d'arsenic est analogue à celle de ce liquide sur les chlorure et bromure d'antimoine et d'arsenic ; qu'elle le transforme en acide hydriodique et oxide d'arsenic, ce dernier soluble en totalité lorsque la quantité d'eau est suffisante ; que par l'évaporation, il en résulte, ainsi que la théorie l'indique, un iodure par la formation d'eau et la combinaison de l'iode et du métal ; mais que pendant la concentration, et avant que la conversion en iodure soit complète, la température est assez élevée pour volatiliser ou décomposer une portion de l'acide, et qu'alors reste unie à l'iodure une quantité d'oxide correspondante, conséquemment un oxi-iodure contenant plus ou moins d'oxide ; ce dernier étant moins volatil que l'autre on peut les séparer par la chaleur.

La cristallisation de l'iode, dans l'acide hydriodique ioduré, observée par M. Plisson est un fait nouveau qui mérité d'être noté.

Note de MM. Hottot *et* Sérullas.

Dans la dernière séance, nous avons eu l'honneur, M. Hottot et moi, de vous faire un rapport sur une nouvelle note de M. Plisson relative à la préparation de l'iodure d'arsenic par la voie humide. Ce rapport ayant donné lieu à une observation de la part de ce chimiste, nous nous sommes empressés, dans l'intérêt de la vérité, de revenir sur une expérience susceptible de présenter, dans une circonstance particulière dont il n'est pas fait mention dans sa note et qu'il nous a signalée depuis, des résultats différens de ceux que nous avons constatés

Nous avons dit que la dissolution d'iodure d'arsenic donnait, par la distillation, de l'acide hydriodique; c'est une vérité incontestable; mais cette séparation ne s'effectue qu'autant qu'on agit sur la liqueur très-acide surnageant la quantité d'oxide ou d'oxi-iodure que la dissolution plus ou moins concentrée a laissé précipiter; alors une quantité d'acide correspondante à l'oxide séparé peut être volatilisée; et en réitérant on obtient la majeure partie de l'acide.

Nous avons aussi dit et démontré qu'on peut isoler l'oxide de cette même dissolution en l'évaporant dans une capsule de porcelaine, et en ajoutant de l'eau à plusieurs reprises.

Nous avons vu encore cette dissolution abandonnée à elle-même pendant long-temps se réduire presque entièrement en oxide.

Dans ces deux derniers cas la disparition de l'iode doit dépendre, d'après ce qui suit, de l'action de l'air qui décompose successivement l'acide hydriodique mettant en liberté l'iode qui se volatilise : car si l'on distille promptement, conséquemment hors du contact de l'air, la dissolution d'iodure d'arsenic (c'est là l'observation de M. Plisson), cette décomposition n'a pas lieu ; la dissolution se convertit entièrement en iodure, l'eau qui distille ne contient pas d'acide, et seulement quelques parties d'iodure eutraînées par la vapeur ; ce que nous n'avons pu éviter absolument même avec les plus grandes précautions.

Toutefois rien ne se trouve changé dans les autres conséquences que nous avons tirées ; et il ne nous paraît pas exact de dire que l'iodure d'arsenic dans l'eau se décompose à froid, et que la combinaison existe à chaud ; parce qu'il n'y a pas plus de séparation à froid qu'à chaud : lorsque dans le premier cas il y a suffisamment d'eau, tout est parfaitement dissous, et l'action des deux liqueurs sur le tournesol est proportionnellement aussi puissante dans un cas que dans l'autre ; tout comme il y a précipitation à chaud lorsque la liqueur est concentrée.

Nous n'apporterons donc dans notre rapport que cette seule modification, savoir qu'il est possible d'obtenir l'iodure d'arsenic en soumettant à l'ébullition de l'iode, de l'arsenic et de l'eau et évaporant hors du contact de l'air.

Mais cette opération présentant beaucoup de difficultés pour empêcher les soubresauts qu'on n'évite qu'en partie par l'introduction de petits tubes de verre au milieu de la liqueur, nous pensons que l'observation de M. Plisson, quoique fort intéressante comme fait chimique, ne peut guères être appliquée à la préparation de l'iodure d'arsenic ; attendu qu'il est certain que par l'évaporation à l'air, et ce serait le seul moyen facilement praticable, on aura en mélange une plus ou moins grande quantité d'oxide d'arsenic par suite de la décomposition inévitable d'une plus ou moins grande quantité d'acide hydriodique. Ce procédé n'offrant pas du reste d'avantage sur celui par la fusion directe des substances et la distillation.

Nous restons toujours convaincus que l'action de l'eau

sur l'iodure d'arsenic est absolument la même que celle de
ce liquide sur l'iodure d'antimoine, les chlorure et bromure
de ce métal; que les différences qu'elle présente dépendent
de la solubilité de l'oxide d'arsenic tant à froid qu'à chaud,
et du peu de volatilité de l'acide hydriodique liquide qui
permet de ramener, par l'évaporation, les substances dissoutes à un état de cohésion suffisant pour déterminer la
formation de l'iodure avant que la température soit assez
élevée pour volatiliser l'acide, ce qui n'a pas lieu avec les
acides hydrochlorique et hydrobromique liquides susceptibles de se volatiliser en grande partie avec l'eau.

RAPPORT

*Fait à la Société de Pharmacie sur une nouvelle
variété de borate de soude, par MM.* Soubeiran *et*
Pellerin.

Une contestation s'est élevée entre MM. Buran et
Payen, qui réclament tous deux la priorité de la découverte d'un nouveau borate de soude. M. Buran s'est
adressé à la Société de Pharmacie en lui envoyant un
échantillon des borax qu'il répand dans le commerce,
et en lui annonçant qu'il se soumettrait au jugement
qu'elle pourrait prononcer, après avoir pris connaissance
des faits. M. Payen a, depuis cette époque, fourni de
nouveaux renseignemens à la société, et lui a fait remettre aussi un morceau de borax de sa fabrique.
M. Pellerin et moi nous avons été chargés d'examiner
la question, et nous allons rendre compte à la Société
des résultats auxquels nous sommes parvenus.

Les élémens de notre travail sont les deux notes
présentées à la Société par M. Buran et par M. Payen,
les renseignemens postérieurs que nous avons reçus de
chacun de ces messieurs, et le mémoire que M. Payen

a fait insérer dans les *Annales de l'Industrie*. Nous avons en outre fait un grand nombre d'expériences, et, munis de tous ces documens, nous avons pu nous croire suffisamment éclairés. L'opinion que nous aurons l'honneur de vous soumettre est appuyée de notre entière conviction. Nous espérons que l'exposé des faits pourra vous la faire partager.

Nous rappellerons d'abord au souvenir de la Société quelles sont les propriétés qui caractérisent le nouveau borate de soude. Nous décrirons sa fabrication, en rapportant d'abord les procédés de MM. Payen et Buran. Nous ferons ensuite connaître les expériences qui nous sont propres. Ayant ainsi tracé l'histoire chimique de ce nouveau corps, il nous restera à balancer les faits, et à nous appuyer des renseignemens que nous avons pu recueillir pour éclairer votre opinion sur la discussion qui s'est élevée entre deux hommes également recommandables.

Le nouveau borate dont nous nous occupons, est une variété du borate de soude ordinaire dont il diffère chimiquement par la proportion d'eau de cristallisation qu'il contient. Celle-ci est exactement la moitié de celle contenue dans le borate de soude prismatique. Cette différence en amène d'autres dans les propriétés. La forme cristalline est un octaèdre régulier, au lieu d'être un prisme à quatre ou six pans. La densité est plus grande. La dureté a également augmenté, car le borax ordinaire est rayé par le borax octaédrique.

Le borax prismatique se clive naturellement par des changemens de quinze degrés de température ; le borax octaédrique conserve sa solidité dans les mêmes circonstances.

Le borax ordinaire conserve sa transparence dans l'eau et dans un air humide. Il s'effleurit à sa superficie dans un air sec. Le contraire arrive pour les nouveaux cristaux : plongés dans l'air humide ou dans l'eau ils deviennent opaques, et ne se conservent diaphanes que dans l'air sec.

La différence la plus remarquable est celle que ces

deux sels présentent dans leur emploi dans les arts, et
elle est due à leur différence de dureté et de cohésion.
Les bijoutiers, qui sont dans la nécessité d'employer le
borax dans un grand état de division, l'obtiennent en
frottant un cristal sur une pierre dure arrosée de temps
en temps de quelques gouttes d'eau. Il leur arrivait que
le borax ordinaire se brisait souvent en fragmens et
laissait dans la poudre des parcelles assez grosses pour,
à leur application sur l'or ou l'argent, faire fondre par
places des parties de métaux considérables, et nuire au
fini de l'ouvrage en compromettant les intérêts des ouvriers. On a essayé à remplacer le borax prismatique
par le borax fondu; mais celui-ci a trop de dureté. Il
use la pierre au lieu d'être usé par elle. Les avantages
du borax octaédrique consistent à ce qu'il se divise bien
sur la pierre sans jamais s'éclater en fragmens comme le
font les cristaux prismatiques.

On se procure le borate de soude octaédrique en faisant dissoudre du borax dans l'eau à la température de
100°, et en proportion suffisante pour qu'au terme de
l'ébullition la densité de la liqueur soit telle que l'aéro-
mètre de Baumé y marque 30 degrés. On abandonne
alors à un refroidissement lent et régulier. Dès que la
température est descendue à 79°, il se dépose des cristaux octaédriques qui commencent à se former seuls jusqu'à ce que la température du liquide soit descendue à
56°. En ce moment l'eau-mère décantée ne donne plus
que des cristaux prismatiques. Si on ne prend pas la
précaution de séparer les eaux-mères au moment convenable, les cristaux se recouvrent, s'enveloppent mutuellement et se confondent dans leurs limites. Cette
observation nous explique comment certains borax impurs, connus dans le commerce sous les noms de borax tinckal de l'Inde et de borax demi-raffiné de la Chine,
produisent quelquefois au raffinage un poids plus considérable que celui du borax prismatique.

Le procédé que nous venons de rapporter, est celui
qui a été communiqué à la Société par M. Payen.
M. Buran opère à peu près de même. Il concentre la

liqueur jusqu'à 32 degrés de l'aréomètre de Baumé, puis il ferme sa chaudière pour ralentir autant que possible le refroidissement. Au bout de six jours, en opérant sur un millier de borax, il ouvre la chaudière, retire la partie liquide, et enlève le borax octaédrique qui s'est formé. Celui-ci est sous la forme d'une croûte très-dense. A sa surface se trouve un commencement de cristallisation prismatique que M. Buran détache au moyen d'une hachette. Une observation fort remarquable et qui doit trouver ici sa place, parce qu'elle a été faite par M. Buran, c'est qu'une ébullition prolongée pendant plusieurs heures est nécessaire pour obtenir une grande quantité de borax octaédrique.

Les expériences qui nous sont propres ont eu pour objet de constater les propriétés du borax octaédrique et de répéter ce qui nous avait été annoncé sur sa fabrication. Dans un premier essai nous avons suivi exactement le procédé de M. Payen, et nos résultats ont été parfaitement en accord avec tout ce qu'il avait annoncé. Nous avons cru remarquer cependant qu'au-dessous de 56.°, il se fait encore du borax octaédrique.

Nous avons ensuite examiné si l'action prolongée de la chaleur favorisait la transformation du borax ordinaire en cristaux octaédriques, et nous avons vu ce fait confirmé par des expériences différentes, l'une qui a consisté à tenir pendant trois heures en ébullition deux livres de borax ordinaire; l'autre qui a été faite en tenant, pendant le même temps, sur le feu des eaux-mères qui n'avaient fourni que du borax prismatique.

Enfin nous avons voulu voir si le borax octaédrique dissous dans l'eau, avait besoin d'une ébullition prolongée pour fournir des cristaux semblables, ou s'il se transformait par le seul fait de sa dissolution en borax ordinaire. A cet effet nous avons fait dissoudre dans l'eau bouillante une certaine quantité de la masse octaédrique qui nous avait été remise par M. Payen, et elle nous a fourni de suite une masse de cristaux en octaèdres.

Nous pouvons conclure de ce qui précède que l'on peut, dans des circonstances convenables, obtenir à volonté du borate de soude sous la forme d'octaèdres, et que les cristaux ne contiennent que la moitié de l'eau de cristallisation de borax prismatique. L'on connaît plusieurs exemples de ces mutations de forme accompagnant un changement dans la proportion de l'eau de cristallisation. Nous rappellerons à la société l'observation faite par M. Robiquet du changement de forme du nitrate de strontiane qui se sépare en petits cristaux anhydres de ses dissolutions concentrées, et en gros octaèdres transparens, très-chargés d'eau, d'une dissolulution moins rapprochée. Beaucoup d'autres sels pourraient donner lieu à des observations semblables ; mais une des plus importantes est celle de M. Thomson sur le carbonate de soude, parce qu'elle nous offre comme les borax deux sels de nature semblable, mais contenant des proportions différentes d'eau de cristallisation. L'un a la forme de prismes quadrangulaires terminés par des pointemens à quatre faces, et l'autre est en cristaux octaédriques à bases rhombes et à sommets tronqués.

Nous abordons maintenant la question de priorité, et c'est sur des faits difficiles à contester que nous voulons appuyer notre jugement.

Il nous paraît constant que, dès l'année 1818, M. Buran s'occupa, de concert avec M. Houtou-Labillardière, de recherches sur les borax impurs du commerce, et ils parvinrent les premiers à leur donner la forme cristalline que réclamait le commerce. Cette circonstance mit M. Buran en rapport d'intérêt avec les différens consommateurs. Il se mit au courant de ce que chacun d'eux pouvait désirer, et s'occupa surtout de satisfaire les bijoutiers, qui se montraient les plus difficiles. Si nous devons nous en rapporter à M. Buran, ce serait après une série de recherches qu'il serait parvenu à fabriquer le borax octaédrique qu'il répand seul dans le commerce depuis plusieurs années.

La question se réduit pour nous à savoir si la vérité est dans les assertions de M. Buran, ou bien si, comme le dit M. Payen, M. Buran a fait du borax octaédrique sans le savoir, sans l'avoir jamais isolé, sans avoir reconnu ses formes. Nous vous ferons observer, Messieurs, que M. Buran n'est pas un manufacturier sans instruction. Long-temps il travailla au laboratoire de l'école d'Alfort ; il fut le collaborateur de M. Houton-Labillardière. Il nous est donc permis de croire qu'il a pu arriver par des recherches dirigées avec intelligence à fabriquer du borax octaédrique. Mais nous concevrons aussi facilement pourquoi il a préféré livrer au commerce son borax sous la forme de masse brute ; c'était pour lui une garantie que son procédé resterait plus long-temps secret. Il existait aussi une concurrence défavorable, et ses prévisions se sont bien réalisées, puisque, pendant plusieurs années, M. Buran a seul fourni au commerce son borax octaédrique sous les noms de borax calciné, borax des bijoutiers, borax en croûte, et au prix de 3 fr. la livre. Sa valeur commerciale n'a baissé que depuis que M. Payen a établi une concurrence. Observons d'ailleurs que M. Payen n'a livré de cette espèce de borax au commerce que depuis la dernière exposition de l'industrie, où M. Buran avait placé les produits de sa fabrique.

Il nous reste encore un point à discuter : il s'agit de savoir si les masses livrées au commerce par M. Buran, sont du borax octaédrique pur ou bien un mélange des deux borax. Si vous vous rappelez ce que nous avons rapporté du procédé de fabrication de M. Buran, vous admettrez sans aucune difficulté une partie de l'opinion de M. Payen. Il se trouve à la surface une couche de borax prismatique que M. Buran enlève mécaniquement, mais pas toujours en entier, comme vous pourrez le voir sur l'échantillon qui nous a été remis par M. Buran lui-même. Cette croûte est bien du borax à 47 p. $\frac{o}{o}$ d'eau de cristallisation ; l'analyse chimique nous en a convaincus. Mais la masse inférieure contient-elle un mélange des deux espèces de borax ? c'est ce que nous ne pouvons accorder à M. Payen, car l'analyse nous y fait trouver 29,7 d'eau de cristallisation, c'est-à-dire la même quantité que dans les octaèdres isolés que M. Payen avait déposés à la Société.

Mais n'est-ce pas un gage de pureté, une garantie contre la fraude, que de livrer au commerce des cristaux bien formés au lieu de masses amorphes où l'on pourrait introduire des matières étrangères. Sans croire qu'il soit bien facile de falsifier un sel qui ne cristallise que dans certaines conditions particulières, nous pensons toutefois qu'il est préférable pour le commerçant de trouver les produits qu'il emploie en cristaux, parce qu'il a, par devers lui, l'assurance de leur pureté. Et si nous ne connaissons pas maintenant de moyen de falsifier le borax octaédrique, quelque fraudeur habile pourrait bien le découvrir, et l'état informe du sel livré par M. Buran serait pour lui une circonstance avantageuse.

En résumé nous pensons que la découverte commerciale du borate de soude octaédrique ne peut être disputée à M. Buran. Quant à la découverte chimique, il est aussi positif pour nous que M. Payen a décrit le premier ce borax et a fait connaître son mode de fabrication. Nous sommes intimement convaincus que ces faits étaient connus de M. Buran; mais nous en attribuons la découverte à M. Payen, en nous fondant sur ce principe que celui-là doit être considéré comme le véritable auteur d'une découverte dans les sciences chimiques, qui le premier l'a rendue publique en la faisant insérer dans un ouvrage imprimé, ou en la faisant connaître dans une réunion savante.

Dans le Journal de Pharmacie de décembre 1827, la commission des travaux a donné un extrait du rapport fait sur le procédé de M. Vivié pour éteindre le mercure à l'aide de jaunes d'œufs; mais elle n'a pas signalé l'opinion émise de vive voix par les rapporteurs, que la quantité disproportionnée d'huile d'œuf obtenue, provenait d'une portion d'élaïne de l'axonge qui s'était unie à cette huile et avait par le repos surnagé le mélange. Cette hypothèse concluante étant en quelque sorte le corollaire et le complément du rapport; nous prions la Société de vouloir bien permettre d'insérer notre réclamation dans le plus prochain numéro.

Signé BOISSEL, BONASTRE.

PARIS.—IMPRIMERIE DE FAIN, RUE RACINE, N°. 4, PLACE DE L'ODÉON.

JOURNAL

DE PHARMACIE

ET

DES SCIENCES ACCESSOIRES.

N°. IV. — 14ᵉ. *Année.* — AVRIL 1828.

De l'identité de l'asparagine avec l'agédoïte.

Mémoire lu à l'Académie de médecine, section de Pharmacie.

Par M. A. PLISSON,
Pharmacien à la Pharmacie centrale.

DANS le dernier travail que j'ai eu l'honneur de vous lire et dont le but a été de prouver la nature identique du sel de M. Bacon et de l'asparagine, j'ai hasardé cette opinion, que l'agédoïte ou matière cristalline de la réglisse découverte par M. Robiquet, pouvait bien n'être également que de l'asparagine.

Depuis cette époque, je me suis occupé de vérifier cette opinion; et, avant de vous exposer les faits sur lesquels je m'appuie, je vous demanderai, messieurs, la permission de citer un passage du mémoire de M. Robiquet, pour vous rappeler que cet habile chimiste n'a cessé de considérer comme une, les deux substances sur lesquelles je désire fixer un moment votre attention, que sur l'autorité du célèbre cristallographe Haüy. Voici ce passage :

« La racine de réglisse contient une matière cristalline
» qui a l'aspect d'un sel. C'est une substance qui mérite
» réellement d'être examinée, et je ne doute pas que
» quelques personnes plus à même que moi de répéter
» ces expériences sur des quantités plus considérables,
» ne découvrent des faits intéressans. J'avais cru d'abord
» avoir affaire au même corps que celui que M. Vauque-
» lin et moi avions retrouvé dans le suc d'asperges : dans
» le fait, il s'en rapproche sous plus d'un rapport, et il
» n'y a jusqu'à présent que la détermination différente de
» la forme donnée par M. Haüy qui ait suspendu mon
» jugement. » Ann. chim., t. 72, p. 159.

D'après cela, il est bien évident que M. Robiquet était porté à considérer l'agédoïte et l'asparagine comme un même principe : pour moi, messieurs, je vais vous soumettre les faits qui m'ont conduit à établir cette identité.

N'ayant pas de racine de réglisse fraîche à ma disposition, il m'a semblé indifférent de prendre la racine sèche; mais soit que j'aie agi sur une quantité trop petite, soit que j'aie suivi un procédé autre que celui de M. Robiquet, je n'ai obtenu que du sulfate de chaux et du sulfate d'ammoniaque. Voici en deux mots comment j'ai opéré :

A un macératum riche en principes solubles de la réglisse, j'ai ajouté un peu d'acide sulfurique affaibli; j'ai jeté sur une toile le coagulum considérable qui s'était formé presque sur-le-champ, et j'ai évaporé, au point convenable, l'espèce de sérum végétal qui s'en était écoulé et que j'avais, au préalable, décoloré par l'hydrate de plomb. J'ai divisé en deux parties égales, le produit de cette évaporation : l'une d'elles a été traitée par l'alcool à 32° comme pour l'althéine et ne m'a donné que des cristaux de sulfate d'ammoniaque ; l'autre, abandonnée à elle-même pendant quelques semaines, a déposé le même sel et de plus du sulfate de chaux.

Présumant que ce résultat négatif tenait surtout à ce que je m'étais écarté du procédé de M. Robiquet, j'ai recommencé une nouvelle expérience, en me servant encore de racine sèche (2 k.), mais en suivant le procédé de ce chimiste avec la plus grande exactitude.

Après un mois consacré au repos de la liqueur qui devait me fournir de l'agédoïte, je n'ai pu me procurer aucune quantité de cette matière cristalline : en effet, le sel qui s'était lentement déposé, n'en contenait pas, il ne renfermait non plus, ni sulfate de chaux, ni sulfate d'ammoniaque, et l'on verra plus loin que le sel dont je vous parle a été considéré par M. Robiquet comme un sulfate triple de chaux et de magnésie.

Désespéré par ces essais de ne pouvoir extraire l'agédoïte de la racine sèche, j'ai pris de la racine fraîche et j'ai fait encore deux opérations en suivant toujours le même procédé ; pour la première seulement, au lieu de vinaigre distillé, j'ai pris de l'acide sulfurique faible, et j'ai obtenu en agissant ainsi, un dépôt cristallin d'où j'ai retiré une matière particulière. Cette matière bien purifiée, se boursoufflait considérablement par la calcination, répandait une odeur vive d'ammoniaque et finissait par ne laisser aucune trace de son existence.

Le solutum aqueux de cette matière ne précipitait par aucun réactif ; si on le traitait à chaud par de la magnésie caustique, il se dégageait de l'ammoniaque, et la liqueur filtrée donnait, par évaporation, un produit qui jouissait de toutes les propriétés de l'asparagate alcalin de magnésie. Enfin en faisant subir à cette substance un grand nombre de cristallisations, j'ai fini par lui faire prendre les trois formes principales sous lesquelles j'ai obtenu l'asparagine de la guimauve ; ces formes sont, l'octaëdre rectangulaire plus ou moins modifié, le prisme à 6 pans et le prisme droit rhomboïdal.

Ces résultats obtenus, je me suis empressé d'examiner le dépôt cristallin que m'avait également fourni l'autre opération, et, comme je m'y attendais bien, j'ai pu vérifier tous les faits dont je viens de tracer l'histoire : aussi je puis vous montrer un double des 3 formes cristallines ci-dessus.

Si je réfléchis maintenant qu'Haüy a décidé, ainsi que nous l'assure M. Robiquet, que l'agédoïte et l'asparagine sont deux substances bien distinctes et bien séparées par leur système de cristallisation, j'ai lieu d'être étonné : car, les faits passent avant tous les systèmes, et ici les faits tant chimiques que cristallographiques, sont bien évidens ; de plus, les formes cristallines ne me paraissent pas du tout incompatibles ; ne savons-nous pas en effet que le prisme droit rectangulaire, par des modifications sur ses trois espèces d'arêtes, peut produire trois prismes droits rhomboïdaux et par suite, trois octaëdres rectangulaires ?

Il faut donc nécessairement qu'Haüy, l'auteur de la belle loi de symétrie et du savant système de cristallisation, eût l'esprit fortement préoccupé lorsqu'il fit sa réponse ; autrement il n'aurait pu être inconséquent avec lui-même.

D'après toutes ces considérations je ne puis séparer plus long-temps l'agédoïte de l'asparagine.

Comme M. Robiquet rapporte dans son mémoire qu'il ignore absolument si la substance cristalline de la réglisse contient de l'ammoniaque toute formée, et, dans cette supposition, quel est le corps qui peut la retenir en combinaison, je me suis occupé d'éclaircir ce point et je me suis assuré par l'hydrate de plomb que l'azote y est en combinaison avec tous les autres élémens, et qu'ainsi l'ammoniaque n'y préexiste point.

L'usage de l'acide sulfurique est préférable à celui du vinaigre distillé, parce que le 1er. de ces acides agit plus promptement, sépare mieux la glycyrrhize, et par suite fait employer moins d'acétate de plomb et moins d'hydrogène sulfuré. Dans les deux cas on obtient une égale quantité de produit, qui a été de quatre grammes pour 5 k. de racine.

Les eaux-mères des deux opérations qui m'avaient fourni le principe immédiat dont je viens de vous entretenir, m'ont donné séparément, en continuant de les évaporer, de nouveaux cristaux, peu sapides, sous forme de plaques minces et que M. Robiquet a jugés un sulfate triple de chaux et de magnésie, leur solutum précipitant fortement avec le muriate de baryte, l'eau de chaux, l'ammoniaque et son oxalate. Comme ces nouveaux cristaux ne m'avaient montré que faiblement quelques-unes de ces propriétés, j'ai été curieux de les purifier, et par la purification j'ai obtenu les mêmes plaques, sans forme cristalline distincte, blanches, et n'exerçant aucune action sur les couleurs bleues végétales : leur solutum aqueux ne précipite pas le muriate de baryte,

l'oxalate d'ammoniaque,
les acétates de plomb,
le nitrate d'argent,
le muriate de chaux, etc., etc.;

L'hydrate de plomb n'en dégage pas d'ammoniaque;

L'acide sulfurique n'en sépare, ni acide acétique, ni acide nitrique ;

Le bi-carbonate de potasse n'y produit aucun changement à froid ; à chaud il occasione un trouble considérable, aussi la potasse caustique fait-elle prendre le liquide en gelée blanche ; enfin par la calcination, ces plaques se charbonnent et répandent des vapeurs acides.

Résumé.

De toutes ces expériences je crois pouvoir conclure que :

1°. L'agédoïte vient se confondre avec l'asparagine pour ne former qu'une seule et même espèce, malgré l'opinion d'Haüy à cet égard ;

2°. La racine sèche de réglisse ne paraît pas contenir ce principe : (1)

3°. Cette racine contient un sel ammoniacal qui peut être le sulfate ;

4°. Enfin cette même racine, sèche ou fraîche, renferme un sel végétal à base de magnésie dont l'acide me paraît nouveau, et à la séparation duquel je me propose de consacrer quelque temps si mes occupations m'en laissent le loisir.

Nouveau procédé pour la préparation des pilules de Baume de copahu, par M. MIALBE.

Parmi le petit nombre de médicamens dont l'action est manifeste dans le traitement de la blenorrhagie et autres écoulemens semblables, le baume de copahu paraît devoir occuper le premier rang; néanmoins la répugnance qu'éprouvent la plupart des malades à le prendre à l'état liquide, en circonscrit singulièrement l'usage : nombre de praticiens éclairés ont donné divers procédés pour l'administrer soit à l'état solide, soit sous la forme

---

(1) Cette absence de l'asparagine, à laquelle je n'ose encore ajouter une foi entière, ne dépendrait-elle pas de l'âge auquel on récolte la racine et des lieux où on la cultive ? Il est à désirer qu'un pharmacien d'un de nos départemens méridionaux veuille bien se charger de nous faire connaître la vérité.

d'opiat, soit sous la forme de pilules; aucun de ces moyens, ce me semble, ne fournit des résultats aussi satisfaisans que celui que j'ai l'honneur de présenter à l'Académie.

Il y a environ l'espace de trois ans, étant élève chez M. Audouard, pharmacien à Castres, je fis diverses expériences sur le baume de copahu, dans le but de trouver un moyen de le solidifier supérieur à ceux que j'avais à ma connaissance; je ne tardai pas en effet à m'assurer qu'une partie de magnésie calcinée suffit pour solidifier deux parties de baume de copahu; mais ce résultat ne m'ayant point paru digne d'être connu, il ne fut pas publié. Plus tard, étant élève chez M. Magnes jeune, pharmacien à Toulouse, ayant acheté le formulaire de M. Cadet de Gassicourt, revu par MM. Félix de Gassicourt et Bailly, je fus assez surpris d'y voir la formule suivante pour la préparation des pilules de copahu : Prenez baume de copahu demi-once, magnésie de carbonate six gros deux scrupules; mais je ne fus pas moins surpris de voir que la dose de magnésie, indiquée par ces deux savans praticiens, est beaucoup plus considérable que celle qui m'avait parfaitement bien réussi; curieux de m'assurer de nouveau si cette dose était réellement nécessaire, je fis de nouvelles recherches sur cette préparation, et au moyen de quelques légers changemens je parvins au résultat que je publie maintenant. Dès-lors il ne me restait plus qu'à m'assurer si les propriétés du baume n'étaient point altérées : ce ne fut que dans le courant de l'année dernière que je m'en assurai, chez M. Défaure, pharmacien à Bordeaux; ce dernier ayant eu la complaisance de me laisser vendre, chez lui, des pilules composées d'après cette méthode, une infinité de cures presque successives ne laissèrent bientôt aucun doute sur ses propriétés, j'oserai dire supérieures à celles du baume liquide même, en ce que, comme ce dernier, il ne cause jamais de coliques, ce qui tient sans doute à ce que, ne se dissolvant que très-lentement dans l'économie animale, ses effets sont moins forts et plus constans.

On prend résine de copahu parfaitement pure. ℔ j
Oxide de magnésium fortement calciné. . . . . ℨ j

On mêle peu à peu, à l'aide d'un tamis, l'oxide de magnésium au baume de copahu que l'on ajoute aussi à diverses reprises; le mélange opéré, on le verse dans un pot, que l'on place à l'abri du contact de l'air ; dans l'espace de quinze à vingt jours, le baume acquiert une consistance égale à celle de l'emplâtre diapalme, sans avoir rien perdu de son poids, et une transparence parfaite; dans cet état on le ramollit, au besoin, entre les doigts, et l'on en forme des pilules du poids de huit grains, qui contiennent chacune 7 grains et demi de baume.

Les phénomènes qui se passent dans cette préparation me paraissent dignes de remarque, et méritent d'être étudiés. Je serais tenté d'abord de croire que la magnésie par une forte calcination absorbe de l'oxigène, et que le deuto-oxide de magnésium en cède une portion au baume de copahu, en repassant à l'état de protoxide, ce corps ayant la propriété de solidifier la plupart des résines; mais, d'un autre côté, on peut admettre que le baume de copahu se transforme en acide analogue à ceux qui se forment dans la préparation des savons, qui se combinent avec le deutoxide de magnésium; quoi qu'il en soit, et c'est l'essentiel, l'efficacité du produit est incontestable.

Ce procédé, outre les avantages qu'il offre de n'augmenter le poids du baume de copahu que d'un dix-septième, et de n'en point altérer les propriétés, offre de plus un moyen sûr pour reconnaître une sophistiquerie qui est généralement à la mode; car si le baume de copahu contient de l'huile de palma-christi, au lieu de prendre une consistance comme ci-dessus, il en prend une qui varie depuis la consistance sirupeuse jusqu'à celle des onguens, selon que le baume en contient une plus ou moins grande quantité, et reste complétement louche.

Nota. Pour préparer le deutoxide de magnésium on prend du carbonate de magnésie très-pur, on le calcine à la manière ordinaire; mais au lieu de suspendre la calcination lorsqu'il cesse de faire effervescence dans l'acide hydrochlorique affaibli, ainsi qu'on le pratique ordinairement, on la prolonge jusqu'à ce que cet oxide soit devenu presque complétement insoluble dans le même acide concentré; dans cet état, sa causticité est extrême, mis sur la main, il la ride presque aussi promptement que l'oxide de calcium (1).

MÉMOIRE

Sur l'action des oxides alcalins, de leurs carbonates et de plusieurs métaux sur les iodures, par M. BERTHEMOT.

La décomposition de l'iodure de plomb par la magnésie, les carbonates, les acides alcalins et quelques métaux, étant constatée dans des expériences que je présentai à la société de pharmacie, me détermina à étendre mes recherches sur d'autres iodures.

Je vais avoir l'honneur de vous soumettre les résultats que j'ai obtenus avec l'iodure de mercure.

D'après les observations chimiques de MM. Boullay fils et Bonsdorff sur l'action réciproque des iodures

---

(1) Jusqu'ici l'on n'a admis qu'un seul oxide de magnésium; le produit que l'on obtient par une calcination très-prolongée, n'est sans doute autre chose que de la magnésie ordinaire qui a acquis un grand degré de cohésion, ce qui la rend plus difficilement attaquable par les acides.

(*Note du Rédacteur.*)

et des chlorures, insérées dans les Annales de chimie et de physique, il paraîtrait démontré que l'iode et le chlore, en raison de leur grande analogie avec l'oxigène, sont capables comme lui en se combinant à certains corps de donner naissance à des composés qui jouent entre eux soit le rôle d'acides, soit celui de bases, ou sont les uns par rapport aux autres, tantôt électro-négatifs, tantôt électro-positifs. Ces chimistes font réagir directement les iodures sur les iodures ou les chlorures sur les chlorures. Mais bien que je parvienne souvent aux mêmes résultats qu'eux pour ce qui regarde les composés d'iode, mon mode d'opérer diffère essentiellement du leur.

Deuto-iodure de mercure et oxides alcalins.

L'action de l'alumine, de la magnésie et de son carbonate sur l'iodure de mercure, me paraissant nulle par les moyens auxquels j'eus recours, je passai aux oxides alcalins. L'eau et l'alcohol servirent de véhicules pour les faire réagir sur l'iodure de mercure.

EXPÉRIENCES.

Action de la potasse par l'intermède de l'eau.

De la potasse à l'alcohol fut dissoute dans quatre fois son poids d'eau environ. J'y ajoutai par portion, en agitant et aidant par la chaleur la combinaison, à peu près trois parties d'iodure de mercure qui en se décomposant prenait une teinte pourpre. Je cessai d'en projeter quand il ne perdit plus sa couleur éclatante. La liqueur qui surnageait était jaunâtre; filtrée et abandonnée, elle donnait d'abord des cristaux d'iodure de mercure qui avaient la forme de cubes et d'octaèdres. Lorsque je les crus déposés en totalité, ce que l'expérience annonce assez facilement, quand on commence à y voir succéder des cristaux prismatiques jaunes, je séparai le liquide de ces cristaux rouges par décantation, et j'obtins un sel dont voici les propriétés.

Les cristaux sont de longues aiguilles prismatiques dont

la couleur est jaune verdâtre ; l'air sec ne paraît point les altérer.

Sitôt leur contact avec l'eau il s'en sépare de l'iodure de mercure. Il en est de même avec les acides en général, suivant les quantités et leur degré de concentration.

L'acide acétique les dissout quand il est concentré ; par l'addition d'eau il s'en sépare de l'iodure de mercure. On remarque cependant que l'iodure de mercure ni l'iodure de potassium séparément ne se dissolvent dans cet acide. Il est soluble aussi dans l'alcool et l'éther.

Ce sel est le bi-iodo-hydrargyrate de potassium, composé de 1 atome d'iodure de potassium et de 2 atomes d'iodure de mercure, $K a 1^4 + 2 H g 1^9$. D'après les phénomènes que nous a présentés la réaction de la potasse et de l'iodure de mercure, il est bien évident qu'il s'est fait une double décomposition de l'alcali et de l'iodure mercuriel ; d'ou il est résulté de l'iodure de potassium et de l'oxide de mercure. Celui-ci s'est déposé, et l'iodure alcalin a dissout de l'iodure de mercure pour former le tri-iodo-hydrargyrate de potassium. Ce sel par le refroidissement de la liqueur a laissé déposer un atome de son poids d'iodure rouge de mercure et s'est transformé en sel jaune cristallisable.

Action de la soude.

Les phénomènes sont les mêmes qu'avec la potasse ; mais la liqueur jaune qu'on obtient quand l'iodure rouge s'en est déposé, semble très-déliquescente et n'a point donné de sel cristallisable.

Action de la baryte et de la strontiane.

L'iodure de mercure est encore décomposé par ces bases, il en résulte également des sels doubles. Je n'ai point obtenu cristallisé celui de baryte. Celui de strontiane m'a donné des cristaux jaunâtres.

Action des oxides alcalins par l'intermède de l'alcohol.

Action de la potasse.

En triturant à froid la solution alcoholique de potasse avec l'iodure de mercure en excès, il se décompose et le précipité prend une couleur rouge orangée. En filtrant et laissant évaporer spontanément il se dépose d'abord de l'iodure rouge mercuriel, puis on obtient des cristaux de bi-iodo-hydrargyrate de potassium.

Si l'on a recours à la chaleur, l'action est beaucoup plus prompte. Bientôt la masse pulvérulente qui occupe le fond de la capsule passe au jaune verdâtre, et en filtrant et évaporant, comme je l'ai déjà dit, on obtient encore des cristaux semblables aux premiers.

L'action de la soude, de la baryte et de la strontiane est la même que pour la potasse, mais il n'y a que le sel de strontiane qui cristallise.

Action de la chaux.

Par l'intermède de l'eau l'action est nulle. Il n'en est pas de même avec l'alcool.

J'amenai à l'ébullition un mélange d'iodure de mercure et d'alcohol (environ six à sept fois son poids), puis j'y projetai par portions de la chaux délitée, en agitant, jusqu'à ce que la masse pulvérulente qui occupait le fond de la capsule devînt jaune verdâtre; alors je filtrai, et par l'évaporation spontanée, il se déposa d'abord des cristaux d'iodure de mercure, puis de longues aiguilles jaunâtres de bi-iodo-hydrargyrate de calcium, qui ne différaient de celles obtenues des autres oxides que par les propriétés particulières à la chaux.

Carbonates alcalins et iodure de mercure.

Parmi les carbonates des oxides alcalins, il n'est que ceux de potasse et de soude qui décomposent l'iodure de mercure ; encore ce n'est qu'en se servant d'alcohol pour véhicule.

Action du carbonate de potasse sur l'iodure de mercure par l'intermède de l'alcohol.

Le carbonate de potasse fut mis à bouillir avec environ six à sept fois son poids d'alcohol à 40°, et un excès d'iodure de mercure.

Le mélange changea de couleur (ce qu'on pouvait déjà observer sensiblement à froid en les triturant ensemble). La liqueur surnageante était jaunâtre. La poudre rouge qu'elle contenait devint jaune verdâtre. Je filtrai pour séparer le liquide du précipité et du carbonate qui ne s'était pas décomposé. Je le fis évaporer en partie et je l'abandonnai à cristalliser, j'obtins les mêmes sels que ceux dont j'ai déjà parlé.

Ainsi l'oxide de potassium décompose l'iodure de mercure en s'emparant d'une portion de l'iode pour former de l'iodure de potassium, lequel, en contact avec l'iodure de mercure non décomposé, forme de l'iodo-hydrargyrate de potassium et de protiodure de mercure. Comme sa réaction n'a pas lieu quand on emploie l'intermède de l'eau, il paraîtrait que l'alcohol, en raison de la propriété dont il jouit de dissoudre l'iodure de mercure, le rend plus facilement décomposable par le carbonate alcalin.

Le carbonate de soude donne lieu à des phénomènes tout-à-fait semblables.

Action de l'iodure de potassium et du protoxide de mercure.

Du protoxide de mercure, préparé en précipitant, par un alcali caustique, une solution de proto-nitrate de mercure essayé préalablement par le sel marin et par la potasse, fut mis en diverses proportions dans une solution d'iodure de potassium.

Quand dans cet iodure dissous et chaud je ne mettais qu'une faible quantité d'oxide, la liqueur devenait jaunâtre et tenait alors du mercure en dissolution. Une autre matière ne tardait pas à occuper le fond de la capsule sous la forme de mercure très-divisé.

Si au contraire j'ajoutais un excès de protoxide, j'obtenais une poudre d'un vert noirâtre. Les liqueurs surnageantes étaient jaunâtres et donnaient par concentration des cristaux d'iodure de mercure et de potassium : ce qui n'avait pas lieu avec une plus faible proportion d'oxide de mercure, parce qu'il ne s'était pas formé assez d'iodure soluble pour donner naissance à un sel cristallisable.

Dans cette réaction, l'iodure de potassium et le protoxide mercuriel se sont détruits mutuellement en formant de la potasse et du protiodure de mercure. Celui-ci, sous l'influence de la liqueur potassique, a été décomposé en mercure métallique et en deuto-iodure de mercure, lequel s'est combiné à l'iodure de potassium.

Lorsque j'ai employé un grand excès de protoxide de mercure, le précipité n'a pu être seulement formé de mercure métallique; mais d'un mélange de ce corps avec du protiodure. C'est qu'en se saturant de deuto-iodure mercuriel, l'iodure de potassium a perdu la faculté de déterminer la transformation du protiodure en deuto-iodure et en mercure métallique.

Deutoxide de mercure et iodure de potassium.

En projetant par parties du deutoxide de mercure dans une solution chaude d'iodure de potassium, le deutoxide disparaît en totalité. Si l'on cesse d'en ajouter quand l'iodure ne peut plus en dissoudre, on obtient dans la liqueur des aiguilles jaunes d'iodo-hydrargyrate de potassium. La solution neutre d'iodure de potassium devient instantanément alcaline aussitôt une légère projection de deutoxide mercuriel.

Dans cette réaction, il y a décomposition réciproque de l'iodure de potassium et du deutoxide de mercure. Il se fait de la potasse et de l'iodure de mercure qui s'unit à l'iodure de potassium. Mais ce qu'il faut remarquer; c'est que la réaction cesse d'avoir lieu à ce point, qu'il s'est fait seulement du bi-iodo-hydrargyrate de potassium et que la liqueur est restée alcaline.

Arrêtons-nous un moment sur ce dernier point, et nous allons voir qu'il se passe ici des phénomènes semblables à ceux que M. Dulong a observés pendant l'action des sels solubles sur les sels insolubles.

La réaction commence entre la dissolution d'iodure de potassium qui est neutre et l'oxide de mercure; et elle est déterminée par la tendance du potassium à s'emparer de l'oxigène et celle du mercure à se combiner à l'iode. Elle est facilitée par la masse de la dissolution iodique. A mesure que la décomposition se produit, il se fait de la potasse qui reste dans la liqueur, et par son action sur l'iode s'oppose de plus en plus à sa combinaison avec l'oxigène du mercure jusqu'à ce qu'elle se trouve en quantité assez forte pour l'empêcher tout-à-fait. C'est une dissolution qui devient de plus en plus alcaline et finit par empêcher la séparation du principe acide qu'elle contient. Mais si les choses se passent véritablement ainsi, il est évident qu'il ne pourra se faire de tri-iodo-hydrargyrate de potassium puisque la liqueur retient de l'iodure de potassium.

Ce qui prouve qu'il en est ainsi, c'est qu'une fois qu'on a obtenu le sel jaune cristallisé, les eaux-mères ne donnent pas de nouveaux cristaux à moins qu'on n'y fasse redissoudre de l'iodure de mercure.

Cette circonstance appuie fortement l'opinion émise sur l'influence de l'alcali libre qui reste toujours dans les liqueurs. Une portion d'iodure s'étant déposée par la cristallisation, l'équilibre est rompu, la liqueur est comparativement plus alcaline, et une nouvelle réaction peut se produire.

Ce qui vient d'être dit doit s'appliquer également mais en sens inverse à la décomposition de l'iodure de mercure par la potasse. C'est ici une liqueur alcaline dont l'énergie diminue à mesure que la réaction s'opère par la formation du composé neutre (bi-iodo-hydrarg. de potassium), et alors la réaction s'arrête quand l'alcalinité de la liqueur est assez faible pour que la tendance du potassium à se combiner à l'iode de l'iodure mercuriel se trouve équilibrée par la résistance qu'oppose la cohésion de l'oxide de mercure.

Analyse de l'iodo-hydrargyrate de potassium.

Je n'examinai que le sel à base d'iodure de potassium. L'ayant desséché sous une cloche avec de la chaux jusqu'à ce qu'il commence à s'effleurir, j'en fis dissoudre un gramme dans l'alcohol, et dans cette solution alcoholique je versai un excès d'hydrosulfate d'ammoniaque Je chauffai légèrement pour activer la réaction, il se forma du sulfure de mercure que je lavai plusieurs fois dans la capsule avec de l'eau distillée en le laissant déposer, puis décantant l'eau surnageante. Mis ensuite sur un filtre préalablement lavé à l'eau distillée bouillante, desséché et pesé, j'en examinai de nouveau le poids, toutefois après avoir chauffé à une température suffisante pour enlever toute l'eau au sulfure de mercure. Le poids de ce dernier, déduction faite de la tare du filtre, égalait 0,37 gramme, qui correspondent à 0,714 de bi-iodure de mercure; ce qui donne pour la composition de ce sel:

	Expérience.	Théorie.
Iodure de mercure. . . .	71,4.	70,30
Iodure de potassium. . .	26,0.	25,51
Eau.	4,2.	4,19
		100

Il résulte des faits rapportés dans ce mémoire :

1°. Que les oxides terreux et leurs carbonates n'ont pas d'action sur l'iodure de mercure ;

2°. Que la potasse, la soude, la baryte et la strontiane décomposent l'iodure de mercure par l'intermède de l'eau ou de l'alcohol, et qu'il en résulte de l'oxide de mercure, du tri-iodo-hydrargyrate de potassium, lequel par le refroidissement des liqueurs laisse déposer successivement de l'iodure de mercure et du bi-iodo-hydrargyrate alcalin ;

3°. Que la chaux produit des phénomènes semblables, avec cette différence que l'action n'a lieu que sous l'influence de l'alcohol ;

4°. Que les carbonates solubles des oxides alcalins dé-composent aussi l'iodure de mercure en donnant des pro-duits analogues, avec cette circonstance que la réaction ne s'exerce que par l'intermède de l'alcohol;

5°. Que les carbonates insolubles des oxides alcalins ne réagissent sur l'iodure de mercure ni par l'intermède de l'eau ni par celui de l'alcohol;

6°. Que le protoxide de mercure décompose l'iodure de potassium, en formant de la potasse, du mercure métal-lique ou du proto-iodure de mercure et de l'iodo-hydrar-gyrate alcalin;

7°. Que les autres iodures alcalins ont une action sem-blable, à l'exception toutefois de celui de calcium, qui ne paraît pas pour ainsi dire susceptible de réaction;

8°. Que le deutoxide de mercure décompose les iodures alcalins en donnant naissance à un oxide alcalin et à du bi-iodo-hydrargyrate.

De la composition élémentaire des substances alimen-taires simples et nouvel appareil pour leur analyse, par M. WILLIAM PROUT, membre de la société royale de Londres.

La méthode de M. William Prout est fondée sur les principes suivans qui sont bien connus. Lorsqu'un pro-duit organique contenant trois élémens, hydrogène, car-bone et oxigène, est brûlé dans le gaz oxigène, il arrive nécessairement une des trois choses suivantes : 1°. le vo-lume originel de gaz oxigène *peut rester le même,* au-quel cas *l'hydrogène et l'oxigène de la substance doivent y exister dans les mêmes proportions dans lesquelles ils existent dans l'eau;* car on sait que le gaz oxigène, en se convertissant en gaz acide carbonique, ne change pas de volume; 2°. le volume primitif du gaz peut être augmenté, cas auquel l'oxigène doit exister dans la substance dans une proportion plus grande que celle dans laquelle il existe dans l'eau ; 3°. enfin le volume primitif du gaz peut être *diminué,* auquel cas l'hydrogène doit prédominer (1).

Il suit de là que, dans le premier de ces cas, la composition d'une substance peut être déterminée par la simple mesure de la quantité de gaz acide carbonique, fournie par une quantité donnée de cette même substance ; tandis que, dans les deux autres cas, la composition de la substance peut être facilement déterminée au moyen des mêmes données et en notant l'accroissement ou la diminution du volume primitif de gaz oxigène employé. Tels sont les principes simples et universellement admis, sur lesquels se fonde la méthode suivante d'analyse. La seule nouveauté qu'elle présente repose donc tout entière dans la forme de l'appareil ; et j'espère que la description sommaire qui va suivre et les figures qui l'accompagnent, donneront tous les éclaircissemens désirables.

Description de l'appareil.

La figure 1, planche I, représente une élévation vue de face de la totalité de l'appareil prêt à fonctionner ; A B, est une plate-forme de deux pieds carrés, environnée d'un rebord de deux pouces et demi de haut environ pour arrêter le mercure qui pourrait tomber, et pourvue de quatre vis de rappel au moyen desquelles elle peut être placée dans une parfaite horizontalité, (C, C, sont des coupes verticales de deux de ces vis.) Sur cette plate-

---

(1) Ce mode d'analyse est, comme l'on voit, une modification de celui de M. Théodore de Saussure, qui s'est également servi pour l'analyse des substances organiques de la combustion directe dans l'oxigène.

Note du Rédacteur.

forme, comme on le voit sur la planche, sont fixés per-
pendiculairement quatre montans carrés, D, E, D, E, d'environ quatre pieds et demi de haut, au sommet desquels
se trouve placée une autre petite plate-forme F F, d'environ quatre pouces de large, et qui peut être fixée ou
enlevée à volonté au moyen des chevilles de cuivre *ab,
ab*. I, I sont des tubes de verre gradués avec le plus
grand soin jusqu'aux centièmes de pouce cube, et qui sont
mastiqués à leur base dans des tubes de fer semi-circulaires assujétis dans les traverses K, K (comme le représentent les lignes ponctuées). Ces tubes de fer excèdent
un peu la pièce de bois à la partie inférieure, où ils
sont pourvus de robinets en fer S, S, pour retirer le mercure quand cela est nécessaire. A l'autre extremité de ces
tubes semi-circulaires, sont également fixés les tubes de
verre L, L, (de plus petites dimensions, un peu plus
longs que les tubes I, I), et formant avec eux, quand on
les prend ensemble, des siphons renversés. Les plus petits tubes L, L, sont représentés comme surmontés d'entonnoirs R, R, munis de robinets pour permettre au
mercure d'y couler avec la rapidité qu'on juge convenable. Au sommet des plus larges tubes I, I, sont fixés
les robinets verticaux M, M, dont la figure 2 présente
une coupe perpendiculaire sur une échelle agrandie et
qui rend la construction si claire, qu'il suffira d'ajouter
que la coupe *d*, est remplie d'huile, et que le bouchon
b, qui est carré à la partie supérieure et adapté à une
clef, est muni d'une virole sur laquelle repose la tête de
la vis *c*, ce qui permet de serrer cette vis à volonté.

Sur la plate-forme F F, (fig. 1) est une pièce mince de
bois susceptible d'être élevée ou abaissée à volonté, par
le moyen des vis O, O; sur cette pièce de bois est placée
la lampe Q, à la distance qui sera nécessaire du tube P.
La figure 3 est une vue agrandie de cette lampe. Elle
consiste en deux réservoirs *d, e*, pour contenir l'es-

14.

prit-de-vin, unis ensemble au moyen d'un tube *f*, sur lequel sont placés à la distance l'un de l'autre d'environ un tiers de pouce un certain nombre de becs verticaux *g*, *g*, etc., d'environ un douzième de pouce de diamètre, de trois quarts de pouce de long, et faits aussi minces que possible dans le dessein de prévenir la communication de la chaleur. Ces brûloirs sont tous garnis de quelques fils de coton et sont un peu courbés alternativement comme les dents d'une scie, afin que leur flamme puisse envelopper le tube P (fig. 1) plus complètement. *h*, est un couvercle pour la mèche de la lampe lorsqu'on cesse de s'en servir. Le tube P (figure 1) est de verre vert ou verre de bouteille, médiocrement épais et d'environ un cinquième de pouce de diamètre intérieur. Il est fixé entre les prolongemens horizontaux des robinets M, M; quand il le faut, la totalité ou une partie de ce tube peut être chauffée au moyen de la lampe Q, au gré de l'opérateur.

Quand on veut employer l'appareil, les deux siphons gazomètres doivent être remplis de mercure, et une petite cornue en verre vert contenant la quantité nécessaire de chlorate de potasse (préalablement chauffée, de manière à chasser complètement l'air ordinaire et pour le remplir de gaz oxigène), doit être fixée à l'un des robinets, comme le représente la figure 4, au moyen d'un tube de caoutchouc; il faut alors appliquer la chaleur et introduire dans le tube I, la quantité de gaz oxigène nécessaire. Quand le tout a pris la température de l'atmosphère, la quantité exacte du gaz doit être soigneusement notée aussi-bien que l'état du baromètre et du thermomètre au même instant. Le tube P, contenant la substance à analyser, doit être alors solidement fixé entre les robinets *m*, *m*, et soumis à la chaleur, durant laquelle le gaz oxigène doit être transporté d'un siphon à l'autre à travers le tube rouge avec la rapidité convenable, facile à régler au moyen des robinets des entonnoirs R, R, et du robinet S du siphon opposé.

Tel est l'ensemble de l'appareil et tels sont les principes selon lesquels il fonctionne; mais peut-être quelques remarques pratiques sur certaines des circonstances auxquelles il faut veiller lorsqu'on l'emploie, ne sembleront pas superflues.

La substance à analyser peut être placée dans une petite capsule de platine, introduite seule dans le tube P et graduellement soumise à l'action de la chaleur et du gaz oxigène. Mais ceci ne convient pas aux composés organiques, parce qu'une portion de ces composés est de nature à échapper à la combustion. Une autre méthode consiste à mêler la substance avec du sable siliceux pur et à maintenir le mélange au centre du tube par le moyen de l'asbeste; mais cette méthode échoue souvent, à moins qu'il n'y ait environ un pouce d'oxide de cuivre à chaque extrémité du tube, qui doit être maintenu à la chaleur rouge durant l'expérience; et dans ce cas cette méthode réussit complètement avec un grand nombre de substances. Une autre méthode, et c'est celle qui réussit le plus généralement, consiste à mêler la substance avec du peroxide de cuivre, à les chauffer ensemble dans le tube d'abord, et puis ensuite à ouvrir le robinet du gaz oxigène et à faire passer celui-ci à travers l'oxide en ignition et partiellement réduit, qui par ce moyen repasse à l'état de peroxide; et les portions de la substance qui auraient échappé à une complète combustion dans la première partie de l'expérience, seraient alors complètement brûlées. Cette dernière méthode est aussi celle qu'on emploie, lorsqu'il est nécessaire de déterminer la quantité de gaz acide carbonique fournie par une quantité donnée d'une substance quelconque; seulement, dans ce cas, le gaz oxigène n'est pas nécessaire, et le contenu du tube P, doit être enlevé, bien trituré et soumis à la chaleur une seconde fois. S'il était nécessaire d'analyser le gaz formé, un moyen de le déplacer du tube, est indiqué à la figure 5, et d'autres se présenteront sans peine au chimiste praticien.

Parmi les avantages de cet appareil et de ce mode d'analyse pour les composés organiques, on compte les suivans. D'abord, et c'est le plus important de tous., *il n'y a rien à craindre de l'humidité.* Que la substance à analyser soit naturellement hydratée, ou dans quelque état qu'elle soit par rapport à l'eau, les résultats n'en seront point affectés, et le grand problème de savoir si l'hydrogène et l'oxigène existent dans la substance, dans les proportions convenables pour former de l'eau, ou si l'hydrogène ou l'oxigène prédomine, sera toujours résolu avec une égale évidence, et cela (bien entendu dans de certaines limites), indépendamment du poids de la substance sur laquelle on opère. Cependant lorsqu'on a pour objet de déterminer les quantités de gaz acide carbonique et d'eau fournies par une substance, il est nécessaire d'opérer sur un poids connu; mais, ce poids une fois déterminé, on ne doit pas craindre, comme dans les méthodes ordinaires, d'exposer la substance à l'atmosphère aussi long-temps que cela est nécessaire. Les propriétés hygrométriques de l'oxide de cuivre aussi-bien que la propriété qu'il a de condenser l'air, sont sans influence, car le tout à la fin de l'expérience étant laissé précisément dans le même état où il était au commencement, la même condensation doit avoir lieu, et les petites différences qui peuvent exister deviennent absolument sans importance, vu le volume de gaz oxigène sur lequel on opère, volume qui dans tous les cas devra être beaucoup plus considérable que celui du gaz acide carbonique formé. Un autre avantage de cette méthode est d'assurer une combustion beaucoup plus parfaite qu'aucune méthode que je connaisse. On peut aussi recueillir et estimer la quantité d'eau, chose assez difficile dans le procédé généralement suivi et susceptible d'erreurs accidentelles sans nombre, outre celles déjà mentionnées et qu'il est impossible de prévenir ou d'apprécier. Ici, au contraire, les résultats sont constans, faciles à vérifier et beaucoup moins sujets à erreur.

Il est à peine besoin de déclarer que la forme et les principes de cet appareil le rendent propres à beaucoup d'autres opérations chimiques, autres que l'analyse des substances organisées, telles que, par exemple, la réduction des oxides par l'hydrogène, et une infinité d'autres qui se présenteront sans peine au chimiste praticien.

Dans le prochain cahier nous donnerons plusieurs analyses faites par M. Prout, au moyen de son nouvel appareil. L.-A. Planche.

***

ACADÉMIE ROYALE DE MEDECINE.

SECTION DE PHARMACIE.

Analyse de ses travaux.

Séance du 23 février 1828. — La correspondance manuscrite se compose d'une lettre adressée au secrétaire de la section par M. Pomier, pharmacien à Salies (Basses-Pyrénées), qui annonce diverses expériences tentées sur les eaux d'Antiveille (5e. arrondissement des Basses-Pyrénées). Ces eaux, qui passent pour sulfureuses, ne le sont nullement d'après l'auteur; mais il y a trouvé du chlorure de sodium et de magnesium et du sulfate de soude, et en outre une substance terreuse, blanche, grenue, légère, ayant une saveur très-sucrée lorsqu'elle est dissoute dans l'eau. M. Pomier pense que c'est de la glucine avec de l'alumine. La glucine serait une substance nouvelle pour les eaux minérales, puisqu'on n'en con-

naît pas encore d'exemple; l'auteur promet des recherches plus étendues à cet égard. Sa lettre contient de plus
des observations sur l'odeur de tabac que prennent les
fleurs d'arnica en noircissant et en se séchant; elles exhalent aussi de l'ammoniaque. M. Pomier pense que les
feuilles d'arnica, appelées *tabac de montagne* par les
pâtres des Alpes et des Pyrénées, pourraient être préparées en tabac et qu'on peut les fumer.

Un *essai sur les sangsues et leur reproduction, suivi
d'une monographie iconographique du genre des hirudinées du département des Bouches-du-Rhône,* par
M. Trémolière, pharmacien à Marseille, est présenté à
la section par le secrétaire. Il est renvoyé à l'examen de
MM. Henry père et Virey, nommés commissaires pour
en rendre compte.

M. Soubeiran donne lecture d'une note de M. Régimbeau, pharmacien à Montpellier, contenant une analyse
de la racine d'*Asarum europœum,* dit cabaret, laquelle
est connue depuis long-temps comme vomitive, et employée jadis en cette qualité avant l'ipécacuanha. L'auteur annonce y avoir découvert un nouveau principe
immédiat qu'il nomme *asarine.*

M. Henry père rappelle que, pendant la révolution,
la cherté de l'ipécacuanha lui avait fait substituer l'usage
de la racine de cabaret dans les hospices de Paris; M. le
docteur Bosquillon en faisait prendre jusqu'à un gros,
cependant elle n'agissait pas toujours. M. Robiquet rapporte que certains droguistes frauduleux ont vendu, sous
le nom d'ipécacuanha anglais, de la racine d'*asarum* pulvérisée.

M. Robiquet signale en outre la grande difficulté de se
procurer de l'émétine à l'état de pureté, puisque M. Dublanc en a vainement voulu extraire de quatre onces
d'émétine ordinaire. M. Pelletier répond qu'il en obtient

environ 24 à 30 grains par livre de racine d'ipécacuanha ; il est vrai qu'elle demeure encore un peu colorée.

Sur la proposition de M. Boullay, la note de M. Régimbeau est renvoyée à l'examen de MM. Pelletier et Soubeiran, nommés commissaires par le président.

M. Bonastre donne connaissance de ses expériences sur le produit résineux du palmier à cire (*Ceroxylon andicola*, Humboldt et Bonpland) et sur sa matière cristalline.

La séance est terminée par l'annonce que fait M. Caventou d'une matière analogue au rhabarbarin, trouvée par M. Peretti, professeur de chimie à Rome, dans la racine de l'if.

Séance du 15 *mars* 1828. — La correspondance manuscrite présente une lettre ministérielle pour consulter l'Académie de médecine, sur une préparation cosmétique du sieur Godain, coiffeur à Paris ; il nomme celle-ci *crème des Sybarites*, et elle est destinée à teindre les cheveux, depuis le châtain-clair jusqu'au noir de jais. Comme cette préparation contient des oxides de plomb noircis à l'aide de l'hydrosulfure de potasse, le renvoi en a été fait à la Section de pharmacie, par le conseil d'administration. Après quelques débats sur ce sujet, MM. Caventou et Chevallier sont désignés commissaires pour l'examen de ce cosmétique.

La correspondance imprimée se compose, d'un *Aperçu de la nouvelle méthode dite de l'homœopathie* (du docteur Samuel Hahnemann), par Rudolphe Brandes ; brochure in-8°., Lemgo 1828, en allemand. M. Robiquet est prié d'en faire connaître le contenu à la section.

M. Chevallier, membre de la section, apporte une suite nombreuse de nouvelles expériences relatives à l'action de l'acide hydrochlorique sur l'albumine.

La fibrine et l'albumine, l'une et l'autre desséchées, dissoutes dans l'acide hydrochlorique, deviennent roses,

selon M. Laugier; M. Caventou reproduit ses observations sur la modification que ces substances éprouvent
probablement par la dessiccation. Il serait utile, d'après
la remarque du secrétaire, que ces recherches amenassent
le moyen de reconnaître chimiquement les œufs frais et
les autres états des liquides animaux.

M. Robiquet fait remarquer que la dissidence d'opinion entre plusieurs chimistes, disparaîtra si l'on considère que les diverses colorations obtiennent des degrés
variables dans leur intensité. Ayant fait passer du gaz
acide hydrochlorique dans des flacons qui contenaient de
la glaire d'œuf délayée par de l'eau, il a vu se développer une couleur rouge violacée assez intense.

MM. Boutron-Charlard et Henry fils donnent connaissance de leur examen chimique de l'écorce du *quillaja
saponaria*, arbre du Chili, décrit par Molina. Cette
écorce pulvérisée mousse avec l'eau tellement que l'on
s'en sert communément pour nettoyer les linges et vêtemens. Elle a une saveur très-piquante ou comme poivrée,
sa couleur est grise cendrée. On peut enlever les taches
soit sur la laine, soit sur toute autre étoffe par son moyen,
comme avec le meilleur savon. L'arbre *quillai* des Chiliens appartient selon M. Decandolle à la famille des
rosacées, mais avec quelque doute (*quillaja smegma-
dermos*).

MM. Laugier et Boudet neveu font un rapport, demandé par S. Exc. le ministre de l'Intérieur, sur un *vermicelle* présenté comme *analeptique* par M. Douette,
fabricant à Tours. Ce vermicelle se compose de plusieurs
sortes de fécules et de sagou; l'auteur y ajoute aussi une
certaine quantité de cachou. Les commissaires ne pensent
pas que l'introduction d'un médicament puisse être faite,
dans un aliment, par des personnes étrangères à l'art
de guérir, et qui ne peuvent connaître ni l'à-propos,
ni les inconvéniens de l'administrer à toutes sortes d'in-

dividus et dans toutes les circonstances des maladies ou des convalescences. Ils proposent de refuser l'approbation de l'Académie. La Section adopte ces motifs de conclusion.

M. Laugier fait connaître que l'emploi répété de l'huile de ricin comme purgatif, a produit deux fois sur lui une éruption prurigineuse, ou des rougeurs et des démangeaisons aux poignets et au pli des genoux, quoique l'huile employée n'ait rien présenté de rance ni d'âcre dans sa nature.

M. Pelletier montre de l'émétine qu'il a obtenue en plus grande proportion de l'ipécacuanha ; maintenant il en retire jusqu'à 60 grains par livre de cette racine, ou moitié plus qu'autrefois. Son principal moyen consiste à opérer sur des liqueurs très-concentrées ; les lavages en enlèvent beaucoup. Cette émétine, quoique purifiée avec le charbon animal, retient avec beaucoup de tenacité une teinte jaune de soufre. L'auteur se propose de publier son procédé.

M. Robiquet fait aussi connaître le moyen de découvrir la falsification du chrômate de potasse mélangé de sulfate de potasse, sels qui cristallisent fort bien ensemble ainsi que l'avait déjà montré M. Boutron. Le procédé est d'ajouter au chrômate soupçonné, de l'acide tartrique ; alors l'acide du chrôme est précipité de sa dissolution ; il reste dans la liqueur du sulfate de potasse avec un tartrate. On connaît facilement la proportion du sulfate, qui s'élève parfois jusqu'à près de moitié du chrômate falsifié.

J.-J. V.

BIBLIOGRAPHIE

Pharmacie vétérinaire, chimique, théorique et pratique, à l'usage des élèves, des artistes et des propriétaires; suivie d'un tableau indicatif des principales maladies internes et externes qui affectent les animaux domestiques, et des médicamens les plus employés dans le traitemens de ces maladies; par J.-Ph. Lebas, pharmacien-vétérinaire. Quatrième édition. Chez Gabon, libraire, rue de l'École-de-Médecine, nº. 10.

Quand M. Lebas publia la première édition de cet ouvrage, il n'existait aucun traité particulier de pharmacie vétérinaire. Les recettes étaient plus ou moins empiriques. La matière médicale n'était pas même enseignée dans les écoles vétérinaires. Chacun se composait un codex à sa manière, et l'ignorance et le fanatisme en profitaient pour multiplier les spécifiques. Bourgelat seul avait porté son attention sur cette partie si importante; mais son ouvrage fort ancien ne suffisait pas aux besoins; M. Lebas, pénétré de cette vérité, a présenté aux vétérinaires une sorte de codex où ils peuvent puiser des recettes plus rationnelles dont l'usage finit par devenir général. Son ouvrage a la forme d'un dictionnaire, et chaque article est destiné à faire connaître la nature des substances médicamenteuses simples et les caracteres qui leur sont propres, ou bien la préparation des médicamens composés. On conçoit qu'un pharmacien habitué à voir et à préparer chaque jour des médicamens a pu améliorer singulièrement les codex informes des vétérinaires, et M. Lebas était dans une position à pouvoir mieux que tout autre profiter des lumières des meilleurs artistes. On pourrait lui reprocher de n'avoir pas toujours revu avec assez de soin tous les articles. Plusieurs de ceux qui touchent à la chimie, rapellent un peu trop ce qu'ils étaient dans les premières éditions, et auraient eu besoin d'être mis plus en harmonie avec les connaissances acquises depuis. On s'étonnera également de ne pas rencontrer des formules qui sont tous les jours employées par les vétérinaires; telle est, par exemple, celle de la poudre diurétique composée que l'on devait s'attendre à voir figurer dans un ouvrage qui est destiné en quelque sorte à servir de codex aux vétérinaires. Ces taches n'arrêteront pas le succès de l'ouvrage de M. Lebas, et l'accueil favorable qu'il a obtenu est le gage certain de son utilité.　　　　　　　　　　　　　　　　　E. S

BULLETIN

DES TRAVAUX DE LA SOCIÉTÉ DE PHARMACIE
DE PARIS;

Rédigé par M. Robiquet, *secrétaire général, et par une Commission spéciale.*

EXTRAIT DU PROCÈS VERBAL.

Séance du 15 *mars* 1828.

M. le secrétaire donne lecture du procès verbal de la séance précédente.

M. Dublanc fait observer qu'on a omis d'y insérer l'opinion qu'il a manifestée à l'occasion du procédé de M. Mialhe, pour la préparation des pilules de baume de copahu; qu'il persiste à croire que la proportion de magnésie indiquée est beaucoup trop faible, et qu'on ne peut faire avec la magnésie et le baume de copahu des pilules d'une consistance convenable, sans mettre au moins un huitième de magnésie. Après cette addition, le procès verbal est adopté.

La Société reçoit, 1°. un mémoire de M. Prosper, admis membre correspondant, *sur trois genres de cas rares dans l'ordre physiologico-pathologique ;* 2°. le Journal de Pharmacie et des Sciences accessoires; 3°. le Journal de Chimie médicale; 4°. les Annales de l'industrie française; 5°. les Annales scientifiques, industrielles et statistiques de l'Auvergne, rédigées par M. Lecoq.

M. Robiquet fait observer que le Journal de Pharmacie, que la Société vient de recevoir, et plusieurs autres journaux scientifiques qui ont fait connaître le travail de M. Berzélius sur le sucre de la réglisse, ont omis de dire que le procédé par lequel M. Berzélius obtient ce principe sucré, est à très-peu près semblable à celui qu'il a donné lui-même il y a plusieurs années, lorsqu'il s'est occupé de l'analyse de cette racine, dont les résultats sont consignés dans le t. 72 des Annales.

L'ordre du jour appelle les rapports des commissaires près les sociétés savantes.

M. Boudet, oncle, rend compte de ce qui s'est passé à l'Institut.

M. Lassaigne présente à l'Académie une dent molaire d'éléphant, trouvée à 15 pieds de la surface du sol près du village d'Alfort. Cette dent a conservé son émail.

On lit un mémoire dans lequel l'auteur prétend reconnaître, par le moyen de l'iode et du chlore, les plus petites quantités des alcalis végétaux et en déterminer l'espèce.

Le ministre de la guerre invite l'Académie à nommer une commission, qui sera chargée d'examiner le projet de M. Lonchamp, relatif à l'établissement de nitrières artificielles d'après les principes de sa théorie.

M. Comte communique les recherches qu'il a faites pour découvrir les causes de la prédomination du bras droit sur le bras gauche.

Il a remarqué qu'une compression plus forte est exercée, dans le sein maternel, sur l'épaule et le bras gauche du fœtus; que cette compression a dû empêcher le développement égal des deux bras et qu'elle a lieu sur les huit neuvièmes des enfans.

M. Arago présente des tubes de sable vitrifiés, offrant des dimensions extraordinaires; l'un d'eux à dix-neuf pieds de longueur.

Ils ont été recueillis par un naturaliste allemand,

M. Friedler, à l'instant où ils venaient d'être formés par la foudre.

Ainsi l'origine de ces tubes vitrifiés, qu'on trouve dans les terrains sablonneux des hautes montagnes, doit être réellement attribuée à la décharge d'un nuage électrisé, décharge dont la puissance est supérieure à celle du feu de nos fourneaux.

M. Fourrier, portant la parole pour M. Vauquelin absent, annonce que M. Sarzeau, jeune chimiste, vient de découvrir du cuivre dans un grand nombre de végétaux.

M. Magendie, au nom d'une commission demandée par M. Malbouche, pour apprécier la méthode qu'il emploie pour guérir les bègues, donne quelques détails sur la découverte de cette méthode. On la doit à madame Leigh de New-Yorck ; cette dame, depuis 1825, l'a pratiquée sur plus de 150 personnes, et a fait cesser le begaiement dont elles étaient affectées, et cela en plus ou moins de temps : la durée du traitement dépendait non de l'intensité de la maladie, mais du degré d'énergie de chaque sujet.

Ces nombreux succès la déterminèrent à confier son secret à M. Malbouche, qui s'est chargé de venir en Europe faire participer les habitans aux avantages qu'elle obtenait en Amérique de son système d'exercice des organes de la parole. L'efficacité de ce traitement, déjà constatée dans le royaume des Pays-Bas, vient de l'être par les membres de la commission de notre Académie des sciences.

M. Magendie expose la marche qu'ils ont suivie pour s'assurer de la bonté du procédé qu'exécutait M. Malbouche.

Ils se sont fait présenter plusieurs bègues choisis par M. Malbouche, avant, pendant, et après le traitement ; ils ont ensuite eux-mêmes fourni à M. Malbouche des bègues dont l'infirmité leur était bien connue et était surtout bien prononcée; les uns et les autres ont été plus ou moins promptement débarrassés du vice de leur prononciation.

Il résulte du rapport de M. Magendie, qu'au moyen de l'espèce de gymnastique vocale à laquelle la dame Leigh soumet les bègues, on peut parvenir à les guérir au moins dans le plupart des cas; mais il déplore l'aveuglement qui porte le dépositaire d'un secret aussi précieux à se priver du plaisir de le publier.

M. Peclet a soumis à un examen approfondi l'écoulement de l'air chaud dans un conduit ouvert à ses extrémités. Son but est de déterminer les conditions les plus favorables au tirage des cheminées et au développement de la chaleur.

La société reprend la suite de ses travaux.

M. Robiquet rappelle, a l'occasion du rapport précédent, que M. Brandes avait envoyé, il y a plusieurs années, à la Société de pharmacie, un tube de sable vitrifié sous la dénomination de fulgurite, et dont la formation était due à la même cause que ceux qui ont été présentés à l'Institut.

M. Soubeiran rend compte de ce qui s'est passé à l'Académie de médecine.

M. Dublanc annonce qu'à la Société médicale d'émulation, l'on à constaté que la digitale pourprée perdait beaucoup de ses propriétés en vieillissant, et qu'au bout de trois ans elles étaient presque tout à fait nulles. Quelques membres font observer que cela pourrait tenir à l'action de l'humidité ou à celle de la lumière. M. Virey dit que cet effet tient peut-être à la culture, et que la digitale sauvage, quoique moins grande et moins belle que celle qui est cultivée, doit avoir nécessairement plus de propriétés.

M. Bussy fait en son nom, et en celui de M. Henry fils, un rapport sur plusieurs notes de M. Camus de Baïonne, sur l'état du chlore dans le chlorure de soude : la Société en adopte les conclusions.

M. Bussy fait un rapport verbal sur les instrumens de météorologie de M. Leslie, dont la description se trouve consignée dans une brochure, traduite de l'anglais, par M. Ajasson et dont-il a fait hommage à la Société : la Société ordonne l'impression de ce rapport.

M. Bonastre fait un rapport sur une note de M. Roux.

M. Soubeiran, rapporteur de la commission des prix, a la parole pour faire un rapport sur le procédé qui a été envoyé à la Société par M. Tilloy, pour l'extraction en grand de l'acide citrique des groseilles.

M. Guibourt exprime le désir de voir mentionner dans le rapport les travaux de Scheele, qui le premier a indiqué et extrait de l'acide citrique du suc de groseille : la Société adopte cette modification et en ordonne l'impression du rapport. En conséquence du rapport fait par M. Soubeiran, et de l'approbation de la Société, M. le président arrête qu'une médaille d'or de la valeur de 300 fr. sera décernée par la Société à M. Tilloy de Dijon, comme ayant résolu une des questions proposées par elle en sujet de prix (1).

M. Moutillard fait un rapport sur les travaux de l'Académie de Rouen.

M. Durosier fait un rapport sur le pyrotonide de M. Simonin.

M. Bonastre lit un mémoire ayant pour objet de prouver que le cinnanomum des anciens n'était autre que la noix muscade.

M. Caillot lit une note tendant à prouver que les bromures des métaux alcalins jouissent, comme les iodures des mêmes métaux, de la faculté de se combiner avec le cyanure de mercure.

____

(1) Voir le rapport.

M. Blondeau demande à fixer l'attention de la Société sur la préparation du laudanum de Rousseau ; il rapporte que ce médicament préparé suivant le procédé qui lui est particulier, et qui se rapproche beaucoup de celui de l'abbé Rousseau, produit de très-bons effets, tandis que le même médicament préparé dans d'autres maisons a produit des effets contraires ; il pense qu'il serait convenable de modifier le procédé du Codex. M. Dublanc appuie sur la nécessité de n'avoir qu'une seule et même formule pour préparer ce médicament ; il cite sa propre expérience, et rapporte que du laudanum de Rousseau pris chez lui, et chez d'autres pharmaciens également recommandables, a produit des effets tout-à-fait différens.

M. Guibourt pense que dans la formule du Codex, on a eu raison de supprimer le produit distillé sur l'opium, attendu qu'il est prouvé que l'eau distillée d'opium est très-excitante, et que celui qui a été privé de ses parties volatiles par une légère torréfaction est beaucoup plus calmant que l'autre.

Plusieurs membres font observer que des médicamens qui agissent comme calmans dans quelques cas de maladie, peuvent avoir une action différente dans d'autres, et que l'on ne peut rien établir de constant à cet égard.

Extrait d'un rapport fait à la société de pharmacie, sur l'emploi de l'ergot du seigle en médicament, par M. LODIBERT.

M. Villeneuve, sentant toute l'importance d'un travail sur le seigle ergoté, voulait faire proposer des recherches sur cette matière comme sujet de prix par une société savante dont il est membre. Sa proposition ne fut pas agréée, et il se décida à faire lui-même les recherches convenables, et la manière dont il s'en est acquitté ne laisse pas à regretter que ce travail soit resté entre ses mains. Sans entrer ici dans les détails sur l'histoire de l'ergot du seigle, et sans discuter l'utilité réelle de son emploi thérapeutique, nous indiquerons les divers modes d'administration qui ont paru les plus avantageux. Il est à désirer que les pharmaciens s'occupent de cette substance pour déterminer la nature de son principe actif et éclairer son emploi médical. M. Villeneuve indique l'administration du seigle ergoté sous huit formes : 1°. la poudre; 2°. l'infusion; 3°. la décoction; 4°. l'extrait aqueux; 5°. la teinture alcoholique; 6°. la teinture éthérée; 7°. l'extrait alcoholique; 8°. le sirop.

La poudre, sous le nom *pulvis parturiens*, *pulvis partum accelerans*, poudre obstétricale de Desgranges, poudre ergotique de Prescott, s'administre en une seule dose ou en deux plus ou moins rapprochées, de six à vingt grains; elle peut être portée au-delà. M. Goupil en fait la base d'une potion dont la formule a été rapportée dans le Journal de décembre, t. 13, p. 619.

Infusion de seigle ergoté ou thé noisei des sages-femmes américaines.

℞ Seigle ergoté en poudre. . . . . . gr. xl à lx.
  Eau bouillante. . . . . ℥ iv à ℥ vj.

Faites infuser dans une théière, passez après refroidissement et édulcorez avec

  Sirop simple. . . . . ℥j. ß

Administrez en deux doses à une heure de distance.
Cette infusion peut se préparer avec le seigle ergoté concassé à la dose d'un quart en sus de la poudre.

Décoction de seigle ergoté. (Decoctum parturiens de Prescott.)

℞ Seigle ergoté. . . . . gr. lx à lxxij.
Eau. . . . . q. s.

Pour obtenir après quelques instans d'ébullition quatre à six onces de colature, ajoutez :

Sirop simple. . . . . 3 j.

Administrez par cuillerées de dix en dix minutes.

Quand les premières doses produisent l'effet, on suspend l'administration du médicament.

Les autres préparations ne sont pas formulées, et il sera facile de suppléer à cette omission. Le sirop de seigle ergoté est usité par M. Desgranges, habile praticien de Lyon.

Les proportions et le mode de préparation de ce sirop ne sont pas indiqués; il l'appelle sirop de *calcar*, mot latin qui signifie un éperon, un ergot; le nom de sirop de calcar est devenu officinal à Lyon. M. Villeneuve parle d'une analyse de la partie corticale du seigle ergoté, faite par un pharmacien de Lyon qu'il ne nomme pas; elle nous a paru fort incomplète. Nous rappellerons que M. Vauquelin a publié il y a long-temps un mémoire à ce sujet.

Nous citerons encore les essais que Parmentier a faits sur lui-même avec le seigle ergoté : il prit un demi gros de poudre tous les matins pendant huit jours, se nourrit même pendant ce temps et il nourrit des animaux avec du pain fait au tiers et au quart de farine d'ergot, mêlée à la farine ordinaire. Mon sommeil, dit-il, fut tranquille pendant tout ce régime et je n'eus pas le plus petit mal de tête. Cette expérience avait été oubliée. L'exactitude et la bonne foi de l'illustre chef de la pharmacie militaire suffiraient-elles pour décider une question aussi importante que celle de l'innocuité du seigle ergoté? nous ne le pensons pas. Parmentier était alors à l'époque de la plus grande énergie vitale, la nature l'avait libéralement doté. Cette expérience aurait-elle eu le même résultat si, plus long-temps continuée, elle avait été faite sur un individu d'une constitution appauvrie, comme l'est celle de ces malheureux paysans de la Pologne qui languissent sous la double et funeste influence d'une nourriture maigre et exiguë et d'un air vicié par des émanations marécageuses?

RAPPORT

Fait à la société de pharmacie, par MM. Chevalier, Dublanc, Guibourt, Robinet, *et* Soubeiran, *rapporteur.*

Sur la proposition de nos honorables collègues, MM. Chevalier et Robiquet, la Société a chargé une commission d'examiner s'il serait convenable d'accorder à M. Tilloy une médaille d'encouragement.

En 1824, la société de pharmacie proposa pour sujet de prix, les questions suivantes :

1º. Trouver des méthodes analytiques pour isoler les divers acides qui peuvent se trouver réunis dans les végétaux ;

2º. Rechercher l'acide citrique dans les fruits de notre sol, autres que le citron ;

3º. Déterminer si cet acide peut être extrait avec avantage pour les arts et pour la pharmacie ;

4º. S'assurer si l'on ne pourrait pas produire et fabriquer cet acide en grand par un procédé purement chimique.

Les expériences de Scheele ne pouvaient laisser au-

cun doute sur la présence de l'acide citrique dans nos
fruits indigènes, il s'agissait seulement de trouver un
moyen facile et économique de l'extraire et le séparer des
autres acides auxquels il pouvait être mélangé. Cependant, ces questions restèrent deux années au concours
sans qu'aucun mémoire fût envoyé, sans doute parce que
plusieurs personnes furent écartées par l'immense quantité
de recherches que nécessitait la première question.

La Société se décida à retirer ce sujet de prix en 1826 ;
mais des travaux avaient été commencés et n'avaient pu
lui être envoyés, parce qu'ils n'avaient pas encore atteint
toute leur perfection quand le délai de rigueur expira.
MM. Tilloy et Chevalier étaient arrivés chacun de son
côté et par des procédés à peu près semblables, à se procurer l'acide citrique des groseilles, et ils avaient réussi,
non pas toutefois en ce sens qu'ils pussent livrer au
commerce de l'acide citrique en concurrence de prix avec
celui fabriqué au moyen du citrate calcaire étranger.

Voici en peu de mots le procédé de M. Chevalier.
Après avoir transformé le suc fermenté de groseilles en
citrate de chaux et avoir lavé ce dernier sel, on le délaye
dans de l'eau chargée d'une faible quantité d'acide acétique et on abandonne la matière à elle-même ; à la faveur
de l'acide, il se dissout une matière mucilagineuse qui est
détruite en partie par la fermentation. On reçoit de nouveau le citrate calcaire sur un filtre, on le lave à l'eau
bouillante et on le décompose au moyen de l'acide sulfurique. Cette méthode n'a fourni que 5 à 6 onces d'acide
citrique au plus pour un quintal de groseilles.

M. Tilloy ne se découragea pas, et aujourd'hui il peut
donner l'acide citrique à un prix très-modéré. On prend
les groseilles, on les écrase et on les fait fermenter ; on
soumet à la distillation à feu nu pour retirer l'alcohol ;
on retire le marc de l'alambic et on extrait le liquide à la
presse. On projette dans la liqueur encore chaude du car-

bonate de chaux, on continue d'en ajouter jusqu'à ce que la liqueur ne fasse plus effervescence; on laisse déposer, on recueille le citrate de chaux, on le laisse égoutter, on le lave à plusieurs reprises, puis on le soumet à la presse. Le citrate de chaux ainsi obtenu, étant encore coloré et mêlé de malate de chaux, on le délaye dans de l'eau pour le convertir en bouillie claire, on le décompose à l'aide de la chaleur par de l'acide sulfurique et avec le double de son poids d'eau; le liquide qui résulte de ce traitement, et qui est un mélange d'acides sulfurique et citrique, est de nouveau décomposé par le carbonate de chaux; le précipité est recueilli sur un filtre, lavé à grande eau et soumis à la presse, puis il est traité de nouveau par l'acide sulfurique; la liqueur claire contenant l'acide est décolorée par le charbon animal et soumise à l'évaporation. Quand elle est assez rapprochée, on laisse déposer, on tire à clair et on porte dans une étuve chauffée à 20° à 25°. L'acide fournit alors des cristaux colorés, on les fait égoutter, on les purifie par un lavage analogue au terrage des sucres, on les fait redissoudre et cristalliser, et l'on obtient de l'acide blanc.

L'acide obtenu par ce procédé, est revenu à M. Tilloy à 12 francs 96 centimes le kilogramme; différence bien grande, l'acide citrique qu'on trouve dans le commerce valant encore de 29 à 30 francs.

Vous voyez, messieurs, que M. Tilloy eût remporté les prix proposés si ses recherches avaient pu être terminées assez à temps; nul doute en effet que vous n'eussiez sacrifié la première partie de la question et que vous n'eussiez adjugé la palme à celui qui répondait aux trois dernières. En accordant chaque année un nouveau prix, la Société se propose de porter la lumière sur quelque point douteux de la science ou de fournir aux arts un nouvel aliment. Or, dans la question qui nous occupe, le but qu'elle se proposait n'a-t-il pas été rempli quand il lui a été communiqué un mémoire qui répondait aux questions qu'elle avait proposées? Aujourd'hui, messieurs, il ne peut être question de revenir sur une décision déjà prise et d'accorder le prix à un mémoire qui vous est parvenu long-temps après le terme que vous aviez prescrit; mais, en adoptant la proposition qui vous a été faite par nos honorables collègues, devez-vous accorder à M. Tilloy un témoignage de la satisfaction que vous avez éprouvée en apprenant les résultats heureux de ses efforts? Si rien ne vous prescrit une pareille mesure, rien aussi ne peut vous empêcher de la prendre. N'est-il pas de l'intérêt même de la Société d'encourager un travail dont elle a été la première à faire sentir l'utilité? L'éclat que l'auteur retirera de ses succès doit rejaillir sur la Société qui les a provoqués. Ajoutez, messieurs, que M. Tilloy est un de nos collègues les plus distingués et les plus estimables, et que ses expériences auront pour effet de fournir un nouveau débouché aux agriculteurs en même temps qu'elles nous délivreront d'un tribut que nous payons à l'étranger. Ce sont ces diverses considérations qui ont déterminé la commission à vous proposer de décerner à M. Tilloy une médaille d'or de la valeur de 300 francs.

NOTE

Sur la préparation du laudanum de Rousseau (vin d'opium fermenté du Codex), par M. BLONDEAU.

Je viens soumettre à la Société quelques considérations pratiques, sur la préparation du laudanum dit de Rousseau. Ces observations n'auront rien de neuf, je le pense, pour la plupart d'entre vous; mais elles pourront être de quelqu'utilité pour ceux qui dans la confection de ce médicament, suivent avec une scrupuleuse exactitude le procédé du Codex. Les auteurs de cette pharmacopée ont sans doute avec raison élagué, ou modifié, une foule de préparations qui n'avaient d'autre mérite que leur ancienneté ; mais dans quelques cas aussi on pourrait peut-être leur reprocher d'avoir remplacé tel mode de préparation par tel autre, parce qu'il aura paru plus convenable ou plus facilement et plus uniformément exécutable. Dans ce cas se trouve la préparation de l'opium de Rousseau ; et voici ce qui m'a donné lieu de vous soumettre une réflexion à ce sujet.

Depuis plus de deux ans, une personne atteinte d'une maladie fort grave, fait un usage journalier et très-abondant de l'opium de Rousseau (elle en prend en ce moment une demi-once par jour) ; voulant se procurer cette préparation au meilleur compte possible, elle en fit prendre dans plusieurs pharmacies, dans lesquelles sans doute, mais dans deux desquelles surtout il n'est pas permis de douter que le plus grand soin soit apporté dans la confection des médicamens.

Dans ce nombre je ne comprends pas un pharmacien droguiste du quartier des Lombards, qui lui en vendit pour la somme de 80 fr. deux demi-bouteilles. Ce laudanum n'eut d'autre effet que d'exciter chez ce malade, qui pendant quatre nuits ne put goûter les douceurs du sommeil, un violent accès de colère pendant lequel il jeta laudanum et bouteilles par la fenêtre. Il revint chez moi, puis retourna dans les deux pharmacies que j'ai indiquées, et ne put obtenir avec l'opium de Rousseau préparé dans ces deux maisons, le soulagement qu'il avait constamment obtenu avec le mien. Il en prit encore chez plusieurs pharmaciens de province, et toujours il fut obligé de revenir à ma préparation qu'il n'a pas abandonnée depuis.

A quelle cause tient cette différence dans les effets d'un même médicament également préparé avec soin? Je crois, messieurs, qu'il est difficile de l'attribuer à autre chose qu'à un mode différent de préparation ; et je crois qu'avant d'abandonner le *modus faciendi* donné par l'abbé Rousseau, il eût été bon d'examiner non pas seulement, comme on l'a fait, si l'eau distillée d'opium fermenté ou non fermenté, avait quelque action bien marquée sur l'économie animale, mais encore si l'alcohol retiré de l'opium par la fermentation et ajouté à la liqueur restante, convenablement rapprochée, a une action autre ou plus marquée que celle qu'exerce sur l'homme malade, un mélange d'alcohol à 32° et d'extrait liquide d'opium fermenté évaporé à vase ouvert. Je crois et j'ai la certitude que ces deux médicamens ont une action sinon différente au moins plus prononcée pour l'un que pour l'autre ; et à l'appui de ce que j'ai cité plus haut, qui dans le fait ne serait qu'un exemple isolé, je dirai que, dans les premiers temps de mon établissement, M. le docteur Fizeau eut occasion de faire usage du laudanum de Rousseau pris chez moi, et m'engagea à continuer de le préparer comme le faisait mon prédécesseur, parce que, me dit-il, je trouve peu de pharmacies où il soit préparé selon la méthode de Rousseau, et que celui-là seul m'a paru avoir des effets bien certains et bien constans.

J'ai dit aussi que des expériences pathologiques avaient été tentées avec l'eau distillée d'opium fermenté ou non fermenté, et que ces préparations n'avaient exercé aucune influence sur les animaux soumis à l'action de ces agens thérapeutiques. Cependant, messieurs, plusieurs d'entre nous n'ignorent pas que M. Laennec, à qui la science est tant redevable et dont la médecine et l'humanité déploreront long-temps la perte, employait fréquemment, et obtenait des effets bien marqués de l'alcohol faible retiré de l'opium, qu'il administrait sous le nom d'eau distillée de l'opium de Rousseau.

J'ai eu occasion de parler de cette eau distillée à un praticien recommandable qui ignorait qu'on en fît usage, et il en obtint des effets incontestables l'ayant employée pour son épouse malade; laquelle ne pouvait supporter aucun médicament dont l'opium aurait fait partie, en telle petite quantité que ce soit. Mais M. Laennec, et d'autres médecins que je pourrais citer, ne sont sans doute ni les seuls qui ont employé avec succès l'eau distillée de l'opium de Rousseau, ni même les premiers, car l'abbé Rousseau l'ordonnait à ses malades, et semblait lui accorder autant de vertu qu'au *laudanum parfait*, c'est ainsi qu'il appelait le mélange des deux produits; et comment pourrait-il en être autrement, puisque cet auteur nous apprend » que dix, quinze, vingt, quarante ou cinquante » gouttes de cette eau-de-vie font un effet si doux » et si sûr qu'on n'en voit jamais arriver aucun acci-» dent. »

Je ne prétends certainement pas qu'il faille être aussi exclusif que l'abbé Rousseau, et accorder toute vertu à l'alcohol retiré de l'opium par la fermentation; mais je ne pense pas non plus qu'il en soit totalement dépourvu, et qu'on puisse, sans nuire à la préparation de ce laudanum, le remplacer par l'alcohol simple. Ce que j'ai dit plus haut prouve au moins que cette dernière opinion peut être combattue.

Pourquoi donc les auteurs du Codex ont-ils abandonné ce mode de préparation? est-ce seulement parce qu'ils n'ont reconnu aucune vertu à l'alcohol de l'opium? ou parce qu'ils ont pensé qu'il rendait au laudanum l'odeur vireuse qu'isole la fermentation? ou est-ce encore parce que l'auteur de cette préparation ne précisait pas la dose de liqueur spiritueuse qu'il mélangeait au résidu de la distillation? Je crois avoir répondu à la première objection : quant à la seconde, il sera facile de vous convaincre que le laudanum préparé comme je vais l'indiquer, n'a pas conservé l'odeur vireuse de l'opium, mais en a acquis une qui lui est particulière, et que n'a pas celui du Codex.

Pour obvier à la lacune qui existe dans le procédé de Rousseau, je propose de conserver les doses indiquées par le Codex, mais de substituer à l'alcohol à 32° celui retiré par la fermentation de l'opium, qui trois fois distillé donne un produit alcoholique à 25°, qui est en quantité égale à celle voulue par la formule de la Pharmacopée française.

Voici au surplus les doses que j'emploie habituellement, et le mode que je suis dans la préparation de cet important médicament :

> Miel.   3 livres.
> Eau chaude. . . . . 12 livres,

La fermentation étant bien établie je délaie

> Opium choisi. . . . .   1 livre

avec suffisante quantité d'eau chaude (3 liv.), et je mélange le tout avec la liqueur précitée ; j'ajoute à cet instant un peu de levure de bière pour hâter la fermentation. Lorsqu'elle est achevée, et qu'une forte odeur d'alcohol se developpe, je retire de l'étuve, je passe au travers d'un blanchet et je distille pour retirer deux pintes d'alcohol qui pèse 14° ; je distille une seconde fois cet alcohol pour en retirer une pinte et demie, qui pèse 20° ; enfin par une troisième distillation, j'obtiens 18 onces d'alcohol pesant de 24 à 25°.

L'opium dissout, résidu de la première distillation, est filtré et évaporé au bain-marie jusqu'à ce qu'il n'y ait plus que deux livres et demie de liquide ; en cet état la liqueur pèse froide 25° au pèse-sirop, c'est alors que je mélange l'alcohol à 25°, et le laudanum ainsi obtenu ne pèse plus que 15° au même instrument.

ANALYSE

Des racines du typha, par M. LECOQ.

(Extrait.)

Les *typha latifolia* et *angustifolia* abondent dans les marais, qu'ils envahissent souvent en se développant avec rapidité et éloignant les autres plantes des parties qu'ils occupent. Leur analyse a été entreprise pour savoir si l'on ne pourrait pas en tirer parti, et utiliser par là une immense quantité de terrain qu'il est impossible de livrer à la culture.

Les racines ou, pour mieux dire, les rhizomes des typha se ramifient beaucoup, s'étendent en tous sens en donnant toujours naissance à de nouveaux rameaux ; en sorte que la plante forme dans la vase des marais une couche qui a quelquefois plus d'un pied et demi d'épaisseur.

1000 grammes de rhizomes de typha perdirent, à la dessiccation dans une étuve, 730 grammes d'eau.

Les racines distillées à deux reprises différentes, une fois avec de l'alcohol, une autre fois avec de l'eau, donnèrent des produits négatifs ; l'eau était limpide et n'avait que cette légère odeur fade propre à toutes les eaux distillées inodores.

Une partie de racines fut broyée et délayée par un filet d'eau, sur un tamis sur lequel restèrent les fibres ligneuses. Le liquide était visqueux et ressemblait à une dissolution de gomme arabique dont il avait absolument la saveur ; il rougissait un peu le papier de tournesol. En le laissant déposer jusqu'au lendemain, il était toujours visqueux mais limpide, et recouvrait un dépôt d'un blanc sale et abondant. Le liquide fut décanté, le dépôt fut lavé et toutes les liqueurs furent soumises à l'évaporation.

Le dépôt était de la fécule; il pesait 125 grammes après avoir été desséché.

L'extrait sec fut traité par divers réactifs, et les résultats furent les suivans :

1000 parties de racines recueillies au mois de décembre contiennent.

Eau.	730
Fécule.	125
Gomme.	
Sucre.	
Tannin.	
Malate acide de chaux.	} 15
Matière extractive particulière.	
Albumine, des traces.	
Ligneux.	130
	1000

La même quantité analysée dans le mois d'avril, donna

Eau.	730
Fécule.	108
Gomme.	
Sucre.	
Tannin.	} 32
Matière extractive.	
Albumine, des traces.	
Ligneux.	130
	1000

On voit que les quantités de fécule varient suivant les

saisons ; et, d'après plusieurs analyses, il paraît que les résultats précédens sont les deux extrêmes. Ce sont principalement le sucre et la gomme qui augmentent au détriment de la fécule, ce qui indique l'automne comme l'époque la plus favorable à l'extraction de cette dernière substance. La fécule obtenue dans le mois de décembre, forme avec l'eau une gelée qui a le même aspect que celle que l'on obtient avec le salep ; elle se conserve pendant plusieurs jours. Il paraît que les caractères varient avec les saisons, car je n'ai pu obtenir de gelée avec la fécule recueillie dans le mois de mai.

J'ai fait remarquer que le rhizome du typha se ramifiait rapidement, et que chacune de ses ramifications était due au développement d'un bourgeon : ces bourgeons donnent un moyen très-simple de multiplier cette plante à l'infini ; et le typha étant la seule plante utile qui puisse s'accommoder des sols marécageux et couverts d'eau, il serait extrêmement avantageux de remplacer par ce végétal ceux qui envahissent le sol des marais. Il suffirait de séparer les jeunes bourgeons des rhizomes et de les placer à deux pieds de distance dans la vase ; à la fin de la troisième année, les plantes seraient dans leur entier développement. Il faut, pour les recueillir, attendre que les eaux soient peu abondantes, ce qui a lieu presque toujours à la fin de l'automne, qui est la saison la plus convenable pour leur récolte. Pour ne pas détruire le plant, il faut, à mesure qu'on l'arrache, jeter des bourgeons dans l'endroit récolté.

La première opération à faire subir aux racines est de les trier pour séparer l'extrémité vieille des rhizomes ou ceux qui sont entièrement gâtés. On lave et on pile dans un mortier ou l'on écrase dans une auge. Comme ces racines sont dures dans certains endroits, cette opération réussit mieux que la râpe. On sépare ensuite la fécule par deux procédés différens : 1°. on laisse tomber un filet d'eau sur cette pâte et l'on agit jusqu'à ce que l'on ait entraîné toute la fécule ; 2°. on ajoute à la pâte son poids d'eau et l'on passe la pâte molle à travers un tamis ou des cribles de diverses grandeurs. On obtient une matière molle, légèrement sucrée et très-mucilagineuse. En la faisant évaporer dans des bassines, on se procure des pâtes féculentes analogues au tapioka, au sagou. On peut, à un certain degré de l'évaporation, granuler la matière en la faisant passer à travers un filtre de fer blanc, ou bien en former des filets semblables au vermicelle. Par ce dernier procédé, il reste encore dans les fibres des rhizomes une assez grande quantité de fécule : aussi, si l'on voulait obtenir en grand les produits de cette racine, il faudrait d'abord en extraire une portion par le procédé que nous venons d'indiquer et soumettre le reste au lavage pour en obtenir la fécule pure.

RAPPORT

Fait à la Société de pharmacie de Paris par M. Bussy, sur les instrumens météorologiques de M. Leslie (1).

La météorologie est sans contredit l'une des branches les plus intéressantes de la physique ; elle présente à l'observateur une vaste série de phénomènes dont l'étude lui offre d'autant plus d'attraits, qu'il se trouve constamment placé lui-même sous l'influence des causes qu'il étudie, et qu'elle lui fournit l'explication de toutes ces grandes vicissitudes, que nous présente l'imposant spectacle de la nature. Mais tous ces phénomènes si grands, et dont quelques-uns nous paraissent tellement irréguliers, qu'ils

---

(1) La description de ces instrumens a été publiée par l'auteur et traduite de l'anglais par M. Ajasson de Grandsagne, qui en a fait hommage à la Société.

ne nous présentent au premier abord que l'image du désordre, sont néanmoins soumis à des lois constantes, dont la détermination dépend souvent de causes très-faibles en apparence, que l'on ne peut apprécier qu'à l'aide d'instrumens d'une grande précision. C'est donc un des plus grands services que l'on puisse rendre à la météorologie que de perfectionner ses moyens d'observation.

M. Leslie, auquel la physique doit des expériences si curieuses, et qui s'est particulièrement occupé de météorologie, a réuni dans un même volume la description des divers instrumens de son invention, qui ne sont pour la plupart que des modifications de son thermomètre différentiel connu de tout le monde.

Tel est le *pyroscope*, instrument destiné à mesurer l'inensité de la chaleur des foyers ordinaires. Tout le changement consiste à recouvrir d'une feuille d'or ou d'argent la boule qui sert de réservoir au liquide coloré. Les ondes chaudes qui sortent continuellement du foyer pour se répandre dans la chambre, sont en très-grande partie réfléchies par la surface brillante du métal qui recouvre l'une des boules du pyroscope, tandis que l'autre, qui est découverte, reçoit toute l'impression de la chaleur. L'on voit alors le liquide s'abaisser d'une quantité proportionnelle dans le tube, et bien que l'intensité de la chaleur diminue dans une progression très-rapide, puisque cette diminution est proportionnelle au carré de la distance, l'instrument est assez sensible pour être très-visiblement affecté dans les parties les plus éloignées de l'appartement.

Le photomètre est un instrument qui a été inventé pour mesurer l'intensité du pouvoir lumineux des corps. Ce n'est encore que le thermomètre différentiel; mais l'une des boules, au lieu d'être en verre transparent, est noircie de manière à absorber la lumière et la chaleur, de sorte qu'il en résulte pour elle une élévation de température à laquelle l'autre ne participe point; et comme cette élévation de température est dépendante de la lumière absorbée, elle peut lui servir de mesure.

Cet instrument placé en plein air montre d'une manière très-évidente les progrès de la lumière, depuis le lever de l'aurore jusqu'au moment de la plus grande chaleur du jour. Il fait voir aussi que la lumière augmente sur notre hémisphère, depuis le solstice d'hiver, jusqu'aux chaleurs les plus intenses de l'été ; il donne les moyens de comparer avec une exactitude numérique l'éclat de la lumière sous le ciel brillant de l'Italie, et dans les régions brumeuses de la Hollande et des autres contrées du Nord. Un résultat assez curieux fourni par cet instrument, et dont l'explication est cependant fort simple, est que le minimum de lumière indirecte qui nous vient du ciel a lieu lorsque l'atmosphère est parfaitement claire, exempte de tout nuage, et d'un bleu d'azur foncé ; il est au maximum au contraire lorsque le ciel se trouve chargé de ces nuages blanchâtres, floconneux, qu'on aperçoit fréquemment dans l'été. Enfin, le photomètre peut également servir à mesurer des lumières artificielles, et montrer que la lumière du soleil est 12000 fois plus énergique que celle d'une bougie ordinaire, c'est-à-dire, que si l'on pouvait séparer de la masse du soleil une portion égale en volume à la flamme d'une bougie, elle répandrait une lumière égale à celle de 12000 bougies.

L'on trouve décrit, parmi les instrumens météorologiques de M. Leslie, son *hygromètre* destiné à faire connaître l'état de sécheresse ou d'humidité de l'atmosphère : c'est encore le thermomètre différentiel, mais la boule qui contient le liquide coloré est enveloppée de papier de soie mouillé, il en résulte un abaissement appréciable de température qui dépend de l'évaporation du liquide, qui est en elle-même dépendante de l'état hygrométrique de l'air.

L'*atmomètre* est un instrument destiné à mesurer la quantité de vapeur que laisse échapper une surface humide, pendant un certain laps de temps. Il consiste en une boule de terre poreuse d'un diamètre de deux ou trois pouces, surmontée d'un tube étroit qui porte des divisions, dont chacune contient la quantité de liquide nécessaire pour recouvrir la surface extérieure de la boule d'une couche d'eau, qui aurait un millième de pouce d'épaisseur; la quantité d'eau évaporée est mesurée par l'abaissement du liquide dans le tube.

L'*ethrioscope* est l'un des instrumens les plus curieux qui puisse étendre nos connaissances météorologiques; son nom dérivé du grec signifie sérénité, fraîcheur; il est destiné en effet par l'auteur à mesurer les impressions variables de fraîcheur qui sont envoyées dans tous les temps des régions supérieures de l'atmosphère, ou mieux la déperdition de chaleur qui a lieu par l'effet du rayonnement suivant l'état de l'atmosphère.

Cet instrument n'est autre que le pyroscope, dont la boule sensible se trouve garantie de l'action de la lumière et des vents; il montre que l'abaissement de température est d'autant plus grand par l'effet du rayonnement, que le ciel est plus pur et plus exempt de nuages. Il diminue lorsque l'atmosphère se charge de nuages, et il est à son minimum lorsque les brouillards se rapprochent de la terre.

M. Leslie termine en manifestant le désir que les sociétés savantes, établies sur les divers points du globe, fassent des recherches sur l'état et les mouvemens internes des plus hautes couches de l'atmosphère. Il propose à ce sujet de petits ballons, qu'on pourrait lancer de temps en temps dans l'atmosphère, et qui porteraient des thermomètres, baromètres, hygromètres, et autres instrumens qui seraient disposés de manière à indiquer, au moyen d'un index, le degré auquel ils seraient parvenus; il pense que la comparaison des divers journaux météorologiques, et la combinaison des faits ultérieurs, ne manqueraient pas de faire jaillir quelques traits de lumière, qui nous révéleraient graduellement l'harmonie simple, qui régit probablement toute la complication apparente de l'univers.

Nous ferons remarquer à ce sujet, à la Société, que cette nécessité d'acquérir des connaissances exactes sur la constitution et les variations de l'atmosphère, a frappé depuis long-temps les savans français. C'est dans cette intention qu'a été entrepris le mémorable voyage aérien de M. Gay-Lussac. Toutes les variations qui surviennent dans la direction de l'aiguille aimantée, dans les indications du baromètre, de l'hygromètre, etc., sont notées avec une attention scrupuleuse à l'observatoire de Paris et des principales villes de France ; et dans sa séance du 28 novembre 1825, l'académie des sciences de Paris, sur la proposition M. le marquis Delaplace, a nommé une commission composée de MM. Delaplace, Arago, Poisson, Gay-Lussac, Thenard et Dulong, chargée de dresser un programme d'expériences à faire, pour déterminer d'une manière exacte, 1°. l'état du magnétisme terrestre; 2°. la pression et la composition de l'atmosphère; 3°. la chaleur du globe à diverses profondeurs.

J'ai l'honneur d'annoncer à la Société de pharmacie que les bromures des métaux alcalins jouissent, comme les iodures des mêmes métaux, de la faculté de se combiner avec le cyanure de mercure; et que les nouveaux corps qui résultent de ces sortes de combinaisons ont beaucoup d'analogie, par leurs propriétés chimiques, avec l'hydrargyro-cyanate d'iodure de potassium : en effet, actionnés par les acides, ces nouveaux corps se transforment en vapeur prussique qui se dégage, et en bromure de mercure qui se précipite ou reste en solution, selon que la liqueur est plus ou moins concentrée.

CAILLOT.

PARIS. — IMPRIMERIE DE FAIN, RUE RACINE, N°. 4,
PLACE DE L'ODÉON.

JOURNAL

DE PHARMACIE

ET

DES SCIENCES ACCESSOIRES.

N°. V. — 14ᵉ. *Année.* — Mai 1828.

*De la composition élémentaire de plusieurs substances ali-
mentaires simples*, par M. WILLIAM PROUT, *membre de la
Société royale de Londres.*

(Suite.)

Du principe saccharin.

Dans les observations qui vont suivre, le mot *sucre* est employé dans
l'acception ordinaire. Mais le sens étendu donné au terme de *principe
saccharin* exige quelques remarques préliminaires.

MM. Gay-Lussac et Thenard furent amenés à conclure de leurs expériences sur les produits organisés, que dans le cas où l'hydrogène et
l'oxigène d'une substance se trouvent réunis dans les proportions convenables pour former de l'eau, la substance n'est ni acide, ni alcaline,
comme le sucre, l'amidon, la gomme, etc.; que dans le cas où l'oxigène
est en excès, la substance possède les propriétés acides; et qu'enfin lorsque
l'oxigène se trouve en moindre quantité que dans l'eau, la substance
est huileuse ou résineuse. Ces conclusions sont vraies dans de certaines limites, mais non pas universellement, comme nous le montre-
rons ci-après. J'adopterai cependant cette distribution générale des
substances organisées pour mes études présentes. Je bornerai mon

attention aux substances qui présentent le premier des caractères énoncés, savoir la neutralité. Et comme le sucre, vu sa forme cristalline, semble constituer la plus parfaite et la mieux définie de ces. substances, j'ai pensé qu'il avait, plus que toute autre, le droit de donner un nom à toute la classe ou à la famille. Et c'est pourquoi j'ai compris sous la dénomination générale de principe saccharin toutes les substances, quelles que soient d'ailleurs leurs propriétés physiques, dans lesquelles l'hydrogène et l'oxigène entrent dans les proportions convenables pour former de l'eau. On verra que les substances ainsi constituées, peuvent généralement être employées comme alimens ; et comme elles sont surtout tirées du règne végétal, elles peuvent être considérées comme représentant les alimens végétaux à proprement parler. Ainsi principe saccharin et aliment végétal peuvent être regardés comme des termes synonymes, et c'est ainsi que nous les emploierons dans le cours de ce mémoire.

J'essayerai aussi de traiter un sujet d'un intérêt général pour les chimistes, et d'une grande importance pour les recherches auxquelles je me livre dans ce mémoire ; je veux dire la détermination de la composition d'un petit nombre de combinaisons du principe saccharin avec l'oxigène, ou de ce qu'on appelle ordinairement acides végétaux.

Des sucres.

Plusieurs analyses du sucre ont été publiées par différens chimistes, et l'on n'en trouve pas deux qui s'accordent ensemble. Ces différences ne proviennent pas sans doute des mêmes causes. Il est probable que l'une d'elles tient à une différence réelle ou accidentelle dans la composition des sucres employés. Je ne prétends pas savoir combien il existe de variétés distinctes de sucre. Mais il y en a au moins deux (indépendamment du sucre de lait, de manne, etc., qui appartiennent à une autre série). C'est au mélange ou à la combinaison de ces différentes variétés dans diverses proportions, et de plus à la présence fréquente des corps étrangers qu'il faut attribuer en grande partie la confusion relative à la composition du sucre.

Sucre de canne. — Le sucre le plus parfait que je connaisse est le sucre candi, préparé soigneusement avec le sucre de canne.

Ce dernier sucre, purifié par des cristallisations successives dans l'eau et l'alcohol, et privé de la petite quantité d'humidité hygrométrique qu'il retient habituellement, en subissant une température de 100° pendant quelque temps, s'est trouvé composé de :

        Carbone. 42,85
        Eau. 57,15

Les échantillons les plus beaux et les plus purs de sucre en pain du commerce que j'ai examinés jusqu'ici, m'ont donné précisément les mêmes résultats, quand je les ai traités de la même manière. Ils peuvent donc être considérés comme identiques dans leur composition avec le sucre candi. Le sucre de canne ne paraît subir aucun changement quelconque à la température de l'eau bouillante; mais vers 150°, il commence à fondre et à prendre la forme d'un liquide brun-noirâtre. Dans une expérience où je l'avais exposé à cette température pendant sept heures, il perdit seulement six pour cent de son poids. Mais ses propriétés paraissent avoir été altérées sans retour. Cependant Berzelius a montré que le sucre combiné avec le plomb perd environ 5,3 d'eau sans se décomposer, puisqu'on peut l'obtenir de nouveau du plomb dans son état primitif. J'ai préparé plusieurs fois ce saccharate de plomb, et une fois par accident je l'ai obtenu en beaux cristaux.

Sucre de miel. — Le plus bas sucre que j'aie examiné jusqu'ici, fut d'abord obtenu du miel de Narbonne par un procédé que j'ai autrefois indiqué pour obtenir le sucre de diabète à l'état de pureté. Ce sucre, placé sous un récipient avec de l'acide sulfurique pendant plusieurs jours et privé ainsi de son humidité hygrométrique, se trouva composé de :

Carbone. 36,30
Eau. 63,68

Ce sucre, dans l'état ordinaire de l'atmosphère, contient habituellement plus d'eau que n'en indique cette analyse; c'est généralement environ 64,7 pour cent. D'un autre côté, exposé à une température de beaucoup inférieure à celle de l'eau bouillante, il perd rapidement environ 3 pour cent d'eau et commence à prendre la forme liquide. Maintenu à la température de l'eau bouillante pendant 30 heures, je l'ai vu perdre dans une expérience plus de dix pour cent de son poids primitif, prendre une couleur brune foncée et paraître décomposé en partie.

Le sucre préparé avec l'amidon, appartient évidemment à cette variété, comme l'indiquent suffisamment ses propriétés physiques et sa composition. Il en est de même en général du sucre de diabète, et probablement aussi du sucre de raisin, de figues, etc.; pures, toutes les variétés de ce sucre sont d'un beau blanc, cristallisent en petites sphères et ne changent pas d'état au milieu des circonstances ordinaires de l'atmosphère.

Entre ces deux extrêmes, on rencontre des sucres de presque tous les degrés, comme le montre la table suivante :

	Carbone.	Eau.
Sucre candi pur.	42,85	57,15
Sucre candi impur.	de 41,5 à 42,5	de 58,5 à 57,5
Sucre candi des Indes Orientales.	41,9	58,1
Sucre anglais raffiné.	41,5 ou 42,5	58,5 ou 57,5
Sucre raffiné des I. Orient. . . .	42,2	57,8
Sucre d'érable	42,1	57,9
Sucre de betterave.	42,1	57,9
Sucre des I. Orient.	4°,88	59,12
Sucre de diabète.	36 à 40	64 à 60
Sucre de miel de Narbonne. .	36,36	63,63
Sucre d'amidon.	36,2	63,8

Il n'est pas inutile de faire quelques remarques sur plusieurs de
ces sucres. Les sucres candis des boutiques contiennent souvent, en
petite quantité, des corps étrangers fixes comme la chaux, etc., ou
d'autres faciles à détruire. Les deux échantillons de sucre candi des
Indes que j'examinai étaient bien évidemment impurs au premier coup
d'œil. Ils étaient d'une couleur brune et déliquescens. Ils contenaient
entre autres choses des traces de potasse. Le sucre raffiné des Indes
orientales était parfaitement blanc, mais mou et friable, et n'avait
pas le grain beau et brillant des meilleurs sucres raffinés du commerce.
Je tenais de M. Faraday le suc d'érable. Quand je le reçus il était très-
impur et déliquescent; mais en le traitant par le procédé que j'ai décrit
précédemment, j'en séparai une partie qui différait peu en apparence
du sucre de canne. Le sucre de betterave avait été fait et raffiné en
France. Il était parfaitement blanc, mais mou et d'un grain fin. Le
sucre humide des Indes orientales était d'une basse qualité, et connu
dans le commerce sous le nom de sucre de Burdwan. Je le privai
de son humidité hygrométrique avant l'analyse en le plaçant avec de
l'acide sulfurique sous un récipient. Le sucre de diabète fut préparé
comme précédemment. Les résultats ont été obtenus il y a plusieurs
années, et je n'ai pas eu occasion de répéter l'analyse avec le présent
appareil. Je pense toutefois que les sucres de diabète appartiennent en
général à la variété du miel. Je préparai moi-même le sucre d'amidon
d'après le procédé ordinaire.

Des principes amilacés.

Avant de commencer l'analyse des corps amilacés, je veux présenter
quelques remarques sur la nature de ces substances et des substances

semblables. On sait, depuis l'enfance même de la chimie, que tous les corps organisés, outre les élémens qui les composent essentiellement, contiennent en petite quantité différens corps étrangers, tels que des sels terreux et alcalins, du fer, etc.; on considère habituellement la présence de ces corps comme un simple mélange mécanique et accidentel. Mais je ne puis en aucune façon souscrire à cette opinion. Une étude sérieuse du sujet, continuée pendant plusieurs années, m'a convaincu que ces corps jouent le rôle le plus important; en un mot, que l'organisation est impossible sans eux. Nous éclaircirons plus tard ce point avec plus de détail. Quant à présent, il suffit de remarquer que plusieurs des changemens que les corps cristallisés subissent en s'organisant sont plus apparens que réels, c'est-à-dire que leur composition chimique reste souvent essentiellement la même, et la seule différence qu'on puisse apercevoir, c'est la présence d'une quantité d'eau plus ou moins grande, ou le mélange intime d'un corps étranger fixe en petite quantité. Il n'existe maintenant aucun terme pour exprimer cette condition des corps, et pour éviter une *circonlocution*, j'ai provisoirement adopté le terme *merorganisé* (μέρος *pars vel partim*), qui signifie que les corps, en passant à cet état, s'organisent en partie dans de certaines limites. Ainsi je considère comme du sucre *merorganisé* les deux substances ayant, comme nous le verrons tout à l'heure, la même composition essentielle; mais l'amidon diffère du sucre en ce qu'il contient quelques portions d'autres matières, qui probablement empêchent ses parties constituantes de s'arranger en cristaux, et l'obligent ainsi à prendre des propriétés physiques absolument différentes.

Amidon de froment. — La forme la plus parfaite du principe amylacé est, sans aucun doute, celle de l'amidon du froment; cette substance, analysée par plusieurs chimistes, a donné différens résultats. MM. Gay-Lussac et Thenard déclarent qu'ils y ont reconnu 43,55 pour cent de carbone, tandis que le docteur Ure nous apprend qu'il n'a trouvé le carbone que dans le rapport de 38,55 pour cent. Les observations suivantes expliqueront suffisamment ces différences.

J'ai analysé un très-bel échantillon d'amidon de froment qui avait été préparé exprès pour moi, et sans addition de matière colorante, plus pur par conséquent que celui du commerce, et que j'avais gardé dans un lieu sec pendant plusieurs mois. Abstraction faite des matières étrangères, je l'ai trouvé composé de :

Carbone. 37,5
Eau. 62,5

100 parties du même échantillon réduites en poudre fine et soumises à une température de 95 à 100° pendant l'espace de 20 heures, ont perdu, terme moyen de deux expériences, 12,5; et analysées dans cet état, ont donné :

    Carbone. 42,8
    Eau. 57,2

Ce qui coïncide à peu près avec ce qu'elles auraient dû donner par le calcul en supposant que la perte de poids fût due à la vaporisation de l'eau, circonstance dont il était difficile de douter. Cependant, l'amidon sous cet état retient encore de l'eau, et l'on peut en séparer une partie en le soumettant à de hautes températures. Ainsi, après l'avoir exposé comme ci-dessus pendant vingt-quatre heures à la température de 100°, si on le soumet ensuite à une température de 150 à 180° pendant six heures, il perd 2,3 pour cent de plus. Analysé dans cet état, il donne environ :

    Carbone. 44
    Eau. 56

Je l'ai vu alors prendre une couleur légèrement jaune ; il paraissait avoir subi quelque altération dans ses propriétés. D'où je conclus que c'est probablement la plus grande quantité d'eau que l'amidon puisse perdre sans se décomposer.

Arrow-root. — Cette substance est une autre variété du principe amylacé qui paraît, comme le sucre, admettre des variétés nombreuses. L'échantillon sur lequel les expériences suivantes ont été faites, était d'une beauté remarquable et sans aucun mélange de matières étrangères. Il avait été gardé dans le même tiroir que l'amidon, et l'état de l'atmosphère étant précisément le même, je l'ai trouvé composé, abstraction faite des matières étrangères, de :

    Carbone. 36,4
    Eau. 63,6

100 parties d'arrow-root dans cet état, exposées pendant 20 heures à une température de 90 à 100°, ont perdu 15 pour cent. Ainsi sa composition, dans cet état de dessiccation, était à peu près la même que celle de l'amidon de froment semblablement desséché. Elle était ainsi qu'il suit :

    Carbone. 42,8
    Eau. 57,2

Soumis ensuite à la température bien précise de 100° pendant six heures, il a perdu encore 3,2 pour cent, et s'est trouvé ensuite réduit à peu près au même état que l'amidon desséché entre 150 et 180°. Il était composé, à très-peu près, de :

    Carbone. 44,4
    Eau. 55,6

Soumis enfin à la température de 150 à 180⁰ pendant six heures de plus, il perdit encore 1,38 pour cent de son poids. Mais il a pris en même temps une couleur d'un jaune plus foncé que l'amidon dans le même cas, et conséquemment a manifesté des signes plus évidens de décomposition. Ainsi le principe amilacé sous cette forme, comme le sucre de miel dont nous avons parlé précédemment, paraît abandonner la totalité de l'eau qui n'est pas essentielle à sa composition, à la température de 100⁰, ou peut-être même à une température inférieure suffisamment prolongée.

Il n'est pas inutile de noter ici, en peu de mots, deux ou trois circonstances résultant des analyses précédentes, et qui, bien que leur importance ne s'aperçoive pas dès à présent, ne devraient jamais être oubliées, puisqu'elles nous serviront ensuite à éclairer plusieurs points relatifs à l'organisation, et qui autrement seraient inexplicables.

D'abord l'identité de composition du sucre de miel et de l'arrow-root dans l'état ordinaire de l'atmosphère, semble montrer que les différences entre les principes amilacés sont précisément analogues à celles qui existent parmi les sucres, ou en d'autres termes qu'il y a de *bas amidons* comme de *bas sucres*. L'arrow-root est-il le plus bas de tous ceux qui existent? Je ne puis pas le dire, mais je n'en ai pas rencontré, et je suis en droit de croire que la plus grande partie des autres variétés de principe amilacé qu'on sait exister, comme les variétés de sucre mentionnées précédemment, sont comprises, quant à leur composition, entre l'arrow-root et l'amidon de froment.

En second lieu, l'identité de composition entre l'amidon de froment et le sucre de canne, et entre le sucre de miel et l'arrow-root, paraît montrer que bien que les corps merorganisés ne soient pas en effet capables de prendre la forme cristalline, cependant la tendance primitive de leurs élémens essentiels à se combiner dans de certaines proportions, et peut-être à prendre de certaines formes, continue toujours d'agir, quoique faiblement, et de montrer comme un faible *nisus* pour maintenir certains modes définis d'existence.

Troisièmement et en dernier lieu, les corps cristallisés abandonnent ordinairement, leur eau de cristallisation avec difficulté, et quand ils l'abandonnent c'est d'ordinaire *per saltum* et en quantités définies. Les corps merorganisés, d'autre part, retiennent l'eau si faiblement, que jusqu'à un certain point, ce liquide peut en être promptement séparé ou qu'on peut le combiner avec eux en toute proportion, et ceci paraît être vrai, non-seulement par rapport à l'eau mais par rapport à d'autres substances susceptibles de se combiner avec des corps merorganisés. On peut remarquer aussi que les basses variétés des principes ressemblent aux corps merorganisés sous ce rapport et sous quelques autres; qu'ainsi elles abandonnent promptement toute l'eau qui n'est pas essentielle à leur composition, à la température de 212⁰, ou même à une température inférieure suffisamment prolongée, et qu'au-dessus de cette température, la décomposition s'en opère rapidement.

Du ligneux ou fibre du bois.

MM. Gay-Lussac et Thenard ont montré les premiers que l'hydrogène et l'oxigène existent dans ce principe, dans les mêmes proportions que dans l'eau, résultat pleinement confirmé par mes expériences. Les formes variées sous lesquelles se présente le ligneux dans les différens bois, sont si nombreuses qu'il serait hors de propos de les examiner toutes. J'en ai donc choisi deux, le buis et le saule, qui paraissent présenter le plus grand contraste, l'un étant un des bois les plus denses et l'autre un des bois les plus légers. J'ai traité ces deux bois exactement de la même manière, c'est-à-dire que je les ai d'abord réduits en poudre grossière au moyen d'une râpe, puis ensuite pulvérisés dans un mortier de Wedgewood et enfin tamisés; réduits par ce moyen en poudre impalpable, je les ai fait bouillir successivement dans plusieurs parties d'eau distillée jusqu'à ce que le liquide cessât de se colorer, procédé ennuyeux qui demande plusieurs jours pour être parfaitement exécuté. Ensuite, les deux poudres furent semblablement traitées avec l'alcohol et puis enfin de nouveau avec l'eau distillée ; je les exposai alors à une atmosphère sèche et convenable, et lorsqu'elles cessèrent de perdre de leur poids, je les soumis à l'analyse : je les trouvai composées, abstraction faite de matières étrangères, de :

	Buis.	Saule.
Carbone.	42,7	42,6
Eau.	57,3	57,4

Un poids connu de chacune des deux poudres fut ensuite exposé pendant vingt-quatre heures à une température de 100°, et ensuite pendant six heures au moyen d'un bain d'huile à une température de 300 à 350°, et à la fin de l'expérience, elles avaient perdu :

Buis.	Saule.
14,6	14,4

Analysées dans cet état de dessiccation, elles étaient composées ainsi qu'il suit :

	Buis.	Saule.
Carbone.	50,0	49,8
Eau.	50,0	50,2

Ce qui montre que la perte de poids provient de la vaporisation de l'eau. Ces résultats, s'accordant à peu près avec ceux obtenus par MM. Gay-Lussac et Thenard dans l'analyse du chêne et du hêtre, semblent prouver que tous les bois sont composés de poids égaux de carbone et d'eau, et c'est à cette simple analogie que ce principe important doit sa stabilité.

Le ligneux existe sans aucun doute sous beaucoup d'autres formes que la fibre ligneuse, elle paraît être le squelette et comme le canevas sur lequel s'exécutent la plupart des procédés organiques dans le règne végétal. Pour montrer ses propriétés comme aliment, seul point sous lequel nous devons le considérer ici, je rapporterai brièvement les expériences du professeur Autenrieth, de Tubingen, qui a prouvé, il y a quelques années, que, traité par une méthode convenable, ce principe pouvait devenir capable de former du pain. La méthode employée dans ce dessein, était la suivante : d'abord, on se débarrassait de toutes les parties solubles dans l'eau par de fréquentes macérations et par l'ébullition. Le bois était ensuite divisé en parties assez tenues, c'est-à-dire non pas seulement en fibres déliées mais en poudre, et après avoir été plusieurs fois soumis à la chaleur d'un four, il était broyé comme le froment. Le bois ainsi préparé, d'après l'auteur, acquiert l'odeur et le goût de la fleur de froment, cependant il n'est jamais blanc, mais toujours d'une couleur jaune. Il a encore un autre rapport avec la fleur de froment, il ne fermente jamais sans addition de levain de fleur de froment, et, dans ce cas, le levain aigre de froment est ce qui convient le mieux. Avec ce levain, le bois fait un pain parfaitement homogène et spongieux, et quand il est bien cuit et qu'il a beaucoup de croûte, il a un goût bien meilleur que celui que l'on prépare dans les temps de disette avec du son ou avec de la glume de froment. La farine de bois bouillie dans l'eau, forme une gelée visqueuse et tremblante comme celle de l'amidon de froment.

On peut remarquer que tous les principes précédens peuvent être convertis en acide oxalique par l'action de l'acide nitrique, et en sucre par l'action de l'acide sulfurique étendu d'eau.

Acide acétique ou vinaigre.

Ce principe paraît avoir été plus ou moins employé comme aliment, soit par accident, soit à dessein, dans tous les siècles et dans tous les pays. Plusieurs chimistes ont publié l'analyse de cette substance ; mais il est singulier que, bien que quelques-uns d'entre eux aient donné sa composition exacte, aucun encore ne paraît avoir été frappé de la particularité la plus remarquable de sa composition ; savoir, que l'hydrogène et l'oxigène s'y trouvent dans les proportions convenables pour former de l'eau. Quelques expériences que je fis, il y a plusieurs années, paraissaient rendre ce fait probable ; mais vu les difficultés qui accompagnent l'analyse de cet acide et l'incertitude résultant des propriétés de l'oxide de cuivre, que nous avons établies précédemment, je ne pus pas acquérir à cet égard une conviction complète ; cependant en brûlant plusieurs fois un très-bel échantillon d'acétate de cuivre dans un volume donné de gaz oxigène avec l'appareil décrit au commencement de ce mémoire, je trouvai que le volume du gaz n'avait subi aucun changement et par conséquent que l'opinion précédente était vraie.

L'acide acétique ne contenant que l'eau nécessaire à sa composition, est composé de :

Carbone. 47,05
Eau. 52,95

Résultats qui s'accordent presque exactement avec ceux des autres chimistes.

Sucre de lait. — J'avais préparé moi-même du sucre de lait par le procédé ordinaire et je l'avais purifié par de nombreuses cristallisations ; je le privai ensuite de son humidité hygrométrique en le plaçant sous un récipient avec de l'acide sulfurique, et je le trouvai composé de :

Carbone. 40
Eau. 60

Résultats presque exactement semblables à ceux de Berzélius.

Sucre de manne. — On sait depuis long-temps que le principe saccharin qui réside dans la manne, possède des propriétés particulières. Celui qui a servi à l'analyse suivante avait été séparé au moyen de l'alcool par le procédé décrit dans les ouvrages de chimie, et obtenu dans un état parfait de pureté au moyen de cristallisations successives dans ce même liquide ; il fut ensuite desséché à 100°, et dans cet état il était composé de :

Carbone. 38,7
Eau. 61,3

Résultats très-différens de ceux de M. Théodore de Saussure. Ce sucre paraît abandonner son eau hygrométrique à la température de l'eau bouillante ; mais à quelques degrés au-dessus il commence à se décomposer, et à 120° il prend sans fondre la forme d'une poudre brune et acquiert une forte odeur empyreumatique.

Gomme arabique. — Un très-bel échantillon de gomme arabique réduit en poudre et analysé dans l'état ordinaire de l'atmosphère, se trouva, abstraction faite des matières étrangères, composé de :

Carbone. 36,3
Eau. 63,7

100 parties de la même gomme exposées à une température de 95 à

100°, pendant plus de vingt heures, perdirent 12,4. Ainsi desséchée, sa composition serait à peu près :

Carbone. 41,4
Eau. 58,6

Résultats confirmés presque exactement par une analyse réelle.

La même gomme exposée à une température de 150 à 180° pendant six heures, prit une couleur brune foncée et parut s'être décomposée quoiqu'elle n'eût perdu que 2,6 de son poids. Ainsi la gomme abandonne probablement toute l'eau étrangère à sa composition à la température de 100°, pourvu qu'elle soit exposée à ce degré de chaleur pendant un temps suffisant.

Les substances appartenant à cette série paraissent être en général d'une espèce faible ou basse, quoiqu'elles soient probablement très-nombreuses. On peut les distinguer promptement en les convertissant en acide saclactique par l'action de l'acide nitrique.

Acides végétaux.

Acide oxalique.—Il y a plusieurs années, je m'assurai que cet acide, à l'état cristallin, est composé de :

Carbone. 19,04
Eau. 42,85
Oxigène. 38,11

Composition assignée depuis ong-temps à cet acide par d'autres chimistes, et maintenant, je crois, généralement admise excepté par le docteur Thomson, qui nous apprend qu'il a rencontré un échantillon d'acide oxalique contenant la moitié de son poids d'eau. J'ai examiné un grand nombre d'échantillons dans le dessein de vérifier ce résultat, mais jusqu'à présent je n'ai pas encore réussi.

Acide citrique. — Cet acide et les acides suivans, excepté l'acide malique, ont été analysés en même temps que l'acide oxalique mentionné précédemment, et les résultats ont été récemment vérifiés. Je trouve les cristaux d'acide citrique composés de :

Carbone. 34,28
Eau. 42,85
Oxigène. 22,87

Cette composition est à peu près celle donnée par plusieurs chimistes, mais aucun que je sache ne l'a encore donnée exactement.

L'acide tartarique en cristaux est composé de :

Carbone. 32,0
Eau. 36,0
Oxigène. 32,0

Composition assignée à cet acide par le docteur Thomson dans l'ouvrage cité il n'y a qu'un instant.

Acide malique. — L'acide que j'employai avait été préparé par un procédé très-analogue à celui de M. Donovan. Je ne l'ai pas analysé *per se*, mais en combinaison avec du plomb, avec de la chaux, avec du cuivre. Je l'ai trouvé, abstraction faite de l'eau étrangère à sa composition, composé de :

Carbone. 40,68
Eau. 45,76
Oxigène. 13,56

Cet acide, sous plusieurs points de vue, peut être considéré comme un des acides végétaux qui offrent le plus d'intérêt et d'importance.

Acide mucique. — La composition inattendue de cet acide, m'engagea à étudier ses propriétés plus complétement que je n'avais l'intention de le faire. Celui que j'employai d'abord provenait du sucre de lait, et par conséquent était passablement pur, quoique peut-être il ne le fût pas complétement. En dernier lieu, j'ai préféré celui préparé avec la gomme, qui, bien que très-impur au moment où on l'obtient, peut cependant être aisément et complétement purifié par le procédé suivant qui est très-simple.

Ajoutez un léger excès d'ammoniaque à l'acide impur et puis ensuite autant d'eau distillée bouillante qu'il en faut pour dissoudre le mucate formé, filtrez la solution bouillante, puis évaporez-la lentement presque à siccité. Le mucate d'ammoniaque se séparera sous forme de cristaux qu'il faudra laver avec de l'eau distillée froide jusqu'à ce qu'ils deviennent tout à-fait blancs et purs ; il faut ensuite les dissoudre de nouveau dans l'eau distillée et laisser la dissolution saturée et bouillante tomber en traversant un filtre dans de l'acide nitrique affaibli et froid. Ce dernier acide naturellement décompose le mucate et précipite l'acide mucique dans un état parfait de pureté ; ainsi obtenu cet acide s'est trouvé composé de :

Carbone. 33,33
Eau. 44,44
Oxigène. 22,22

Résultats qui diffèrent un peu de ceux des autres chimistes, qui probablement n'ont pas pris les soins nécessaires pour obtenir cet acide dans un état parfait de pureté.

Je conclus en déclarant que je m'abstiens à dessein de faire aujourd'hui sur les résultats précédens, aucune autre observation que celles que j'ai déjà présentées. Je m'en abstiens pour plusieurs raisons : d'abord de telles observations produiront plus d'effet quand tous les faits

que je possède auront été soumis au public En second lieu, je pense
que les données qui conduisent à des conclusions aussi importantes que
celles-ci le paraissent, ne peuvent être trop solidement établies. En
même temps, je prie instamment les chimistes en général de les répéter et de les confirmer, ou d'indiquer les erreurs qu'elles renferment;
et dans l'intérêt de ceux qui seraient disposés à prendre cette peine,
je terminerai cette partie du sujet par les remarques suivantes :

1°. Dans les calculs précédens, les multiples de l'hydrogène, du carbone et de l'oxigène sont pris comme 1 : 6 : 8; 2°. les résultats donnés
sont, sur tous les points essentiels, les résultats moyens d'un grand
nombre d'experiences, qui diffèrent entre elles de quantités inappré-
ciables ou sont au plus de 0,01 à 0,03 p c. dans cinq ou dans huit pouces
cubes d'acide carbonique ou de gaz oxigène; les plus grandes différences se rencontrant généralement pour des raisons faciles à concevoir
parmi les corps mérorganisés; aussi l'analyse de ces derniers ne se fait-
elle que jusqu'à la première décimale seulement; 3°. comme règle bonne
à observer, je dois dire qu'il ne faut jamais enregistrer un seul résultat,
ni faire un seul calcul avant de s'être rendu complétement maître de
l'appareil et d'avoir soigneusement étudié la nature de la substance que
l'on veut étudier, car des substances qui ne sont pas de même nature
exigent souvent un traitement très-différent, qu'il ne faut jamais se
contenter de deux ou trois résultats, que les petites quantités qu'on
recherche dans ces analyses ne peuvent être obtenues comme en astronomie que par des observations souvent répétées, et enfin qu'on doit
apporter le plus grand soin à n'opérer que sur des substances pures,
condition beaucoup plus importante et souvent plus difficile à remplir
qu'aucune autre et qui m'a souvent donné plus de peine que tout le
reste ensemble. L. A. P.

PROCÉDÉ

*Pour extraire la morphine pure de l'opium sans l'emploi
de l'alcool.*

Par MM. Henry fils et Plisson, pharmaciens à la pharmacie centrale.

Depuis les belles découvertes des alcaloïdes ou bases
alcalines végétales, tout le monde sait quelles heureuses
applications la médecine a faites de ces substances administrées seules ou combinées avec différens acides; aussi

a-t-on cherché divers procédés pour les extraire à la fois plus facilement et plus économiquement des végétaux qui les fournissent.

Parmi ces bases, la morphine est sans contredit une de celles qui ont mérité le plus l'attention des chimistes et des médecins. Plusieurs modes d'extraction ont été indiqués, principalement par MM. Sertuerner, Thompson, Robiquet, Hottot, etc.; mais ceux fournis par ces deux derniers chimistes sont généralement adoptés. Dans tous cependant la morphine est plus ou moins difficile à obtenir et nécessite des frais d'alcool assez grands; de plus, cet alcali est presque toujours mêlé à des proportions variables de narcotine, dont l'éther sulfurique seul peut le débarrasser, et ce n'est souvent qu'après de longues préparations que l'on parvient à l'avoir pur.

Désirant donc arriver à l'extraire par un moyen plus simple et beaucoup plus économique, capable de mettre ce précieux médicament à la portée de la classe la moins aisée de la société, nous avons entrepris quelques essais en poursuivant nos recherches sur les alcalis végétaux, et nous avons été conduits à trouver le procédé que nous avons l'honneur de présenter au jugement de l'Académie.

Procédé.

Au premier aperçu, ce mode paraît ressembler à ceux publiés par MM. Thompson et Sertuerner; mais en l'exécutant on verra qu'il en diffère encore beaucoup. Il est fondé sur un fait curieux que nous devons d'abord citer, c'est celui de la facile séparation de la morphine unie à la narcotine, en traitant le mélange par l'acide hydrochlorique très-affaibli versé jusqu'à parfaite saturation.

En effet, ayant préparé directement des mélanges très-variables, mais en proportions connues de morphine et de narcotine bien pures, nous les avons mis dans certaines quantités d'eau distillée, et à l'aide de l'acide hydrochlorique très-étendu ajouté convenablement et avec soin, nous avons dissous toute la morphine sans attaquer sensiblement la narcotine.

(Ce moyen peut servir à purifier la morphine que l'on supposerait mêlée de narcotine.)

Fondés sur ce fait, nous avons traité l'opium du commerce de la manière suivante (1) :

On prend :

Opium du commerce. . . . . 500 grammes.

On le divise en petites lanières et on le met infuser à trois reprises diverses chaque fois avec

Eau tiède à 30 ou 40 degrés. . . . . 1 livre environ.
Aiguisée d'acide hydrochlorique. . . 20 grammes.

Lorsque l'opération est terminée, le marc exprimé, et que les liqueurs réunies ont été dépurées par le filtre ou à l'aide de la décantation, on y ajoute en très-léger excès

Ammoniaque liquide ou soude caustique à 2 ou 3 degrés. Le dépôt est recueilli et lavé avec soin (2).

Quant aux eaux mères, on doit les aciduler légèrement, puis les concentrer aux trois quarts environ, et les décomposer comme ci-dessus.

La potasse, la soude et l'ammoniaque retiennent en

---

(1) Il est probable que l'extrait de pavots indigènes pourra être soumis à un trait ment semblable.

(2) Nous avions pensé que l'addition du sous-acétate de plomb pourrait faciliter l'extraction, en précipitant soit une partie de la matière colorante, soit le caoutchouc; mais cette addition n'a pas paru offrir d'avantages. Elle pourrait toutefois séparer l'acide méconique, comme l'a indiqué M. Have (*Journal de Chimie médicale*, 1828): mais alors, avant de verser l'ammoniaque dans le produit d'opium, il faudra séparer d'abord l'excès du plomb au moyen d'un peu d'acide sulfurique ou du sulfate de soude.

dissolution, comme on le sait, une grande quantité de morphine, lorsque les liqueurs sont étendues ; on la retrouve en partie après la concentration.

Le dépôt formé par l'addition des alcalis caustiques est d'un blanc jaunâtre et composé principalement de résine, de caoutchouc de l'opium, de morphine et de narcotine colorées par une matière extractive brune.

On traite à plusieurs reprises ce dépôt par de l'eau trèslégèrement acidulée et à l'aide d'une douce chaleur, jusqu'à ce que la liqueur cesse de se saturer (on en met un très-petit excès) ; on filtre et l'on fait évaporer le liquide contenant un peu de résine, de matière extractive et beaucoup d'hydrochlorate de morphine, (le reste non attaqué renferme avec la résine beaucoup de narcotine) : on concentre assez fortement, et quand les cristaux bruns ont été formés, on les lave légèrement et on les purifie deux fois par le charbon animal et à l'aide de nouvelles cristallisations dans l'eau.

Les eaux mères noirâtres sont décomposées par les alcalis et traitées à part, mais toujours par le même mode.

L'hydrochlorate de morphine purifié par trois cristallisations est alors dissous dans une très-petite quantité d'eau très-faiblement acidulée, et décomposé par un léger excès d'ammoniaque liquide.

La morphine reçue sur un filtre, lavée convenablement, est mise à l'étuve.

400 grammes d'opium du commerce nous ont fourni environ 26 à 27 grammes de morphine exempte de narcotine.

Le même opium traité par le procédé de M. Robiquet, en y joignant les eaux mères alcoholiques, m'en avait donné à peine une quantité semblable après sa purification par l'éther sulfurique (1).

______

(1) Ces produits ont paru peu considérables à plusieurs membres de

Nota. Les eaux des lavages et celles de la décomposition du sel de morphine par l'ammoniaque ne doivent pas être rejetées ; il faut les concentrer et agir comme nous l'avons déjà annoncé.

La morphine obtenue par notre procédé est quelquefois un peu jaunâtre ; elle ne contient pas de narcotine sensiblement ; dissoute dans l'alcohol rectifié bouillant, elle donne des cristaux assez blancs ; enfin saturée convenablement par les acides hydrochlorique et sulfurique, elle fournit, surtout au moyen d'un peu de charbon animal, des sels très-blancs et bien cristallisés, plus prompts à se former à cause de la grande solubilité de cette morphine dans les acides, ce qui n'a pas lieu aussi vite avec celle en cristaux. Nous la croyons donc déjà convenable aux usages de la médecine : on l'obtient toutefois plus blanche en la retirant des deux sels dont nous venons de parler (1).

Annotations.

Parmi les sels de morphine qui sont ordinairement employés dans la pratique médicale, on conseille le plus souvent l'acétate de morphine. Ce sel, qu'il est très-difficile d'obtenir cristallisé et qui se décompose quelquefois en partie pendant l'opération, comme plusieurs chimistes l'ont fait voir et notamment MM. Pelletier et Dublanc jeune (Journal de Pharmacie, 1823 et 1827), doit cesser d'être constant dans ses effets, à cause des proportions variables de morphine libre qu'il renferme. Nous rappelons la proposition que M. Pelletier a faite depuis

---

l'Academie ; il est probable que cela dépend de la qualité de l'opium soumis aux essais.

(1) Le mode ci-dessus appliqué à l'extraction des alcalis du quinquina ne réussit que très-imparfaitement.

long-temps de le remplacer par les sulfate et hydrochlorate, dont on a déjà même fait usage, et dont la cristallisation facile permet de les obtenir purs. Leur composition est connue.

. Par l'emploi de ces sels, messieurs les médecins seront beaucoup plus certains des quantités réelles de morphine qu'ils administrent, et il leur sera toujours alors facile de doser exactement ce médicament.

. Nous espérons bientôt présenter aussi un procédé pour extraire de la noix vomique la strychnine et la brucine sans employer l'alcool.

Note sur un autre procédé.

.Dans le temps même où nous nous occupions du mode d'extraction qui a fait le sujet de cette lecture, *M. Girardin,* élève interne de la pharmacie centrale et connu déjà par plusieurs ouvrages fort estimés, s'occupait également de recherches semblables aux nôtres. Voici le procédé qu'il propose pour extraire la morphine, procédé qu'il annonce lui avoir fourni des produits plus abondans que les moyens suivis jusqu'à ce jour.

. On épuise l'opium du commerce à l'aide de l'eau pure, et, après avoir concentré convenablement les liqueurs, on les précipite par un léger excès d'ammoniaque liquide. Le précipité séché est lavé au moyen d'un peu d'alcool faible, puis traité par l'acide sulfurique jusqu'à ce que tout soit dissous. On filtre, on décompose par l'ammoniaque et l'on traite, par l'éther sulfurique, le précipité séché préalablement. Dissous alors dans l'alcool, il donne de la morphine pure et avec les acides des sels bien cristallisés.

Ce procédé, comme on peut le voir, a quelque rapport avec le nôtre et plus encore avec ceux de MM. Sertuerner et Hottot. En répétant le procédé indiqué par ce dernier auteur, M. Girardin, persuadé que le caoutchouc, précipité en premier lieu par une petite quantité d'ammoniaque, devait retenir une certaine proportion de morphine, analysa ce prétendu caoutchouc et le trouva composé, sur 100 parties, de : narcotine, 4 p., morphine, 10; matière résineuse et matière colorante, 86. On perd donc une assez grande proportion de morphine en suivant le procédé de M. Hottot.

La matière résineuse poisseuse que l'ammoniaque précipite, est à peine soluble dans les acides faibles. Cette propriété a été mise à profit par M. Girardin, et par son procédé on obtient nécessairement toute la morphine entraînée par la résine que M. Hottot rejette comme inutile. Or, comme le procédé de M. Hottot est, de tous ceux suivis jusqu'à présent, celui qui fournit le plus de morphine, on conçoit facilement la supériorité de celui indiqué par M. Girardin.

EXAMEN CHIMIQUE

De l'écorce du Quillaia saponaria.

Par MM. Henry fils et Boutron-Charlard.

M. L'Éveillé, membre de l'académie royale de médecine, nous fit remettre il y a quelque temps plusieurs morceaux d'une écorce récoltée au Chili et provenant d'un arbre connu sous le nom de *quillaia saponaria*, en nous priant de l'examiner. C'est le résultat de ces essais que nous présentons aujourd'hui à l'Académie.

On trouve dans l'Abrégé de l'histoire du Chili par Molina, une description détaillée de l'arbre qui fournit cette écorce. Elle est ainsi conçue :

Quillaja saponaria, gener. nov. Folia alterna,

ovata, oblonga, indivisa, denticulata, sempervirentia, petiolata. Pedunculi axillares ; flores masculi et feminei in eodem ramo ; calyc. foliis oblongi persistentibus ; stam. capillaria, long. calycis ; antheræ subrotundæ ; germ. subrotundum ; styli subulati ; capsula subquadrata.

Le tronc du *quillaia saponaria* est droit et assez élevé, il est couvert d'une écorce grossière d'un gris cendré ; près de son sommet il se divise en deux ou trois branches. Ses feuilles ont beaucoup d'analogie avec celles du chêne-vert ; ses fleurs sont d' même à étamines, mais ses semences sont enfermées dans une capsule à quatre loges renfermant chacune une semence.

Le bois de *quillaia* est dur, rougeâtre et ne se fend jamais ; les Chiliens l'emploient pour faire des étriers ; mais la qualité qu'ils estiment le plus dans cet arbre, réside dans son écorce qui, pulvérisée et délayée dans l'eau, produit autant de mousse que le meilleur savon. Cette mousse enlève très-bien les taches, dégraisse les laines et nettoie parfaitement les draps et le linge. Son nom vient du verbe chilien *quilloan* qui veut dire laver.

Les fragmens d'écorce qui nous ont été remis, sont rugueux, crevassés, fibreux et d'une couleur gris-cendré extérieurement, blanchâtres intérieurement. Lorsqu'on les brise ils laissent apercevoir à l'œil une multitude de petits points très-brillans. Ils fournissent une poudre grise, d'une saveur d'abord nulle, mais qui bientôt après est suivie d'une cuisson très-forte. Elle excite à un haut degré la toux et l'éternuement.

Analyse.

De la poudre d'écorce de *quillaia* fut mise à bouillir avec de l'eau à trois reprises différentes. Les liqueurs réunies après filtration étaient d'une couleur jaunâtre, un peu louches et légèrement visqueuses. Évaporées jusqu'à siccité, au bain-marie, elles laissèrent un extrait luisant, d'une couleur rouge brunâtre assez foncée, d'une odeur à peine sensible, d'une saveur extrêmement piquante qui a de l'analogie avec celle de la pirèthre. Cet extrait (A) traité par l'alcohol rectifié ne se dissolvit qu'en partie. Le décocté filtré bouillant était d'une couleur légèrement ambrée; par le refroidissement il se troubla et laissa déposer une matière blanche floconneuse (B), qui fut recueillie au moyen du filtre.

Cette matière, qui avait une apparence hydratée, diminua en effet considérablement de volume par la dessiccation. Elle était alors friable, fendillée et ressemblait beaucoup, quant aux caractères physiques, à des petits fragmens de gomme turrique. Son odeur était nulle; sa sa saveur, d'abord légèrement sucrée, devenait bientôt des plus piquantes. Redissoute dans l'alcohol bouillant et décolorée par le charbon animal, elle fut abandonnée à une évaporation spontanée; après plusieurs jours elle se dessécha en plaques transparentes, n'offrant aucun signe de cristallisation. Humectée d'une petite quantité d'eau, elle se gonfla, devint opaque, et parut comme s'hydrater. Par la dessiccation elle reprit bientôt son premier aspect. Dissoute dans l'eau et mise en contact avec un peu de levure, il s'opéra au sein du liquide un petit mouvement de fermentation qui développa une faible odeur alcoolique.

Traitée par l'acide nitrique aidé de la chaleur, cette matière se dissolvit; mais après vingt-quatre heures il se précipita au fond de la capsule une poudre d'une couleur jaune-serin qu'on sépara du liquide surnageant, et qui lavée avait une saveur amère très-prononcée. La première eau de lavage occasionait dans les sels de chaux un précipité grenu. La poudre jaune restée sur le filtre était très-soluble, même à froid, dans l'alcool à 36°, la solution évaporée avec précaution a laissé une matière colorante jaune qui nous a paru être le résultat de l'action de l'acide nitrique sur la matière piquante.

Quelques décigrammes de la matière piquante (B) furent dissous dans une petite quantité d'eau distillée; ils communiquèrent à ce liquide une teinte opaline et la propriété de mousser beaucoup par l'agitation. La liqueur essayée par plusieurs réactifs présente les phénomènes suivans :

Le sous-acétate de plomb y occasionait un précipité abondant, caillebotté;

Le nitrate d'argent un léger trouble;

Le nitrate de baryte, pas de changement;

L'ammoniaque augmentait l'intensité de couleur;

Les sels de platine indiquaient la présence d'une petite proportion de potasse.

Les digestés alcooliques d'où la matière piquante (B) qui vient de nous occuper se précipita, furent évaporés à la chaleur du bain-marie; ils laissèrent pour résidu un extrait brun-clair (C), possédant une grande partie des propriétés de la matière ci-dessus, mais beaucoup moins pur qu'elle, rougissant le tournesol. Desséché, il était moins friable, ce qui tenait sans doute à la présence d'une matière grasse. Nous nous en sommes convaincus en le traitant par l'éther sulfurique qui laissa après son entière évaporation une matière grasse mêlée d'un peu de chlorophylle.

Une portion de cet extrait fut mise à bouillir avec un excès de magnésie caustique; le précipité repris par l'alcool bouillant ne dénota, après une évaporation lente, aucun indice de cristallisation. Quant à l'acide qui s'était combiné à la magnésie, la quantité était si mince, qu'il nous a été impossible d'en constater la nature.

On a vu plus haut que l'extrait provenant des décoctés aqueux avait été traité par l'alcool rectifié bouillant, qui ne le dissolvit qu'en partie; la portion inattaquée (D)

était d'une couleur brune noirâtre, sèche, friable, cellu-
leuse, sans saveur sensible. L'eau froide laissée en contact avec elle se colora fortement sans pourtant la
dissoudre en totalité. Cette liqueur filtrée et évaporée
laissa pour résidu une matière insipide, colorée en brun,
moussant beaucoup par l'agitation dans l'eau. Traitée
par l'acide nitrique afin de voir si elle ne contenait point
de gomme, on n'obtint que des traces d'acide mucique.

Calcinée dans un creuset elle exhale une odeur aromatique qui a quelques rapports avec celle des substances térébinthacées. Le résidu de la calcination était
une poudre blanchâtre, abondante, faisant effervescence
avec les acides, et qui était formée de beaucoup de chaux
et d'une petite quantité de phosphate de cette base.
Nous pensons que le carbonate de chaux provient de la
décomposition d'un sel végétal que nous croyons être un
sous-malate, et qui dans une autre opération s'était
déposé spontanément dans la liqueur.

Divers réactifs occasionaient des changemens notables dans la dissolution aqueuse de cette substance.
L'ammoniaque produisait un léger trouble et la couleur
augmentait d'intensité. L'eau de chaux y formait un
précipité floconneux soluble dans les acides, le nitrate
de baryte un dépôt également soluble dans ces agens ;
l'oxalate d'ammoniaque indiquait la présence de beaucoup de chaux, et le nitrate d'argent des traces d'hydrochlorate.

La partie de l'extrait sur laquelle l'eau froide était sans
action fut traitée par l'eau bouillante; la liqueur décantée
fut essayée par la teinture d'iode qui fit reconnaître la
présence de la fécule amilacée.

En faisant bouillir avec l'acide hydrochlorique l'écorce
de *quillaia* épuisée par l'eau bouillante, on a dissous une
grande proportion de sels de chaux formés d'une petite
quantité de phosphate et d'un autre à base d'acide vé-

gétal que nous pensons être un malate comme plus haut.
Il s'y trouvait aussi de l'oxide de fer, mais pas de sulfate.
Enfin nous n'avons pas recherché la silice, sa présence
nous paraissant sans intérêt, et la petite quantité d'écorce
que nous avions à notre disposition ne nous permettant
pas de varier beaucoup nos essais.

En résumé l'écorce de *quillaia* contient :

1°. Une matière particulière très-piquante, soluble
dans l'eau et dans l'alcohol, moussant beaucoup par l'agitation dans l'eau, se desséchant en plaques minces transparentes ;

2°. Une matière grasse unie à de la chlorophylle ;

3°. Du sucre ;

4°. Une matiere colorante brune se fonçant par les
alcalis ;

5°. De la gomme (des traces) ;

6°. Un acide libre ;

7°. Un sel végétal à base de chaux (malate ?) ;

8°. De l'amidon ;

9°. Sels { hydrochlorate de potasse,
phosphate de chaux ;

10°. Oxide de fer ;

11°. Ligneux.

ACADÉMIE ROYALE DE MÉDECINE.

SECTION DE PHARMACIE.

Analyse de ses travaux.

Séance du 29 mars 1828.—La correspondance présente
une notice imprimée sur les propriétés et l'emploi du
ciment (naturel) *hydraulique* de Pouilly, découvert par
M. Lacordaire, l'un des ingénieurs du canal de Bour-

gogne. Cette matière n'a d'analogie qu'avec le ciment de Parker, appelé ciment romain, par les Anglais qui en font un grand commerce et l'ont employé pour leur fameux pont sous la Tamise, d'après la supériorité que lui a reconnue le célèbre ingénieur Brunel. Cette matière gâchée comme le plâtre se durcit très-rapidement, même dans l'eau, et après une demi-heure résiste avec force aux chocs, à tel point qu'après vingt-quatre heures elle acquiert la solidité de la pierre. Elle paraît également susceptible de se mouler en ornemens ou même en statues.

M. Pelletier ayant l'occasion d'examiner en grand ce produit minéral naturel, est invité d'en rendre compte à la section.

Le secrétaire, dans une motion d'ordre, invite la section à s'occuper des moyens d'organiser une séance publique, ainsi qu'à préparer un sujet de prix à proposer.

M. Caventou lit une *note sur la couleur bleue que prend l'albumine dissoute dans l'acide hydrochlorique pur.*

Cette communication engage une discussion. M. Robiquet demande quelles sont donc les circonstances dans lesquelles il faut agir puisque d'autres personnes n'obtiennent pas les mêmes résultats, même en se servant, comme il l'a fait, du gaz muriatique à l'état très-concentré. M. Chevallier a employé divers degrés de chaleur, mais vainement. M. Boullay fait observer qu'il serait facile de donner la détermination précise du degré de pesanteur spécifique de l'acide convenable pour l'apparition du phénomène. M. Laugier rappelle toutes les circonstances dans lesquelles il a opéré, sans obtenir d'autre nuance que du rose ou du rouge. Enfin cette discussion est fermée par la remarque de M. Soubeiran, que ce caractère de coloration est trop variable ou trop incertain pour devenir utile en chimie.

M. Chevallier entretient la section de recherches de R. Phillips, chimiste anglais, sur les moyens de reconnaître la pureté du sulfate de quinine, souvent falsifié aujourd'hui.

M. Pelletier, après avoir remarqué que la plupart de ces faits étaient déjà signalés, dit que du beau sulfate de quinine, à l'état normal de cristallisation, perd en s'effleurissant ou par dessiccation un gros par once, ou un huitième de son poids. Ainsi ce sulfate effleuri peut être augmenté de cette quantité d'eau, terme moyen, pour le ramener à l'état cristallin. M. Robiquet rappelle que la quantité d'eau de cristallisation a été fort bien évaluée par M. Baup à 14 ou 15 centièmes dans le sulfate de quinine, lorsqu'on le dessèche complètement.

Séance du 12 avril 1828. — M. Henry père dépose, pour la communiquer à la section, une lettre de M. Dulong, pharmacien à Astafort, notre correspondant, par laquelle ce chimiste annonce un nouveau principe cristallin âcre qu'il a découvert dans la dentelaire, *plumbago europæa* L. Ce principe immédiat est sous forme de très-petits cristaux aciculaires, de couleur jaune dorée ; il se dissout en partie dans l'eau, mais plus facilement dans l'alcohol et l'éther sulfurique. Les acides n'altèrent pas sa couleur ; les alcalis la font passer au rouge cramoisi. Une très-petite parcelle de ces cristaux, placée sur la langue, y développe une saveur brûlante aussi âcre que le fait la racine de dentelaire ; elle persiste assez long-temps. Ce principe a paru neutre, très-disposé à se séparer par la cristallisation de la matière noire extractive avec laquelle il est mêlé. L'auteur n'ayant pu obtenir encore qu'une petite quantité de ce produit de la racine de dentelaire, se propose d'entreprendre un travail plus étendu, car cette plante ayant été considérée comme vomitive ainsi que l'ipécacuanha, des expériences sûres tentées avec son principe immédiat peuvent offrir de l'utilité ou de l'importance à cause de son énergie. La section attendant les détails promis par l'auteur, lui vote des remercîmens pour cette communication.

MM. Boullay et Henry père font leur rapport sur un *essai d'analyse de la teinture éthérée de belladone*, présenté par MM. Ranque, médecin en chef de l'Hôtel-Dieu d'Orléans, et Emm. Simonin, pharmacien de la même ville. Les commissaires n'ont examiné que la partie chimique du travail des auteurs; ceux-ci disent avoir obtenu de cette teinture, après l'évaporation de l'éther, une matière résineuse, sans action sur la pupille, et formée de huit substances. En outre l'eau qui a servi de bain-marie est acide et jaune. Évaporée à siccité, on retire un produit mamelonné, jaune-rougeâtre, astringent et amer, d'odeur vireuse; c'est le principe actif, mais encore impur de la belladone. Ce produit dissous dans l'eau, on décolore le liquide par le sous-acétate de plomb; on précipite le métal au moyen de l'acide hydro-sulfurique, on fait évaporer, et on recueille par refroidissement des cristaux en feuilles de fougère, acides, peu odorans, encore impurs. Enfin en les traitant avec de la magnésie, puis les soumettant à de l'alcohol bouillant, on obtient après la filtration et l'évaporation une poudre grisâtre ayant la propriété alcaline et capable, dans ses combinaisons salines avec les acides, de dilater la pupille, comme la belladone. La teinture éthérée de cette plante contiendrait, d'après les auteurs, les principes suivans :

1°. Une base unie à de l'acide malique en excès, ayant une action très-marquée sur l'économie animale;

2°. Une matière résinoïde insoluble dans l'alcohol;

3°. Une autre matière résinoïde insoluble dans ce menstrue;

4°. Une substance grasse solide;

5°. Une substance grasse, molle ;

6°. Une matière colorante, brune noirâtre ;

7°. Une matière colorante jaune ;

8°. Une autre verte ;

9°. Un extractif amer ;

10°. Une huile volatile particulière ;

Les auteurs ont conclu de leurs expériences que la base douée de la propriété de dilater la pupille est l'*atropine*, unie à de l'acide malique, et qui a été signalée déjà par Brandes, dans l'extrait aqueux de belladone. Enfin ils établissent que l'éther sulfurique enlève à cette plante tous ses principes actifs.

Les commissaires ayant répété ces expériences sur 500 grammes de belladone sèche traitée par 2 kilogram. d'éther sulfurique à une température de 25 à 30°, n'ont pu rencontrer le produit mamelonné ni recueillir de ces cristaux en feuilles de fougère annoncés par les auteurs ; ni, à l'aide de la magnésie, obtenir la poudre grise indiquée.

M. Pelletier pense que ces auteurs ayant annoncé des faits positifs, bien qu'on n'ait pas réussi à les reproduire, il se peut que cela tienne à quelque circonstance inconnue, et qu'il faut demander les produits ; à la vérité, lui-même n'a pu retrouver les principes immédiats annoncés par M. Brandes, ni l'*atropine*, ni l'*hyoscyamine*, ni le *cicutin*, ni l'*aconitine*, en quoi il est soutenu par M. Caventou, qui dit qu'aucun chimiste en France n'a retrouvé l'atropine.

M. Boullay établit que l'éther ne dissout pas tous les principes actifs de la belladone ; cependant la teinture exerce une puissance thérapeutique bien manifeste.

M. Soubeiran ajoute que MM. Desfosses, Chevalier et d'autres chimistes ont retrouvé dans les solanées des principes actifs ; il conteste que l'éther soit incapable de les dissoudre. M. Robiquet appuie le sentiment de M. Pelletier, qui dit qu'il ne faut pas se hâter de mettre en doute l'existence des principes actifs des végétaux qu'on n'a pas pu obtenir soi-même, mais qu'il convient de demander aux auteurs leurs résultats.

A cet égard, M. Pelletier ajoute qu'il n'a pu obtenir la solanine des solanées d'Europe, mais bien du *solanum mammosum* des Antilles.

M. Robiquet ayant vonlu rechercher à quoi tenait la différente coloration de l'albumine dans l'acide muriatique, sujet de plusieurs discussions, a fait des essais comparatifs en six flacons; il a vu que la coloration bleue se développait à proportion qu'on mettait plus d'acide sur l'albumine, en sorte que sept à huit parties d'acide sur une d'albumine, procurent le bleu le plus intense, même à une température basse; mais le développement de la couleur bleue est favorisé par une chaleur de 25 à 30°.

J.-J. V.

NOUVELLES DES SCIENCES.

Botanique médicale.

Nouveau quinquina. — M. Gondot, professeur de botanique à Bogota, dans la Nouvelle-Grenade (ancien royaume de Santa-Fé), vient de découvrir une nouvelle espèce de quinquina parmi les grandes forêts qui avoisinent la ville de Muzo ; il l'a désignée sous le nom de *cinchona muzonensis* (1). Quoiqu'elle n'ait pas des fleurs

---

(1) *Cinchona muzonensis*, foliis ovato-oblongis, acutis, basi attenuatis, stipulis revolutis, paniculâ brachiatâ, corollis albis, limbo imberbi.

à limbe velu, comme les meilleures espèces de ce genre, cependant elle peut être usitée avec beaucoup d'avantages en médecine.

Nouveau cacao. — Le même professeur a pareillement découvert un cacao de montagne dit *cacao montaras*, ou *symoron*, par les habitans de la Colombie, qui le cultivent pour l'employer de même que le cacao. La plante qui le produit appartient également au genre *theobroma* et à la famille des Buttneriacées, Rob. Brown, comme les autres espèces. On sait aussi que le *theobroma bicolor* des vallées de ce pays donne des graines qu'on mélange, dans le commerce, avec le caraque, quoique d'une qualité inférieure. Il existe encore d'autres espèces connues du genre *theobroma;* mais leurs semences plus petites et plus âpres sont inusitées.

Racines enivrantes. — Nous avons parlé de la boisson enivrante que les insulaires de l'Océan Pacifique préparent avec la racine du poivrier *ava* (*piper methysticum*). M. Gaudichaud, savant pharmacien de la marine royale, a vu faire aux îles Sandwich une boisson pareillement enivrante avec les racines de *tii;* c'est la *dracæna terminalis* L., espèce de dragonnier (1). Cet habile hotaniste a rencontré une espèce de crucifère, qui a la vertu d'enivrer le poisson, et peut servir utilement contre les affections vénériennes; c'est le *lepidium piscidium*. Il a découvert encore une nouvelle apocynée odorante, l'*alyxia laurina* (2), dont une espèce congénère a été préconisée naguère en Allemagne, comme un médicament actif, dans les fièvres de mauvais type.

Nouvel arbre de vernis. — Le surintendant du célèbre jardin botanique de la compagnie des Indes anglaises à Calcutta, vient de faire connaître un arbre à vernis qui

---

(1) *Voyage de l'Uranie*, partie botanique, tome 1, pag. 91.
(2) *Ibid.*, botanique, planche 62.

croît dans le pays des Birmans. Il constitue un nouveau genre dans la famille naturelle des anacardiées de Rob. Brown (polyandrie monogynie L.) M. Nathaniel Wallich lui a imposé le nom de *melanorhœa*, parce qu'il découle de son écorce incisée un suc noir, brillant, qui forme un beau vernis naturel.

Arbres désaltérans. — Le même savant a décrit une autre plante singulière, de la famille des araliacées de Jussieu. Son tronc, qui parvient à la hauteur d'un homme, laisse écouler, lorsqu'on le fend, une grande abondance d'une sève limpide, savoureuse, et très-salutaire à boire dans les brûlans déserts où croît ce végétal. Il y a déjà plusieurs végétaux connus pour fournir ainsi une boisson agréable sous les climats chauds. Celui-ci a été désigné sous le nom d'arbre-fontaine gigantesque, *phytocrene gigantea*, Wallich ; c'est un genre nouveau, remarquable par sa taille élevée. J.-J. V.

VARIÉTÉS.

Sur la culture du Cannellier. (Laurus cinnamomum).

La température élevée des pays dans lesquels le cannellier croît spontanément, avait fait supposer et généralement admettre qu'une grande chaleur était nécessaire à la végétation de cette plante. Il paraît cependant en être autrement, d'après une observation faite récemment par M. Boursault. Cet amateur possède dans son jardin et entretient dans une de ses serres chaudes le plus beau pied de cannellier (*laurus cinnamomum*), qui soit en France. Cet arbre, depuis plusieurs années, rapporte des fruits qui ont été semés et qui ont produit des plants nombreux.

Un jour, M. Boursault aperçut dans une des plates-bandes de son jardin, un plant de cannellier qui y avait levé par hasard, et qui ne pouvait provenir que d'une semence tombée de l'arbre à l'époque de la maturité du fruit, sur la terre de quelque pot placé dans le voisinage, et jetée ensuite dans le jardin.

Cette germination à plein sol et en plein air sans aucun soin, fit penser à l'auteur de cette observation que la plante elle-même n'avait pas besoin d'une température aussi élevée que son origine et son traitement habituel pouvaient le faire penser. Pour vérifier cette supposition, il passa plusieurs cannelliers dans sa serre tempérée et il a planté depuis deux pieds provenant de ses semis dans son grand *conservatoire* en pleine terre, où ils végètent fort bien ; ce conservatoire n'est chauffé pendant les grands froids qu'autant qu'il faut pour empêcher la gelée d'y pénétrer.

M. Boursault vient d'envoyer des plants de cannellier dans diverses contrées, notamment dans le midi de l'Europe où tout porte à croire qu'on parviendra à les naturaliser complétement, lorsqu'on aura des sujets assez nombreux pour faire des essais suivis et les varier.

Il est probable qu'un grand nombre de plantes, quoiqu'appartenant originairement à des contrées inter-tropicales, seraient susceptibles d'être cultivées dans des régions tempérées et même dans des pays septentrionaux ; car la température d'un lieu ne dépend pas seulement de sa latitude, mais encore de beaucoup d'autres conditions géographiques, particulièrement de son élévation au-dessus du niveau de la mer ; ainsi il y a des glaces perpétuelles sur les hautes montagnes de l'équateur, comme dans le voisinage des pôles, et l'on conçoit facilement que des plantes de la zône torride, qui ne croîtraient que sur des lieux élevés, pourraient être acclimatées dans des pays plus septentrionaux.   A. B.

BULLETIN

DES TRAVAUX DE LA SOCIÉTÉ DE PHARMACIE DE PARIS;

Rédigé par M. Robiquet, *secrétaire général, et par une Commission spéciale.*

EXTRAIT DU PROCÈS VERBAL.

Séance du 17 avril 1828.

M. le secrétaire donne lecture du procès-verbal de la séance précédente. M. Blondeau fait observer que le procédé dont il a parlé pour la préparation du laudanum de Rousseau ne lui est pas propre, mais est une simple modification de celui de l'abbé Rousseau lui-même. Après cette rectification, le procès-verbal est mis aux voix et adopté.

La société reçoit: 1°. un ouvrage de M. Brandes, imprimé en allemand et intitulé *Répertoire de chimie et des sciences accessoires*. M. Robinet est chargé d'en faire connaître le contenu; 2°. deux numéros du Journal de M. Brandes; 3°. deux numéros du Journal de M. Geiger; 4°. les numéros du mois d'avril du Journal de Pharmacie et sciences accessoires; 5°. le Journal de Chimie Médicale et de Toxicologie; 6°. les Annales Scientifiques industrielles et statistiques de l'Auvergne. La correspondance écrite se compose d'une lettre de M. Doucet, pharmacien à Liomer, relative à la préparation du sirop de groseilles et de plusieurs autres compositions pharmaceutiques. La société en ordonne le dépôt dans ses archives.

L'ordre du jour appelle le rapport des commissaires près les sociétés savantes.

M. Boudet oncle rend le compte suivant des séances de l'Académie des Sciences.

M. le docteur Gendrin prétend qu'au moyen de l'emploi externe et interne de l'iode, il est parvenu à guérir des gouttes chroniques et aiguës.

M. Fourrier, au moyen de thermomètres de contact, l'un de mercure, l'autre d'air, qu'il expose aux yeux de l'Académie, est parvenu à reconnaître la facilité plus ou moins grande avec laquelle le calorique traverse des feuilles ou lames minces de différentes matières, et à les classer suivant leur ordre de conductibilité.

M. Héricart de Thury décrit des puits artésiens que M. Mulot a faits à l'aide de la sonde, dans le parc de madame Grollier, à Epinay près St.-Denis.

L'un de ces puits a 54 mètres et l'autre 67 mètres de profondeur.

Ils donnent par vingt-quatre heures, trente muids d'une eau pure et qui jaillit au-dessus de la surface du sol; cette eau a une température de 14 et de 16 degrés lorsque l'eau des puits, creusés à douze pieds, ne dépasse pas 11 degrés.

M. Cuvier met sous les yeux de l'Académie, la mâchoire fossile d'un carnassier, recueillie dernièrement dans les carrières à plâtre de Montmartre, et il dit que cet animal n'a d'analogie que dans le *Didelphis Cynocephala* de la terre de Van Diémen.

M. Arago lit une note sur deux brillantes aurores boréales observées aux Etats-Unis de l'Amérique le 27 et le 28 août 1827.

M. Becquerel lit un mémoire sur les rapports qui peuvent exister entre l'electricité et la chaleur.

Il recherche, dans les corps mauvais conducteurs de

l'électricité, des propriétés analogues à celles que la tour-maline lui a présentées.

Il trouve que, sous l'influence d'un corps électrisé, un petit cylindre de verre, s'il est le moins alcalin possible, acquiert lors de son refroidissement deux pôles électriques, qui cessent d'exister si on élève la température de ce cy-lindre.

Il obtient pour résultat de nouvelles expériences faites sur les tourmalines, que ces pierres, lorsqu'elles ont une certaine longueur, ne sont électriques par aucun des moyens qui devraient les rendre telles, qu'à mesure qu'elles sont plus petites elles deviennent plus électriques, en sorte que si cette progression s'étend jusqu'aux atomes de cette pierre, ceux-ci prendront un intensité considé-rables par de faibles nuances de température.

M. Mathieu fait approuver un mémoire dans lequel M. Roger détermine la hauteur du Mont-Blanc au-des-sus du lac de Genève et celle de ce lac au-dessus du ni-veau de la mer.

Le résultat des calculs de M. Roger est que le Mont-Blanc a 4433 mètres d'élévation au-dessus du lac, et que celui-ci est de 276 mètres au-dessus de la mer, hauteur totale de la montagne 4711 mètres.

M. Serullas communique les observations qu'il a faites sur l'huile douce du vin, sur l'éther oxalique et sur l'hy-drogène carboné.

M. Defermon fait connaître les rapports de la respira-tion et de la circulation; il résulte de ses expériences que le sang veineux poussé par le ventricule droit du cœur et porté au poumon par l'artère pulmonaire, ne peut tra-verser cet organe pour revenir par les veines pulmonaires que lorsque les cellules aériennes sont affaissées par l'ex-piration; que pendant l'inspiration qui distend ces cel-lules, le passage de l'air étant notamment interrompu et son contact avec le sang étant prolongé, la combinaison de son oxigène avec ce sang devient plus complète.

M. Defermon regarde comme dangereuse l'insufflation de l'air dans les poumons, elle y met obstacle au rétablissement de la circulation en distendant les cellules aériennes.

M. Geoffroy St.-Hilaire vient de reconnaître que les canaux péritonéaux découverts par son fils dans les tortues et les crocodiles, servent dans les classes inférieures des animaux, à une respiration abdominale.

M. Chevreul lit un mémoire très-étendu sur les effets que produit à la vue le rapprochement de deux couleurs différentes, ce qui intéresse le fabricant d'étoffes coloriées, les peintres et même les femmes, dont le but principal, dans leurs travaux, est de bien assortir les couleurs.

M. Soubeiran fait connaître ce qui s'est passé à l'Académie de Médecine.

M. Laudibert rend un compte très-favorable d'un ouvrage hollandais de M. Strating, intitulé *de l'Emploi du chlore dans ses rapports chimiques, techniques, médico-économiques*.

M. le rapporteur réclame en faveur de M. Thénard la première idée de l'emploi du chlore en lotion substitué au chlore gazeux. Ce moyen hygiénique, qui fut adopté sur la proposition de notre illustre professeur contribua puissamment à arrêter la terrible épidémie qui régna dans une partie de la Hollande en 1815.

M. Laudibert termine en manifestant le désir que M. Labarraque, qui a déjà fait des applications si heureuses des propriétés désinfectantes du chlorure, cherche à l'appliquer à la conservation des substances alimentaires, particulièrement du poisson.

M. Henry père fait observer à ce sujet qu'il n'y a aucun doute que le chlorure de soude ne puisse enlever l'odeur infecte que répand le poisson gâté et que l'administration des hôpitaux, qui est propriétaire des marchés au poisson, y fait verser tous les jours une certaine quantité de chlorure de soude afin de détruire l'odeur qui y règne, et que l'on porte l'attention jusqu'à laver avec cette dissolution les paniers et autres ustensiles qui servent au transport de la marée.

Sur la proposition de M. Laudibert, la Société invite le secrétaire général à adresser des remercîmens à M. Strating pour l'ouvrage dont il lui a fait hommage.

MM. Baget et Bonastre font un rapport sur une note de M. Ledoyen relative à la préparation de l'onguent mercuriel au moyen de l'addition d'une petite quantité de farine de graine de lin. MM. les rapporteurs ayant répété le procédé avec toutes les précautions indiquées, ne pensent pas qu'il puisse être substitué avec avantage aux procédés actuellement employés,

M. Bussy lit, au nom de M. Lebreton d'Angers, un mémoire sur une matière cristalline particulière extraite des orangettes. A l'occasion de ce mémoire M. Clerambourg-Delondre fait observer que M. Desmarest, son élève, avait remarqué dans la teinture d'écorce d'orange un dépôt blanc cristallin qui paraît avoir la plus grande analogie avec la substance qui fait le sujet du mémoire de M. Lebreton. MM. Durosier et Bonastre, nommés rapporteurs, sont invités à prendre note de cette observation.

M. Robiquet lit au nom de M. Desfosses deux notes; l'une intitulée : *Essais sur la formation du cyanure de potassium;* l'autre, *Analyse de la racine de polypode.* La société en ordonne l'impression.

M. Planche rapporte qu'il a fait, il y a plusieurs années, une analyse du polypode, dans laquelle il avait indiqué la présence de la glu. Cette analyse a été imprimée dans le journal de Brugnatelli.

RECHERCHES

Sur le Cinnamomum des anciens (1) *par M.* BONASTRE.

Il s'est élevé beaucoup de contestations parmi les auteurs modernes pour savoir si le *cinnamomon* des anciens était bien la même chose que la cannelle de nos jours. Tout ce que les anciens auteurs hébreux, grecs ou latins rapportent sur le *cinnamomum* est aussi fabuleux qu'incertain. Nous n'entreprendrons pas de rapporter les différentes opinions qui ont plus ou moins prévalu sur ce sujet, et qui néanmoins laissent encore beaucoup d'incertitude dans les esprits.

Sans prétendre en aucune manière faire recevoir comme une vérité démontrée l'opinion que nous allons émettre, si puissantes que soient sur notre conviction les expériences sur lesquelles elle s'appuie; nous ferons cependant remarquer que la position pour ainsi dire unique dans laquelle nous nous sommes trouvé, que le fait particulier qui y a donné lieu, peuvent singulièrement donner de force à notre manière de voir.

Dans une des dernières séances de l'Académie royale de médecine (celle du 10 novembre 1823), et à la suite de l'examen d'une poudre d'embaumement trouvée dans la bouche d'une momie égyptienne, nous eûmes l'opinion qu'il était extrêmement probable que le véritable *cinnamomum* des anciens n'était point, ainsi

---

(1) Invité par la commission à me restreindre dans les limites du journal, je me suis vu contraint de supprimer tous les raisonnemens et les expériences que j'ai apportés et développés à l'appui de mon opinion.

qu'on le croyait généralement, l'écorce du cannellier, *laurus cinnamomum*, mais bien, selon toutes les apparences, le fruit du muscadier, *myristica moschata* L., espèce d'aromate, originaire des Indes orientales.

Nous étions arrivé à ce résultat, non pas en consultant d'abord les écrits d'Hérodote et ceux de Diodore de Sicile touchant l'art des embaumemens chez les anciens Égyptiens, mais bien par l'analyse; et, en comparant les fragmens de fruits séparés de la poudre d'embaumement avec ceux de la noix muscade dans le même état de division, nous y reconnûmes les mêmes caractères extérieurs; enfin l'analyse chimique, venant prêter son autorité au jugement de nos sens, nous a fait reconnaître dans ces mêmes fragmens les diverses espèces de produits immédiats organiques dont la noix muscade est formée.

Cette analyse nous a fait connaître en outre que la poudre d'embaumement était composée des substances suivantes :

1°. D'une matière résineuse provenant du genre des Pins L.;

2°. D'une gomme-résine que nous avons reconnue pour être identique avec la myrrhe;

3°. De fragmens de fruits semblables à la noix muscade.

C'est après avoir ainsi établi la nature réelle de chacune des substances isolées qui composaient cette poudre, que nous eûmes recours aux écrits d'Hérodote et à ceux de Diodore de Sicile; écrits dans lesquels ces historiens rapportent effectivement que la poudre dont les Égyptiens se servaient pour embaumer leurs morts était composée ainsi qu'il suit :

1°. De résine de cèdre, ou κεδρία, et par conséquent d'une résine du genre *pinus* L., ainsi que nous l'avions établi plus haut;

2°. De myrrhe, σμυρνη, que nous avions aussi désignée par son nom propre ;

3°. De cinnamomum, καὶ κίνναμωμον, que les commentateurs se sont accordés à traduire par cannelle.

Malheureusement, les livres d'Hérodote et ceux de Diodore de Sicile où ces historiens traitent des embaumemens laissent quelque chose à désirer, en ce que ces auteurs ne donnent point de description bien détaillée sur ce qu'était cette troisième substance.

M. Larcher, qui a traduit en français ce passage d'Hérodote, a rendu le mot κασίης par cannelle au lieu de le traduire par *cassia*, écorce du *laurus cassia*, comme l'a fait depuis avec plus de vraisemblance Stachousse.

M. le docteur Verneuil s'est peut-être encore plus éloigné du véritable sens du mot κασσίης en le traduisant par casse, du *cassia fistula*, en sorte que selon ce dernier la poudre d'embaumement était composée de myrrhe pure broyée, de casse et d'autres parfums.

Hérodote après les mots καὶ κασίης, ajoute καὶ τῶν ἄλλων δυρμχτων, c'est-à-dire, et d'autres parfums ; enfin πλὴν λιβανωτοῦ, l'encens excepté.

Diodore de Sicile répète presque dans les mêmes termes ce passage d'Hérodote, à l'exception qu'après les mots de κεδρία, ou résine de cédre, de σμυρνη, ou de myrrhe, il ajoute καὶ κίνναμωμω, et de cinnamome, au lieu de καὶ κασσίης, *cassia* dont s'était servi Hérodote ; enfin καὶ τοῖς δυναμενοῖς, et d'autres puissans aromates.

Notre analyse ne différerait donc du récit d'Hérodote ou plutôt de celui de Diodore de Sicile qu'en ce que nous reconnaîtrions pour de la noix muscade ce que le second de ces historiens appelait κίνναμωμον ; et, bien que l'on dût s'apercevoir de l'extrême différence qu'il y avait entre ces deux expressions κασσίης et κίνναμωμον, et qu'Hérodote se soit servi de ces deux noms dans plusieurs passages de ses ouvrages pour désigner deux choses différérentes, les commentateurs n'en traduisirent pas moins l'une et l'autre par cannelle.

Peut-être nous objectera-t-on que ces deux historiens ont ajouté aux substances qu'ils avaient distinguées nominativement et par une appellation propre, celle-ci plus générale *et d'autres parfums*, qu'enfin parmi ces parfums ou aromates il pouvait s'y trouver la noix muscade ou tout autre fruit aromatique quoiqu'il n'y fût pas nommé d'une manière spéciale; il n'en est pas moins vrai que la noix muscade s'y trouvait, et que le doute qu'on a cherché à établir, soit sur sa présence, sur son analyse ou sur l'éloignement des lieux d'où elle est originaire, ne saurait être admis d'une manière bien rigoureuse.

En effet, les caractères extérieurs des fragmens de noix muscade sont faciles à distinguer de ceux de baies de laurier, de fèves pichurim, et de fruits de raventzara, fruits aromatiques qui, appartenant à la même famille, fournissent à l'analyse des principes immédiats analogues quoiqu'à de légères différences près.

L'analyse des fragmens de fruits séparés de la poudre d'embaumement, nous a fait connaître d'une manière certaine qu'ils étaient composés :

1°. D'une matière butyreuse odorante, soluble dans l'alcool à froid ;

2°. D'une matière grasse inodore, soluble dans l'alcool bouillant et dans l'éther, et cristallisant en paillettes par le refroidissement ;

3°. D'une substance gommeuse, soluble dans l'eau froide ;

4°. D'une substance gommeuse, soluble seulement dans l'eau bouillante, solution qui en refroidissant se prend en une gelée épaisse dans laquelle la teinture d'iode développe une belle couleur bleue.

Le résidu peu considérable avait l'aspect du parenchyme d'un fruit et non celui du ligneux d'une écorce.

Le résidu ligneux de cannelle, ou de *cassia lignea*, eût été au moins des $\frac{7}{10}$.

La dissolution dés sels de fer fut nulle sur le macéré aqueux et à froid de ces fragmens de fruits; il en eût été de même avec la muscade.

La même dissolution de sels de fer eût formé un précipité très-noir dans le macéré aqueux et à froid de cassia ou de cannelle.

Tous ces essais ont donc concouru à nous faire considérer les fragmens de fruits que nous analysions comme ceux de noix muscade.

Nous avons pensé que par *amomum* on devait entendre un fruit aromatique d'une nature particulière ;

Par *cardamomum*, un fruit dont le nom devait être formé du mot *card* et *amomum ;*

Et par *cinnamomum*, un autre fruit aussi formé du mot *kina* ou *cina* et de celui d'*amomum*.

De l'amomum.

On admet généralement que l'*amomum* est un fruit aromatique, originaire des Grandes-Indes, c'est l'*amomum assyrium* de Virgile et connu de la plus haute antiquité ; ce fruit néanmoins n'est peut-être pas aussi bien déterminé qu'il pourrait l'être.

Nous devons à notre honorable collègue M. Fée des recherches fort intéressantes sur l'*amomum* des anciens, recherches dont il a enrichi sa *Flore de Virgile*, ouvrage dans lequel se trouvent rapportées les différentes opinions des commentateurs. Ainsi, dit M. Fée, Césalpin a prétendu que l'*amomum* est le *piper cubeba;* Scaliger et Cordus que c'est la rose de Jéricho; Gœrtner, le *bunias syriaca*; Gessner, que c'est le poivre des jardins, *solanum bacciferum ;* enfin Sprengel et Pluckenet, que l'*amomum* n'est autre que le *cissus vitiginea*. Mais M. Fée ne peut s'empêcher de reconnaître dans l'*amomum racemosum*, le véritable *amomum* des anciens.

J'ai vu dans quelques collections d'histoire naturelle les fruits du *myrtus pimenta* désignés sous le nom d'*amomum*, et J. Bauhin a décrit sous ce nom des petites semences qui ont le plus grand rapport avec le *myrsine africana*.

Du cardamomum.

Le *cardamomum*, καρδαμωμον des Grecs, est une autre espèce de fruit, originaire des Grandes-Indes, notamment de la côte de Coromandel, du Malabar; tout le monde le connaît : c'est l'*amomum cardamomum* L. Il ne saurait y avoir aucun doute à son égard. Les Arabes l'appellent *habb-hamâmá*, preuve de son identité étymologique avec l'*amomum* qu'ils appellent *hamâmá*, dénomination qui exprime la saveur chaude particulière aux épices.

Il était présumable, au moins dans cette opinion, que le nom de cardamome était composé du mot *kardh* ou καρδ et αμωμον, et j'ai été assez heureux pour trouver, dans la relation arabe d'Abd-Allatif sur l'Égypte, ouvrage traduit en français par le savant orientaliste M. Sylvestre de Sacy, une explication simple, extrêmement exacte, qui confirme mon opinion et qui s'applique on ne peut mieux à l'étymologie du nom de *cardamomum*; c'est que le mot *kardh* en langage égyptien signifie une gousse, une silique, ce qui, joint à *amomum*, voudrait dire *amomé* dont la graine ou la semence est renfermée dans une silique; c'est positivement ce qui a lieu pour le grand cardamome, dont les semences sont renfermées dans des siliques triangulaires. Nous ferons voir bientôt qu'il en est de même des autres espèces de fruit dont le nom commence par *card*.

On appelle *kardh* en Égypte le fruit du *sant* ou *acacia*, d'où lui est venu le nom de *kharoube de sant*, parce que l'*acacia* (le *sant* des Arabes) porte un fruit dont les semences sont renfermées dans une silique.

C'est aussi de cette étymologie égyptienne ou cophte qu'on a tiré le nom de l'arbre appelé *caroubier*, végétal qui est acclimaté aujourd'hui dans nos provinces méridionales; c'est, comme l'on sait, le *ceratonia siliqua*, et son fruit, en forme de silique, s'appelle *caroube*.

Nous possédons encore aux environs de Paris le petit cardamome ou *nasturtium* des prés; cette plante porte aussi un fruit en silique. Elle appartient à la tétradynamie siliqueuse L., division d'une classe du système sexuel fondée sur la forme des fruits en silique.

Ainsi les dérivés du mot *kardh* ou καρδ, soit en égyptien ou en grec, représentent toujours des fruits dont les graines ou semences sont renfermées dans des gousses ou siliques.

Nous avions besoin de trouver une origine aussi certaine au nom de cardamome pour continuer en ce sens nos recherches sur le *cinnamomum*; mais lorsque nous voulûmes expliquer l'étymologie de ce nom, la première partie, composée de κιν ou de *cinn*, nous a offet de grandes difficultés, ce mot n'étant point d'origine hébraïque, ni grecque, ni arabe, ni sanscrite, mais plutôt d'origine phénicienne, car ce sont les Phéniciens qui les premiers l'ont fait connaître.

Au surplus, voici comment Schneider, dans son dictionnaire grec-allemand, s'explique sur ce sujet : κιννκμον et κιννκμωμον, τὸ, cette seconde forme était composée de la première et de αμωμον. Toutefois, Hérodote, liv. 3, chap. 111 (cent onze), ne connaît que le second de ces noms, lequel, selon lui, les Grecs avaient pris des Phéniciens. On le traduit ordinairement par *cannelle*; mais ce que nous appelons cannelle, Hérodote le nommait καρφη, ce qui, mot à mot, veut dire branches sèches et minces.

Ainsi le *cinnamomum* d'Hérodote, de Théophraste et de Diodore de Sicile, n'était point la cannelle des modernes. Le premier de ces auteurs (Hérodote) avance que des oiseaux (le phénix) (1) apportèrent la cannelle en Arabie du pays éthiopien Nyssa, patrie de Bacchus. Le port principal pour le commerce de la cannelle du temps de Pline, d'Arrien, fut Mossylon, aujourd'hui Zeila.

Il paraîtrait, d'après Pline, XII, 19, et Arrien, que ces deux auteurs ne connaissaient que la cannelle d'Éthiopie, c'est-à-dire celle qui croît dans la région *cinnamomifère* des anciens, entre le Nil bleu et le Nil blanc, et dont il est déjà fait mention avant Ératosthènes (280 ans avant J.-C.) (2)

L'expression de *cynamum* dans Pline est plus exacte que l'expression de *cinnamomum* comme mot éthiopien. *Cynamum* signifie canne odoriférante, de l'hébreu *kannah*, canne (3), et de l'éthiopien *myï*, myrrhe, en général parfum; selon d'autres *storax en roseaux,* aujourd'hui *storax calamite.* Les traducteurs arabes et persans de la Bible rendent souvent le mot κιννάμωμον par *myrrhe*

---

(1) Ce qu'il y a de singulier, c'est que la même fable existe à l'égard de la noix muscade. Les Indiens de la côte de Coromandel et du Malabar sont dans la croyance que la noix muscade a été apportée chez eux des îles éloignées par des pigeons ramiers; les Hollandais ont beaucoup accrédité cette erreur, en avançant que les noix muscades ne pouvaient germer que lorsqu'elles avaient passé dans le corps de certains ramiers; que, ne pouvant digérer la noix muscade, ces oiseaux la laissaient tomber avec leur fiente; que ces graines étaient les seules qui prospérassent.

(2) Il y avait chez les anciens plusieurs espèces de cannelles; elles venaient toutes de l'Éthiopie. La plus estimée s'appelait *gizi*, la seconde *moto*, la troisième *arébo*, et la quatrième *daphnite*. Le mot de *cinnamomum* se trouve déjà dans Moïse, Exod. 30-23. Prov. 7-17.

(3) On voit qu'ici la difficulté est éludée : il ne s'agit pas de *kannah*, mais bien de *kinna*.

et *bdellium*; on voit donc que le mot *kinnamon* avait beaucoup d'acceptions, mais qu'en thèse générale la seconde partie de ce mot représentait toujours des aromates, des parfums ou autres substances odoriférantes, et qui par conséquent pouvaient être fournis par des fruits, des écorces, des racines, des baumes ou des résines.

Les recherches que je fis sur l'origine du *cinnamomum* me prouvèrent que plusieurs botanistes distingués, au nombre desquels je citerai les frères Bauhin et Gallandino, avaient déjà cru reconnaître dans le *cynnamum* de Pline la noix muscade des modernes (1).

Ne pouvant déterminer la signification du mot κίνν ou *cinn* lorsque ce mot est pris isolément, car il ne se trouve dans aucune langue connue, j'ai cherché un nom composé et d'origine orientale qui commençât par κινν, et j'ai trouvé κινναβαρίς, nom indien, ou peut-être japonais, qui signifie *cinnabre*, substance douée, comme on le sait, d'une couleur rouge éclatante, et connue sous le nom de rouge vermillon.

J'ai essayé d'adapter ce mot κίνν de κινναβαρίς au mot κίνν de κινναμωμον, en admettant que κίνν soit le signe représentatif de rouge comme couleur; c'est ainsi que je l'expliquerai.

On se rappelle que la muscade est un fruit d'une forme particulière, dont la coque est entourée d'une arille; que cette dernières est renfermée dans une espèce de brou; qu'à l'époque de la maturité le brou s'écarte, se fend et laisse apercevoir la noix muscade recouverte de son arille ou macis, espèce de réseau qui, à cette époque de la

---

(1) *Nux moschata*, sive myristica recentioribus dicta veteribus; nonnullis (ut Bauhino) creditur J. Bauhin, ut Gallandino, comacum Theophrasti, *cynnamum* et caryopon Plinii esse videtur : idem Chrysobalanus Galeni esse suspicatur. (Demangec, *Bibliotheca pharmaceutico-medicale*, t. 1er., p. 263.)

maturité, offre une belle couleur d'un rouge éclatant. Il n'y aurait donc point d'impossibilité à admettre que les Indiens aient donné le nom de *cinnamomum* ou d'*amomum* rouge à un fruit dont la couleur rappelle celle du vermillon, puisque le fruit qui présente ce caractère est la noix muscade.

Au surplus, je ne donne cette explication que comme une conjecture, ne connaissant pas la valeur réelle du mot κινν ajouté à αμωμον, comme je l'ai trouvé par le mot καρδ ajouté au même fruit.

D'après ce que nous venons d'exposer, on devrait entendre par

Amomum.	Un fruit aromatique ou épicé d'une nature particulière.
Cardamomum.	Un autre fruit aromatique dont les semences ou graines sont toujours renfermées dans une gousse ou silique.
Cinnamomum.	Un fruit très-odorant aussi entouré d'une arille d'un rouge vif, et renfermé ou niché dans une espèce de brou.

Quant au *cinnamomum* des anciens, dans lequel on voit depuis si long-temps la cannelle, il nous semble que ce ne saurait être cette écorce.

1°. Parce que si l'on eût employé réellement la cannelle dans la poudre d'embaumement, où les auteurs anciens avaient désigné nominativement le *cinnamomum*, nous l'eussions retrouvée et reconnue tout aussi facilement que nous l'avons fait de la noix muscade;

2°. C'est qu'Hérodote connaissait parfaitement bien la cannelle, et qu'il la désignait, ainsi que nous l'avons fait remarquer plus haut, sous le nom de καρφη, nom que probablement il avait emprunté des Arabes, qui désignent encore aujourd'hui la cannelle sous celui de *kerfé* ou *qerfeh*, appellation qui a la même consonnance que le καρφη des Grecs;

3°. C'est qu'enfin les expériences que nous avons rapportées tendent à confirmer que les fragmens de fruit trouvés dans la poudre d'embaumement, appartiennent à la noix muscade, et donnent par là une nouvelle force à l'opinion déjà émise par les frères Bauhin et par Gallandino, que le *cinnamomum* des anciens peut être considéré comme la noix muscade de nos jours.

ESSAIS

Sur la racine de polypode (polypodium vulgare); *par*
M. DESFOSSES.

La saveur sucrée et amère de la racine de polypode m'ayant porté à présumer que son principe sucré n'était pas semblable à celui de la réglisse, comme l'ont avancé quelques chimistes, j'ai pensé que l'examen de cette racine pourrait offrir quelque intérêt, quoiqu'elle figure dans la classe si nombreuse des substances aujourd'hui peu usitées en médecine.

Traitement de la racine par l'éther. — Une certaine quantité de racine de polypode pulvérisée a été traitée à plusieurs reprises par l'éther. Ce liquide a pris une teinte jaunâtre. Distillé, il a laissé une petite quantité d'un résidu glutineux, filant et ayant l'apparence de la glu ; il contenait quelques traces de matière grasse, car en le chauffant légèrement il a taché le papier.

Traitement par l'alcool. — La racine, après son contact avec l'éther, a été soumise à l'action de l'alcohol absolu, auquel elle communiqua une teinte ambrée ; les infusions alcooliques réunies et évaporées abandonnèrent un extrait syrupeux, transparent, rougeâtre et possédant la saveur sucrée et amère qui caractérise la racine qui l'avait fourni. Cet extrait mis en contact avec de l'eau se troubla fortement et laissa isoler une nouvelle quantité d'une matière rougeâtre, poisseuse, d'apparence huileuse, d'une odeur rance, se divisant, lorsqu'on l'agitait avec beaucoup d'eau, sous la forme d'une résine jaune très-fine et possédant la plus grande analogie avec la glu. C'est à cette matière que la racine de polypode doit l'odeur de graisse rance qu'elle répand.

La solution aqueuse de l'extrait alcoolique filtrée avait une teinte rouge, elle rougissait la teinture de tournesol, elle précipitait par le sous-acétate de plomb, mais ne s'altérait pas par l'addition du sulfate de fer ou de cuivre, ni par le nitrate d'argent ; elle devenait un peu louche par l'eau de chaux. Je neutralisai l'acide qu'elle renfermait par de l'eau de baryte ajoutée graduellement, puis je l'évaporai de nouveau à siccité. L'extrait remis en contact à plusieurs fois avec de l'alcool bouillant, ne se dissolvit plus qu'en partie. La portion qui refusa de s'y dissoudre était une matière rouge n'ayant plus de saveur sucrée et amère; son goût était un peu astringent, elle se troublait par l'eau, et donnait une dissolution rouge ; elle avait beaucoup des caractères de ce principe que l'on a nommé extractif. Sa dissolution se troublait abondamment par l'acide sulfurique, ce qui dépendait de ce qu'elle avait retenu la combinaison de l'acide avec la baryte. Pour isoler cet acide, je commençai d'abord par décolorer par le charbon animal la liqueur qui le renfermait, j'y versai ensuite de l'acétate de plomb, et traitai le précipité qu'il produisit par l'eau saturée d'hydrogène sulfuré. J'obtins par là une liqueur acide qui ne troublait pas l'eau de chaux, précipitait en blanc par l'acétate de plomb, et qui évaporée n'a cristallisé que difficilement, et dont les cristaux se sont liquéfiés à l'air. Je crois pouvoir considérer l'acide ainsi obtenu comme de l'acide malique.

L'alcool qui s'était chargé de la matière sucrée et amère de l'extrait, fut évaporé à siccité; l'extrait qu'il laissa avait encore un peu du goût de la glu, qu'il perdit en se dissolvant dans l'eau qui en sépara une petite quantité de résine jaune. Pour savoir si cet extrait ne renfermait pas du sucre, je l'étendis d'une quantité d'eau convenable, et j'y délayai quelques portions de levure de bière bien lavée, il s'établit bientôt une fermentation qui laissa dégager pendant plusieurs jours de l'acide carbonique. La fermentation achevée, je filtrai la liqueur et je l'évaporai jusqu'à siccité au bain marie; j'obtins alors une matière rougeâtre solide, se détachant sous forme de plaques gommeuses, d'un goût doux et amer, soluble dans l'eau et l'alcool, non déliquescente, précipitable de sa dissolution aqueuse par l'acétate de plomb, ne se combinant pas avec les acides, enfin fournissant par l'acide nitrique un principe jaune amer et de l'acide oxalique. C'est cette matière que je regarde comme la cause de la saveur particulière de la racine de polypode; l'ensemble de ses caractères indique qu'elle a les plus grands rapports avec la sarcocolle de M. Thompson. Elle renfermait quelques traces de mannite dont j'eus lieu de reconnaître la présence en la traitant par de l'alcohol à 36° bouillant qui en laissa déposer par le refroidissement sous forme de petites aiguilles. Cette mannite existait-t-elle toute formée dans la racine, ou avait-elle été produite pendant la fermentation indiquée plus haut? c'est ce que je ne saurais affirmer. J'ai vainement essayé de l'isoler, sans avoir établi la fermentation; peut-être celle-ci ne fait-elle que la débarrasser des matières dont le mélange rend sa séparation plus difficile.?

J'ai obtenu cette mannite en quantité remarquable (près de 50 grains par livre de racine) en traitant à chaud par l'alcool ordinaire l'extrait provenant d'une infusion aqueuse de polypode soumise à la fermentation. Elle se sépare après quelques jours de repos du liquide alcoolique sous forme de petits cristaux que l'on purifie en les dissolvant dans un peu d'eau, et en les traitant par le charbon animal.

J'ai aussi essayé d'isoler le principe sucré fermentescible de cette racine en précipitant son infusion par les acétates de plomb; je n'ai obtenu qu'un sirop incristallisable, de couleur ambrée; il renfermait probablement encore quelque matière étrangère qui s'opposait à sa cristallisation.

Traitement par l'eau. — La racine qui avait été successivement soumise à l'action de l'éther et de l'alcool, fut mise en contact d'abord avec de l'eau froide; celle-ci se colora en jaune et fournit par son évaporation un extrait jaune-rougeâtre offrant l'aspect d'un principe muqueux, mais en différaut parce qu'il se convertissait par l'acide nitrique en acide oxalique, et donnait à peine de l'acide mucique : enfin on la traita en dernier lieu par l'eau bouillante, ce qui donna une décoction trouble bleuissant très-fortement par la teinture d'iode.

L'amidon qui existe dans cette racine est blanc et très-fin ; on le distingue aisément au fond des vases, lorsqu'on délaye dans l'eau froide de la racine de polypode fortement concassée.

Cette racine contient aussi de l'albumine végétale que l'on peut isoler, en soumettant à l'ébullition le produit filtré de sa macération dans l'eau froide, il se sépare des flocons colorés donnant beaucoup d'ammoniaque par la calcination.

En analysant les cendres de la racine de polypode, on y trouve du sous-carbonate de chaux, du sous-carbonate de magnésie, quelques traces de potasse et d'oxide de fer ; mais elles ne contiennent ni sulfate ni hydrochlorate.

Il résulte des essais ci-dessus que la racine de polypode contient de la sarcocolle, du sucre, de la glu, de l'extractif, un peu d'huile grasse, de la mannite du moins après la fermentation de l'extractif, un principe fade muqueux, de l'amidon, de l'acide malique, du ligneux, de l'albumine, de la chaux, de la magnésie, de l'oxide de fer et à peine de la potasse.

ESSAIS

Sur la formation du cyanure de potassium.

Une expérience qui est due à Scheele et par laquelle
ce célèbre chimiste a constaté que, lorsqu'on chauffe au
rouge, dans un creuset, un mélange de potasse, de
charbon et de sel ammoniac, on obtient un résidu dont
la lessive précipite abondamment en bleu les dissolutions
de fer, m'ayant porté à croire que le gaz ammoniac qui
se produit en si grande quantité par l'action du feu sur
les substances animales, et se décompose si aisément par
le charbon chauffé au rouge, devait jouer un rôle principal pendant la calcination pour obtenir la lessive du
sang, j'ai entrepris les essais suivans pour apprécier son
influence sur cette opération.

D'abord, pour mettre le gaz ammoniac dans les mêmes
circonstances que celles où je présumais qu'il se trouvait
pendant la calcination animale avec la potasse, je chauffai
au rouge dans un tube de verre un mélange de sous-
carbonate de potasse et de charbon, puis, au moyen d'un
appareil convenable, j'y fis passer pendant quelque
temps un courant de gaz ammoniac. Le mélange lessivé
après cette opération donna une liqueur produisant une
grande quantité de bleu de Prusse par son contact avec
des dissolutions acides de fer.

Le gaz ammoniac se dégageant pendant la calcination
des matières animales en partie neutralisé par l'acide
carbonique, je soumis du sous-carbonate d'ammoniaque
à la même épreuve que le gaz pur. Le résultat fut le
même.

Ces deux expériences m'ayant confirmé la facilité avec
laquelle l'ammoniaque peut se transformer en cyanure
de potassium, je pensai que, si ce gaz était, comme
je le pensais, l'agent par l'intermède duquel le cyanure

alcalin se formait pendant la calcination du sang avec la potasse, l'on devait, en faisant passer les produits ammoniacaux de la distillation d'un poids donné d'une substance animale à travers un mélange de potasse et de charbon élevé à la température rouge, obtenir une quantité de cyanure au moins aussi grande que celle qui se produit par sa calcination simultanée avec la potasse : c'est ce que confirmèrent les tentatives suivantes :

J'introduisis dans le fond scellé d'un fragment de canon de fusil une once de corne de cerf râpée, et pardessus 4 gros de sous-carbonate de potasse purifié et mêlé avec 2 gros de charbon. Après avoir terminé l'appareil par un tube de verre plongeant dans l'eau pour éviter le contact de l'air, je commençai par échauffer jusqu'à l'incandescence la partie du canon où était renfermée la potasse, et je portai ensuite peu à peu à la même température celle où était la matière animale : le feu fut continué jusqu'à ce qu'il ne sortît plus aucun gaz. Le mélange de potasse et de charbon ayant été lessivé froid et mis en contact avec une dissolution de fer, donna un précipité qui, lavé avec de l'eau aiguisée d'acide hydrochlorique, pesa 48 grains, après avoir été complétement desséché.

Les mêmes quantités de corne de cerf et de potasse, calcinées ensemble dans un creuset, ne produisirent que 26 grains de bleu ; et la même épreuve réitérée comparativement 3 et 4 fois me présenta constamment la même différence entre les quantités de produit.

4 gros de sang de bœuf desséché et calciné dans un creuset avec 4 gros de potasse, n'ont fourni que 28 grains de bleu, tandis que les produits de leur distillation volatilisés à travers 4 gros de potasse mêlés avec du charbon, produisirent 48 grains.

Ne pourrait-on pas admettre, d'après cela, pour la théorie de la formation du cyanure de potassium, pendant la calcination des matières animales avec la potasse, que le cyanogène ne se produit pas par la combinaison immédiate de l'azote de la substance animale avec son carbone, mais qu'il se forme aux dépens de l'ammoniaque, provenant de la réaction que la chaleur détermine entre les élémens de la matière animale et qui se trouverait subséquemment décomposée par le carbone que cette même matière abandonne au bout d'un certain temps de calcination, décomposition qui est encore puissamment sollicitée par la présence de la potasse. Ce qui tendrait à le prouver, c'est que toutes les fois qu'on calcine une matière animale seule, l'azote ne s'en dégage qu'en petite quantité libre, mais presque en totalité combiné avec l'hydrogène. L'on pourrait aussi appuyer cette opinion du fait bien reconnu dans les fabriques, que la quantité de bleu obtenu d'une matière animale est toujours la même, soit qu'on la calcine avec la potasse, seulement desséchée ou préalablement carbonisée; ce qu'il est facile d'expliquer, parce que ce n'est que lorsque cette matière a été suffisamment décomposée par le feu pour laisser du charbon à nu que l'ammoniaque, qui se dégage long-temps avant, peut abandonner ses principes et donner naissance à l'azote carboné. On se rend aussi facilement compte dans cette hypothèse de l'augmentation du produit en bleu, en faisant passer les produits gazeux à travers un mélange de potasse et de charbon, parce que, dans ce mode d'opérer, le gaz ammoniac qui se dégage avant qu'il y ait carbonisation se trouve utilisé, tandis qu'il est perdu dans la calcination à la méthode ordinaire.

Ces données m'avaient porté à croire qu'il serait peut-être avantageux de diriger d'après ces principes la fabrication du cyanure de potassium, et de substituer au procédé ordinaire, celui de la calcination à part; mais je trouvai dès le premier essai que ce mode ne serait jamais applicable en grand, parce que, lorsque l'on veut opérer sur une masse un peu considérable de potasse et de charbon, les parties extérieures se cyanurent fortement, tandis que le centre n'étant pas pénétré par le gaz ammoniac ne donne aucun résultat.

Je crois cependant pouvoir consigner ici un procédé que ce travail m'avait suggéré pour fabriquer avec des os tout à la fois du noir d'ivoire et du prussiate de potasse. Il consistait à stratifier, dans un cylindre, des os concassés avec un mélange de potasse et de charbon et à chauffer convenablement le tout. La calcination finie, on laissait refroidir, puis on séparait le mélange cyanuré de potasse et de charbon, au moyen d'un crible qui retenait les os. Cette disposition n'empêchait pas de recueillir de l'ammoniaque. Ce mode réussit bien, mais il est moins expéditif que celui adopté dans les fabriques de prussiate de potasse ; il devient d'ailleurs dispendieux à cause de la haute température qu'il faut appliquer aux cornues pour que l'expérience réussisse complétement, température qui les fait déformer et brûler lorsqu'elles sont en fonte.

On a émis quelquefois l'opinion que l'azote ne se combine avec le carbone, pour produire le cyanure de potassium, que lorsqu'il est à l'état libre ; mais il est facile de prouver que cette circonstance n'est pas d'une nécessité absolue, et qu'il suffit, pour déterminer l'union de l'azote libre avec du charbon, que ces deux corps se trouvent à une température élevée, en présence d'une matière qui puisse fixer l'azote carboné. En effet, Curaudeau a remarqué qu'il y avait formation d'un peu de cyanure de potassium, lorsqu'on chauffait long-temps à l'air libre, dans un creuset, un mélange de potasse et de charbon. Si l'on en veut une preuve incontestable, que l'on fasse passer du gaz azote à travers un tube incandescent contenant un mélange de potasse et de charbon, et l'on verra en peu de temps la potasse se cyanurer fortement, et une partie de l'azote disparaître. Il se produit dans cette opération de l'oxide de carbone. La même expérience réussit aussi avec l'air ; mais il faut mettre à l'entrée du tube quelques charbons rouges pour absorber l'oxigène qui pourrait brûler le cyanure à mesure qu'il se trouverait produit. Je suis parvenu par ce dernier moyen à cyanurer avec de l'air la potasse au point que je crus un instant qu'il serait possible de former le prussiate alcalin sans le secours des matières animales. Cependant en faisant passer pendant assez long-temps un courant d'air sur un mélange de $\frac{1}{2}$ once de potasse mêlée avec du charbon, je n'obtins que 12 grains de bleu, quantité beaucoup plus faible que celle que j'avais retirée par les autres moyens.

Quelques auteurs ont aussi avancé qu'en substituant la soude à la potasse dans la calcination pour obtenir la lessive du sang, on obtenait aisément du prussiate de soude. Divers essais assez en grand m'ont prouvé que le sous-carbonate de soude cyanure si faiblement, qu'il serait impossible d'exécuter ce procédé avantageusement : je n'ai pas été plus heureux en calcinant les matières animales avec la soude mêlée avec la potasse ; la quantité de prussiate produit était toujours proportionnelle à la dose de potasse mêlée. L'inaptitude de la soude à cette opération me semble dépendre de ce que sa réduction est beaucoup plus difficile que celle de la potasse ; et c'est sans doute la même cause qui empêche les terres alcalines de se convertir en prussiates lorsqu'on les calcine avec des matières animales.

Il me semble résulter des données ci-dessus, 1°. que l'on peut admettre pour expliquer la formation de cyanure de potassium produit pendant la calcination des matières animales avec la potasse ; que l'azote ne se dégage pas de la matière animale immédiatement associé au carbone à l'état de cyanogène, mais qu'il s'en sépare d'abord uni à l'hydrogène et que ce n'est que subséquemment que l'ammoniaque qui en résulte étant décomposée à l'aide du carbone devenu libre par suite de la dissociation des autres élémens de la matière animale, met à nud de l'azote et quand celui-ci est un efois libéré il s'unit à une portion de carbone pour donner naissance à du cyanogène qui se combine au potassium produit par la réaction du carbone sur la potasse ; 2°. qu'il n'est pas nécessaire que l'azote soit à l'état de gaz naissant pour s'unir au carbone pour engendrer le cyanogène ; 3°. que la soude et les terres alcalines ne produisent pas de cyanure lorsqu'on les calcine avec des matières animales, parce que les métaux qui en font la base retiennent l'oxigène avec trop de force.

PARIS. — IMPRIMERIE DE FAIN, RUE RACINE, N°. 4,
PLACE DE L'ODÉON.

JOURNAL

DE PHARMACIE

ET

DES SCIENCES ACCESSOIRES.

N°. VI. — 14ᵉ. *Année.* — Juin 1828.

*Des causes qui peuvent influer sur l'extinction du mer-
cure dans la préparation de la pommade mercurielle,
et nouveau procédé pour l'obtenir promptement, par*
F. Simonin, *pharmacien, à Nanci.*

Fatigué du temps considérable employé à la préparation de la pommade mercurielle, et désirant vivement
abréger cette fastidieuse opération, j'ai, depuis plus de
quinze ans, accueilli avec joie et répété avec soin tous
les procédés successivement annoncés comme devant atteindre ce but ; mais, je dois l'avouer, aucun d'eux ne m'a
constamment réussi, et quoique, par l'habitude de noter
exactement tout ce qui est fait dans mon laboratoire,
j'aie pu, à ce que je croyais, me replacer absolument dans
des conditions semblables à celles des opérations précédentes, souvent je n'ai point réussi, quelques mois après
avoir obtenu de tel ou tel procédé un succès complet ; et

d'autres fois, après avoir échoué dans mes premières tentatives, j'ai pu réussir ensuite. Ces anomalies inexplicables, le grand nombre de pharmaciens qui se sont occupés de cette opération, et cette longue série même de procédés publiés chaque jour, me prouvent que jusqu'à présent on n'était point parvenu, du moins à ma connaissance, à trouver un moyen *prompt*, *facile* et *invariable* d'éteindre le mercure dans l'axonge, soit seule, soit avec des substances intermédiaires qu'on pût employer sans trop dénaturer cette pommade, et que peut-être même personne n'avait porté son investigation sur la cause du succès éphémère obtenu en suivant plusieurs des procédés nouveaux et reproduits dans ces derniers temps.

M'étant décidé à faire sur ce sujet quelques recherches qui m'offrirent des résultats inattendus et que je ne crois point connus, j'ai l'honneur de vous en adresser le précis, en vous priant de le rendre public dans l'intérêt de tant de laborieux élèves des départemens qui perdent, dans cette opération pénible, le temps si précieux qu'ils pourraient employer fructueusement à leurs études.

J'avais depuis long-temps cru remarquer une grande inégalité dans le temps employé à l'extinction du mercure que l'on trouve dans le commerce; tantôt cette extinction m'avait paru s'effectuer très - rapidement, tantôt elle avait offert beaucoup de difficultés et demandé, pour être parfaite, plusieurs semaines d'un travail assidu. Cela me conduisit naturellement à examiner si la pureté plus ou moins grande de mercure; si son mélange avec un ou plusieurs métaux de moindre valeur, signalés comme l'altérant fréquemment, était la cause de sa plus ou moins facile disparition dans l'axonge. En conséquence, je distillai avec le plus grand soin du mercure dans une cornue en verre, et le mercure, dont la pureté m'était connue, me servit pour toutes mes expériences dans lesquelles j'employai aussi de la graisse de porc très-récente, fondue au bain-marie, et d'une très-grande pureté. J'ai toujours agi sur parties égales d'axonge et de mercure.

J'ai choisi parmi beaucoup d'autres et je ne rapporterai ici que les expériences qui me semblent les plus intéressantes ; quelques-unes ont été répétées plusieurs fois, afin de m'assurer, autant que je le pouvais, de leur exactitude.

1ʳᵉ. Exp. Du mercure trituré avec de l'axonge très-récente dans une bassine en fer, offrant beaucoup de surface, a refusé de s'éteindre ; et, après quelques heures de travail, l'axonge était à peine plus colorée qu'au commencement de l'opération.

2ᵉ. Du mercure secoué vivement dans une bouteille avec de l'axonge fondue, ainsi que l'indique M. Chevallier, fut versé dans une bassine en fer, puis trituré long-temps. Le mercure était divisé, mais non éteint ; et, après *quelques heures* de trituration, il ne l'était pas sensiblement davantage.

Pensant qu'en opérant dans des vases métalliques, une action électro-chimique pouvait retarder et même s'opposer à l'extinction du mercure, j'ai répété ces deux expériences dans un mortier en marbre, mais avec un résultat semblable.

3ᵉ. J'alliai au mercure de l'étain, du plomb, et en quantités variées et à la fin plus grandes qu'elles ne peuvent se trouver dans les mercures les plus adultérés : ces additions hâtèrent d'abord la division du mercure et colorèrent fortement la graisse avec laquelle il fut trituré ; mais, bien loin d'en faciliter l'extinction parfaite, elles la reculèrent tellement qu'on ne put l'obtenir qu'après plusieurs jours de travail.

Dès lors je dus renoncer à l'idée que la pureté du mercure et la nature des vases dans lesquels on fait l'opération pussent influer assez sur son résultat, pour qu'on pût raisonnablement les admettre comme les causes des anomalies que j'ai signalées, et je ne pus douter que l'axonge seule n'en récelât les élémens. Il me restait donc à étudier cette substance et l'action qu'elle pouvait avoir sur le mercure dans les différens états qu'elle est susceptible de prendre. C'est ce que je cherchai à faire dans les expériences suivantes.

4°. De l'axonge récente, qui refusait d'éteindre le mercure, fut tenue en fusion pendant une heure à une température au-dessus de 100' centig. ; mais pourtant, sans la faire bouillir ni fumer. Cette axonge, un peu colorée et égèrement altérée, n'éteignit point le mercure avec plus de facilité qu'avant.

5°. De l'axonge chauffée assez fortement pendant plusieurs heures pour la faire bouillir et fumer n'éteignit point non plus le mercure, la chaleur employée pour fondre la graisse n'influe donc en rien sur la propriété éteignante, si je puis parler ainsi.

6°. Les acides stéarique, margarique et oléique, obtenus soit immédiatement par l'acide sulfurique, soit par la décomposition du savon d'axonge, etc., n'eurent pas plus d'action à chaud n. à froid sur le mercure que l'axonge récente.

7°. De l'axonge pétrie avec du chlore liquide, avec de l'eau chargée d'acide carbonique, puis fondue, n'a pas agi davantage sur le mercure.

8°. De l'axonge fondue depuis environ trois mois, de la graisse vieille et très-rance successivement triturées avec le mercure, comme dans les expériences précédentes, ne l'éteignirent point plus aisément que la graisse récente.

En voyant la graisse récente ou vieille, rance, acidifiée ou non, se comporter absolument de la même manière avec le mercure, je désespérais presque d'apprendre quelque chose sur l'objet de mes recherches, lorsque, ayant

encore essayé l'action d'une très-vieille graisse qui avait
ranci à la *cave* depuis plusieurs années, je vis le mercure
trituré avec elle presque instantanément éteint, et le mélange prendre tout de suite une teinte grise foncée, signe
non équivoque d'une extinction parfaite. De la pommade
de concombre d'une année et bien conservée, éteignant
aussi le mercure avec la même facilité que la graisse dont
je viens de parler, je fus frappé de ce résultat, et je crus
apercevoir la cause réelle de ces demi-succès, qui avaient
été attribués bien à tort à des intermèdes ou des manipulations qui certes n'y concourent guère. Je songeai alors
à placer de l'axonge dans une condition semblable ou à
peu près semblable à celle où s'était trouvée la graisse qui
avait vieilli à la cave.

9ᵉ. De l'axonge récente dans laquelle le mercure ne
s'éteignait point ou ne s'éteignait qu'après une trituration très-long-temps prolongée, fut étendue sur une
assiette en faïence, de manière à lui faire présenter beaucoup de surface, et déposée dans une cave point trop
humide où la température se maintient à 10° centig.
Quinze jours après, cette axonge examinée avait éprouvé,
sans être rance, un commencement d'altération qui lui
fit éteindre en quelques minutes le mercure avec lequel
elle fut triturée, et acquérir promptement la couleur
d'une pommade mercurielle bien préparée.

10ᵉ. De l'axonge fut placée dans une capsule en porcelaine, sur une assiette remplie d'eau et recouverte d'une
cloche en verre, de manière à avoir sous cette cloche une
atmosphère humide qui ne fût pas en communication avec
l'air extérieur. Ce petit appareil fut mis près d'une fenêtre,
dans une chambre où la température était constamment de
15° centig. A côté j'en plaçai un semblable, mais dans l'assiette duquel je ne mis pas d'eau. Je portai également à la
cave, dans un endroit peu éclairé, un troisième appareil
en tout semblable au premier. L'axonge placée dans la

chambre sur l'assiette remplie d'eau , sans avoir contracté
ni odeur ni saveur désagréable, éteignait déjà facilement le
mercure dix jours après. Elle fut laissée encore pendant
quinze jours dans la même position; alors mêlée avec le
mercure elle l'éteignait très-promptement ; une ou deux
minutes de trituration suffisaient pour le faire disparaître
et donner à la pommade une couleur foncée. L'axonge
de l'appareil déposé à la cave se comporta de même,
tandis que celle placée sur l'assiette non recouverte
d'eau n'avait point acquis cette propriété et n'éteignait
pas le mercure avec plus de facilité qu'auparavant. L'air
des cloches , examiné d'une manière peu rigoureuse à la
vérité, ne me parut pas différer de l'air atmosphérique.

Les expériences 9e. et 10e. m'avaient convaincu que
les graisses devaient la faculté d'éteindre promptement
le mercure à l'altération qu'elles éprouvaient au contact
quelque temps prolongé d'un air humide ; mais l'air en-
trait-il pour quelque chose dans cette altération si rapide?
Je tâchai de m'en assurer par l'expérience suivante.

11e. Je choisis un flacon dont le bouchon en verre était
bien ajusté; j'y fis bouillir, pendant au moins 15 minutes ,
une petite quantité d'eau, et, quand je crus être certain que
tout l'air de l'eau et du flacon était entièrement expulsé,
j'y versai de l'axonge fondue et je le bouchai après avoir
pris la précaution de cirer le bouchon. M'étant bien assuré
que l'air ne pouvait rentrer dans le flacon, je l'abandonnai
pendant quinze jours ; au bout de ce temps , l'axonge
examinée ne présentait rien qui pût faire soupçonner la
moindre altération , et pourtant le mercure trituré avec
elle disparaissait avec la plus grande promptitude ; elle
agissait sur lui absolument comme celles des expériences 9e. et 10e. Donc l'air n'est point nécessaire pour
produire cette altération qui semble entièrement due à
l'eau en vapeur.

12e. Désirant connaître l'influence de l'air humide sur

quelques autres substances grasses végétales et animales, je mis à la cave, en leur faisant présenter beaucoup de surface du *suif récent*, du *suif vieux et rance*, des *acides gras*, du *beurre fondu*, du *beurre de cacao*, de *l'huile d'œufs*, des *huiles d'olives*, *d'amandes douces*, de *semences de lin*, tous n'éteignant point ou très-difficilement le mercure; un mois après, de toutes ces substances, deux seulement, le suif récent et vieux et les acides gras, avaient acquis la propriété d'éteindre le mercure, ce qu'elles firent avec une promptitude étonnante quoique leur peu de mollesse parut devoir s'y opposer : toutes les autres n'exercèrent point sur le mercure une action sensiblement différente de celle qu'elles avaient précédemment; elle était à peu près nulle.

Les changemens que l'axonge éprouve à l'air humide sont très-peu sensibles dans les premiers temps; elle prend seulement au bout de quelques jours une consistance et un aspect que j'appellerai *glutineux*, ne trouvant point d'autres expressions pour rendre cet état. L'odeur et la saveur semblent très-peu changées; plus tard, après quelques semaines, toute la surface se couvre d'une espèce de granulation, qui vue à la loupe montre de petits mamelons assez réguliers, sans offrir cependant une forme bien déterminée, et que leur mollesse d'ailleurs empêche de bien examiner. Il m'a paru que ces petites protubérances étaient plus fusibles que le reste de la masse, que je conservai au même lieu, afin de voir si leur nombre et leur volume augmentant, je pourrais les séparer et les comparer avec la graisse qui leur aura donné naissance. Dans cet état, l'axonge possède à un très-haut degré la faculté d'éteindre le mercure, et j'ai pu en quelques minutes lui en faire absorber plusieurs fois son poids. Cette propriété n'est pas cependant illimitée; elle a un terme auquel le mercure disparaît promptement, à la vérité, mais où il est seulement très-divisé. Le mêlange prend alors un aspect gris-blanc, et les globules de mercure sont visibles à la loupe et par le frottement sur un papier. Si à cette axonge sursaturée on en ajoute une nouvelle portion, elle noircit sur-le-champ, chaque mouvement du pilon qui la mêle est marqué par une trace gris-foncé, le mercure est éteint, ni la loupe, ni le frottement ne peuvent plus le faire apercevoir.

13ᵉ. J'ai cherché à dépouiller la graisse de cette propriété, à isoler, si cela était possible, le principe qui la lui communiquait, mais inutilement : traitée par différens agens, je n'ai pu y réussir ; lavée à plusieurs reprises avec de l'eau froide et bouillante, par de l'alcool à différens degrés de concentration et bouillant ; traitée successivement par l'eau de chaux et des lessives alcalines légères, exposée à une température supérieure à celle de l'eau bouillante, elle ne l'a point perdue. La substance jaune trouvée par M. Chevreul dans l'axonge rance, et que j'ai retirée en petite quantité de l'axonge exposée à la cave, traitée par l'alcool, ne jouit point de cette faculté, qui semble résider d'une manière indélébile dans la masse toute entière de cette graisse ainsi modifiée.

Faute de temps et d'appareils convenables, je n'ai pu examiner les changemens peut-être survenus dans les proportions des élémens de la graisse animale exposée au contact de l'eau en vapeurs, ni apprécier en aucune manière l'action chimique qui la modifie ; aussi m'abstiendrai-je aujourd'hui de toute conjecture et d'explication prématurée, et me bornerai-je à conclure des faits que je viens d'exposer :

1°. Que la pureté du mercure et la nature des vases dans lesquels on le triture avec la graisse, ne paraissent point avoir d'influence bien marquée sur son extinction;

2°. Que les graisses animales, immédiates, telles que le suif, l'axonge, etc., éprouvent par le contact quelque temps prolongé de l'eau en vapeur, une modification jusqu'à présent inappréciée, qui leur permet ensuite d'exercer sur le mercure une action assez énergique pour le faire disparaître instantanément lorsqu'on le mêle avec elles ;

3°. Que les graisses récentes ou vieilles, etc., ne peuvent rééllement éteindre le mercure avant d'avoir éprouvé cette modification ;

4°. Que l'air atmosphérique n'est point nécessaire pour qu'elle ait lieu, et que seul il ne peut l'opérer ;

5°. Que tous les intermèdes, tels que le beurre de cacao, l'huile d'amandes douces, d'œufs, etc., etc., proposés à différentes époques pour faciliter et hâter l'extinction du mercure, sont absolument inutiles et ne servent souvent qu'à dénaturer la pommade à laquelle ils sont ajoutés ;

6°. Que l'on peut facilement expliquer maintenant pourquoi des procédés qui avaient bien réussi à ceux qui les ont proposés, n'ont pas eu le même succès en d'autres mains et en d'autres lieux, et pourquoi l'axonge achetée chez les charcutiers, qui la pétrissent avec de l'eau pour lui donner de la blancheur et du poids, peut éteindre ou ne pas éteindre le mercure selon qu'elle a été conservée plus ou moins de temps ;

7°. Que le pharmacien peut tirer avantage de ces faits pour abréger prodigieusement l'extinction du mercure, et pour avoir aisément et en tous temps dans son officine, de la pommade mercurielle nouvelle et sans l'odeur rebutante qui l'accompagne ordinairement ;

8°. Enfin, qu'il est essentiel de ne point conserver à la cave ou dans des endroits humides, les graisses animales ou les composés dans lesquels elles entrent, parce qu'elles s'y altèrent promptement.

Cette note était presqu'entièrement rédigée, quand j'ai lu dans le numéro de janvier du Journal de chimie médicale les recherches faites sur le même sujet par M. Guibourt. Cet habile pharmacien a, comme moi,

reconnu l'insuffisance de quelques substances recom-
mandées pour faciliter l'extinction du mercure, et je suis
entièrement de son avis sur ce point. Mais ne s'est-il
pas beaucoup hâté de déduire, du petit nombre d'expériences qu'il a faites, une explication de ce phénomène.
Sans nier que l'oxigène en soit la cause, je ne puis admettre avec lui que l'air le fournisse à la graisse, ce qui
serait tout-à-fait en contradiction avec l'expérience 11e.,
qui me semble prouver directement que l'air n'est point
nécessaire, et que même seul et sec, expérience 10e., il
n'intervient en aucune façon dans l'altération que la
graisse doit éprouver avant de pouvoir opérer l'extinction du mercure. Quant à l'action électrique, j'avais
supposé, ainsi que M. Guibourt, qu'elle devait exister
lorsque le mercure se trouve en présence d'un métal
négatif; mais, en l'admettant même, je ne puis la regarder
non plus comme bien influente, puisque, ainsi que je
m'en suis assuré, l'extinction est opérée aussi facilement
dans toutes sortes de vases métalliques ou non, quand
l'axonge que l'on emploie a subi la modification nécessaire.

Si, comme je l'espère, Messieurs, vous ne trouvez point
ces observations indignes de trouver place dans votre
journal, je vous prie de les insérer dans votre prochain
numéro.

Recevez l'assurance de la considération distinguée de
votre ancien abonné.   SIMONIN.

NOTE

Sur le Ferrocyanure rouge de potassium, *par M.* Gi-
RARDIN, *interne à la pharmacie centrale des hôpitaux
civils de Paris.*

Lue à l'Académie royale de médecine, section de Pharmacie.

M. Berzelius, dans son ouvrage intitulé *de l'Analyse
des corps inorganiques*, indique au nombre des réactifs
qu'on doit employer dans l'examen des eaux minérales,
un sel dont il n'a pas encore été fait mention en France,
le *ferrocyanure rouge de potassium.*

Le traducteur de l'ouvrage que je viens de citer
donne, dans une note, quelques renseignemens sur ce
nouveau produit, et nous apprend que c'est à M. Gmelin
qu'on en doit la découverte. Il a pour caractère principal d'indiquer les sels de fer protoxidé, les précipitant
en vert ou en bleu, suivant leur proportion dans une
liqueur; de ne pas précipiter au contraire les sels de fer
peroxidé, et d'être enfin beaucoup plus sensible que le
ferrocyanure de potassium jaune; il forme, en outre,
avec plusieurs dissolutions métalliques, des précipités
tout-à-fait différens pour la couleur de ceux obtenus par
le moyen du prussiate ordinaire.

M. Henry, désirant vérifier des faits aussi curieux, me
chargea de préparer ce sel en assez grande quantité pour
qu'on pût en faire usage désormais dans les laboratoires
de la pharmacie centrale. J'ai donc agi sur 250 grammes
de matière, et j'ai suivi le procédé donné par M. Gmelin.
Ce procédé consiste à faire passer dans une dissolution
de prussiate ferrugineux de potasse un courant de chlore,

jusqu'à ce que la liqueur ne précipite plus les sels de fer
peroxidé, à la filtrer, puis à l'abandonner à elle-même
dans un vase à parois élevées. On doit obtenir, par cette
évaporation lente, des aiguilles d'une couleur jaune rougeâtre et d'un éclat métallique; en redissolvant ces cristaux, et abandonnant de nouveau la liqueur à elle-même,
il doit se déposer des cristaux transparens, souvent assez
volumineux, d'une forme compliquée et d'une couleur
rubis. Suivant le traducteur de M. Berzelius, il ne faut
pas beaucoup de chlore pour arriver au point que la dissolution de ferrocyanure de potassium ordinaire ne précipite plus les sels de fer au *maximum*, et il assure qu'on
voit très-bien à la lueur d'une chandelle quand l'opération
est terminée, parce que la liqueur, qui paraît d'abord
verdâtre, devient rouge. En exécutant le procédé que je
viens d'indiquer, j'ai reconnu que l'opération était beaucoup plus longue que le traducteur anonyme ne l'indique,
puisqu'en agissant sur 250 grammes de sel, j'ai été obligé
de soutenir pendant plus de deux heures le courant de
chlore; ensuite, s'il est bien vrai que la dissolution de
jaunâtre qu'elle est passe au rouge, il n'est pas aussi facile
qu'il le dit de s'assurer qu'elle a acquis cette couleur, car
elle prend une teinte si foncée qu'elle paraît noire, et qu'il
est presque impossible, même en en plaçant une très-petite quantité entre l'œil et la lumière, de saisir au juste la
nuance qu'elle a réellement. Le meilleur indice que l'opération est terminée, c'est lorsque la solution ne précipite
plus les sels au *maximum;* en effet, pour peu qu'il reste
mêlé avec le ferrocyanure rouge un peu de ferrocyanure
jaune, la liqueur forme un précipité bleu avec les sels de pé-
roxide de fer. L'évaporation spontanée de la liqueur ne
donne des cristaux qu'au bout de plusieurs mois, il est donc
préférable d'évaporer à une douce chaleur jusqu'à réduction des deux tiers, et d'abandonner ensuite au repos
dans un lieu légèrement chauffé. On voit bientôt le sel

grimper sur les parois du vase et former des plaques noirâtres, couvertes en tous sens de petites aiguilles jaunes disposées en rosaces. Par une seconde cristallisation, on obtient des aiguilles très-déliées, groupées en houppes; les unes assez grandes, les autres si petites et si serrées que l'ensemble représente assez bien ces petites masses de *bryum* qui tapissent certaines pierres. Les aiguilles sont d'une couleur rouge de rubis, transparentes, offrant un éclat très-vif; regardées surtout sous un certain angle de réflexion, elles présentent à l'œil le plus bel effet, et qu'une description ne pourrait rendre; elles m'ont paru être des octaèdres très-allongés. Je n'ai pu obtenir, par plusieurs cristallisations, de ces gros cristaux dont parle le traducteur de l'*Analyse inorganique*.

Ce joli sel, dans lequel, suivant M. Berzelius, le fer renferme une fois et demie autant de cyanogène que le ferrocyanure de potassium ordinaire, se dissout, comme je m'en suis assuré, dans deux fois son poids d'eau froide, et dans moins de son poids d'eau bouillante. Il est dit, dans la note dont j'ai déjà parlé, que l'eau froide n'en dissout qu'un trente-huitième. L'alcool à 33° ne le dissout pas sensiblement; aussi l'alcool absolu le précipite-t-il de sa dissolution aqueuse, sous forme de poudre jaunâtre. Sa saveur est légèrement savonneuse; il est sans action sur le tournesol; mais il verdit légèrement le sirop de violette. Sa dissolution concentrée vue en masse est presque noire, tant sa couleur est foncée; mais en la mettant dans un tube très-mince et étroit, et regardant à travers, elle paraît transparente et d'un rouge verdâtre. Une très-petite quantité colore une assez grande proportion d'eau en vert.

J'ai voulu m'assurer de la sensibilité de ce réactif pour les sels de fer, comparée à celle du ferrocyanure jaune, qui jusqu'à ce jour passait pour être le plus certain dans ce cas. J'ai reconnu que le papier imprégné de ferrocyanure rouge et séché, décelait d'une manière très-sensible, en produisant une teinte verte dans la liqueur, 1 grain de protosulfate de fer dissous dans 5 kilogrammes d'eau distillée, tandis que le ferrocyanure jaune n'indiquait la même quantité de fer que dans 1 kilogramme d'eau. Le premier fait donc reconnaître très-aisément $\frac{1}{90000}$ de fer protoxidé, tandis que le second n'en démontre que $\frac{1}{18000}$. En outre, celui-ci forme les mêmes réactions avec le peroxide de fer, tandis que l'autre n'en forme aucun avec ce dernier corps. Le *ferrocyanure de potassium rouge* est donc un des réactifs les plus précieux, et les chimistes en apprécieront surtout l'excellence dans l'analyse des substances minérales, des pierres, etc., puisqu'ils pourront, par son moyen, s'assurer de suite à quel état d'oxidation se trouve le fer qu'elles peuvent contenir; on sait en effet que rien n'est plus difficile, dans ce genre d'analyses, que de déterminer rigoureusement ce point important, et que jamais on n'est certain de ne pas commettre d'erreur, en répartissant, à l'aide de calculs, l'oxigène sur les différens élémens du minéral. Si la chimie possédait beaucoup de réactifs aussi sensibles que le *ferrocyanure rouge de potassium* et l'*acide carboazotique* proposé par M. Liebig pour reconnaître les sels de potasse, ses progrès seraient encore bien plus rapides et les résultats acquerraient une certitude pour ainsi dire mathématique.

Le temps ne m'a pas encore permis de faire une étude plus approfondie du sel dont je viens de vous entretenir; mais, dès que j'aurai obtenu des résultats intéressans, j'aurai l'honneur d'en faire part à la section.

Sur la fabrication de l'acide sulfurique par Kuklmann.

(Extrait des travaux de la Société des Sciences, etc., de Lille.)

L'explication des réactions chimiques qui s'opèrent lors de la combustion du soufre dans les chambres vitrioliques, est un des titres les plus honorables acquis au nom scientifique de M. Clément Desorme.

La fabrication de l'acide sulfurique, confiée le plus souvent à des manufacturiers chimistes, a été l'objet de tant d'observations qu'il est aujourd'hui peu d'arts industriels qui aient été autant étudiés, et soient par conséquent aussi perfectionnés.

Néanmoins, 100 parties de soufre qui théoriquement doivent fournir par la combinaison avec l'oxigène 249 parties d'acide sulfurique anhydre et par conséquent 328 parties d'acide à 66 B. ou 1,840 de densité, ne rendent dans la fabrication courante que 260 ou au plus 290 parties d'acide concentré. Une grande différence se remarque dans la quantité d'acide qu'obtient telle et telle fabrique, et dans la même fabrique avec les mêmes procédés de fabrication, la quantité d'acide obtenue d'une même quantité d'acide varie beaucoup, sans que le plus souvent le fabricant puisse se rendre compte d'une pareille différence.

Il existe dans la fabrication de l'acide sulfurique deux méthodes qui diffèrent l'une de l'autre en ce que dans la première, dite en combustion continue, le soufre se brûle extérieurement par un petit courant d'air qui fait pénétrer l'acide sulfureux dans la chambre de plomb où cet acide se transforme en acide sulfurique par l'intermédiaire de l'acide nitreux. L'acide sulfurique formé est absorbé par une couche d'eau qui couvre le fond de la chambre et qui se charge peu à peu d'acide jusqu'à ce qu'il se soit produit de l'acide sulfurique à 40 ou 45 degrés ; après quoi l'acide n'est plus absorbé avec autant de facilité, ce qui nécessite de maintenir toujours le liquide au fond de la chambre à une densité assez faible, par des additions successives d'eau. Ce procédé présente l'avantage d'un travail continue et régulier, mais il entraîne une perte pour le fabricant, parce que le courant d'air que l'on est forcé d'établir emporte une grande quantité d'acide sulfureux et d'acide sulfurique non condensé. Néanmoins le fabricant donne quelquefois la préférence à ce moyen de fabrication, parce que l'on peut brûler une plus grande quantité de soufre dans un laps de temps donné, et cet avantage contrebalance en partie celui d'une combustion mieux utilisée. L'acide que l'on retire de ces chambres est beaucoup plus coloré que celui produit par le deuxième moyen de fabrication.

Cette seconde méthode est dite à combustions intermittentes. Des chaudières nommées patères, disposées sur un autel dans l'intérieur de la chambre, reçoivent le chargement de soufre proportionné à la capacité de la chambre. Ce soufre est allumé et la production d'acide nitreux est provoquée à mesure. La chambre est close et s'emplit bientôt des vapeurs nitreuses et sulfureuses. Quand la totalité du soufre est convertie en acide sulfureux, une grande quantité de vapeur d'eau est lancée dans la chambre avec assez de force pour y établir un mouvement dans les gaz. Elle se condense avec l'acide sulfurique et il se fait un vide qu'on laisse remplir par l'air extérieur. Au bout de quelques heures, l'acide sulfurique étant condensé, on chasse l'atmosphère intérieur de la chambre qui consiste principalement en azote et en déutoxide d'azote ; puis l'on recommence une nouvelle opération. L'acide qui se produit ainsi a, dans la plupart des fabriques, de 45 à 50 degrés, et sa coloration est moins grande que celle de l'acide préparé par la première méthode.

Lorsque, par quelque travail intérieur, on a vidé une chambre, avant de recommencer les opérations, on est dans l'usage de couvrir d'eau le fond de la chambre à un ou deux pouces de hauteur, afin de protéger les plombs. Mais, dans ce cas, le soufre des premières combustions donne un liquide fort coloré, ayant une odeur d'acide sulfureux beaucoup plus marqué que le produit ordinaire de la fabrication. C'est un composé d'acide sulfureux et d'acide sulfurique. Aussi la quantité d'acide sulfurique retiré du soufre, dépend beaucoup du degré de l'acide renfermé dans la chambre. Quand il est faible, l'absorption des vapeurs est rapide ; parce que la plus grande partie de l'acide sulfureux est absorbée en pure perte en élevant le degré des eaux. L'acide coloré perd jusqu'à 10 pour 100 à sa concentration, tandis qu'on ne perd que $2\frac{1}{2}$ à 3 pour 100 avec des produits plus purs. Dans la fabrication à combustion continue, une grande perte est occasionée par cette absorption, car le liquide ne peut jamais être fortement concentré, et par conséquent doit se colorer facilement. En faisant monter la concentration des liquides jusqu'à 54 et même 56, M. Kuhlmann a obtenu plus de produit, et ce produit presque incolore blanchit plus facilement à la concentration. Il est cependant une limite à laquelle il faut s'arrêter ; c'est celle où l'acide serait assez concentré pour attaquer les plombs et les soudures.

On se convainc par une expérience directe que la coloration de l'acide dans les chambres à plomb est bien due à l'absorption d'acide sulfureux. En faisant passer de l'acide sulfureux dans de l'acide sulfurique parfaitement incolore, ce liquide se colore en brun, et l'absorption

et la coloration sont d'autant plus grandes que l'acide
sulfurique est à un moindre degré de concentration. On
peut observer qu'en chauffant de l'acide sulfurique avec
du mercure, le liquide surnageant se colore en brun
foncé, comme si des matières organiques avaient été introduites dans l'acide. Cette coloration est encore évidemment due à la dissolution d'une certaine quantité
d'acide sulfureux dans le liquide, car l'ébullition prolongée de ce liquide le décolore de même que l'addition
d'un peu de salpêtre ou d'acide nitrique. Le même effet
se produit sur l'acide coloré directement par l'acide sulfureux.

Un inconvénient non moins grave que l'absorption
de l'acide sulfureux dans la fabrication de l'acide vitrio-
lique, c'est la production des fleurs de soufre. Cet inconvénient provient de ce que les capsules renfermant le
soufre ont été chauffées trop rapidement, et que l'oxigène de l'air n'a pu avoir accès en assez grande quantité
pour brûler tout le soufre. De la fleur de soufre se forme

---

(1) Cette opinion de M. Kuhlmann, sur la coloration en noir de l'acide
sulfurique par l'acide sulfureux, ne nous paraît pas exacte : d'abord elle
n'est pas probable d'après la nature des deux corps mis en contact, qui
sont l'un et l'autre incolores; de plus l'expérience directe ne nous paraît
pas concluante, car on voit que les résultats de cette expérience peuvent
très-bien s'expliquer, en supposant que la coloration de l'acide sulfurique soit due à des corps organiques, ce qui est d'autant plus probable qu'il est très-difficile d'empêcher que quelques fragmens de ces
matières organiques ne tombent dans l'acide sulfurique lorsqu'on monte
les appareils, ou même par le simple contact de l'acide sulfurique avec
l'air qui en contient toujours plus ou moins sous forme de poussière ;
enfin nous avons fait nous-même, en 1824, et nous avons répété récemment encore, avec tout le soin dont nous sommes susceptible, l'expérience qui consiste à faire passer de l'acide sulfureux dans de l'acide
sulfurique, l'un et l'autre bien purs, et nous n'avons pas observé de
coloration; nous avons mélangé de l'acide sulfurique avec de l'acide
sulfureux, liquide et anhydre, l'un et l'autre parfaitement incolores, et
aucune coloration n'a eu lieu.

A. B.

et vient se jeter dans l'acide. Ce soufre est tenu en suspension si intimement qu'on pourrait croire d'abord
qu'il se dissout. Pendant la concentration une partie
d'acide est perdue à le transformer en acide sulfureux.
Quelquefois il s'en échappe à l'état de vapeur qui vient
cristalliser entre les parois intérieures des vases distil-
latoires. Le fabricant perd beaucoup par ce vice dans
l'opération, car non-seulement le soufre n'est pas utilisé,
mais encore il se détruit deux fois autant d'acide pur
pour chasser ce soufre; car pour transformer en acide
sulfureux 100 parties de soufre, il faut 99,40 d'oxigène,
qui, enlevées à l'acide sulfurique, transforment 200
parties de cet acide sec en acide sulfureux. Cette perte
est donc plus considérable en acide à 1,840 de densité;
en outre, le gaz sulfureux se sature de vapeurs d'acide
sulfurique qu'il entraîne avec lui. Ces observations ont
permis à M. Kuhlmann d'expliquer un fait dont la solution l'avait d'abord embarassé. Un blanchisseur
ayant acheté de l'acide sulfurique faible, dit eau de
chambre, dans le désir d'épargner les frais de concentration, et s'en étant servi à la préparation du chlore,
fut bientôt arrêté par un obstacle très-grave : il trouva
dans les tubes et dans les cuves, une assez grande
quantité de soufre capable d'entraver les opérations. Ce
résultat est tout expliqué, si on admet la possibilité de
trouver dans les acides mal préparés une forte dose de
soufre; car le chlore formant avec lui du chlorure de
soufre, peut l'avoir entraîné et bientôt l'avoir abandonné
par le contact de l'eau.   E. S.

EXAMEN CHIMIQUE,

Par M. Vauquelin, *de l'ipécacuanha* branca, *racine du viola ipécacuanha* (*ipécacuanha blanc*), rapporté par M. Tannay fils, de Rio-Janéiro.

Cette racine est d'un blanc pâle, rameuse, de la grosseur d'une plume à écrire, tortueuse, et présentant des strangulations par intervalles inégaux. Sa cassure est nette, peu résineuse ; son odeur est désagréable, et sa saveur, d'abord peu sensible, est ensuite âcre et nauséabonde ; sa partie ligneuse, le medullium, est plus épaisse que l'écorce qui la recouvre.

On a mis 16 grammes de cette racine réduite en poudre fine à macérer dans l'eau pendant 48 heures. La liqueur décantée, on a versé une nouvelle quantité d'eau sur la poudre et on l'a laissée macérer le même temps. L'eau, cette fois, s'est à peine colorée ; l'on a décanté de nouveau, et l'on a traité le résidu par l'eau bouillante jusqu'à ce que la racine fût épuisée. Toutes les liqueurs réunies et filtrées ont été évaporées à une chaleur très-douce.

Le liquide s'est troublé et a déposé des flocons d'un blanc sale, qu'on a recueillis au moyen d'un filtre pesé, et qu'on a reconnus pour être de l'albumine à l'ammoniaque et à l'huile fétide qu'ils ont fournies à la distillation.

La liqueur, dont on avait séparé cette albumine, concentrée convenablement, a été traitée par une petite quantité de sous-carbonate de magnésie pour saturer l'acide qui s'y trouvait.

Il s'est formé un sel insoluble, qu'on a séparé par le filtre et qu'on a reconnu pour être une combinaison d'acide gallique et de magnésie, à la vérité en très-petite quantité.

La liqueur évaporée de nouveau au bain-marie, jusqu'à siccité, a fourni un extrait brun qui attirait légèrement l'humidité. L'alcohol à 38° appliqué à froid à cet extrait a dissous la résine et l'émétine, et les autres matières sont restées intactes. On a filtré et fait évaporer au bain-marie jusqu'à siccité; l'extrait obtenu était encore foncé en couleur; traité par l'eau chaude, l'émétine s'est dissoute et l'émétique s'est séparé.

La dissolution d'émétine évaporée à une douce chaleur, jusqu'à parfaite dessiccation, pesait un gramme et demi (1). En reprenant par l'alcohol bouillant le précipité formé, lors de la séparation de l'émétine et de la résine, et en filtrant, l'on obtient une matière grasse et de la cire qui se précipite par le refroidissement : le résidu traité par l'eau froide a été dépouillé de la gomme, et la fécule amylacée s'est précipitée.

Toutes ces matières ainsi séparées et séchées ont donné en poids, savoir :

Émétine. 1,50
Résine. 0,60

---

(1) Il est à remarquer que quand la solution d'émétine est exposée à la chaleur, elle est à peine tiède qu'il se forme à sa surface une pellicule qui bientôt se brise et nage dans la liqueur. Cette matière, séparée avec soin et séchée, se présente sous la forme d'écailles, n'ayant point d'odeur mais une saveur âcre. Une portion de cette matière, chauffée au rouge dans un tube de verre, a donné un produit qui a ramené au bleu un papier de tournesol préalablement rougi, et elle avait l'odeur des matières animales décomposées. Cette vapeur en se condensant a déposé sur les parois du tube une matière jaune, comme grasse : mise sur un charbon ardent elle répand une fumée blanche et laisse un résidu noir ; l'alcohol la dissout et acquiert une saveur amère un peu âcre. Il est présumable que c'est cette matière qui communique la saveur amère et âcre à l'émétine, car, avant cette séparation, cette dernière était en effet très-âcre.

Gomme. 0,20
Albumine. 0,30
Amidon. 3,20
Matière cristallisée en écailles. 0,85
Matière ligneuse. 7,00
Matière grasse et cire, quantite indéterminée. 0,00
_____
15,95
_____
Perte. 0,05

L'on voit, par les résultats de cette analyse, que la racine apportée de Rio-Janéiro, sous le nom d'*ipeca-cuanha branca*, contient les mêmes principes que l'ipé-cacuanha ordinaire, et qu'elle pourra lui être substituée en médecine, mais à des doses plus grandes, car elle contient moitié moins d'émétine que l'ipécacuanha gris. Au reste, ces résultats se rapportent assez exactement à ceux que M. Pelletier a obtenus de l'ipécauanha blanc de Cayenne.

DU TRÉBEL,

Plante odorante servant à parfumer les cigares de tabac de la Havane.

Par M. Virey.

Les fabricans de tabac de diverses sortes ont intérêt à cacher au public les différentes substances qu'ils emploient pour en varier l'odeur, selon les goûts des consommateurs.

Ainsi les *cigares* que les Espagnols préparent avec des tabacs d'Amérique et de l'Ile de Cuba, doivent leur parfum recherché des fumeurs, non-seulement à la bonne qualité des feuilles de la nicotiane, cultivée dans ces climats chauds, et à leur préparations particulières ; mais, selon toutes les probabilités, d'après des documens qui nous ont été procurés avec obligeance, à l'addition d'une herbe odorante d'Amérique. En brûlant avec le tabac, elle en modifie plus agréablement la saveur et le parfum.

Cette herbe nous ayant été adressée sous le nom de *Trébel*, venant de Sant-Iago, dans l'île de Cuba, et s'employant à la Havane, comme ailleurs, pour la fabrication des meilleurs cigares de ce pays, nous avons cru devoir l'examiner.

Heureusement il s'y trouvait des restes, ou débris de fleurs et de graines ; il a été facile de reconnaître que cette plante appartenait à la famille naturelle des composées, tribu des Corymbifères. Les feuilles opposées ainsi que les rameaux, les fleurs disposées en panicules ou corymbes, sur des pédoncules axillaires, terminaux, sont extrêmement petites, mais nous devons à la sagacité du savant botaniste, M. Kunth, si familiarisé avec l'étude des plantes de l'Amérique équinoxiale, la détermination de cette plante.

En effet, un calice à quatre folioles égales, scarieuses, à quatre fleurs, un réceptacle nu, des semences sans aigrettes et à cinq angles, des fleurs blanches, des feuilles ovales, lancéolées, dentées, à trois nervures, lui ont paru des caractères assez prononcés pour établir que cette herbe appartient au genre *piqueria*, et que c'est la *piqueria trinervia* des botanistes. En comparant aussi la figure qu'en a publiée Cavanilles (1), avec les échantillons les moins mutilés, il est extrêmement vraisemblable que c'est bien la même plante. Le nom de *Trébel* ou *Trével* paraît indiquer également les trois nervures que portent les feuilles.

____

(1) Cavanilles, *Icones plantarum rariorum*, etc., fasc. iij, p. 19, tab. ccxxxv. Voyez Willdenow, *Species plantar.*, tom. 3, p. 1748.

L'odeur de cette plante sèche se rapproche de celle des corymbifères congénères, comme de l'*aya-pana*, du *guaco* et de l'eupatoire d'Avicenne (*eupatorium cannabinum*). L'odeur se rapproche aussi du mélilot et de la fève Tonka.

Il serait possible que des végétaux d'odeur et de qualités analogues, rendissent la fumée des tabacs plus agréable au palais des personnes qui usent de la pipe ou de cigares, et nous ne doutons pas qu'on ne le tente facilement.

NOUVELLES DES SCIENCES.

Société philomathique.

Dans la séance du 5 avril, M. Félix d'Arcet a communiqué à la société un nouveau procédé pour la préparation de l'acide hydriodique. Ce procédé consiste à substituer au phosphure d'iode dont on s'est servi jusqu'ici, un mélange d'iode et d'acide hypo-phosphorique. L'acide hypo-phosphorique se prépare, comme on sait, par la combustion lente du phosphore à l'air; mais, pour qu'il puisse être employé à la préparation de l'acide hydriodique, il faut qu'il soit privé d'une portion de l'eau qu'il renferme; en conséquence, on le fait bouillir pour l'amener au point de concentration convenable, et l'on arrête l'opération, lorsqu'on commence à voir paraître les bulles d'hydrogène phosphoré, qui annoncent la décomposition de l'eau et la transformation de l'acide en acide phosphorique. L'acide hypo-phosphorique étant suffisamment concentré et refroidi, M. d'Arcet en prend 6 ou 7 grammes et autant d'iode, il introduit le tout dans un tube fermé à l'une de ses extrémités et il adapte à l'autre un bouchon muni d'un tube plus petit, propre à recueillir les gaz; il chauffe légèrement le mélange, l'acide hydriodique se dégage alors et peut être recueilli à la manière du chlore, c'est-à-dire dans un flacon rempli d'air atmosphérique, ce dernier se trouve déplacé par le gaz hydriodique dont la pesanteur spécifique est beaucoup plus considérable; néanmoins comme le dégagement est assez rapide et peut être réglé à volonté, il est aussi possible de recevoir le gaz sur le mercure sans que ce dernier soit sensiblement attaqué : il suffit pour cela d'opérer avec promptitude, de remplir exactement les cloches, de les placer sur un obturateur ou sur une soucoupe de porcelaine, et de les y fixer au moyen d'un lut qui maintient le gaz et l'empêche de s'échapper. Avec les doses que nous venons d'indiquer, M. d'Arcet obtient facilement 2 litres de gaz.   A. B.

Bols de baume de copahu.

M. Cadet de Gassicourt nous transmet la note suivante, pour réclamer sur une assertion de M. Miahls relative à la formule des pilules de baume de copahu rapportée dans le *Formulaire magistral* de 1826.

Six gros et deux scrupules de magnésie sont indiqués pour donner la consistance pilulaire à une once de baume de copahu, et non pas à une demi-once, comme le rapporte M. Miahls. Les premières proportions sont en effet celles qui sont nécessaires pour donner extemporanément au baume de copahu la consistance pilulaire, à l'aide de la plus petite quantité de poudre absorbante. C'est une préparation magistrale différente de celle dont M. Miahls a donné la formule. Celle-ci, par le temps que nécessite sa préparation, est destinée à prendre place parmi les compositions officinales.

ACADÉMIE ROYALE DE MÉDECINE.

SECTION DE PHARMACIE.

Analyse de ses travaux.

Séance du 26 *avril* 1828.—La correspondance manuscrite présente une lettre du secrétaire de la section de médecine, transmettant le vœu d'obtenir, pour cette section, une analyse exacte de l'écorce de la racine de grenadier usitée contre le tænia. M. Mitouart, s'étant déjà occupé de ce travail, est invité, concurremment avec MM. Robiquet et Soubeiran, chef des travaux chimiques au laboratoire de l'académie, à faire de nouvelles recherches sur cette écorce, prise en été et en hiver, et à en isoler les principes constituans, d'après le désir manifesté par la section de médecine.

A cet égard, M. Laugier, répondant au doute élevé par M. Chevallier sur l'efficacité de l'écorce des grenadiers des environs de Paris, comparée à celle des climats plus méridionaux, dit que l'épreuve thérapeutique qui en a été faite a montré qu'elle possédait une égale propriété vermifuge.

La correspondance imprimée présente : 1°. de la part de M. Lesson, membre correspondant, son *Histoire naturelle des Phoques*, article extrait du Dictionnaire classique. On vote des remercîmens à l'auteur.

2°. Un volume in-4°. en allemand, qui a pour titre : *Répertoire de chimie et des sciences accessoires*, par M. Rudolphe Brandes, pharmacien du Hanovre (Hanovre, 1827, partie 1re.). Des remercîmens seront adressés à l'auteur, et M. Robinet est invité à faire connaître cet ouvrage à la section.

M. Henry père donne lecture d'une *Note sur le ferro-cyanure rouge de potassium*, présenté par M. Girardin, pharmacien interne à la pharmacie centrale des hospices civils de Paris.

L'académie ayant entendu avec intérêt ce travail de M. Girardin, lui vote des remercîmens et l'engage à poursuivre ses recherches.

M. Robiquet ajoute que le prussiate de potasse, dans sa combinaison avec le soufre, présente aussi une couleur rouge magnifique. Selon M. Laugier, les proportions de ces substances sont en parties égales.

M. Soubeiran dit que les carbazotates sont loin d'offrir des réactifs aussi exacts qu'on l'a prétendu.

MM. Boudet oncle et neveu, chargés par la section de faire un rapport demandé par le ministre des manufactures et du commerce; sur les *pastilles de Calabre* de M. Potard, pharmacien de Paris, font connaître le résultat de leur examen. Ce médicament ne contient aucune substance nouvelle et ne manifeste aucune supériorité marquée sur les autres préparations du même genre. Elles renferment un neuvième de manne et ne paraissent pas sujettes à s'humecter à l'air. Les commissaires ne pensent pas que cette formule mérite un brevet d'invention, comme le sollicite l'auteur. Quoique contenant peu d'opium, ces pastilles, d'après l'avis des rapporteurs, ne devraient être prescrites que par les médecins.

Ces conclusions engagent une discussion. M. Boullay demande que l'examen de ces sortes de formules soit renvoyé à l'académie générale, parce qu'il s'agit aussi de l'appréciation thérapeutique des médicamens, ce qui est du ressort des médecins; ensuite qu'il suffirait donc de modifier arbitrairement toutes les formules possibles pour réclamer des brevets exclusifs de les préparer : moyens employés trop souvent par un charlatanisme hideux qui se prévaut d'une foule de vieilles recettes déguisées, et que l'académie doit repousser de toute sa puissance.

M. Robiquet, à cet égard, ne pense pas qu'on doive exiger, pour l'obtention d'un brevet d'invention, la découverte de substances nouvelles, ce qui est fort rare ; mais il doit suffire qu'on fasse une application nouvelle et utile, ou un amalgame quelconque de choses connues, mais d'une manière neuve, pour mériter l'approbation de l'académie. Il ne croit pas qu'on doive ainsi rejeter toutes les modifications apportées à des médicamens déjà usités.

On demande que ces questions soient renvoyées à l'académie générale pour statuer à cet égard. M. le président nomme, pour préparer un rapport à ce sujet, MM. Robiquet, Derosne et Boullay, commissaires.

Les conclusions du rapport de MM. Boudet sont ajournées.

La séance est terminée par la présentation d'une vessie de caoutchouc par M. Planche. Une petite poche de caoutchouc ramollie entre les mains a été fortement insufflée et s'est distendue au point d'offrir une sorte de membrane transparente, très-lisse et ressemblant à une vessie d'animal. Comme ses parois sont élastiques, elle peut servir à insuffler l'air mieux qu'une vessie ordinaire.

Séance du 17 *mai* 1828. — La correspondance manuscrite présente une lettre de M. Nicolle, pharmacien de Dieppe, adressée à M. Boullay, et exposant quelques observations relatives à la matière glaireuse ou albumineuse contenue en certaines eaux minérales, comme à Vichy et à Barèges, etc. La nature animalisée de cette substance ayant été contestée, M. Nicolle rappelle qu'elle a été classée parmi les *némazomes* de M. Gaillon, et certaines *arthrodiées cahodinées* de M. Bory Saint-Vincent. Ce savant et d'autres naturalistes français et étrangers y ont reconnu des animalcules microscopiques; ce seraient des *navicules* et des *bacillaires* avec d'autres infusoires qui s'y nicheraient. Ainsi la qualité animale de la glaire de quelques eaux minérales serait expliquée par la présence de ces infusoires. Au reste, cette glaire ne se rencontre pas également dans tous les temps, selon la remarque de M. Nicolle.

M. Pelletier présente de la part de M. Batka, de Prague, une description d'une *lampe parfumeur*, comme la nomme son auteur. Elle est établie sur la découverte faite par Doebereiner de la combustion de l'alcool et de sa transformation en vinaigre, au moyen de l'action du platine incandescent.

L'expérience de cette lampe est répétée avec succès en présence de la section. M. Pelletier est chargé de remercier l'auteur de cette intéressante application technologique, de la part de l'Académie. Nous insérerons ce mémoire dans notre Journal.

MM. Boudet oncle et neveu donnent lecture de leur rapport sur les *pastilles de Calabre* de M. Potard.

Les conclusions du rapport sont adoptées et seront soumises à l'Académie générale.

M. Bonastre ayant recueilli de l'humeur vitrée de l'œil sortie dans l'opération de la cataracte, s'est assuré qu'elle bleuit par l'addition de l'acide hydrochlorique d'après le procédé de M. Caventou. L'albumine végétale des haricots blancs et des semences du *dolichos urens* devient également bleue et violette par le même procédé, ainsi que le fait voir M. Bonastre; mais cette albumine végétale n'est point isolée des autres principes contenus dans ces graines.

M. Boutron-Charlard présente de beaux échantillons de sel marin blanchi par une compagnie, qui le livre en cristaux assez purs. M. Pelletier, à cette occasion, rappelle que certains fabricans y mélangent du muriate de potasse. Le sel retiré des diverses cuites du nitre par les salpétriers est aussi uni au muriate de potasse, selon la remarque de M. Laugier, ce qui rend sa saveur amère. M. Chevallier dit qu'on y a mélangé encore parfois du sulfate de soude, et M. Boutron, qu'il y a jusqu'à du sulfate de chaux mêlé à du sel marin dans le commerce. Ces fraudes peuvent être dévoilées facilement.

M. Dublanc donne lecture de *Remarques sur le procédé de MM. Henry fils et Plisson pour l'extraction de la morphine de l'opium*. L'auteur donne la préférence au procédé de M. Hottot. Nous ferons connaître son mémoire lorsque MM. Robiquet et Derosne, nommés commissaires, auront lu leur rapport. M. Dublanc a pu retirer jusqu'à 44 grammes (15 gros) de morphine par une première cristallisation de 500 grammes (1 livre) d'opium du commerce ; mais la purification réduit cette quantité à environ 36 grammes (13 gros). M. Henry père dit qu'il n'obtient qu'environ 11 gros de belle morphine. M. Pelletier en retire de 10 à 14 gros par livre.

La séance est terminée par une note de M. Chevallier sur un *chalumeau à mouvement spontané*, décrit dans un ouvrage anglais traduit par M. Pelouze en 1826, sous le nom de Manuel manufacturier, p. 186. Ce chalumeau est uni à une vessie de caoutchouc, dans laquelle on peut faire passer différens gaz, et même des mélanges détonans.

M. Planche, qui n'avait pas connaissance de ce fait lorsqu'il a formé une vessie de caoutchouc, présente une pompe propre à insuffler de l'air dans des poches de gomme élastique. M. Henry fait connaître que M. Pierre Delondre grossissait par ce procédé les poires élastiques de caoutchouc. M. Planche montre que des membranes en caoutchouc peuvent remplacer avantageusement le parchemin pour l'obturation des flacons, et tenir lieu de mastic ; enfin qu'on peut opérer le dégagement de l'acide carbonique, des carbonates, par des acides, dans des vessies de caoutchouc.

J.-J. V.

BIBLIOGRAPHIE.

FLORE GÉNÉRALE DES ENVIRONS DE PARIS, selon la méthode naturelle. Description de toutes les plantes agames, cryptogames et phanérogames qui y croissent spontanément; leurs propriétés, leur usage dans la médecine, les arts et l'économie domestique; avec une classification naturelle des agames et des cryptogames, basée sur l'organisation des végétaux; et accompagnée de *dix-huit tableaux iconographiques*, formant un *généra* propre à en rendre l'étude plus facile, par F.-F. CHEVALLIER, docteur en médecine de la Faculté de Paris, professeur de botanique, membre de plusieurs sociétés savantes. Tome 2e., en deux parties, in-8o., fig.; prix, br. 12 fr.; figures coloriées avec soin, br. 16 fr. A Paris, chez Ferra jeune, libraire, rue des Grands-Augustins, no. 23.

Nous avons dit que la première portion de ce grand travail présentait, pour les classes les plus difficiles de la botanique, l'*agamie*, des détails que n'offrait aucune autre flore parisienne. Le nombre des espèces décrites y surpasse tout ce qu'on avait déjà publié auparavant; mais l'ordre et la classification nous paraissaient un peu confus, faute de tableaux synoptiques des genres et de leur subordination méthodique. Une grande partie de ces avantages et des mêmes inconvéniens se représente dans les deux volumes formant la seconde division de cette flore. Cependant des tables alphabétiques remédient jusqu'à certain point à ces défauts.

Quant à l'exactitude et à la fidélité des descriptions, nous n'aurons guère que des éloges à donner; éloges qu'il est moins difficile de mériter dans les plantes phanérogames, si souvent observées par les botanistes, que dans les familles de cryptogames où il reste beaucoup à faire encore. La patience allemande s'est exercée soit sur les mousses, soit sur les hépatiques, les fougères, etc. M. Chevallier met à profit les recherches de tous les savans les plus habiles; il adopte aussi plusieurs genres de Palissot - Beauvois, de même que ceux proposés par les auteurs modernes qui se sont montrés les plus prodigues de ces sortes de divisions. L'on est bien loin de Linné qui, regardant les genres comme des familles naturelles, s'opposait à cette multiplication indéfinie.

Parmi les phanérogames monocotylédones, M. Chevallier a surtout fait usage des beaux travaux de Cl. Richard sur les orchidées, famille la plus singulière de toutes peut-être, par les formes de ses fleurs et de sa fructification. Nous ne pouvons que louer M. Chevallier de sa déférence pour ce qu'il y a de meilleur et de plus exact dans les travaux de ses prédécesseurs ; il les cite avec soin et les éclaircit par ses propres observations. Il décrit la curieuse Valisnérie, comme appartenant à la flore parisienne aussi, puisqu'il dit qu'elle a été rencontrée dans la Seine, près de Mantes.

M. Chevallier commence la grande classe des dicotylédones par l'ordre des conifères ; puis des amentacées, des urticées, parmi lesquelles il range l'orme, le micocoulier, près du mûrier. Il constitue dans son ordre des dorsténiacées le genre des figuiers, etc.

Plusieurs végétaux qui n'appartiennent point à la flore parisienne primitive, ne peuvent pas être passés sous silence, puisque la culture les a maintenant multipliés, soit dans les jardins et parcs d'agrément, soit même dans nos campagnes. Voilà pourquoi la flore de nos climats s'est singulièrement enrichie de plantes des deux mondes. On ne doit pas faire un reproche aux botanistes de les insérer dans leur flore. Celle-ci n'est point une simple nomenclature, mais un traité méthodique et raisonné qui renferme à peu près toutes les espèces de la flore française (excepté quelques plantes alpines et d'autres des départemens les plus méridionaux). La série végétale est terminée par l'ordre des renonculacées, placé le premier dans le système de M. Decandolle, comme offrant les parties de la fructification les plus multipliées. Ce titre à la primauté est très-contestable ; car il ne s'agit nullement de la quantité, mais du degré de valeur ou d'excellence des organes, pour mériter dans l'ordre d'ascension le dernier rang ou le premier dans l'ordre rétrograde parmi les végétaux, comme chez les animaux. Ainsi un insecte coléoptère a quelques milliers de parties dans son organisme de plus que l'homme, bien que personne ne mette une hanneton au dessus du dernier goujat. De même une renoncule, toute charmante qu'elle puisse paraître à quelque amateur hollandais, n'est point la reine des végétaux, sinon par galanterie.

M. Chevallier donne la phrase latine descriptive de chaque espèce, et aussi en latin les caractères génériques ; il complète la *diagnose* de la plante par un texte français indicatif du lieu natal, de l'époque de la floraison, de la durée, des diverses qualités qui distinguent ou font varier les individus. Il cite les principaux synonymes, et adopte, par exemple, la disposition cotylédonaire qui facilite la distribution des ordres, etc.

Au total, cet ouvrage nous paraît bien à la hauteur des connaissances actuelles de la botanique ; les gravures sont terminées avec beaucoup de soin, et sauf certaines remarques critiques à faire sur des points de détail, c'est encore, à notre avis, la flore parisienne la plus recommandable. J.-J. VIREY.

BULLETIN

DES TRAVAUX DE LA SOCIÉTÉ DE PHARMACIE DE PARIS;

Rédigé par M. Robiquet, secrétaire général, et par une Commission spéciale.

EXTRAIT DU PROCÈS VERBAL.

Séance du 16 mai 1828.

M. le secrétaire donne lecture du procès verbal de la séance précédente, qui est mis aux voix et adopté.

La Société reçoit : 1°. une brochure de M. Pauquy, docteur en médecine, intitulée Nouvelle Méthode naturelle chimique; M. Henry fils est prié d'en rendre compte à la Société; 2°. le Journal de Pharmacie et des Sciences accessoires pour le mois de mai; 3°. le Journal de Chimie médicale et de Toxicologie; 4°. Les Annales scientifiques de l'Auvergne; 5°. un numéro du Journal de Geiger; 6°. un Rapport sur les travaux du conseil de salubrité de Nantes. Renvoyé à M. Boullay pour en faire connaître le contenu.

La correspondance manuscrite se compose, 1°. d'une lettre de M. Tilloy, par laquelle il adresse des remercîmens à la Société, pour la médaille qu'elle lui a décernée dans une de ses précédentes séances; 2°. d'une lettre de M. Miahle, qui témoigne le désir que son procédé pour la préparation des pilules de baume de copahu soit répété par des commissaires nommés par la Société, afin de détruire les doutes qui ont pu s'élever contre son exactitude. MM. Hernandez et Boullay, qui ont déjà mis à exécution le procédé de M. Miahle, disent avoir obtenu des résultats conformes à ceux indiqués par l'auteur. M. Planche annonce aussi avoir répété le même procédé, mais sans succès, ce qui peut tenir, selon lui, à ce que la magnésie qu'il a employée était légère, et n'avait pas éprouvé une chaleur aussi long-temps continuée que le recommande M. Miahle. MM. Hernandez, Planche et Dublanc sont nommés commissaires pour faire des expériences à ce sujet.

La Société reçoit une lettre de M. Dalbet-Ledoux, relative à la préparation de l'onguent mercuriel et du sirop diacode. Renvoyé à l'examen de MM. Baget et Boullay.

M. Boudet oncle rend le compte suivant des séances de l'Institut.

M. Dutrochet, pour rendre plus évident le phénomène de l'endosmose, prend un tube ayant à une de ses extrémités un évasement semblable au pavillon d'une trompette ; il remplit d'eau cette partie évasée, et après l'avoir fermée avec un morceau de vessie, il la plonge dans un vase plein d'eau ; puis mettant l'eau intérieure en rapport avec le pôle négatif de la pile voltaïque, et l'eau extérieure avec le pôle positif, celle-ci est poussée par l'électricité au travers de la vessie, et monte dans le tube.

S'il met dans l'intérieur de l'instrument un liquide plus dense que l'eau qui le baigne, l'endosmose se manifeste encore : le liquide dense s'élève graduellement dans le tube, la vessie ayant, dans cette circonstance, une action qui lui est propre, et qui est certainement électrique, quoique non sensible au galvanomètre.

M. Dutrochet nomme cette action une électricité intracapillaire, et il pense qu'elle est véritablement l'agent de la vie organique.

M. Piorry présente un ouvrage dans lequel il prétend qu'à l'aide de la percussion médiate de la poitrine et de l'abdomen, il reconnaît les maladies dont ces organes sont affectés.

MM. Chevallier et Langlumé adressent à l'Académie un paquet cacheté, contenant des moyens propres à perfectionner l'art de la lithographie.

Ils annoncent qu'ils préparent un mémoire dans lequel ils exposeront les détails de leur découverte.

MM. Beudant, Hachette et Savart viennent d'acquérir la preuve que les tubes de sable vitrifiés trouvés en Allemagne sont réellement dus à l'électricité.

Ils ont fait passer la décharge électrique d'une très-forte batterie à travers du verre pilé, et ils ont obtenu des tubes fulminaires plus petits, moins solides, mais d'ailleurs semblables à ceux regardés comme le résultat de la percussion de la foudre.

M. Coquebert-Montbret communique des observations faites récemment dans les Cordilières, par un voyageur anglais, M. Pintlandz.

D'après les calculs de ce nouvel observateur, le Chimboraço, regardé comme la plus haute montagne du Nouveau-Monde serait moins élevé que deux autres, dont une aurait, suivant lui, 7,647 mètres de hauteur.

M. Arago fait approuver un baromètre présenté par M. Bunten.

Le meilleur baromètre, dit M. Arago, est celui que l'on doit à M. Gay-Lussac; le seul inconvénient qu'il présente, et que M. Bunten a fait disparaître, c'est que des mouvemens brusques peuvent faire passer quelques bulles d'air dans la grande colonne. M. Bunten, en corrigeant ce défaut, n'a sacrifié aucun des précieux avantages que présente l'instrument de M. Gay-Lussac.

M. Beudant achève la lecture du mémoire dans lequel il donne les moyens de perfectionner l'analyse chimique des minéraux.

M. Maisonnabe présente un enfant dont les deux pieds avaient, il y a quelques semaines, la difformité qu'on nomme pied-bot, et qu'il a fait imiter en plâtre.

Un de ces pieds, qu'il a soumis à un mode de traitement, se rapproche déjà de l'état normal; il va s'occuper de redresser l'autre pied dont il dépose le modèle en plâtre au secrétariat; et lorsqu'il aura obtenu le même succès, l'Académie pourra apprécier l'excellence de ses procédés.

M. Héron de Villefosse expose les progrès de l'industrie française appliquée aux produits métallurgiques.

Il fait voir que la quantité totale des métaux bruts, plomb, cuivre, antimoine, arsenic, manganèse, fer, argent, provenant du sol français, qui était, en 1822, de 908,287 quintaux métriques, a été, en 1826, de 1,606,127 quintaux, valant 79,989,860 francs; et, ce qui est très-remarquable, c'est que les produits du fer forment à eux seuls une valeur de 78,821,572 fr., tandis que les autres métaux n'offrent qu'une valeur de 1,168,288 fr.

M. Delpech adresse de Montpellier à l'Académie un paquet cacheté contenant le modèle d'une machine que, sous les yeux de ses élèves, il emploie, depuis plusieurs années, et avec le plus grand succès, contre cette difformité qu'on nomme pied-bot, et sur laquelle il doit incessamment publier un ouvrage.

M. Despretz, en faisant passer du gaz deuto-carboné à travers un tube incandescent, a obtenu des cristaux d'un blanc nacré, qui se fondent et se volatilisent à une température peu élevée. Ils sont un composé de carbone et d'hydrogène.

Il a remarqué que le cuivre et plusieurs autres métaux qui, après avoir été soumis à l'action du gaz ammoniacal, deviennent cassans, diminuent très-sensiblement de densité.

M. Savart réclame la priorité de cette dernière observation, tant pour lui que pour M. Persoz. Nous avons, dit-il, reconnu comme M. Despretz, 1°. que les métaux qui ont servi à la décomposition de l'ammoniaque diminuent de pesanteur spécifique et augmentent de volume; 2°. que le poids absolu du métal augmente aussi d'une quantité notable, ce qui indique qu'il s'est combiné avec un des principes de l'ammoniaque, vraisemblablement avec l'azote.

Notre découverte, qui date des mois d'août et septembre 1827, a été communiquée à MM. Dulong, Chevreul et Biot.

M. Delpech expose de vive voix plusieurs faits de chirurgie. 1°. La réparation d'un nez, pour laquelle il a été obligé de prolonger l'incision des tégumens du front jusque dans la peau du crâne.

2°. Cette peau, en faisant partie du nez refait, n'ayant point reproduit de cheveux, il pense qu'on parviendrait à guérir le *trichiasis* en pratiquant, en dedans et en dehors des paupières, des dissections qui, comme dans l'opération du rhinoplastique, détruiraient les bulbes des cils.

3°. Il met, sous les yeux de l'Académie, un sujet bien portant, opéré depuis quatre ans de la désarticulation de la cuisse.

4°. Il dit qu'un autre sujet ayant succombé, après huit mois d'une opération non moins heureuse, à une maladie chronique de l'abdomen, la dissection du moignon a prouvé que le meilleur mode d'opération consiste à faire un grand lambeau de la face interne de la cuisse et un par dehors, la peau au niveau de la crête iliaque, et les muscles fessiers au niveau du grand trochanter, et à provoquer par des sutures la réunion immédiate.

M. Lonchamp lit un mémoire à l'appui de sa théorie de la nitrification.

M. Duleau dépose un paquet cacheté contenant les moyens qu'il emploie, et qui ont déjà réussi, contre le bégaiement.

M. Warden adresse une caisse renfermant trois crânes d'anciens Indiens de l'Amérique du nord, qui lui ont été envoyés par la société historique de Rhode-Island.

M. Portal fait lire, par M. Moreau de Jonnès, un mémoire sur les fièvres putrides devenues malignes.

M. Biot communique deux lettres de M. l'abbé Rendu, professeur de physique à Chambéri ; elles contiennent des expériences relatives à l'influence du magnétisme sur plusieurs combinaisons chimiques.

M. Dutrochet lit un mémoire dans lequel il assimile l'irritabilité de la fibre musculaire des animaux à l'irritabilité végétale, qui n'est, suivant lui, que l'incurvabilité d'un tissu vésiculaire dans lequel le liquide est inégalement distribué.

L'auteur, en examinant les organes irritables de la sensitive et du sainfoin, a trouvé que l'élasticité des ressorts de ces organes dépendait de la turgescence des vésicules qui les composent, et par conséquent de leur endosmose.

Lorsque les ressorts ont un état de courbure toujours le même, l'incurvation est fixe, c'est ce qui a lieu dans les valves de l'ovaire de la balsamine. Lorsqu'il n'y a qu'une seule courbure, l'incurvation est simple ; lorsqu'il y en a plusieurs, l'incurvation est sinueuse : c'est à cette dernière qu'est due l'irritabilité de la fibre musculaire des animaux. MM. Prevost et Dumas ont prouvé, en effet, que la contraction de cette fibre consiste en une courbure sinueuse.

M. Moreau de Jonnès achève la lecture du mémoire de M. Portal sur les fièvres putrides devenues malignes.

M. Audoin communique les recherches qu'il a faites, concurremment avec M. Milns-Edwarts, sur la physiologie des crustacées.

Ces naturalistes sont parvenus à pouvoir expliquer pourquoi certains de ces crustacées ne peuvent vivre que dans l'eau, tandis que d'autres paraissent se trouver également à l'aise dans l'eau et dans l'air, et que d'autres encore habitent les montagnes, et ne viennent à la mer que pour s'y baigner et y déposer leurs œufs. Les premiers n'ont que des branchies, les seconds jouissent de branchies-poumons ; les troisièmes ne possèdent que des poumons.

M. Julia-Fontenelle lit un mémoire dans lequel il passe en revue tous les faits relatifs aux combustions spontanées.

La Société reprend la suite de ses travaux.

M. Guibourt fait, au nom d'une commission, un rapport sur une note de M. Tapie, par laquelle il avait annoncé avoir découvert du sublimé corrosif dans le rob de Laffecteur. La Société ordonne l'impression de ce rapport.

M. Robiquet lit une note sur l'alcalinité de l'hydrogène bi-carboné.

***

OBSERVATIONS

Sur l'alcalinité de l'hydrogène bi-carboné,
Par M. ROBIQUET.

Toutes les fois que dans l'étude des sciences naturelles on parvient à saisir une nouvelle théorie, le grand désir qu'on a de pouvoir mieux pénétrer les secrets de la nature, nous les fait accueillir avec une sorte d'enthousiasme, et nous la voyons se propager avec d'autant plus de rapidité, qu'elle émane de savans qui commandent davantage la confiance. Cet entraînement est d'autant plus rapide, que ces vues nouvelles sont toujours présentées, dès leur origine, comme le fruit d'une mûre réflexion et de nombreuses expériences, et enfin comme l'unique moyen de concevoir une foule de phénomènes restés jusqu'alors sans explication. D'autres motifs viennent encore concourir au succès, c'est que la plupart de ceux qui sont le moins disposés à admettre ces idées nouvelles, négligent de faire connaître leur opinion, dans la crainte de passer pour frondeurs ou incapables. Cependant, comme les Annales des Sciences nous fournissent de nombreux exemples des fâcheux résultats de cette sorte d'entraînement général, on ne saurait trop s'en défendre, et il doit être d'autant moins permis de conserver ses doutes, qu'en les faisant connaître on ne peut qu'utilement contribuer à la propagation de la vérité, de quelque côté qu'elle doive se ranger. C'est en m'appuyant sur cette manière de voir, que j'ose aujourd'hui faire connaître mon opinion dans une question récemment soulevée, et qui, bien que contraire à nos idées actuelles, se présente néanmoins avec toute l'apparence du vrai. On jugera sans doute que mon opinion ne saurait faire poids dans la balance, et je le conçois ; mais on reconnaîtra aussi que plus les armes sont inégales, et plus il faut de résignation pour se décider à entrer en lice.

Dans le mémoire sur les éthers composés, que viennent de publier MM. Dumas et Polydore Boullay, il est dit : « Ces éthers (ceux du troisième genre), ainsi considérés, étaient donc de véritables sels dans lesquels » l'alcool faisait fonction de base. Les alcalis puissans déplaçaient l'alcool, et rien n'autorisait à élever le plus

» léger doute sur des conclusions aussi sévèrement dé-
» duites des faits.

» Cependant l'analyse élémentaire des éthers déjà cités,
» ne s'accorde pas avec cette manière de les envisager. »

Je dois m'inscrire ici contre cette assertion, et avouer
que sans y être autorisé je n'ai jamais admis cette opinion : j'en ai pris trop de personnes à témoin pour que je
puisse m'en défendre. Dans tous les cours que j'ai faits,
dans les interrogations qui ont journellement lieu dans
notre école de pharmacie, je n'ai cessé de dire et de répéter qu'on ne saurait admettre, dans un liquide aussi *im-
passible* pour ainsi dire que l'alcool, une force saturante
telle qu'elle se trouverait en certaines circonstances assez
énergique, non-seulement pour annuler l'acidité, mais
pour masquer complétement l'existence de ces acides, et
la rendre inappréciable par les réactifs les plus capables
d'en découvrir la puissance dans toutes les autres combinaisons; et si on était tenté de récuser ce genre de preuve,
tout authentique qu'il doit paraître, j'en pourrais fournir
un autre, qui commande à cet égard la conviction la plus
complète. Il me suffira pour cela de citer quelques lignes
insérées dans mon article *Éther* du dictionnaire de tech-
nologie. On ne s'étonnera point, sans doute, que dans cet
article j'aie donné peu de développemens à mon idée; car
on sait que ce genre d'ouvrage ne le comportait pas, et
que, d'une part, je n'ai pu faire mention que des éthers
employés dans les arts et dans la médecine; que, de l'autre, il ne m'a pas été permis de m'éloigner beaucoup des
descriptions pratiques qui forment l'objet essentiel de cet
ouvrage. Quoi qu'il en soit, voici ce que j'ai dit à la
page 315 du tome VIII, en parlant de l'éther acétique.

« On ignore dans quelle proportion ses élémens sont
» combinés; mais généralement on le regarde comme uni-
» quement formé d'alcool et d'acide acétique. Cependant,
» il faut l'avouer, il est bien difficile d'admettre un seu-

» blable résultat ; comment concevoir, en effet, que de
» l'alcool qui, dans les circonstances ordinaires, montre
» une indifférence absolue pour les acides, devienne,
» dans quelques cas particuliers, susceptible de les sa-
» turer à la manière des alcalis les plus énergiques? et
» comment admettre encore que ces acides végétaux, qui
» jouissent d'affinités si faibles, puissent contracter une
» union assez intime avec un corps qui n'est décidément
» pas alcalin, pour masquer leur propriété caractéristi-
» que? et ne paraît-il pas plus vraisemblable qu'il s'opère
» quelque mutation dans l'ordre des combinaisons des
» principes, et qu'il se passe là quelque chose d'analo-
» logue à ce qui a lieu dans la combinaison de l'acide
» oxalique avec l'oxide de plomb? Quant à nous, en parti-
» culier, nous demeurons tout-à-fait convaincu qu'on est
» sur ce point fort éloigné de la vérité. »

Ce n'est sans doute point là une de ces considérations
pleines de finesse, ou une de ces vues profondes, qui caractérisent la rare sagacité des maîtres de la science ; mais
c'est tout simplement une idée déduite de l'analogie, et
qui a pu servir de base ou de motif à de nouvelles recherches. C'est du moins en m'appuyant sur elle que j'ai
fréquemment indiqué ce sujet de travail à de jeunes chimistes, comme étant un des plus intéressans qu'ils puissent entreprendre ; et si aucun d'eux n'a osé s'en charger,
il en faut uniquement attribuer la cause aux nombreuses
difficultés d'exécution qu'on y rencontre. C'est encore en
m'appuyant sur ces mêmes données, que je me permet-
trai de faire quelques observations relatives à l'alcalinité
prétendue de l'hydrogène bi-carboné ; mais, avant tout,
je dois déclarer positivement que je ne prétends révoquer en doute aucun des résultats obtenus par MM. Dumas et Boullay, et que mon seul but ici est d'appeler
l'attention sur les conclusions qu'ils en ont déduites.

Ces habiles chimistes ont soumis les éthers composés

à de nombreux essais, à des analyses exactes et multipliées, et ils sont arrivés à cette donnée générale que,
dans ce genre de combinaisons, c'est toujours l'hydrogène
bi-carboné qui se trouve uni avec les acides, que c'est lui
seul qui les sature et en masque les propriétés, et que
par conséquent ces éthers sont de véritables sels, tantôt
anhydres, et tantôt hydratés, suivant que ce sont des
hydracides ou des oxacides qui entrent dans leur composition. Cette manière de raisonner peut paraître rigoureuse, mais je ne la crois que spécieuse; et il me semble que, pour bien s'entendre en ce point, il faudrait
commencer par définir exactement ce qu'on doit comprendre sous les dénominations d'alcali et de sels, afin
d'éviter une vaine dispute de mots.

Dans toutes les sciences naturelles, on a senti la nécessité de réunir, dans des mêmes groupes, les corps qui
avaient le plus d'analogie entre eux, afin d'en faciliter
l'étude; mais comme toutes ces divisions ne sont que le
fruit de notre imagination, et qu'elles n'existent réellement point dans la nature, il s'ensuit que, quand on a
voulu en assigner les limites précises, on s'est retrouvé
dans le même chaos d'où on avait voulu sortir, et je pense
que c'est un peu ce qui nous arrive maintenant en chimie.

Dans l'origine, la dénomination d'alcali était réservée à
des corps de saveur urineuse, susceptibles de ramener au
bleu le tournesol rougi, de saturer les acides, et de former des sels. Trois corps seulement faisaient partie de ce
groupe : plus tard, on y introduisit comme sous-division,
la chaux, la baryte, la strontiane, etc., sous le nom de
terres alcalines; et quand on eut reconnu que tous ces
corps, l'ammoniaque exceptée, étaient des oxides métalliques, que ces oxides se combinaient avec les acides et
formaient des sels, alors l'alcalinité ne fut plus qu'une
qualité secondaire qu'on attribua principalement à la
plus grande solubilité de certains oxides : on les distingua

sous le titre d'oxides alcalins. Ainsi, voilà trois groupes anciens réunis en un seul, savoir : les alcalis, les terres et les oxides métalliques. Ce n'est pas tout encore : depuis qu'on a découvert qu'un sel quelconque, soumis à l'action d'une pile voltaïque, se décompose de manière à ce que sa base se dirige constamment au pôle négatif, tandis que l'acide va au pôle positif, on a voulu considérer comme base tout élément d'un composé binaire qui, en mêmes circonstances, se rendrait également au pôle négatif ; en telle sorte qu'il faudrait bientôt distinguer autant de bases ou d'alcalis qu'il y a de corps, puisque tel d'entre eux, qui est électro-négatif par rapport à l'un, devient électro-négatif par rapport à l'autre ; et ces bases, qui sont elles-mêmes des composés binaires, n'ont-elles pas un de leurs élémens électro-positif, et l'autre électro-négatif, quand on les soumet à l'action d'une pile capable de les décomposer ; d'où résulterait encore que tout corps formé de deux élémens simples ou composés devrait être considéré comme un sel. On voit donc que nous reviendrions à ne plus avoir de divisions ; et comme elles nous sont nécessaires, il y a évidemment de l'inconvénient à vouloir en reculer sans cesse les limites.

Pour revenir maintenant à la question principale qui nous occupe, je rappellerai que MM. Dumas et Polydore Boullay, pour se prononcer sur la nature saline des éthers composés, ne se sont point appuyés sur la qualité électrique des élémens, mais uniquement sur l'analyse directe qu'ils en ont faite par les moyens ordinaires, et par conséquent ils ont attaché à ce mot de *sel* l'idée qu'on y attache généralement, c'est-à-dire que ces composés sont formés par la réunion de deux corps, dont l'un est l'acide employé, et l'autre une base nouvelle, et cette base est l'hydrogène bi-carboné ; mais en faisant pour un instant abstraction de la neutralité des éthers composés, comment concevoir que l'hydrogène bi-carboné soit réellement un alcali, et dans quelle autre occasion manifeste-t-il son alcalinité? On nous dit que son insolubilité ne permet pas de la rendre sensible. Cependant les chimistes admettent que l'eau en dissout environ un douzième de son volume (1); et cette proportion n'est-elle pas suffisante pour qu'un corps, qui possède une énergie saturante égale à celle de l'ammoniaque, puisse ramener au bleu le tournesol rougi. Et s'il est vrai, comme on l'a annoncé, qu'on ait obtenu des composés solides et liquides contenant exactement les mêmes proportions d'hydrogène et de carbone que l'hydrogène bi-carboné, comment expliquer que ces composés ne manifestent aucune alcalinité? Et d'ailleurs, si cette alcalinité de l'hydrogène bi-carboné est telle qu'on le prétend, comment se fait-il qu'on n'en puisse opérer directement la combinaison avec les acides, et comment concevoir que, dans l'opération même que nous pratiquons pour nous procurer ce prétendu alcali, nous soyons obligés d'avoir recours à l'emploi d'un acide pour l'isoler des corps avec lesquels il est uni, et que cet acide le laisse se dégager sans se combiner avec lui? Il y a plus, un autre acide prend naissance dans l'opération même, et en même temps que l'hydrogène bi-carboné. Ils se dégagent simultanément, et certes les circonstances se trouvent bien dans ce cas les plus favorables possibles à la combinaison; A quoi tient donc qu'elle ne s'effectue pas? On nous le dira sans doute; mais actuellement il me paraît bien difficile d'en prévoir le motif.

D'un autre côté, il faut avouer qu'il n'est peut-être pas plus aisé d'expliquer la neutralité des éthers compo-

---

(1) L'eau, suivant les expériences de Lutton, absorbe environ un douzième de son volume de gaz hydrogène per-carboné, et d'après de Saussure cette absorption est d'environ 15,3 parties du gaz sur 100 d'eau.

Tomson, tom. 1er., page 276.

sés ; mais, en admettant pour certain que ces éthers ne contiennent réellement que les élémens de l'acide employé et ceux de l'hydrogène bi-carboné, on doit nécessairement conclure que ces éthers ne peuvent être considérés que comme la combinaison directe de l'acide et de l'hydrogène bi-carboné. Et ne se peut-il donc pas que ces élémens soient arrangés dans un autre ordre? D'ailleurs, connaissons-nous bien tous les modes de combinaison employés par la nature? Lorsque nous disons que l'éther ordinaire est de l'alcool moins de l'eau, pensons-nous pour cela qu'il suffirait d'ajouter de l'eau à de l'éther pour en faire de l'alcool? Non, sans doute, du moins telle n'a jamais été mon idée, et j'ai toujours considéré cette manière de voir comme une sorte de fiction commode pour l'intelligence des faits, et jamais comme l'expression de la vérité. L'alcool contient bien les élémens de l'eau et de l'éther; mais ils n'y sont pas à l'état d'eau et d'éther, ou bien il faut prendre une toute autre idée des hydrates que celle qui nous en a été donnée par Proust.

Les éthers sont, à mon avis, des composés formés par la réunion d'un certain nombre d'élémens groupés ensemble, de manière à ne présenter dans leur réunion qu'un corps homogène analogue à quelques combinaisons connues de corps simples non métalliques : tels sont le carbure de soufre, les chlorures de phosphore, d'azote, de soufre, l'hydrogène carboné lui même, et tant d'autres.

Parmi les combinaisons des corps simples non métalliques autres que l'oxigène, nous ne connaissons guère que des composés binaires, et nous savons que bon nombre de ces composés binaires sont neutres, et qu'en certaines circonstances ils se comportent comme s'ils n'avaient point cessé d'être corps simples. Mais qui pourrait affirmer qu'il n'existe pas des combinaisons analogues ternaires et quaternaires? et, si on voulait s'abandonner à ces sortes de prévisions, ne pourrait-on pas aller jusqu'à penser que ces trois corps, le chlore, l'iode et le brôme, en qui nous apercevons tant d'analogies et dont nous ne pouvons saisir le lien commun, ne diffèrent entre eux que par l'addition ou la soustraction de l'un des élémens dont nous venons de faire mention ? Au reste, sans se livrer à de pareilles hypothèses, et pour ne point quitter notre objet principal, rappelons-nous que le cyanogène nous a été présenté par M. Gay-Lussac, comme faisant fonction de corps simples quoiqu'étant réellement un composé binaire. En effet, nous savons qu'il se combine avec les radicaux métalliques à la manière du chlore, du soufre, etc. ; il se combine aussi avec l'hydrogène pour constituer l'ancien acide prussique de Scheële. Mais est-ce bien un acide ? et dans quelle circonstance se comporte-t-il comme tel ? est-il susceptible de s'unir aux bases et de les neutraliser ? Nous n'en connaissons aucun exemple, et nous savons qu'il n'acquiert cette propriété que quand il intervient un quatrième élément, tel que le fer ou le soufre, et que c'est alors seulement qu'il devient susceptible de contracter des combinaisons stables, et de former de véritables sels : jusque-là ce n'est qu'un composé analogue à l'éther. Nous pouvons encore ranger de ce nombre l'hydro-carbone de chlore, qui, comme les éthers composés et neutres, contient de l'hydrogène bi-carboné, et nous ne doutons nullement qu'il existe beaucoup d'autres combinaisons semblables.

Ainsi, en dernière analyse, je pense qu'on ne peut considérer les éthers que comme des composés dans lesquels les élémens ne sont point groupés deux à deux, ou trois à trois, mais où ils interviennent chacun pour leur compte privé, et dont la réunion forme des composés neutres qui ne sont comparables qu'à eux-mêmes.

RAPPORT

Sur une lettre de M. Tapie, par MM. Hernandez, Chevallier *et* Guibourt.

Messieurs,

Le 15 octobre 1827, M. Tapie, pharmacien à Bordeaux, vous avait adressé une note sous le titre, d'*Analyse du Rob de Laffecteur*, dans laquelle il annonçait en avoir séparé une certaine quantité de deuto-chlorure de mercure, par le moyen de l'éther sulfurique. M. Hernandez, déjà chargé de vous faire un rapport sur cette note, vous a dit n'en avoir retiré par aucun moyen; plusieurs membres de la société ont également déclaré n'avoir pu constater la présence du mercure dans le rob antisyphilitique, et j'ai ajouté que l'éther n'avait pas la propriété d'enlever le sublimé corrosif à cette composition, à moins qu'il n'y fût en très-grande quantité. C'est contre ces différentes assertions que M. Tapie réclame dans sa lettre du 1er. mars, en affirmant de nouveau avoir retiré 2 grains de sublimé corrosif de huit onces de rob de Laffecteur, par le moyen de l'éther, et en s'appuyant sur une expérience de M. Orfila, qui annonce la possibilité de découvrir par l'éther, la solution d'un grain de sublimé dans six onces d'eau.

Nous ne prétendons pas défendre le rob de Laffecteur. Nous savons que la composition d'un remède secret n'offre aucune garantie, et que les prétendus inventeurs de ce sirop peuvent, lorsqu'ils le jugent convenable, y ajouter ou en retrancher le deuto-chlorure de mercure; mais je dois à la vérité de dire, qu'ayant été chargé par M. Henry, en 1810, d'examiner le rob de Laffecteur envoyé à la commission des remèdes secrets, je n'y ai pu trouver la moindre trace de mercure, non plus que dans d'autres bouteilles prises chez le vendeur par plusieurs personnes. MM. Boullay, Chevallier et Hernandez ont obtenu le même résultat à des époques différentes; il nous paraît probable, d'après cela, que ce médicament est généralement livré sans addition de mercure.

M. Tapie assure en avoir retiré de celui qu'il a examiné; nous n'hésiterions pas à le croire, si le procédé qu'il annonce avoir suivi, ne nous avait donné un résultat tout-à-fait opposé : il nous permettra donc d'en douter, à moins qu'il ne nous montre que le rob sur lequel il a expérimenté, est tout-à-fait différent de celui que l'on vend à Paris. Jusque là, nous serons en droit de lui retourner les expressions de sa lettre, et de lui dire qu'il s'est trompé.

Obligés, en 1810, de rechercher à la pharmacie centrale les meilleurs moyens de reconnaître de petites quantités de mercure ajoutées au rob antisyphilitique, nous avons commencé par déterminer exactement la solubilité du deuto-chlorure dans l'eau, l'alcool et l'éther (1), et c'est alors que nous avons constaté la propriété dont jouit ce dernier d'enlever à l'eau *la majeure partie* du composé mercuriel qu'elle tient en dissolution. Mais aussi, nous avons vu que loin que l'éther l'enlevât au sirop, il suffisait d'agiter de l'éther chargé de sublimé corrosif avec du rob antisyphilitique, pour que le premier *n'en offrît plus aucune trace* après sa séparation; ce qui montre, disons-nous, combien est prompte l'action exercée par les matières extractives du rob sur le sublimé corrosif.

____

(1) Voir le *Bulletin de pharmacie* de 1811, au tome 3, page 193. L'eau, à la température de 10°, dissout un dix-neuvième de son poids de sublimé corrosif, l'alcool très-rectifié, plus du tiers, et l'éther sulfurique, un quart.

De tous les moyens de découvrir la présence d'un sel mercuriel dans un sirop extractif, le meilleur et le plus exact est le temps et le repos. Ayant ajouté seulement 4 grains de sublimé corrosif à 2 livres de rob antisyphilitique, 8 jours de repos ont suffi pour déterminer au fond du vase, un dépôt blanchâtre, dans lequel il fut très-facile de constater l'existence du proto-chlorure de mercure ; et il n'est pas douteux qu'on ne puisse en découvrir de bien moindres doses. Le flacon dans lequel nous avions mis le rob séparé de l'éther, nous a présenté le même phénomène ; ainsi tout nous montre que loin que l'éther puisse enlever le deuto-chlorure de mercure au rob, c'est le rob qui l'en prive au contraire et il l'en prive entièrement.

Il y a plus ; en laissant séjourner le sirop sur le précipité mercuriel pendant 15 autres jours, nous l'avons vu changer de couleur, prendre la teinte bleuâtre du mercure et se réduire enfin à l'état métallique. Ce fait curieux venant d'être révoqué en doute, d'une manière assez peu convenable par l'auteur anonyme d'un article du *Journal général de Médecine*, cahier de février, page 209, nous avons cru nécessaire de le présenter à la société. En conséquence, le 17 mars dernier, nous avons mis dans un flacon 18 onces de sirop de Cuisinier, préparé de la veille et parfaitement transparent, avec 12 grains de deuto-chlorure de mercure dissous dans l'eau distillée ; dès le lendemain le sirop était trouble, huit jours après il s'y était formé un précipité jaunâtre, très-abondant ; avant la dernière séance de la société, le précipité commençait bleuir ; mais l'effet n'étant pas assez marqué, on a mêlé par l'agitation le dépôt au sirop et dès qu'il a commencé à se précipiter de nouveau, il a paru avec la couleur bleue du mercure métallique et tel que vous le voyez. Le sirop ne contient plus aucune quantité appréciable de mercure, nouvelle raison de douter que celui examiné à Bordeaux ait pu en fournir 2 grains sur huit onces (1).

Un des membres les plus distingués de la société a dit, au sujet de la lettre de notre confrère, que les expériences dans lesquelles on avait cru voir la désoxidation du muriate de mercure par les matières organiques devraient être répétées, maintenant qu'on y sait le métal à l'état de chlorure. Nous nous permettrons de répondre que les faits sont indépendans des théories, et qu'il n'est pas d'ailleurs plus difficile de concevoir la décomposition du chlorure par les substances organiques hydrogénées que celles de l'oxide. Enfin, le flacon mis sous les yeux de la société, montre que cette décomposition a lieu et qu'elle peut être complète.

---

(1) Ce rapport ayant été communiqué à la société de médecine du département, à cause du fait relatif à la revivification du mercure, qui avait été mise en doute dans le journal de cette société, M. le rédacteur du journal a objecté à la dénégation de celui avancé par M. Tapie, que les vendeurs du rob antisyphilitique, en y ajoutant du deuto-chlorure de mercure, comme ils paraissent le faire pour les expéditions lointaines, pouvaient y joindre une autre substance propre à le préserver de l'action des matières organiques, telle que l'hydrochlorate d'ammoniaque que l'on prescrit souvent dans cette vue. Pour vérifier cette assertion, nous avons mis dans un flacon 12 grains de sublimé corrosif, 24 grains de sel amoniac et 5 gros d'eau pour les dissoudre complétement; nous y avons ajouté 18 onces de sirop de Cuisinier. Aussitôt après le mélange, on en a pris une portion que l'on a agitée dans une bouteille avec un pareil volume d'éther ; ce liquide s'est légèrement coloré en jaune ; décanté et évaporé, il a laissé un résidu orangé, odorant et sapide, qui ne contenait ni sel mercuriel, ni hydrochlorate d'ammoniaque, nouvelle preuve que M. Tapie a dû se tromper. Aujourd'hui, 17 mai, le sirop est complétement trouble et commence à déposer. L'hydrochlorate d'ammoniaque n'a donc pas la propriété que lui supposent les médecins, de préserver le deuto-chlorure de mercure de l'action réductive des matières organiques.

NOTE

Sur la racine de polypode.

M. Planche avait reconnu la présence de la glu dans la racine de polypode dès l'année 1812 (Journal de Physique d'Italie). Il faisait macérer la racine dans l'eau froide, la séparait de ce liquide, puis il la pilait dans un mortier de marbre, pour former une pâte qu'il délayait dans beaucoup d'eau. Il passait à travers un linge, et soumettait à la presse. Il séparait ensuite la glu par l'éther.

Dans cet état, cette matière a l'odeur du polypode. L'alcool semble contracter ses parties en séparant l'éther. Elle est alors très-tenace et très-élastique.

Elle se dissout dans les alcalis, et est séparée sans altérations par les acides.

Pfaff avait analysé la racine de polypode, et il y avait annoncé une résine jaune, qui est sans contredit la glu de MM. Planche et Desfosses; du tannin modifié, c'est la matière extractive de M. Desfosses; de là gomme; de la fibre végétale, et une matière douce, que Dœbereiner croit semblable au principe sucré de la réglisse; mais M. Berzelius s'est assuré qu'elle en différait essentiellement. L'acide sulfurique précipite bien l'infusion de cette racine; mais toute saveur sucrée disparaît par là, et on ne peut plus la rappeler. Ce principe doux est une matière des plus décomposables. Il ne résiste pas aux agens chimiques. L'acétate de plomb le précipite; mais le précipité, décomposé par l'hydrogène sulfuré, et la liqueur évaporée pour chasser l'acide nitrique, on n'obtient qu'un sirop presque incolore, d'une saveur douce et fade, qui ne possède plus les propriétés du sucre de la racine.

N. B. L'article inséré dans le dernier numéro, sous le titre de *Essais sur la formation du cyanure de potassium*, est de M. Desfosses.

PARIS.—IMPRIMERIE DE FAIN, RUE RACINE, N°. 4,
Place de l'Odéon.

JOURNAL

DE PHARMACIE

ET

DES SCIENCES ACCESSOIRES.

N°. VII. — 14ᵉ. *Année.* — Juillet 1828.

Sur le Chlorure de Chaux, par M. Morin, *pharmacien à Genève.*

(Extrait.)

Quand on fait passer lentement du chlore dans l'hydrate de chaux pur $\overset{..}{C}a\ Aq^2$, il se transforme tout entier en sous-chlorure (1). S'il y a un excès de chaux par rapport à l'eau, c'est encore la même combinaison qui se fait, et l'excès de chaux reste non combiné; si au contraire il y a un excédant d'eau, le chlore reste encore proportionnel à l'hydrate de chaux. Il est donc im-

---

(1) La composition de ce sous-chlorure serait $\overset{..}{C}a\ Ch^2 \times 2\ Aq$. C'est également l'opinion de MM. Welter et Grouvelle. Mais plus récemment, M. Houton Labillardère a assuré que ce sous-chlorure n'existait pas, et qu'il se fait toujours le chlorure neutre $\overset{..}{C}a\ Ch^4 \times 2\ Aq$. Il est à regretter que M. Morin ne se soit pas occupé d'éclaircir ce fait.

portant pour le fabricant de s'assurer que la chaux qu'il emploie est convenablement hydratée. M. Morin a reconnu qu'en plongeant de la chaux dans l'eau jusqu'à ce qu'elle n'en absorbe plus, et la retirant, elle absorbe la quantité d'eau convenable pour la transformer en hydrate : mais elle en perd presque la moitié en se délitant. Il faut ajouter à l'hydrate ainsi préparé, la quantité d'eau nécessaire pour le transformer en hydrate pur. (100 chaux se combinent à)

Si le chlore est absorbé lentement par l'hydrate de chaux, il ne se fait que du chlorure d'oxide, M. Welter l'avait reconnu ; mais, si la température s'élève, ce qui a lieu quand le courant de chlore est rapide et la masse épaisse, alors un tiers du chlore peut disparaître et se transformer en chlorure de calcium et chlorate de chaux. Il est à remarquer que jamais plus du tiers du chlore n'éprouve ce mode de réaction, quelle que soit l'élévation de température : dans une opération, le thermomètre s'éleva à 119 degrés. On doit chercher à éviter autant que possible ce mode de décomposition qui diminue la richesse du produit, et l'on y parvient en l'entourant des circonstances accessoires les plus convenables. On se sert d'hydrate de chaux bien refroidi et l'on opère dans un emplacement froid, et même, pendant l'été, on établit la fabrication dans une cave.

Le chlorure de chaux est décomposé par la chaleur. M. Welter en a séparé une quantité d'oxigène qui représente celle du chlore combiné à l'hydrate de chaux. Le docteur Ure a obtenu d'abord du chlore, puis de l'euchlorium et enfin de l'oxigène. M. Morin, en répétant ces expériences, s'est assuré que les produits étaient très-variables : il a obtenu quelquefois de l'oxigène sans mélange de chlore, et quelquefois du chlore et de l'oxigène dans le même ordre que le docteur Ure, mais sans pouvoir affirmer que ces gaz fussent mêlés ou non d'oxide de chlore. Il a cru remarquer qu'en appliquant une très-douce chaleur au chlorure, on pouvait obtenir d'abord un volume notable de chlore, et qu'en chauffant brusquement, on obtenait directement de l'oxigène mêlé de très-peu de chlore.

Si on chauffe le chlorure liquide pur non mélangé de chlorate, il se sépare de l'oxigène dont le dégagement s'accélère davantage à mesure que la température s'élève, et est très-rapide à l'ébullition. En recueillant ce gaz et examinant le liquide qui reste, on trouve que la décomposition a été la même que celle produite par la chaleur pendant la combinaison, c'est-à-dire qu'un tiers du chlore a formé du chlorure et du chlorate en décomposant la chaux, tandis que les deux autres tiers ont formé du chlorure seulement en dégageant l'oxigène de la base.

Si on répète cette expérience avec du chlorure fait sous l'influence de la chaleur, c'est-à-dire qui contienne déjà du chlorate, il ne se fait pas une nouvelle proportion de ce sel, de sorte que les deux chlorures fournissent après l'ébullition des résultats tout à fait semblables.

En exposant à l'air du chlorure de chaux sec, il reste pulvérulent pendant quelques heures, puis peu à peu sa surface se colore et devient humide, et il finit par se convertir entièrement en chlorure de calcium. Si le chlorure est en dissolution dans l'eau, il se fait d'abord une pellicule de carbonate de chaux qui se renouvelle à mesure qu'on la détruit, et il se dégage du chlore, M. Welter, et depuis M. Grouvelle avaient fait ces observations. M. Morin a vu en outre que la dissolution de chlorure abandonnée à elle-même, protégée par la pellicule de carbonate de chaux, ou dans des vases bouchés, laisse dégager peu à peu des bulles d'oxigène pur dont la formation est un peu accélérée pendant les jours chauds. Ici encore tout est transformé en chlorure de calcium.

La potasse donne lieu à des phénomènes semblables à

25.

ceux que présente la chaux. En faisant passer du chlore
dans des dissolutions de potasse, formées d'une partie
de potasse dissoute dans deux parties d'eau et quatre
parties d'eau, il se fait dans les deux dissolutions du
chlorate de potasse, du chlorure de potassium, et du
chlorure de potasse précisément dans les mêmes proportions qu'avec l'hydrate de chaux. En se servant de seize
parties d'eau pour dissoudre la potasse, le liquide ne
s'échauffe pas et il ne se fait pas de chlorate, ainsi que
M. Gay-Lussac l'a déjà observé ; mais, par l'évaporation,
il se fait et du chlorate de potasse et du chlorure de
potassium, toujours dans les mêmes proportions. Ainsi
il est indifférent pour la préparation du chlorate de potasse, d'employer une dissolution de potasse plus ou
moins étendue : on voit, par ce qui précède, que la chaleur fait éprouver au chlorure de potasse une transformation toute semblable à celle du chlorure de chaux. Il
faut se rappeller cependant que M. Chenevix est parvenu
à obtenir du chlorate de potasse en plus grande proportion, dans le rapport de 16 chlorate en poids à 84 chlorure de potassium.   E. S.

<hr>

Sur la présence de l'acide sulfurique libre dans les va-
peurs qui s'exhalent des eaux thermales d'Aix en
Savoie.

Note lue à la Société Philomathique par M. Francœur.

Lorsque j'eus l'honneur de lire à la Société philomathique la notice, que j'ai rendue publique peu à près, sur
les eaux d'Aix en Savoie, des chimistes ont révoqué en
doute que les vapeurs de ces eaux pussent contenir de
l'acide sulfurique libre. Dans le séjour que je viens de
faire à Aix, j'ai de nouveau porté mon attention sur cette
circonstance qui m'a paru digne d'être observée avec soin.

Il y a deux sources d'eaux chaudes : leur analyse présente des différences assez marquées, et leurs températures sont inégales ; elles viennent sourdir en deux lieux distans l'un de l'autre d'environ 45 toises. Dans l'écrit déjà cité, j'ai montré que ces eaux ont des origines différentes, et que la forme du terrain les y a dirigées toutes deux. Je ne reproduirai pas ici les motifs qui déterminent cette opinion.

La première analyse bien faite est due au docteur Bonvoisin qui l'a consignée dans les mémoires de l'Académie de Turin ; depuis on l'a plusieurs fois recommencée sans arriver à des résultats très-différens de ceux qu'a obtenus ce docteur pour l'une de ces sources, qu'on nomme à tort *eau d'alun* puisqu'il n'y existe pas un atome de ce sel ; la proportion de substances salines est de 3, 11 grammes pour 10 litres. Pour l'autre source, appelée *eau de soufre*, il y a 2, 9 grammes. Ainsi à peine $\frac{3}{10000}$ de substances étrangères existent dans ces eaux, qui par conséquent sont considérées comme plus pures que la plupart de celles qui servent à la boisson. Ces sels sont des sulfates de soude, de magnésie, et de chaux, du chlorure de magnésie et du carbonate de chaux et de fer ; il existe en outre des gaz hydro-sulfurique et carbonique et de l'azote : la proportion totale de ces gaz est évaluée à peu près au tiers du volume.

L'eau d'alun est la plus superficielle, puisqu'on peut la suivre sous terre plus de 200 pas ; elle contient plus d'hydrogène sulfuré et est plus chaude de 2° (46 à 47 degrés centigrades) que l'eau de soufre (44 à 45 degrés) : ces températures varient d'ailleurs avec les saisons, mais conservent la même différence. Le docteur Bonvoisin, dans son analyse, affirme que cette eau d'alun contient de l'acide sulfurique libre, sans en indiquer la proportion ; il ne dit rien de semblable pour l'eau de soufre.

M. de Gimbernat, qui a fait subir quelques épreuves

au gaz de ces eaux, et y a le premier reconnu la présence de l'azote, a trouvé aussi de l'acide sulfurique libre dans les vapeurs. Ce savant ne veut pas qu'elles contiennent de l'hydrogène sulfuré malgré l'odeur prononcée qu'elles exhalent ; il y reconnaît la présence du soufre qu'il croit être dissout dans l'azote. Ces gaz réunis à l'acide carbonique, forment, suivant lui, une combinaison qu'il appelle gaz thermal. Il pense que par le contact de l'air atmosphérique il se fait une décomposition de ce gaz, d'où il résulte d'une part de l'azote et de l'acide carbonique, et de l'autre du soufre qui se précipite et de l'acide sulfurique libre. M. Murray, professeur à Édimbourg, partage la même opinion. Je n'examinerai pas la valeur de ces assertions.

M. Michelotti a de même, l'an dernier (1824), reconnu la présence de l'azote et de l'acide sulfurique libre dans les vapeurs des deux sources. M. Vauquelin a démontré la présence de l'azote dans les eaux de Vichy, en sorte qu'il paraît que ce gaz est plus commun qu'on ne le croyait dans les eaux thermales, et même dans toutes les eaux quelconques, puisque l'air atmosphérique y est ordinairement combiné, jusqu'à la proportion de 0,34 du volume.

Cette année je me suis attaché aux preuves alléguées pour reconnaître l'existence de l'acide sulfurique, et voici ce qui me paraît l'attester incontestablement dans les vapeurs.

1°. Les grottes, chambres fermées, corridors, etc., où les vapeurs pénètrent, ont leurs murailles corrodées et recouvertes de cristaux fortement acides, qu'on reconnaît pour du sulfate acide de chaux. L'acide sulfurique qui se combine dans ces concrétions, pourrait, il est vrai, se former au contact de la chaux par une force d'attraction ; mais il paraît bien plus conforme aux principes de la chimie d'admettre que l'acide sulfurique est tout formé dans les vapeurs, que de croire que la chaux, déjà à l'état de sulfate, conserve assez d'affinité pour l'acide sulfurique, pour créer cet acide à l'aide de l'hydrogène ou de l'azote sulfuré et de l'air atmosphérique qui s'y mêle.

2°. Si l'on veut admettre que l'acide sulfurique est libre dans l'eau thermale même, on rencontre une autre difficulté ; car on sait que cet acide ne se réduit à l'état de vapeur qu'à une température fort élevée, et ce n'est pas ici le cas, puisque la vapeur n'est guères qu'à 37° centigr. D'ailleurs aucun chimiste n'a encore hasardé l'opinion, que l'acide sulfurique fût libre dans les eaux, et aucun principe d'acidité ne s'y prononce.

3°. Les verrous de fer, les plaques de tôle qui garnissent les portes, les gonds, crochets de fer, sont nonseulement corrodés par l'oxidation, mais on y a reconnu le fer, la chaux, etc., à l'état de sulfate dans beaucoup de circonstances.

4°. On avait imaginé à Aix un système de médication qui consistait à faire arriver la vapeur dans des boîtes formées d'une carcasse en bois, et revêtues de toile. Le malade, nu et enfermé dans cette enceinte, recevait durant une demi-heure, une heure et même davantage, l'action de la vapeur d'eau thermale qu'on y conduisait ; mais il a bientôt fallu abandonner cette manière d'administrer les eaux, parce que la toile était promptement rongée. Les lambeaux offraient des traces incontestables d'acidité, et les expériences ont montré qu'elles devaient cette saveur à de l'acide sulfurique libre.

Ainsi il ne peut rester le moindre doute ; les vapeurs des deux sources, et principalement celles de l'eau de soufre, contiennent cet acide.

J'ai montré qu'on ne pouvait en admettre l'existence dans l'eau même ; il faut donc qu'il se forme par voie de décomposition, au contact des murs, des fers, des toiles,

des bois et de tous les corps qu'on expose à la vapeur ;
et puisque cette vapeur ne contient que de l'hydrogène
ou de l'azote, du soufre ou de l'acide carbonique, il faut
bien reconnaître que, par la présence de l'air atmosphérique, le soufre est abandonné à l'oxigène pour former
peut-être du gaz sulfureux, mais certainement de l'acide
sulfurique.

Il est vrai que la décomposition du gaz hydrogène sulfuré, par le seul contact de l'air atmosphérique, et sous
une température de 37 à 38 degrés centigrades (30 R.),
n'est pas conforme aux faits observés dans nos laboratoires. Mais dans celui de la nature les choses peuvent se
passer différemment ; car supposons que l'action de l'air
sur le gaz hydrogène ou l'azote sulfurés, soit si faible
dans les circonstances dont il s'agit, qu'on n'ait jamais
reconnu la moindre décomposition, il se peut néanmoins
que quelques atomes d'acide sulfurique soient formés et
que leur existence soit insensible à nos opérations. Or,
dans une caverne où coule une si grande quantité d'eau
thermale, et cela jour et nuit, si le même phénomène se
reproduit sans cesse, les atomes s'agglomèreront et pourront se réunir en quantité notable pour donner lieu à des
créations de sels, et à des corrosions patentes. Ainsi c'est
un fait bien constaté, et qu'il n'est plus permis de nier,
que dans les vapeurs des eaux thermales sulfureuses des
deux sources d'Aix en Savoie, il se forme, comme le
docteur Bonvoisin l'avait reconnu pour la moins sulfureuse, de l'acide sulfurique libre qui va attaquer les corps
voisins et former diverses concrétions salines ; que cet
acide n'existe pas dans les eaux mêmes, du moins à l'état
libre, mais se forme aux dépens du gaz hydrogène sulfuré
qu'elles exhalent. On a observé qu'à l'issue rocher qui
produit l'eau de soufre, cette vapeur ne porte qu'une
faible odeur hépatique, mais que cette odeur se prononce bien plus à quelque distance. M. Gimbernat en

conclut que l'hydrogène sulfuré n'existait pas d'abord,
et que le mélange de la vapeur à l'air lui a donné naissance. J'ignore si cette assertion semblera bien conforme
à la multitude de tous les faits constatés ; mais, dans la
vue d'éclaircir cette question, j'ai fait à cet égard des
observations attentives, et j'ai reconnu que le gaz sulfuré entraîné par l'eau courante, ne se dégage pas de
suite ; l'eau versée dans un verre, ne laisse apercevoir
une infinité de bulles qu'un instant après qu'on l'a puisée ;
ainsi ce n'est point l'air qui donne naissance au gaz sulfuré, mais un changement de pression. On pourrait
ajouter que lorsque nos organes sont privés en partie du
contact de l'air, ils sont moins habiles à recevoir des
sensations ; d'où il résulterait qu'au milieu des épaisses
vapeurs qui sont au fond de la caverne d'où l'eau de
soufre jaillit, où l'air atmosphérique est rare, et où il
n'y a qu'une petite quantité de gaz sulfuré, l'odorat est
insuffisant pour en indiquer la présence. Saussure a observé, il est vrai, que dans l'atmosphère très-rare des
hautes montagnes, l'odorat conserve toute sa puissance ;
mais dans l'état actuel ce cas est très-différent à cause de
la haute température de l'air, et des vapeurs épaisses
qui y sont répandues.

Analyse des eaux de soufre.

	Sur 28 livres d'eau.	Sur 10 litres.
Sulfate de soude, ou sel de Glauber. .	9 grains.	0,35 centi.
Sulfate de magnésie, ou sel d'Epsom.	19	74
Sulfate de chaux ou sélénite.	11	43
Hydro-chlorate de magnésie.	4	16
Carbonate de chaux ou chaux aérée .	30 ½	1,18
Fer environ (carbonate de fer). . . .	1	4
	74 ½ grains.	2,90 centi. ou 2,9 gr.

Analyse des eaux d'alun.

	Sur 28 livres d'eau.	Sur 10 litres.
Sulfate de soude, ou sel de Glauber.	6 grains.	20 centi.
Sulfate de magnésie ou sel d'Epsom.	6	23
Sulfate de chaux ou sélénite.	18	73
Hydro-chlorate de magnésie.	4	16
Carbonate de chaux ou chaux aérée.	32	1,24
Fer (carbonate de fer).	2	8
Chlorure de calcium, ou muriate de chaux.	12	47
	80	311 centi. ou 3,11 gr.

Ces analyses, dues au docteur Bonvoisin, diffèrent un peu de celles que d'autres chimistes ont faites. On trouve encore dans ces eaux, un peu de matière extractive, et des gaz qu'on estime former environ le tiers du volume. Ces gaz sont de l'acide carbonique, de l'azote et de l'hydrogène sulfuré ; ce dernier est beaucoup plus abondant dans l'eau de soufre que dans l'eau d'alun : on le voit se dégager en une foule de petites bulles, lorsqu'on reçoit l'eau dans un verre, et qu'on la regarde à travers les parois.

La hauteur du châlet qui est à l'ouest sur le Nivollet, est de 636 toises au-dessus de la place d'Aix ; mais il y a une cime boisée sur cette montagne qui est à 31 toises plus haut. Le sol de la place d'Aix est à 60 toises au-dessous du niveau moyen du lac de Genève, et à 16 toises $\frac{1}{2}$ au-dessus du lac du Bourget ; en sorte que la pente du Rhône est 76 toises, depuis Genève jusqu'au lac. On sait d'ailleurs que la hauteur du lac Léman au-dessus de la Méditérannée est de 191 toises. Le lac du Bourget a environ 3 lieues de long, sur $\frac{3}{4}$ de lieue de largeur. Sa plus grande profondeur est de 240 pieds en face de Bordeaux, et à 200 pas du mont du Chat. La pente générale de cette montagne est fort rapide du côté du lac ; elle varie de 40 à 60 degrés et plus. La température du fond du lac est à peu près de 4 ½ en toute saison (c'est celle de presque tous les lacs des Alpes), quoique celui du Bourget ne soit alimenté par aucune eau de neige. Cette température est un peu supérieure à celle du *minimum* de densité de l'eau ; en sorte que les eaux des profondeurs des lacs y doivent séjourner sans se mêler avec celles des couches supérieures qui sont plus légères, d'autant plus que portant la charge de plusieurs atmosphères, l'eau acquiert de la densité, et que l'action des vents et des tempêtes ne doit agir nullement sur les eaux qui sont si profondement enfoncées.

Les rochers de toutes les montagnes de la vallée d'Aix sont en calcaire compacte, excepté la colline du Tresserve qui est en grès. Voyez les ouvrages de Saussure, tom. 3, page 8.

Quantité d'eau fournie par la source d'eau de soufre (1).

L'expérience a montré que dix boulettes de cire avaient mis 93″ à parcourir successivement le canal, dont la longueur est de 1525 millimètres : la longueur totale parcourue est donc de 15250 millimètres parcourus en 93″.

La section inférieure A. B. C. D. a pour surface 183 × 255. 46,665 m. cu.

La section supérieure E. F. A. B. a pour surface 310 × 222. 68,820

Surface de la tranche formant l'espace occupé par l'eau courante. 115,486

---

(1) L'eau de soufre descend dans un réservoir par un canal en pierre, dont on voit la coupe ci-jointe avec les dimensions. La vitesse du courant a été déterminée d'après le temps nécessaire à une boulette de cire flottant à la surface de l'eau pour parcourir toute l'étendue du canal ; et afin d'obtenir un résultat plus exact, on a pris la durée de dix expériences successives. Pour cela, on saisissait l'instant où la première boulette avait atteint la limite inférieure du canal, pour en projeter une deuxième à la limite supérieure ; celle-ci était remplacée par une troisième ; ainsi de suite jusqu'à dix. Il est évident que le temps pendant lequel a duré l'expérience est égal à celui qu'aurait mis une boulette pour parcourir dix fois la longueur du canal.
Note du Rédacteur.

Ainsi, en 93″ il s'écoule un prisme d'eau qui a pour base cette surface, et pour hauteur 15250 millimètres, ce qui fait un volume de 1761146250 millimètres cubes.

Par seconde. . . . . 18,637,956 millim. cubes.
Ou bien encore. . . . . 18 litres, 937,956

Ce qui fait par minute 1,136 litres ou kilogr. d'eau ou 11 hectolitres ⅓
    par heure   682 hectolitres
   et par jour   16358 hectolitres.

Réduisons à 88″ en mettant ⅕ seconde par boulette de temps perdu et nous aurons,

Par seconde. . . . . 20 litres.
Par minute. . . . . 1200 ou 12 hectolitres.
Par heure. . . . . ». 720
Par 24 heures. . . . . » 17280 (1)

Forme et dimension du caniveau par lequel l'eau de soufre arrive à la cuve. Ces cotes sont prises à l'extrémité du conduit, au lieu où le coude va s'élargir.

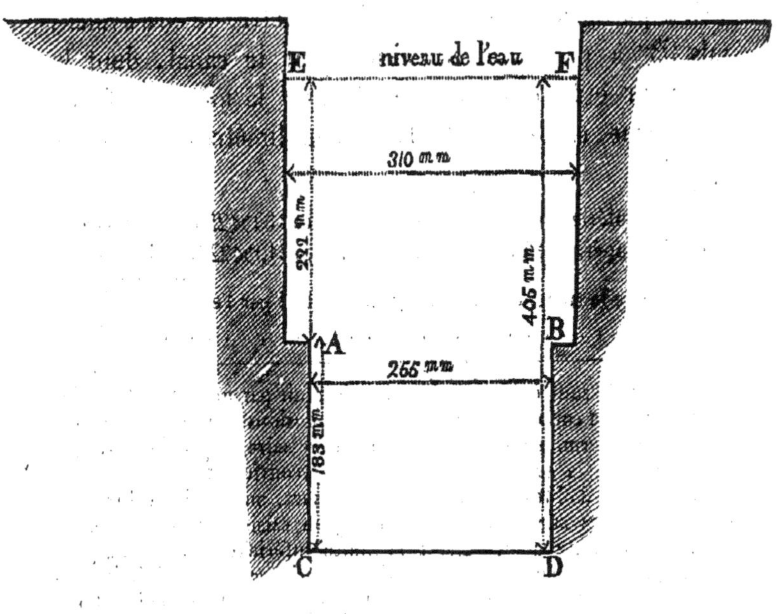

---

(1) Mesuré le 26 août 1825.

EXPÉRIENCES

Sur le produit résineux du palmier à cire, cera de palma, *et sur sa matière cristalline, par M.* Bonastre.

Le *ceroxylon andicola*, de MM. de Humboldt et Bonpland, est un arbre qui appartient à la polygamie monoécie L., et à la famille des palmiers J. Cet arbre croît sur les cimes les plus élevées et voisines des neiges des Andes du Pérou ; c'est le plus grand des palmiers connus ; il s'élève par fois à la hauteur de 30 toises : les fleurs mâles ont douze étamines ; son fruit est formé d'une seule semence, dont la drupe est sucrée ; il porte des feuilles ailées.

La substance connue sous le nom de *cera de palma*, que cet arbre exsude spontanément à certaines époques de l'année, a déjà été soumise aux investigations de deux chimistes distingués :

Le premier, M. Vauquelin, a donné à ce sujet une note qui fait partie des Mémoires du Muséum d'histoire naturelle ;

Le deuxième, M. Boussingault, a publié un mémoire inséré dans les *Annales de physique et de chimie*, t. XXIX, pag. 330. Ce dernier chimiste, ayant eu à sa disposition une assez grande quantité de ce produit à l'état récent, nous a donné quelques détails sur son emploi dans l'usage domestique ; c'est en mélangeant ce produit avec des corps gras ou de de la cire d'abeilles qu'on le rend propre à l'éclairage.

Les Indiens qui recueillent la *cera de palma* le font au moyen d'un instrument, en raclant le dessus des feuilles et le tronc même du céroxylon, d'où cette substance exsude naturellement. Les Indiens la font ensuite bouillir dans l'eau, et lorsque tout est à peu près refroidi, ils enlèvent *la cera*, la réunissent en masse, lui donnent une forme à peu près semblable à celle de nos pains de craie de Meudon, quoique d'un plus fort volume, et d'une couleur aussi différente.

La *cera de palma* a un aspect jaune blanchâtre ; elle est sèche, poreuse, friable, peu consistante, d'une légèreté remarquable, surnageant l'eau ; son odeur est presque nulle si elle n'est point chauffée, mais par la chaleur elle prend une odeur marquée.

L'approche d'un corps en combustion la ramollit et lui fait répandre des vapeurs d'une odeur résineuse faible, mais agréable.

Sa saveur est à peine sensible lorsqu'elle n'est point dissoute ; mais lorsqu'une portion de cette *cera* est dissoute dans l'alcool, elle possède une certaine amertume ; cette amertume est due à ce que l'alcool dissout à la fois et la résine soluble et l'extractif amer. Ce dernier peut être séparé de la résine soluble par l'eau bouillante seule.

Cette substance étant assez rare en Europe, et celle que je m'étais procurée venant directement de Santa-Fé de Bogota, je saisis l'occasion qui m'était offerte pour répéter les expériences de MM. Vauquelin et Boussingault, expériences que j'ai trouvées parfaitement exactes et qu'il est inutile de rapporter ici, puisqu'elles se trouvent détaillées dans les *Mémoires du Muséum*, et dans les *Annales de physique et de chimie*.

Néanmoins, comme je désirais connaître la forme cristalline que prendrait sa sous-résine, je soumis 500 parties de *cera de palma* à l'action de l'alcool à 36 degrés, et à une température de 10 à 12 degrés.

Après quatre jours de macération, je filtrai ; je renouvelai les macérations d'alcool tous les trois jours, en ayant bien soin de triturer et d'exprimer fortement chaque fois les macérations diverses. Ces traitemens furent continués pendant seize jours.

Lorsque je crus avoir épuisé, par toutes ces dissolutions alcooliques faites à froid, la portion soluble de la *cera de palma*, je fis agir l'alcool bouillant et je filtrai de suite.

La dissolution alcoolique bouillante passe parfaitement

transparente tant qu'elle est chaude ; mais à mesure que l'alcool se refroidit, elle se trouble, devient opaque, s'épaissit et ressemble à une véritable dissolution d'amidon dans l'eau ; cette dissolution représente en quelque sorte, et si l'on peut s'exprimer ainsi, une gelée résineuse. Depuis plus d'une année qu'elle est enfermée dans le même vase, elle ne s'est nullement éclaircie, elle conserve toujours la même opacité.

Un fait assez intéressant s'est fait remarquer dans l'espace d'un mois ou deux ; c'est que cette gelée résineuse a donné naissance à des rudimens de cristaux qui, s'augmentant peu à peu, finissent par former une cristallisation régulière et d'un assez bel aspect, cristallisation tout-à-fait remarquable, que je n'ai point encore aperçue dans aucune autre substance résineuse. Comme elle m'a offert une forme cristalline nouvelle, j'ai pensé qu'il ne serait peut-être pas sans intérêt d'en donner ici la description.

Cette sous-résine, quoique soumise aux mêmes lois que les autres substances de cette nature, présente cependant quelques légères différences dans son aspect cristallin.

Ce sont des espèces de ramifications très-étendues, et qui prennent leur source dans des espèces de ganglions globulaires, d'où partent plusieurs rameaux de longueur inégale, mais d'un aspect fort agréable ; ces centres de ramifications se terminent le plus ordinairement par des petits faisceaux ou fibres très-déliés, qui rappellent assez la disposition de l'*Hymantia plumosa* de Persoon, et de l'*Hypha plumosa* de Thunberg.

Lorsque cette substance a été privée de l'humidité ou plutôt de l'alcool qu'elle retenait, elle devient extrêmement blanche, et se trouve formée de petits cristaux soyeux et excessivement déliés.

Amenée à un état de siccité complète, elle ne se dissout pas aussi bien dans l'éther que les autres substances auxquelles j'ai donné le nom de sous-résines, et principalement que celles qui forment un genre que j'ai appelé *Amyrine* (1).

Si lorsqu'elle a été bien desséchée on la triture pendant l'obscurité dans un mortier de porcelaine, elle donne des étincelles lumineuses assez vives.

Elle est sèche, mais n'est point aussi aride que les autres espèces de sous-résines élémi, alouchi ou de l'arbre à bray.

La cristallisation particulière de cette substance, son aspect opalin lorsqu'elle a été dissoute dans l'alcool bouillant et qu'elle est refroidie, la constance de ses rameaux déliés, sa phosphorescence par le frottement m'ont paru assez caractérisés, et par conséquent m'ont engagé à lui donner un nom particulier et à proposer celui de *Céroxyline*.

Cette substance (*la céroxyline*) diffère donc de la caryophylline, non-seulement par sa forme cristalline, mais encore par la propriété phosphorescente au moyen du frottement.

La *caryophylline* cristallise sous forme d'étoiles, dont les faisceaux semblent implantés les uns sur les autres et se multiplier à l'infini. On remarque, de distance en distance, de petits globules cristallins d'où partent à leur tour d'autres faisceaux divergens. Cette cristallisation, observée au microscope, est une des plus singulières que l'on puisse voir.

La *caryophylline*, si pure, si sèche et si aride qu'elle soit, n'est nullement phosphorescente par le frottement.

La *céroxyline* se distingue aussi de l'*amyrine* :

1°. Par sa forme cristalline ;

2°. Par son aspect opalin lorsqu'elle a été dissoute dans l'alcool bouillant, et que sa dissolution s'est ensuite refroidie : toute la dissolution résineuse qui ne cristallise pas, reste constamment sous forme d'une gelée épaisse et opaque ;

---

(1) Voir les Mémoires de la Société Linnéenne de Paris, vol. 5, 1826, *Mémoire sur la forme cristalline de plusieurs sous-résines.*

3°. Elle se rapproche néanmoins de l'*amyrine* par la phosphorescence, propriété qu'on sollicite vivement et qu'on aperçoit dans l'obscurité au moyen de la percussion ou du frottement.

La *céroxyline* paraît donc être une substance toute nouvelle, et doit prendre place, selon nous, parmi les produits immédiats les mieux caractérisés. En effet, elle offre une forme cristalline si remarquable, et si nettement prononcée, qu'on ne peut désormais la confondre avec aucune autre. Nous devons d'autant plus insister sur ce dernier caractère, qu'elle possède la phosphorescence inhérente à quelques autres sous-résines.

Cette distinction doit encore mieux être appréciée, en ce qu'elle nous offre pour la première fois l'exemple d'une cristallisation sous-résineuse dans la famille des palmiers ; cristallisation particulière, unique dans son genre, et qui s'est répétée constamment toutes les fois qu'elle a lieu dans les mêmes formes ; ce qui doit être d'autant plus remarqué qu'on sait l'intervalle immense qui sépare la famille des palmiers de celle des térébinthacées.

Sur les deux matières colorantes de la garance,
par Kuhlmann.

(Extrait.)

MM. Robiquet et Colin ont les premiers obtenu à l'état de pureté la matière colorante de la garance, à laquelle ils ont donné le nom d'alizarine ; mais leur procédé n'en donne que fort peu. M. Kuhlmann, qui avait déjà beaucoup travaillé ce sujet, donne un nouveau procédé au moyen duquel on peut obtenir une proportion beaucoup plus considérable d'alizarine ; et il fait connaître aussi les propriétés de la matière colorante jaune qui l'accompagne, en même temps que le moyen de l'isoler des autres principes de la garance.

Pour se procurer l'alizarine, M. Kulmann commence par épuiser la garance par l'alcool, qui la décolore en entier, tandis qu'on n'en vient jamais à bout par l'eau seule, ou même par l'alcool, une fois que la garance a été traitée par l'eau, parce que celle-ci sert à fixer la couleur en véritable combinaison chimique sur le tissu végétal. On distille pour retirer l'alcool, on verse dans le liquide devenu visqueux une petite quantité d'acide sulfurique, et on étend d'eau. Il se fait un précipité abondant presque insoluble dans l'eau froide. La liqueur surnageante est d'un jaune citrin. Elle ne contient pas une quantité notable d'alizarine.

Le précipité orangé, bien lavé, est traité par l'éther qui le dissout presque en entier, et la dissolution éthérée laisse déposer par évaporation des cristaux d'alizarine bien caractérisés. Si on soumet ce précipité orangé convenablement desséché à la distillation, l'alizarine se sublime en belles et longues aiguilles brillantes, d'un jaune doré. Une circonstance rend cette opération assez délicate; c'est qu'il existe dans la garance une matière acidule, poisseuse, que l'acide sulfurique dissout mal, et qui, restant mêlée à l'alizarine, se décompose pendant que celle-ci se sublime. On évite la présence de cette matière en laissant un peu d'alcool dans l'extrait avant de le délayer dans l'eau acidulée. Cet alcool facilite la dissolution de la matière grasse, mais en même temps il augmente la solubilité de l'alizarine et en fait perdre une partie.

S'il s'agit de préparer l'alizarine sans avoir égard aux quantités que renferme une garance donnée, il est convenable de laver d'abord la garance à grande eau, pour séparer les parties très-solubles, et de traiter ensuite la garance lavée et séchée par l'alcool, ainsi qu'il est dit précédemment. On perd, il est vrai, une petite quantité d'alizarine; mais le lavage du précipité sulfurique est plus facile, la plus grande partie de la matière jaune ayant été séparée par l'eau.

Pour obtenir la matière colorante jaune de la garance (Xanthine de Kulmann), on évapore presque à siccité l'extrait alcoolique de garance, et on traite par l'eau froide qui dissout la xanthine et une partie de matière grasse; on verse de l'acétate de plomb et aussitôt il se développe une précipitation très-abondante d'oxide de plomb uni à la matière grasse et à l'alizarine qui a pu être dissoute. On filtre et on verse de l'eau de baryte dans le liquide jusqu'à ce qu'il y en ait un petit excès. Il se fait alors un précipité d'oxide de plomb et de toute la xanthine ; on lave à l'eau distillée et on ajoute aux eaux de lavage, à mesure que l'alcali disparaît, quelques gouttes d'eau de baryte pour prévenir la redissolution de la matière colorante. Par l'addition d'un petit excès d'acide sulfurique, la couleur rose du précipité se détruit, le sulfate de plomb se précipite. On sature la liqueur jaune surnageante par l'eau de baryte. On évapore à siccité, et l'on reprend par l'alcool qui ne dissout que la xanthine, laissant dans l'état d'insolubilité une matière étrangère de couleur brune et le sulfate de baryte.

La xanthine a l'apparence d'un extrait. Elle est très-soluble dans l'eau ; sa dissolution a une saveur sucrée, laissant dans la bouche une amertume fort considérable. Elle est très-soluble dans l'alcool et peu soluble dans l'éther. L'eau la dissout bien, les alcalis font virer à l'orangé rougeâtre sa dissolution, et les acides la font virer au rouge citron.

Les sels métalliques ne précipitent pas sa dissolution ; mais elle forme des laques rouges ou roses d'un grand éclat avec différens oxides métalliques.

Appliquée sur du coton mordancé, elle donne une couleur orange fort brillante. Cette nuance forme une opposition tranchée avec celle de l'alizarine qui est toujours bleuâtre.

Dans les rouges pleins d'un ton orangé, la xanthine semble jouer un rôle des plus importans. Quant aux violets, il paraît que l'alizarine presque seule concourt à leur formation, et que la xanthine est plutôt nuisible à la pureté de la couleur. Il est à remarquer que ces deux matières colorantes sont jaunes, et qu'elles ne deviennent rouges que par leur combinaison avec le mordant d'alumine. Que l'on traite du coton d'Andrinople par l'éther, il pâlira, et l'éther devenu jaune contiendra de l'alizarine et de la xanthine. Si on opère sur du coton violet, l'éther ne contient plus que de l'alizarine et le mordant de fer reste seul sur le coton décoloré.

26.

Ceci nous explique comment on avive les violets par le bain d'acide sulfureux. C'est que celui-ci dissout la xanthine et laisse l'alizarine; la couleur est momentanément virée en fauve; le violet reparaît avec plus d'éclat par un bain subséquent. Cela est si vrai qu'en lavant la garance à l'eau froide de même que le carthame, elle donne ensuite des violets très-vifs, et cela sans avivage. On pourrait user de ce moyen pour les nuances délicates. Il donne aussi la facilité de se passer des alizarines de Smyrne et de Chypre, en lavant nos garances de Provence pour en séparer l'excès de xanthine.　　　　　　　　　　　　　　　　E. S.

NOTE

Sur le cyanure rouge de potassium et de fer,
par MM. Robiquet et Clenison.

Ayant été obligé de préparer une assez grande quantité de ce sel pour satisfaire à diverses demandes qui m'avaient été adressées, j'ai eu occasion d'observer quelques phénomènes qui m'ont paru dignes d'attention et j'ai chargé un de mes élèves, M. Clenison, jeune chimiste américain, de suivre ce travail, qui n'est point achevé et dont nous indiquerons provisoirement quelques-uns des principaux résultats.

On sait que ce produit n'est connu en France que par une note qui a été insérée à la page 114 de la traduction de l'Analyse inorganique de Berzelius et qu'on ne retrouve dans cette note que quelques renseignemens à peine suffisans pour sa préparation, mais rien qui puisse en faire connaître la composition. Tout récemment M. Girardin, élève de la pharmacie centrale des hospices civils de Paris, a fait insérer dans le Journal de pharmacie (juin 1828) une note où cette préparation se trouve également signalée sans autres détails. Nous croyons donc utile de faire connaître ici quelques observations pratiques qui conduiront nécessairement à déterminer la véritable composition de ce produit, dont la découverte est due à Gmelin, qui le premier en a conseillé l'emploi comme étant le meilleur réactif dont on puisse faire usage pour reconnaître la présence du protoxide de fer dans les dissolutions.

Pour obtenir ce que nous nommerons provisoirement le *cyanure rouge de potassium et de fer*, on fait passer un courant de chlore dans une solution assez concentrée de prussiate triple ordinaire, et on observe, comme il a été indiqué dans les notes précitées, que la couleur jaune de cette solution devient d'un brun rouge, dont l'intensité s'accroît jusqu'au point de rendre la liqueur tout-à-fait opaque. On poursuit néanmoins la réaction du chlore jusqu'à ce que la solution ne précipite plus les sels de fer au maximum, et, arrivé à ce point, on évapore à une douce chaleur pour obtenir par cristallisation le produit dont il est ici mention ; à cela se borne tout ce qui a été dit jusqu'ici de cette préparation, du moins à notre connaissance ; et voici ce que nous y ajouterons.

Quand on concentre par la chaleur cette solution chlorurée, il se dégage une très-grande quantité d'acide hydro-cyanique, surtout vers le commencement de l'évaporation, et nous nous en sommes positivement assurés en opérant en vaisseaux clos, et recueillant le produit dans un vase contenant de l'oxide rouge de mercure. Nous avons recueilli par ce moyen beaucoup de cyanure de mercure.

En même temps que l'acide hydro-cyanique s'élimine par évaporation, il se précipite une quantité relative de bleu de Prusse qu'on peut séparer par le filtre, et qui est d'une ténuité extrême et d'un très-beau velouté. À cette précipitation de bleu de Prusse, en succède une autre d'une poudre jaune dont nous n'avons point encore déterminé la composition, mais qui nous a paru être un cyanure de fer.

Si on abandonne la première liqueur chlorurée à une évaporation spontanée ou au moins déterminée par une chaleur très-modérée et qu'on ne la filtre pas, on obtient une première cristallisation qui n'est composée que de petites aiguilles jaunâtres, chatoyantes, très-rigides et très-acérées, qui vues sous certaines incidences présentent tous les reflets dorés et azurés des élytres de cantharides; mais si on a fait subir immédiatement à cette solution une évaporation vive et poussée jusqu'au bouillon et qu'on la filtre ensuite, on obtient dès la première cristallisation de beaux cristaux prismatiques quadrangulaires, qui ont la transparence, la couleur et l'éclat du rubis. La solution de ces cristaux n'est plus brune, mais seulement jaunâtre, elle ne précipite point les solutions de fer au maximum. C'est là le sel pur de Gmelin. Ce sel ou du moins ce cyanure est anhydre; il ne perd ni de son poids ni de sa transparence quand on l'expose à une température de 100° long-temps soutenue.

En continuant l'évaporation des eaux-mères, la liqueur finit par fournir des cristaux verdâtres cubiques, qui ne sont autres que du muriate de potasse un peu sali par du cyanure.

Nous bornerons cette première note à ces simples données pratiques, nous réservant d'indiquer ultérieurement les conclusions théoriques qu'on en doit déduire, et qui contribueront, nous n'en doutons point, à jeter quelque nouveau jour sur l'importante fabrication du bleu de Prusse qui, dans l'état actuel, laisse encore beaucoup à désirer sous tous les rapports.

Sur l'emploi en médecine du faam ou fahon.

Dans l'un de nos meilleurs journaux de médecine pratique, la *Revue médicale* (1828), on lit avec intérêt des observations thérapeutiques de M. le docteur Giraudy, obtenues par l'usage de cette plante exotique, originaire de l'île de Bourbon et de l'Inde. Il a déjà été question de cette orchidée, soit dans le Journal de Pharmacie, soit ailleurs.

Donnons, d'après M. Du Petit-Thouars, membre de l'Institut, la description de la plante qu'il a vue en son pays natal.

Famille naturelle des ORCHIDÉES. Genre *Angrec.*

Espèce *Angræcum fragrans;* floribus solitariis, calcari descendente, limbo breviori, foliolis calycinis quatuor, cum verticibus, subtus labello conniventibus, galeâ solitari.

Cette plante a ses tiges légèrement aplaties et fléchies en zigzag, avec des gaînes courtes aux entre-nœuds. Les feuilles lancéolées, linéaires, présentent leur côté plat à la tige ; elles sont posées verticalement et plus ou moins fléchies, leur tranchant est opposé au plan de la fleur ; celle-ci a le tablier un peu plus large, lancéolé, aigu et tout blanc.

On sait que les angrecs sont la plupart parasites ; celui-ci croît sur les troncs des arbres, à l'ombre, il fleurit en février. On le nomme *fahon* ou *faham* à l'île de Bourbon. Quand cette plante se fane, elle prend une teinte fauve, vineuse, et répand une odeur plus agréable que celle de la propolis et du miel en rayons ; elle a beaucoup d'analogie avec le parfum de la vanille qui appartient à la même famille de végétaux. Quand on mâche le fahon, il donne outre son parfum, une amertume mêlée de mucilage. L'alcohol en tire aussi le principe aromatique.

Mais l'emploi le plus vanté est l'infusion théiforme dans l'eau qui reçoit avec l'arôme suave une amertume analogue à la saveur de l'amande amère et un mucilage qui se rapproche de celui du salep ou des orchis. Aussi M. Giraudy pense que ces trois substances, l'arôme, le principe amer et le mucilage, constituent les élémens les plus actifs de ce végétal.

D'après plusieurs essais avantageux de son emploi, M. Giraudy trouve dans l'arôme un stimulus diffusible, propre à émousser la sensibilité nerveuse ; dans le principe amer, un excitant favorable pour ranimer les forces de l'appareil nutritif, et dans le mucilage, un adoucissant propre à relâcher les tissus. Cette plante lui paraît donc un agent thérapeutique capable d'agir efficacement soit pour faciliter la digestion, soit pour calmer la toux et les douleurs de poitrine, soit pour dissiper le spasme et l'oppression, aider l'expectoration dans les rhumes, les coquelaches, les accès d'asthme, les phthisies pulmonaires, *toutes les fois que l'irritation nerveuse ou inflammatoire était dominante.*

En outre l'usage de cette plante en infusion ou en sirop est très-agréable; nous pensons qu'il peut devenir très-fréquent lorsque cette plante sera plus commune.

J.-J. V.

A MM. les rédacteurs du Journal de Pharmacie et des Sciences Accessoires.

MESSIEURS,

J'ai lu le mémoire sur la préparation de l'onguent mercuriel que M. Simonin a fait insérer dans le dernier numéro de votre intéressant journal. Ce mémoire renfermant une note qui me concerne et qui contient des faits inexacts, il est de mon devoir d'y répondre. Je vous prie de vouloir bien autoriser l'insertion de ma lettre.

M. Simonin dit : 2°. *Du mercure secoué vivement dans une bouteille avec de l'axonge fondue, ainsi que l'indique M. Chevallier, fut versé dans une bassine en fer, puis trituré long-temps. Le mercure était divisé et non éteint, et après quelques heures de trituration, il ne l'était pas sensiblement davantage.*

Les procédés pour la préparation de l'onguent mercuriel étant très-nombreux et quelquefois même bizarres, je dois relever une assertion inexacte qui tendrait à faire mettre de côté l'un de ces modes de préparation qui est simple, facile, épargne l'emploi du temps et celui de diverses substances successivement proposées, dont quelques-unes nuisent à la pureté du produit. Cet onguent, obtenu avec de l'axonge récente, n'a pas l'inconvénient, comme celui préparé avec de la graisse *rancie* ou en partie altérée, de faire naître des phlyctènes ou de déterminer l'irritation de la partie sur laquelle on l'applique; irritation qui quelquefois est assez intense pour nécessiter, pendant un certain temps, la suspension des frictions et ralentir par conséquent et sans nécessité, la guérison du malade.

Déjà une première fois, j'ai eu à défendre le procédé que j'avais proposé; je ne crus devoir le faire qu'en

priant, un des membres de la société de pharmacie,
M. Raimond, d'assister à l'opération. Je crois devoir
rapporter ici la marche que j'ai suivie, car j'ai cru m'a-
percevoir, en lisant la note de M. Simonin, que ce pharmacien ne m'avait pas compris et n'avait pas suivi les
indications que j'ai données. L'opération à laquelle
M. Raimond assista, fut faite de la manière suivante :
on prit mercure 250 grammes (8 onces), axonge récente
250 grammes (8 onces), on introduisit le métal dans
une bouteille, on y ajouta seulement 125 grammes (4
onces) de graisse qu'on avait fait liquéfier, on agita le
tout jusqu'à ce que le mélange fût assez refroidi et qu'il
eût acquis une consistance analogue à celle d'un sirop
très-épais, on versa alors dans une terrine en ayant soin
d'agiter avec un bistortier ; au bout de dix minutes,
quelques globules qui avaient échappé à l'agitation et
qui étaient perceptibles disparurent ; on ajouta alors les
4 onces de graisse qui n'avaient pu entrer dans la bouteille et on continua de triturer.

L'onguent fut préparé en une demi-heure ; il fut ensuite examiné : après avoir été étendu sur le dos de la
main, sur du papier et sur la lame d'un couteau, l'œil
nu n'y laissait apercevoir aucune trace de métal. Poussant plus loin nos recherches, nous nous aidâmes de
loupes grossissant de huit à vingt-quatre fois les objets ;
à l'aide de ces derniers instrumens, nous pûmes apercevoir le mercure qui sans cela était tout-à-fait imperceptible.

Le procédé tel que je viens de l'indiquer, est suivi
depuis environ cinq ans dans mon officine ; tous les élèves qui ont été chez moi depuis cette époque s'en sont
servis avec succès, la plupart l'ont répandu dans les officines où ils ont passé successivement. Il me semble donc
utile de défendre des résultats confirmés par cinq années
d'expérience.

Nous eussions pu, avant de terminer cette lettre, établir une discussion sur les propriétés comparatives de
l'onguent préparé avec l'axonge récente et celui préparé
avec une graisse en partie altérée ; mais cette discussion
étant du domaine de la médecine, nous laisserons inédits
une foule de faits qui pourraient attester la supériorité

de l'onguent préparé avec de l'axonge qui n'a subi aucune altération. J'ai l'honneur d'être, Messieurs, avec la considération la plus distinguée, votre très-humble et très-obéissant serviteur.　　　　　　　　A. Chevallier.

8 Juin 1828.

ACADÉMIE ROYALE DE MÉDECINE.

SECTION DE PHARMACIE.

Analyse de ses travaux.

Séance du 31 *mai* 1828.—La correspondance manuscrite se compose d'une lettre de M. Ferrary, pharmacien à Saint-Brieux, notre correspondant, adressée à M. Boullay, et relative aux substances gélatineuses des varechs ou fucus et autres thalassiophytes des bords de la mer. L'auteur cite trois espèces de ces matières gélatiniformes, qui diffèrent, d'après ses observations, des masses glutineuses retirées par M. Anglada et d'autres auteurs, de plusieurs eaux minérales. Les observations de M. Ferrary, méritant un examen particulier, sont renvoyées à MM. Bonastre et Virey, nommés commissaires pour en rendre compte à la section.

M. Henry père communique une lettre de M. Dulong, pharmacien à Astafort, notre correspondant, lettre accompagnée d'un mémoire ayant pour titre : *Examen chimique du plumbagin, ou matière âcre de la dentelaire européenne ;* ce travail est réservé pour être lu. L'auteur annonce en même temps qu'il vient d'observer à la Montjoie, près d'Astafort (département du Lot), une caverne à ossemens analogue à plusieurs autres déjà connues ; il s'occupe d'en rassembler les ossemens d'animaux divers qu'elle contient, afin de les envoyer à M. le professeur Cuvier.

M. Boudet oncle lit son rapport sur le mémoire de M. Polonceau, de la société d'agriculture de Versailles, relatif à la reproduction des pommes-de-terre. L'auteur conseille d'enlever, par le moyen d'un emporte-pièce cylindrique, le centre des pommes-de-terre, avant de les planter ; par ce moyen, on se ménage dans les temps de disette une portion de la substance nutritive de ces tubercules, sans leur ôter les moyens de se propager. M. Boudet vote des remercîmens à l'auteur.

M. Caventou et M. Lodibert ajoutent diverses remarques sur la reproduction des pommes-de-terre, soit divisées en morceaux, soit même réduites seulement à leurs pelures, tant dans les polders (dunes marécageuses) de la Hollande, qu'en d'autres contrées, comme dans l'Artois. M. Virey fait remarquer qu'en réduisant les germes des pommes-de-terre à cette simple pellicule, ou en évidant une grande partie de la fécule nutritive de cette racine tuberculeuse, les produits de la végétation en deviennent bien moins abondans.

M. Robiquet communique à la section un fait observé dans son laboratoire, savoir que la cantharidine, même à l'état sec et cristallin, est susceptible de se volatiliser. Un jeune élève ayant voulu observer de très-près la cantharidine soumise à la sublimation, éprouva une action très-vive et vésicante sur les conjonctives de ses yeux, à tel point qu'il s'y déclara une inflammation accompagnée de très-petites phlyctènes ; la vue en fut obscurcie pendant quelques jours et ne se rétablit que par des moyens antiphlogistiques, lesquels dissipèrent aussi les douleurs fortes que cet élève avait ressenties. Il est vrai qu'ayant la vue basse, il avait observé la cantharidine d'assez près. M. Robiquet, qui s'était moins approché de cette substance, éprouva aussi une irritation douloureuse aux yeux, sans qu'il y eût néanmoins formation de phlyctènes. D'ailleurs cette action fut toute locale et ne s'étendit nullement aux organes urinaires, comme il arrive souvent dans l'application de vésicatoires. M. Robiquet montre des cristaux aciculaires de cantharidine qu'une chaleur douce peut faire volatiliser. Quant à la volatilité de l'huile âcre des cantharides, elle est connue, ainsi que le prouve l'odeur forte exhalée par ces insectes. L'eau distillée sur des cantharides peut se charger de principes délétères.

MM. Henry père et Derosne sont chargés de répéter les expériences de M. Dulong.

Séance du 14 juin 1828. — A l'occasion du rapport relatif à la reproduction des pommes-de-terre privées d'une partie de leur intérieur ou même réduites à de simples pelures, M. Chevallier appuie les remarques faites par M. Virey, d'après les expériences comparatives qu'il a tentées sur ce sujet avec M. Payen, et consignées dans leur *Traité de la culture de la pomme-de-terre*. En effet, ce tubercule privé d'une grande partie de son parenchyme féculent, ne donne à la reproduction que de très-faibles produits.

MM. Henry père et Virey, commissaires pour l'examen d'un *mémoire* de M. Trémolière, pharmacien à Marseille, *relatif aux sangsues et à leur reproduction, suivi d'une monographie iconographique du genre des hirudinées du département des Bouches-du-Rhône*, donnent lecture de leur rapport. M. Trémolière, après beaucoup de recherches, s'est assuré que les sangsues ne se conservent bien que dans des réservoirs au fond desquels on place de l'argile analogue au fond vaseux des mares qui leur servent d'habitation naturelle. Les maladies de ces annélides résultent principalement des mucosités que leur peau exsude, mucosités qui se décomposent et se putréfient. Les sangsues supportent facilement l'odeur de la vase des marais pontins et d'autres marécages, même pendant les chaleurs de l'été, parce que l'eau s'y renouvelle. M. Trémolière a éprouvé qu'un huitième de noir animal ou de charbon en poudre assainit l'eau et empêche le développement des maladies qui font périr un si grand nombre de ces vers. L'auteur a fait ses observations sur les *hirudo provincialis* et *medicinalis*. Il a vu leur accouplement au mois de juin. Bien qu'il les ait reconnues hermaphrodites, il pense (comme l'a déjà soutenu M. Châtelain, pharmacien à Toulon) que les plus petites font d'abord fonction de mâles et les plus grosses remplissent le rôle de femelles. M. Trémolière avance une opinion encore plus paradoxale, qu'il dit avoir cependant confirmée par plusieurs observations pendant quatre générations de sangsues. C'est que la sangsue fécondée se contracte ou se ramasse sur elle-même, tellement qu'elle se transforme en cocon. Il soutient donc que le cocon n'est autre chose que le corps même de la mère, dont la substance intérieure fournit la matière nutritive à 9 ou 15 petites sangsues naissant dans ce cocon. L'auteur appuie son sentiment de l'exemple des gallinsectes ou cochenilles et autres *coccus* dont le corps de la mère sert pour enveloppe et aliment. Les commissaires n'ont trouvé aucune preuve manifeste de cette hypothèse, ni dans le mode de génération connu chez les annélides, ni dans l'organisation de la sangsue et celle des cocons ; ils désirent que l'auteur corrobore ses allégations de preuves plus concluantes. Quant aux *hirudo pumila* et *hirudo marginata* que M. Trémolière annonce comme des espèces nouvelles dans sa monographie, l'imperfection des figures et des descriptions n'a pas permis de constater si elles diffèrent véritablement des sangsues déjà décrites par Carena et d'autres auteurs. Les commissaires demandent à M. Trémolière de nouvelles recherches sur ces différens points, et votent des remercîmens à ce pharmacien, en l'engageant à perfectionner ses observations. Le rapport est adopté.

MM. Caventou et Chevallier, chargés d'examiner une préparation du sieur Godain, nommée *crème des Sybarites* et destinée à teindre en noir les cheveux, font leur rapport à la section. Il s'agissait de déterminer (d'après la lettre ministérielle accompagnant la demande d'un brevet d'invention pour cette recette), si son emploi était exempt d'inconvéniens pour la santé. Elle contient en effet plusieurs préparations métalliques de plomb, de mercure, avec de l'hydrocyanate ferrugineux de potasse et de l'hydrosulfure de potasse. Les commissaires, tout en admettant l'innocuité de diverses substances contenues dans cette préparation, demandent le renvoi à la section de médecine pour prononcer sur ses effets dans l'application au cuir chevelu et à toute autre partie de l'économie animale. Ils pensent, d'après des recherches faites par M. Rayer sur des animaux, que le sulfure de plomb, artificiel, est sans danger.

Ce rapport donne lieu à des discussions. M. Pelletier pense que, quand même on admettrait le peu de danger du sulfure de plomb, il existe d'autres préparations de plomb, et même de mercure dans la recette ; qui dira que ces mélanges ou ces associations, soit en excès, soit autrement, restent innocens ou ne puissent pas agir sur la peau, ni en être absorbés ?

M. Boullay ajoute que des mains inexpérimentées et empiriques ne pouvant pas bien diriger l'emploi de ces préparations métalliques, il en résulte des accidens ou des abus, en sorte que l'Académie doit se montrer difficile dans l'approbation de ces recettes.

MM. Caventou et Chevallier rappellent cependant que les sulfures de plomb, d'après l'expérience, n'ont causé aucun accident même aux personnes qui en ont pris, et que l'on guérit la colique dite de plomb, au moyen d'eaux sulfureuses ou de solution d'hydrosulfate de potasse.

M. Robiquet appuie le sentiment de M. Boullay, en disant que des coiffeurs emploient le nitrate d'argent cristallisé pour noircir les cheveux, qui en sont même feutrés; il en peut résulter des accidens. M. Planche en cite un exemple chez un individu qui s'était fait ainsi teindre les favoris à l'aide de ce nitrate, et qui en éprouva une inflammation vive avec gonflement à la joue; d'ailleurs si la céruse est parfois employée avec peu d'inconvéniens comme fard pour blanchir la peau, d'autres personnes dont le derme est plus sensible, absorbent, non sans danger, ce carbonate de plomb. M. Lodibert rappelle aussi que Butini a vu des méningites aiguës succéder à l'usage du nitrate d'argent pour noircir les cheveux, et que l'innocuité du sulfure de plomb n'est pas démontrée, opinion également soutenue par M. Virey.

La section ajourne les conclusions du rapport, qui seront modifiées par les commissaires.

A cette occasion, M. Robiquet dit avoir été consulté sur la nature d'une liqueur présentée comme propre à noircir les cheveux; il l'a reconnue pour être une huile volatile de laurier-cerise, ou d'amandes amères, ce qui se rapporte à l'emploi de l'hydrocyanate de potasse de la recette du sieur Godain.

La séance est terminée par une communication de M. Chevallier relative à la production du peroxide de potassium, qui a lieu dans la calcination du nitrate de potasse. Le fait a été bien constaté par M. Bridge de Philadelphie, et M. Chevallier a répété l'expérience. Ce peroxide de potassium dégage de l'oxigène par sa dissolution dans de l'eau.   J.-J. V.

Prix proposé par la Société d'Agriculture et des Arts du département de Seine-et-Oise.

La Société d'Agriculture et des Arts de Seine-et-Oise propose un prix de 500 francs ou une médaille d'or de la même valeur, pour un procédé peu dispendieux, d'un emploi facile, applicable à la destruction des hannetons ou des vers blancs, sans nuire aux végétaux,

Le prix sera décerné dans la séance publique de juillet 1829, et les mémoires devront être adressés avant le 1er. mai, à M. Fremy, secrétaire perpétuel de la Société, à Versailles, rue Duplessis, n°. 15.

BIBLIOGRAPHIE

PHARMACOPÉE RAISONNÉE OU TRAITÉ DE PHARMACIE PRATIQUE ET THÉORIQUE : par N.-E. HENRY, chef de la pharmacie centrale des hôpitaux civils de Paris, membre titulaire de l'académie royale de médecine, de la société royale et centrale d'agriculture, de celle de pharmacie, de Paris, membre honoraire de la société des pharmaciens de l'Allemagne septentrionale, etc., etc.; et G. GUIBOURT, pharmacien, membre de l'académie royale de médecine, de la société de médecine du département de la Seine, de celle de chimie médicale et de pharmacie de Paris, membre honoraire des pharmaciens de l'Allemagne septentrionale, etc. 2 volumes avec planches. Chez J.-S. Chaudé, libraire, rue de la Harpe, n°. 56 et chez Sevalle, libraire, à Montpellier.

PRODROMUS SYSTEMATIS NATURALIS REGNI VEGETABILIS, *sive enumeratio contracta ordinum, generum, specierumque plantarum huc usque cognitarum, juxtà methodi naturalis normas digesta,* auctore AUG. PYRAMO DECANDOLLE, *pars tertia, sistens calyciflorarum ordines* XXVI. Paris, 1 vol. in-8°. prix 12 fr.; chez Treuttel et Würtz, rue de Bourbon, n°. 17, an 1828.

Nous avions vu le second volume de cette grande entreprise du savant Decandolle, se terminer avec l'ordre des rosacées ; ce troisième tome

commence par les calycanthées, près desquelles se trouve rangé le grenadier. Les combrétacées comprennent les arbres qui produisent les
myrobolans, et les *terminalia vernix* (arbre de vernis des Moluques), le
badamier de Madagascar et de l'île de Bourbon, la *poivrea alternifolia*
(*combretum* de Kunth), dite *bejuco de Guayca* sur les rives de l'Oréno-
que, liane donnant une excellente glu ou colle, etc.

Les *palétuviers* et mangliers ou rhizophorées à écorces tannantes viennent ensuite, puis la famille des onagraires, dans laquelle on distingue
les jolies *fuchsia*. M. Decandolle en rapproche avec doute les hydro-
charyes de Link, le *trapa natans* ou macre, et la *bicornis*, que les Chinois
cultivent avec tant de soin près de Canton.

On rencontre ensuite parmi les haloragées, les *myriophyllum*, puis
les tribus des *callitriches*, des *hippuridées*, l'ordre des cératophyllées.

L'auteur rentre dans les salicaires ou lythraires, parmi lesquelles se
distingue le *henné*. L'ordre des tamariscinées, puis la grande famille
des mélastomacées leur succèdent. M. Decandolle dédie au nom de l'illustre Lavoisier la première tribu de celle-ci; on y rencontre les genres de Davy, de Bucquet et autres chimistes.

Nous dirons, au sujet des *melastoma*, que nous avons reçu depuis quelque temps des graines donnant un suc pourpre magnifique, et un liquide
également d'un pourpre éclatant, qui paraissent appartenir évidemment à ce genre d'arbustes : malheureusement ces brillantes couleurs se
salissent et se détruisent bientôt à l'air; mais on pourrait en teindre des
liqueurs, ou des préparations destinées à une prompte consommation.

Au reste, la famille des mélastomées, par l'immense quantité d'espèces voisines qu'elle présente aujourd'hui, est l'une des plus difficiles
à diviser convenablement; M. Decandolle en a fait aussi une étude
particulière.

Les philadelphées (ou syringa), précèdent ensuite la riche famille
des myrtacées, dans laquelle on distinguera la tribu des mélaleucées
donnant des huiles volatiles, telles que le *cajeput*, l'arbre de thé blanc
de la Nouvelle-Galles (*melaleuca genistifolia*), les beaux *eucalyptus* à
résine rouge, les charmantes fleurs des *metrosideros*; puis viennent les
goyaviers, la pomme de Catley (*psidium catleyanum*, de Sabine, *Act.
Soc. horticult. Lond.*, tom. IV, page 315), apportée de la Chine et du
Brésil, les différentes espèces de myrtes, les pimens (1); le *myrtus
caryophyllata* L. (*syzygium*, Gœrtner), le *caryophyllus aromaticus* ou gi-
rofflier véritable, les *eugenia Micheli*, dont le fruit se mange, sous le nom
de cerisier de Cayenne, la *dysenterica*, astringent au Brésil (*myrtus* de
Martius); les fruits de jambos si recherchés dans les Indes Occidentales,
ensuite sont classés les *lecythis ollaria* et autres, comme le zabucaio, la

---

(1) Selon M. Decandolle, le *myrtus pimenta* L. est du genre *eugenia
bay-berry tree*, de Hughes, on Barbad., pag. 145, tab. x. Une variété se
rapporte au *myrtus aromatica* de Poiret.

bertholletia excelsa dont on mange les semences oléagineuses, le couroupi, abricot sauvage de Cayenne, le *grias cauliflora* L., etc.

M. Decandolle passe ensuite aux cucurbitacées, saut qui, à vrai dire, nous paraît brusque; quoi qu'il en soit, le nhandiroba préconisé contre la morsure des serpens, les nombreuses espèces et variétés de courges, melons, concombres, gourdes, citrouilles, pastèques, coloquintes, la *luffa acutangula* des Chinois, ou *dringi* des Hindons, la *beniucasa cerifera* dont le fruit se couvre d'une couche de cire végétale dans l'Inde, la *turia moghado* des Arabes, offrent des fruits ou nourrissans ou employés à divers usages.

Nous ne citerons ni les *Bryonia*, les *elaterium* et *momordica*, ni la *chayota edulis* ou le chocho des îles Antilles, ni le *Kouémé* des nègres, cultivé à l'île Maurice (*fevillæa africana*, Smith), ni le *daligo* des Hindous (*cucurbita farinosa*, Blume), dont les fruits sont remplis de fécule jaune, etc.

Les passiflorées suivent, et l'on connaît un grand nombre de ces grenadilles, soit par leurs belles fleurs, soit pour les fruits mangeables de plusieurs espèces.

Les loasées, les turnéracées, les fouquiéracées précèdent les portulacées, plantes à feuilles épaisses ou succulentes, dites grasses, parfois salines, glabres, croissant dans les terrains rocailleux ou sablonneux. Les paronychiées, ou illécebrées, les crassulacées, autres herbes plus ou moins succulentes, conduisent aux ficoïdées dont le nombre et la variété ont exigé une classification particulière proposée par Haworth et Salm-Dyck. Les cactoïdes et enfin les grossulariées terminent cette savante revue végétale.

Bien qu'on puisse disputer sur l'arrangement ou le classement des ordres et des genres, ou qu'il y ait nécessairement de l'arbitraire à cet égard, personne ne contredira sans doute les éloges que continue de mériter ce travail en quelque sorte gigantesque. Aussi M. Decandolle ne tait point les nombreuses obligations qu'il doit à M. Seringe et à d'autres savans qui concourent à cette belle entreprise.

J.-J. Virey

~~~~~~

Plantes usuelles des Brasiliens, par MM. Auguste de Saint-Hilaire, Ad. de Jussieu et J. Cambessèdes, 13e. livraison, in-4°., ornée de 5 planches. Prix, 5 francs. On souscrit à Paris, chez Grimbert, libraire, rue de Savoie, n°. 14.

Que nous importent, diront quelques lecteurs, les plantes médicinales des Brasiliens? Cependant l'ipecacuanha, le copahu et plusieurs autres médicamens importans naissent dans cette contrée qui recèle encore bien d'autres trésors que ses diamans. Déjà plusieurs végétaux brasiliens sont annoncés en médecine, avec des propriétés remarquables. M. le marquis de Saint-Hilaire a sacrifié sa santé et sa fortune à l'étude de la botanique de ce riche pays. Sa livraison treizième ren-

<div align="center">

XIVe. *Année. — Juillet* 1828.   27'

</div>
~~~~~~

ferme l'*hypericum connatum*, plante astringeante et odorante, utile contre les maux de gorge, et un autre millepertuis employé contre la morsure des serpens venimeux ; la belle *chorisia speciosa*, malvacée cotonneuse, dont l'ouate est usitée dans les arts et l'économie domestique ; l'*helic-teres sacarolha*, malvacée dont la racine adoucissante est préconisée dans les maladies vénériennes, et la *maprounea brasiliensis*, euphorbiacée qui non-seulement donne une couleur noire sur le coton, mais encore qu'on emploie en lavement ou en boisson contre les dérangemens de l'estomac. Les descriptions et les figures de cet ouvrage continuent à mériter le même succès.

J.-J. V.

Berlinisches iahrbuch für die pharmacie, etc., herausgegeben von D^r. Wilhem Meissner; Berlin, 1827, in-18. — Annuaire berlinois, publié par Guillanme Meissner, *pharmacien*, à Halle-sur-la-Saule.

Cet annuaire continue à renfermer des extraits courts et substantiels des principaux travaux relatifs aux sciences pharmaceutiques et chimiques, qui ont paru dans les journaux publiés en différens pays. Nous avons dit que ceux de France fournissaient sans contredit la plus grande partie. Il y a néanmoins quelques mémoires originaux. Ainsi, M. Meissner a fait une analyse chimique de la racine de *tormentilla erecta* L. Voici les résultats qu'il donne de mille grains de cette racine.

Myricine.	2
Cérine.	5 ⅜
Résine.	4 ¼
Tannin.	174
Principe colorant rouge.	180 ½
Idem modifiable.	25 ¼
Principe gommo-extractif avec du tannin et quelques sels calcaires de la plante.	43 ¼
Gomme.	282
Extractif séparé par un alcali.	77
Huile liquide.	quelques traces.
Corps ligneux.	150
Eau en combinaison.	64 ½
Total.	1008 ⅜

Le même auteur a publié des Recherches sur les feuilles d'*uva ursi* (*arbutus*); mais les résultats diffèrent peu de ceux obtenus par MM. Bouillon-Lagrange, Braconnot, Mélandri et Moretti, et le D^r. Runge.

Du reste, M. Meissner a fait connaître aux pharmaciens de la Prusse et du reste de l'Allemagne, les beaux travaux de MM. Henry, Plisson, Tilloy, Robiquet, Braconnot, Vauquelin, Chevreul, Pelletier, Caventou, Bussy, Boullay, Boudet, Planche, Bonastre, Feneulle, Boutron-Charlard, Cadet de Gassicourt, etc. En employant la notice de M. Virey sur le *Rheum australe*, M. Meissner a pourtant oublié d'en citer l'auteur.

J.-J. V.

BULLETIN

DES TRAVAUX DE LA SOCIÉTÉ DE PHARMACIE DE PARIS;

Rédigé par M. ROBIQUET, *secrétaire général, et par une Commission spéciale.*

EXTRAIT DU PROCÈS VERBAL.

Séance du 16 juin 1828.

Le procès-verbal de la séance est lu et adopté.

La société reçoit : 1º. une lettre de M. le secrétaire de la société médico-botanique de Londres, qui annonce l'envoi du premier numéro du journal de cette société en échange du Journal de pharmacie; 2º. deux mémoires écrits en latin sur les questions proposées pour sujet de prix par la société de pharmacie ; ces deux mémoires ont été désignés par les numéros 1 et 2, et seront renvoyés à la commission des prix ; 3º. mémoire de M. Lebreton d'Angers et plusieurs échantillons de produits ; 4º. une note de M. Siret, pharmacien à Provins, sur la préparation du petit-lait.

Renvoyé à MM. Chereau et Henry fils.

La correspondance imprimée comprend, 1º. le Journal de Pharmacie et des sciences accessoires; 2º. le Journal de Chimie médicale et de Toxicologie; 3º. les Annales de l'Industrie française et étrangère ; 4º. les Annales des Mines ; 5º. deux numéros du Journal de Geiger ; 6º. deux numéros du Journal de Brandes ; 7º. un exemplaire de la Nouvelle Pharmacopée de la Hesse Électorale adressé à la société par M. Gaertner : renvoyé à M. Chereau ; 8º. le premier numéro des Transactions de la société médico-botanique de Londres.

M. Robiquet présente : 1º. du nitrate de strontiane an-

27.

hydre dont il avait entretenu la société dans une des précédentes séances : ce nitrate cristallise en octaèdres, décrépite sur les charbons incandescens ; 2°. du cyanure rouge de potassium remarquable par la grosseur et la netteté de ses cristaux, qui sont des prismes à quatre pans terminés par des pyramides quadrangulaires.

M. Boudet fait le rapport suivant sur les séances de l'Institut. M. Soubeiran rend compte des séances de l'Académie de Médecine.

M. Chevallier fait un rapport verbal sur un ouvrage de M. Salaignac, intitulé *Nouvelle analyse de l'eau minérale de Cambo*, et conclut à ce que la Société adresse par l'organe de son secrétaire des remercîmens à l'auteur pour son intéressant travail, et l'invite à lui communiquer les résultats auxquels des recherches nouvelles pourraient le conduire. Ces conclusions sont adoptées.

M. Bonastre lit un mémoire sur les substances végétales trouvées dans l'intérieur des cercueils de momies égyptiennes. Ce mémoire sera imprimé.

M. Robiquet lit la note envoyée par M. Lebreton d'Angers, sur l'analyse des orangettes et la manière d'obtenir la substance nouvelle qu'il a désignée sous le nom d'Hespéridine. Renvoyé à la commission de rédaction.

MM. Henry père et Sérullas présentent M. Gros-Lambert, membre de la légion-d'honneur, chef de la pharmacie centrale des hôpitaux militaires, pour membre résident de la Société.

M. Plisson, aide-pharmacien à la pharmacie des hôpitaux civils de Paris, est également présenté comme membre correspondant par MM. Henry père et Robiquet.

M. Henry fils est chargé de faire un rapport sur les titres de ce candidat ; et M. Fauché est chargé d'un rapport semblable sur M. Gros-Lambert.

MM. Audoin et Milne Edwarts, dans leur mémoire sur l'appareil respiratoire des crabes aquatiques et terrestres, ont dit, non que les uns avaient des branchies et les autres des poumons (erreur commise par nous dans le dernier numéro du journal de pharmacie), mais que tous les crustacés ont des branchies plus ou moins propres à remplir les fonctions d'organes respiratoires dans l'air comme dans l'eau. La mort, plus ou moins rapide des espèces aquatiques exposées à l'air, dépend principalement du dessèchement plus ou moins prompt que leurs branchies y éprouvent; et si les tourlouroux et les autres crabes terrestres peuvent vivre à l'air, c'est qu'ils ont soin de se tenir à l'abri du soleil, et qu'ils possèdent des organes destinés à tenir en réserve la quantité d'eau nécessaire pour entretenir autour de leurs branchies un état hydrométrique convenable.

M. Finot réclame, contre M. Raspail, la priorité de l'invention du procédé pour coller le papier par le moyen de l'amidon.

Le ministre de la guerre adresse tous les renseignemens qu'il a pu recueillir sur les nitrières artificielles, proposées par M. Longchamp.

M. Chevreul, en son nom et en celui de M. d'Arcet, fait un rapport sur un mémoire dans lequel M. Donné propose l'iode et le brôme comme les véritables réactifs des alcalis végétaux, comme pouvant servir à les distinguer les uns des autres avec la plus grande facilité.

MM. les rapporteurs n'ont pas reconnu l'infaillibilité que M. Donné attribue à ces réactifs; mais ayant trouvé que plusieurs des observations de ce jeune chimiste sont intéressantes, que ses expériences sont faites avec beaucoup d'intelligence, ils pensent qu'on doit l'engager à continuer ses travaux.

M. Chevreul profite de la circonstance pour se livrer à des considérations sur les réactifs, sur leur emploi, sur les indications qu'on doit en tirer.

Je me contenterai de donner une idée de la méthode qui, suivant lui, doit présider à l'emploi des réactifs, elle consiste :

1°. A déterminer la nature des principes immédiats qui constituent dans leur composition tant normale qu'anormale, la matière qu'on veut soumettre aux réactifs;

2°. A reconnaître l'action d'un réactif sur chacun des principes de cette matière;

3°. L'action qu'il a sur le liquide, si la matière à examiner est sous cette forme, et sur le résidu de son évaporation ;

4°. Les changemens qu'une exposition à l'air apporte à la matière qui a reçu cette action.

M. Chevreul, après avoir prouvé les avantages de cette méthode, témoigne le désir de voir publier un traité des réactifs, où chacun d'eux serait examiné relativement aux substances qu'il doit faire connaître et relativement à celles qui peuvent masquer ou compliquer les indications du réactif, et où enfin on exposerait avec les détails suffisans, le contrôle à faire subir à chacune de ces indications.

M. Lemery adresse une lettre dans laquelle il revendique la priorité pour la théorie des combustions humaines spontanées, donnée par M. Julia Fontenelle; et à l'appui de sa réclamation, il transmet les opuscules qu'il a publiés en 1805.

M. Cuvier met sous les yeux de l'Académie des dents fossiles d'un tapir gigantesque, trouvées à Saint-Gaudens, département de la Haute-Garonne, plus une molaire inférieure de rhinocéros.

Il fait observer que la seule espèce du genre tapir qui existe aujourd'hui, n'habite que les contrées tropicales de l'Amérique.

M. Dizé soumet à l'examen de l'Académie des échantillons d'une encre indélébile, qu'il juge propre à s'opposer aux contrefaçons d'écriture.

Une compagnie présente des sels marins, épurés dans sa fabrique; elle annonce qu'ils sont d'une qualité supérieure à ceux du commerce, dont cependant ils n'excèdent point le prix.

L'Académie, adoptant les conclusions motivées du rapport fait par la commission chargée d'examiner les pièces du concours pour le prix de statistique, fondé par M. de Monthyon, se décide à décerner ce prix à M. Thomas, auteur d'une statistique de l'île Bourbon.

M. Baudeloque annonce les découvertes qu'il a faites dans l'art de l'accouchement.

Il applique le galvanisme au fœtus pendant le travail de l'accouchement laborieux, pour savoir positivement si le fœtus jouit ou non de la vie.

Dans le cas d'embryotomie, il remplace les instrumens usités par un forceps de son invention, à l'aide duquel il comprime et réduit le volume de la tête et celui du corps du fœtus, à tel point qu'il peut les faire passer par l'ouverture la plus étroite.

M. Villermé lit un rapport dans lequel, à l'aide de renseignemens recueillis pendant huit années par des préfets des départemens, sur la taille des conscrits, il a pu dresser des tableaux qui font connaître la taille moyenne des hommes en France. Ne la trouvant pas très-riche cette taille, il cherche les causes qui dans ce pays contribuent à rapetisser une grande partie de l'es-pèce humaine. Il les trouve dans les guerres de la ré-volution et de l'empire, qui ont fait périr les hommes les plus vigoureux et de la plus haute taille; dans la misère, qui ne produit que des hommes chétifs et qui détermine à faire travailler les enfans avant d'avoir acquis des forces suffisantes, etc.

La commission chargée d'examiner les mémoires en-voyés pour résoudre la question de 1827, relative à la ré-sistance des fluides, a trouvé qu'aucun ne devait obtenir le prix; mais qu'il y en avait un qui, rédigé avec beau-coup d'ordre et de clarté, méritait d'être mentionné ho-norablement dans la séance publique.

Cette commission, au lieu de proposer un sujet de prix de mathématiques pour 1829, conseille de décerner ce prix à celui des ouvrages ou imprimés, ou manuscrits, qui présentera l'application la plus importante des théo-ries mathématiques, soit à la physique générale, soit à l'astronomie, ou qui contiendra une découverte analy-tique très-remarquable. L'Académie adopte.

L'Académie, sur l'avis de la commission pour le prix de médecine et de chirurgie, consent à accorder :

1°. Un prix de 10,000 francs à M. Chervin, pour ses travaux relatifs à la fièvre jaune;

2°. Une somme de 5,000 à M. Heurteloup, pour avoir perfectionné des instrumens lithotriteurs, à condition qu'il publiera ses procédés;

3°. Une médaille d'or, de la valeur de 1000 francs à M. Guthuisen, pour avoir imaginé, en 1813, un instru-ment dans l'intention de broyer la pierre dans la vessie.

On demande une récompense pour M. le docteur Lassin, dont les travaux sont aussi importans que ceux de M. Chervin. L'Académie renvoie cette demande à la commission.

M. Chevreul, rapporteur d'une commission, annonce que cette année une seule découverte a été présentée pour le concours relatif à l'assainissement d'un art ou d'un métier.

Cette découverte consiste dans un encollage qui, contenant un sel déliquescent (l'hydrochlorate de chaux), entretient le fil du tisserand dans une humidité convenable et rend son métier moins insalubre, puisqu'au lieu de l'exercer dans des caves au détriment de sa santé, il peut maintenant l'établir dans des endroits secs et par conséquent très-sains.

M. Chevreul fait observer que cet encollage, quoique vanté par des personnes recommandables, n'est point connu dans plusieurs villes de fabrique, que dans d'autres il a été essayé et abandonné.

La commission a d'ailleurs appris qu'à Lyon et dans les environs de cette ville, on se sert d'un encollage qui ne contient pas d'hydrochlorate de chaux et qui passe pour être excellent.

En attendant qu'elle puisse examiner ce nouvel encollage et le comparer avec l'autre, elle propose de ne point adjuger cette année le prix pour l'assainissement d'un art ou d'un métier. L'Académie consent.

M. Leroy d'Étioles lit, sur l'asphyxie, un second mémoire dans lequel il confirme ce qu'il a dit dans le premier, que l'insufflation de l'air dans les poumons, quoiqu'universellement vantée, offre les plus grands dangers, et s'oppose souvent au succès des moyens employés pour rendre à la vie les noyés.

Il a reconnu que certains animaux peuvent résister beaucoup mieux que d'autres ; mais il suffit qu'elle soit un peu forcée pour déterminer la mort d'un mouton.

NOTE

Sur la matière cristalline des orangettes, et analyse de ces fruits non encore développés, famille des Hespéridées, par M. LEBRETON, pharmacien à Angers.

Ayant eu besoin d'une teinture amère pour un but qu'il est inutile de rappeler ici, j'employai dans sa préparation des orangettes. En filtrant cette teinture j'aperçus un léger dépôt qui d'abord fixa mon attention; mais il y en avait si peu qu'il me fut impossible de faire aucune expérience : dès-lors je formai le dessein de tenter quelques recherches sur les orangettes.

Je mis donc de nouveau des orangettes entièrement vertes d'un diamètre de six lignes à un pouce dans de l'alcool à 22° B.; le vase qui les contenait resta dans mon officine à la température de l'atmosphère. Trois semaines après je vis une poudre former une couche très-mince au fond du vase; plus tard le dépôt s'augmenta. Désirant connaître le terme de cette formation, j'abandonnai le tout à lui-même plusieurs mois; enfin j'ouvris le bocal, je filtrai la liqueur, et j'enlevai les orangettes avec beaucoup de précaution pour ne pas détruire de petits corps de forme arrondie qui étaient à leur surface : en effet les oranges présentaient çà et là des plaques d'un blanc jaunâtre, tantôt très-minces, tantôt assez renflées pour former la moitié d'une petite sphère; quelques-unes d'entre elles étaient entièrement rondes et nageaient dans le dépôt; du reste la masse de dépôt formait une espèce de magma qui fut jeté sur un filtre et lavé avec de l'alcool de même densité.

J'examinai dabord à la loupe les petits corps, qui affectaient la forme géodique : ils pouvaient avoir d'une à deux lignes de diamètre, et présentaient dans leur intérieur une réunion de cristaux qui avaient pour base la circonférence de cette petite géode, et dont les sommets venaient se réunir au point de centre.

La portion qui restait sur le filtre était composée de parties très-divisées qui néanmoins laissaient apercevoir

à l'œil armé d'une loupe quelques rudimens d'une cristallisation détruite; sa couleur était d'un blanc sale; sa
saveur, dabord nulle, donnait un sentiment d'amertume
un instant après. Cette substance mise en contact avec
l'acide sulfurique concentré développait quelquefois une
belle couleur rouge; ce phénomène au contraire arrivait
régulièrement lorsqu'on agissait sur les parties de forme
sphérique avec le même acide : je me suis assuré que
cette différence d'action venait de ce qu'elles étaient unies
à une matière particulière comme nous le verrons plus bas.

Cette substance, soumise à l'action de l'alcool bouillant, fut dissoute presqu'en entier. L'alcool avait acquis
une couleur jaune verdâtre, sa saveur était amère.
Filtré chaud, il abandonna par le refroidissement la plus
grande partie de ce qu'il tenait en dissolution; cette
substance alors n'avait plus le même aspect qu'auparavant, elle présentait une cristallisation mamelonée;
chaque mamelon était formé de petites aiguilles réunies
elles-mêmes en faisceaux isolés les uns des autres, semblables à la disposition des étamines qui caractérise la
polyadelphie de Linné. L'ensemble de chaque groupe
offrait à l'œil une cristallisation radiée, divergente, mais
dont la base était par conséquent opposée à celle déjà
observée à la loupe, ce qui, je crois, n'a point encore été
remarqué jusqu'à présent.

La teinture alcoolique qui avait servi d'eau mère, fut
évaporée aux deux tiers à une très-douce chaleur; pendant l'évaporation, de petites plaques de couleur verte
vinrent surnager le liquide, elles étaient onctueuses au
toucher et avaient quelques-unes des propriétés de la
graisse; elles furent séparées pour être examinées ensuite.
La liqueur donna une nouvelle masse cristalline dont la
couleur jaune verdâtre se nuançait de brun sur ses bords
les plus externes, ces cristaux furent réunis à ceux obtenus dans l'opération précédente; j'employai pour les
purifier des cristallisations répétées et des macérations
à l'eau froide; mais d'un autre côté ces purifications
nombreuses qui sont indispensables pour les obtenir
purs influèrent singulièrement sur leur forme primitive,
qui n'offrit plus que des houppes soyeuses presque
invisibles.

La matière cristalline des oranges ainsi purifiée est blanche, brillante, satinée, sans odeur, ayant une saveur amère. A cet égard, je dois entrer dans quelques détails et répéter avec M. Pelletier, ce qu'il dit du piperin dans une circonstance semblable. D'après mes observations, la saveur amère que l'on trouve ici n'appartient point à la substance cristalline des oranges, mais à la matière très-amère qui l'accompagne et avec laquelle elle est tellement unie qu'il devient comme impossible de la séparer; j'appuie ce raisonnement :

1°. Sur ce que la matière amère pure donne avec le persulfate de fer une couleur particulière qui est le brun rouge très-foncé;

2°. Que la matière cristalline impure donne aussi cette couleur, mais moins prononcée avec le même réactif.

3°. Enfin que la substance que je présente comme pure autant que possible et dont l'amertume est sensiblement diminuée par les lavages, donne aussi avec le même sel de fer une teinte encore plus affaiblie que les précédentes.

Cette substance exposée a un feu supérieur à 109 (1) du thermomètre centigrade, se fond et prend l'aspect d'une résine transparente d'une couleur jaune fauve, imitant la résine copal; elle est idioélectrique par frottement.

Fondue ainsi avec ménagement et reprise par l'alcool, elle n'a plus la propriété de cristalliser, mais elle acquiert une saveur sucrée tout en conservant son amertume.

Si l'on opère sa fusion dans une capsule d'argent, en poussant le feu, aussitôt les bords du vase sont recouverts comme d'un vernis jaune d'or qui ne peut être attribué qu'à un principe volatil.

Chauffée fortement dans un tube dont l'extrémité est tirée à la lampe, elle se décompose à la manière des substances végétales, sans donner aucune trace d'ammoniaque, et laissant un charbon volumineux.

En contact avec les charbons ardens, elle brûle en

____

(1) Température à laquelle le soufre entre en fusion d'après l'ouvrage de M. Thenard.

répandant beaucoup de fumée et une légère odeur aromatique.

L'éther sulfurique, soit froid, soit bouillant, est absolument sans action sur elle.

L'alcool froid mis en contact pendant vingt-quatre heures et agité souvent en dissout des traces, à chaud il la dissout très-bien ; cependant il en abandonne une partie par le refroidissement. L'eau ne précipite point les solutions alcooliques de cette substance, elle y occasione seulement un louche peu marqué qui doit être attribué à la substance elle-même qui déjà se dépose sous forme cristalline.

L'eau froide n'exerce aucune action sur la matière cristalline des oranges, aussi est-elle préférable à tout autre véhicule pour enlever le principe amer qu'elle dissout bien.

Six cents parties d'eau bouillante en dissolvent dix parties ; par le refroidissement les $\frac{6}{10}$ se précipitent subitement en flocons composés d'aiguilles très-déliées, et la liqueur reste toujours transparente. Portant de nouveau le liquide à l'ébullition, la solution a lieu et présente les mêmes caractères ; si l'on prolonge l'ébullition, la substance abandonne le liquide qui ne peut plus la dissoudre, et vient à sa surface former une couche mince mais opaque ayant l'aspect de la cire.

Les solutions aqueuses et alcooliques de cette substance sont sans action sur les couleurs bleues végétales.

Les alcalis la dissolvent et la rendent miscible à l'eau. L'acide sulfurique étendu n'a point d'action sur elle ; lorsqu'il est concentré il lui fait prendre une couleur jaune orangé qui se change ensuite en un rouge éclatant ; douze heures après, de tout cet aspect il ne reste plus qu'une teinte couleur rouille.

La couleur rouge disparaît aussi par l'addition de l'eau, la liqueur alors devient jaune pâle. Lorsqu'elle est fondue avec précaution comme nous l'avons dit plus haut, elle conserve encore la propriété de rougir avec le même acide.

Traitée par l'acide nitrique à froid, il se développe d'abord une couleur jaune roussâtre qui passe ensuite au jaune orangé et persiste assez long-temps ; à chaud il la dissout, la liqueur devient successivement rouge brun, puis jaune pâle, il y a formation d'acide oxalique et d'un peu de matière jaune amère.

L'acide hydrochlorique concentré lui donne une couleur jaune verdâtre qui disparaît en ajoutant de l'eau, au milieu de laquelle on voit bientôt nager la matière non dissoute, car cet acide ne l'attaque pas sensiblement.

L'acide acétique cristallisable agit lentement à froid; mais aidé de la chaleur, il la dissout, l'eau ne trouble pas cette solution qui donne des cristaux mamelonés par une évaporation spontanée.

Les huiles essentielles et les huiles fixes ne paraissent pas avoir une action bien sensible, soit à froid, soit à chaud.

L'acétate et le sous-acétate de plomb ne précipitent pas les solutions aqueuses de cette substance, la solution alcoolique d'acétate de plomb n'agit pas non plus lorsqu'elle est dissoute dans l'alcohol.

Enfin le persulfate de fer donne un précipité rouge brun ou plutôt une couleur particulière difficile à rendre sensible par les expressions (1).

En lisant ce qui vient d'être exposé on a dû remarquer que j'avais soumis la matière cristalline des orangettes aux mêmes réactifs que ceux employés par M. Pelletier, pour distinguer l'olivile; ayant trouvé quelques rapports entre ces deux principes immédiats des végétaux, j'ai pensé que le moyen le plus exact pour bien caractériser la substance qui nous occupe était de la comparer avec celle qui en approche le plus.

Le principe cristallisable des oranges comme on le voit par l'action des réactifs se rapproche de l'olivile, du piperin, et de la caryophylline par quelques-unes de ses propriétés; mais aussi il s'en éloigne par des caractères bien prononcés qui ne permettent pas de le confondre avec aucun d'eux et qui en font par cela même un corps d'une nature particulière. Cette substance qui

---

(1) Depuis la lecture de cette note, M. Bonastre annonce avoir reconnu à l'hespéridine la propriété d'être phosphorescente dans l'obscurité par une légère chaleur, et celle de rougir d'abord par l'acide nitrique, puis de prendre une teinte verte foncée.

se trouve indistinctement dans les fruits du *citrus medica acida*, *medica cedra*, *citrus aurantium*, etc., et même dans le support de ces fruits, paraît être généralement répandue dans toute la famille des hespéridées. Je propose donc de la désigner sous le nom d'*hespéridine*, du mot hespéridées donné à cette famille des dicotylédones polypétales hypogynes.

Mon intention étant d'examiner le liquide dans lequel l'hespéridine s'était déposée, j'ai fait cet examen comme recherche préparatoire, et son résultat ne m'a rien donné de particulier qui n'ait été retrouvé dans l'analyse que je vais décrire ; cependant j'ai dû renoncer à la publication de ce travail, parce qu'il ne pouvait répondre à la question suivante, qui n'est pas sans quelque intérêt.

« L'hespéridine existe-t-elle dans les orangettes telle » que je l'ai obtenue, ou n'est-elle que le résultat de la » combinaison d'un principe particulier avec l'alcool, » combinaison qui aurait pu avoir lieu par le séjour pro- » longé de ces fruits dans ce véhicule ? »

Pour résoudre cette question, il était indispensable d'analyser des oranges sur lesquelles on n'eût point encore expérimenté : si je parvenais à isoler l'hespéridine, par un procédé chimique autre que celui déjà publié, dès lors son existence n'était plus douteuse, et elle pouvait prendre rang parmi les nombreux produits immédiats des végétaux qui n'ont aucune action sur les couleurs bleues végétales.

Sans vouloir tracer ici les nombreux essais auxquels je me suis livré pour découvrir cette substance, je dirai seulement que les oranges ont été divisées mécaniquement en trois parties.

1°. La partie verte remplie d'un grand nombre de glandes vésiculaires pleines d'huile essentielle ; .

2°. La portion blanche médullaire ;

3°. La pulpe ou partie charnue composée d'un grand nombre de cellules renfermant le suc acide.

Dans cette analyse partielle de l'orange, j'ai reconnu que la partie blanche spongieuse était le foyer occupé par l'hespéridine : il ne s'agissait plus que de l'extraire ; j'en trouvai le moyen dans l'analyse de la réglise par M. Robiquet. On sait que cet habile chimiste parvint à séparer une matière cristalline en traitant l'infusion de cette racine par le vinaigre distillé; c'est aussi à l'aide de ce procédé et de quelques autres données que l'hespéridine fut isolée des autres principes qui l'accompagnent.

Quoique cette substance soit répandue dans toute la famille des hespéridées (1), j'ai pensé qu'il serait plus convenable de n'employer ici qu'une même espèce de fruits; j'ai donc choisi l'orange riche-dépouille, *citrus aurantium multiflorum*, et parmi les nombreuses variétés de l'orange amère, *citrus bigaradia*.

Traitement par l'alcool froid.

Une certaine quantité de ces fruits entièrement verts, d'une moyenne grosseur, ont été divisés par tranches minces à l'aide d'une lame d'argent, et soumis à l'action de l'alcool rectifié pendant trente-six heures; le liquide fut décanté, il avait une belle teinte verte. J'ajoutai une nouvelle dose d'alcool et continuai ainsi ce traitement jusqu'à ce que l'alcool ne parût plus coloré.

Toutes ces liqueurs réunies avaient une couleur verte jaunâtre; la saveur était acre, piquante et surtout très-amère. Je filtrai et fis concentrer dans un appareil distillatoire; après avoir retiré les deux tiers du liquide, ce qui était dans la cornue se troubla, des flocons globulaires d'un vert foncé nageaient dans la liqueur; quelques instans après j'arrêtai l'opération.

Le produit de la distillation était aromatique; il devenait blanchâtre par son agitation dans l'eau et donnait des preuves non équivoques de la présence d'une huile essentielle.

Ce qui restait dans la cornue rougissait fortement le papier tournesol; je le mis à part. Auparavant j'en séparai les flocons globulaires; ils avaient pris de la consistance et étaient imprégnés d'huile volatile. Pour les en priver

---

(1) Le fruit de l'oranger doux, *citrus aurantium* et *citrus aurantium hierocunthium*, en contient tellement, qu'il suffit de faire couler avec une légère pression la lame d'un instrument tranchant sur la partie blanche, pour en exprimer l'hespéridine, qui se dépose sous forme d'un suc laiteux à la manière des euphorbes.

je les traitai par des lavages à l'eau pure et bouillante ; pendant cette opération il se dégagea une odeur particulière qui avait quelque rapport avec celle des plantes antiscorbutiques. Je filtrai l'eau du lavage plusieurs fois, néanmoins elle resta trouble ; mise à siccité, elle donna pour résidu une substance brune, sèche, qui s'enlevait par écailles, soluble dans l'alcool, insoluble dans l'eau, et répandant beaucoup de fumée en brûlant. Je la regardai comme de l'huile volatile résinifiée par l'action de l'air et du calorique.

La matière verte restée sur le filtre était soluble dans l'alcool et l'éther, l'acide sulfurique ne l'altérait point, elle avait tous les caractères que MM. Pelletier et Caventou ont reconnues à la chlorophylle.

J'examinai aussi la capsule d'argent dans laquelle j'avais opéré : l'intérieur était entièrement noir ; d'après cet indice, soupçonnant la présence du soufre, j'entrepris quelques expériences qui changèrent en certitude mes doutes sur ce point. On sait (*Journ. de Pharm.* ; *année 1822*), que M. Planche a reconnu l'existence du soufre dans les fleurs de l'oranger ; dans cette circonstance ayant pris pour guide ce chimiste distingué et répété une partie de ses expériences, je me dispenserai d'entrer dans de plus grands détails à cet égard.

Traitement par l'alcool bouillant.

Les oranges dans l'opération précédente avaient perdu leur couleur verte ; reprises par l'alcool bouillant jusqu'à épuisement, celui-ci prit une couleur jaune ; filtré bouillant, il se troubla en se refroidissant, et laissa déposer une poudre dont la couleur était la même que celle du liquide. Je concentrai cette solution alcoolique au bain-marie, la chaleur lui rendit sa transparence première ; vers la fin de cette opération, des gouttelettes verdâtres vinrent recouvrir sa surface ; elles se solidifièrent un peu par l'abaissement de température : je les enlevai facilement pour les examiner ensuite. Cette solution alcoolique, ainsi privée de matière grasse, fut ajoutée à celle obtenue dans le traitement précédent.

L'extrait provenant de ces teintures réunies et évaporées était tenace, visqueux, d'une couleur tirant sur le vert, d'une saveur amère; je l'introduisis dans un flacon et l'agitai long-temps avec l'éther. Celui-ci se colora en vert; filtré et soumis à une évaporation spontanée, il donna, en petite quantité, une substance grasse, semblable à celle obtenue plus haut.

Dans ce traitement par l'éther, j'avais privé l'extrait de matière grasse, sa couleur verte avait disparu pour faire place à une teinte brune très-foncée, il conservait sa saveur amère et son acidité; je l'additionnai d'eau et le fis bouillir pour en chasser l'éther; repris de nouveau par l'eau pure, une portion de cette liqueur fut essayée par les réactifs suivans :

1°. Elle rougissait la teinture du tournesol;

2°. Le persulfate de fer colorait la liqueur en rouge brun foncé;

3°. Le proto-sulfate de fer, même couleur, mais moins intense ;

4°. Le sulfate de cuivre y déterminait une coloration vert émeraude;

5°. L'ammoniaque donnait à la liqueur une couleur safranée très-prononcée;

6°. L'hydrochlorate d'or précipitait en rouge brun clair;

7°. La gélatine et l'albumine n'avaient aucune action.

Je précipitai l'autre portion de la liqueur par l'acétate de plomb neutre; le dépôt recueilli sur un filtre, et lavé avec soin, fut délayé dans l'eau et décomposé par un courant d'hydrogène sulfuré; la liqueur débarrassée du sulfure de plomb fut amenée en consistance d'extrait; mis en contact avec l'alcool rectifié, celui-ci n'en put dissoudre qu'une partie, et laissa une matière blanche sur laquelle je reviendrai.

D'après l'action des réactifs, soupçonnant la présence de l'acide gallique, la dissolution alcoolique fut évaporée à siccité, et traitée par l'éther. Celui-ci par son évaporation donna un acide qui précipitait en noir le persulfate de fer; il y en avait si peu, que je n'ai pu l'obtenir cristallisé, les réactifs seuls m'ont indiqué son existence.

L'extrait ainsi privé d'acide gallique fut dissout dans

l'eau pure ; l'ayant rapproché, je le portai dans une étuve à la température de 20 à 25 degrés ; au bout de douze heures on ne voyait encore aucun indice de cristallisa-tion ; je prolongeai le séjour avec les mêmes conditions, et ce n'est qu'après un même laps de temps qu'on vit de nombreux cristaux. Cette masse cristalline abandonnée à elle-même attirait l'humidité ; une portion devint déliqui. Je séparai les cristaux, qui conservaient une couleur brune ; lavés et purifiés par une nouvelle cristallisation, ils étaient parfaitement blancs. Leur solution rougissait les couleurs bleues végétales, donnait avec l'eau de chaux un sel insoluble, mais ne décomposait point les sels calcaires, dont les acides minéraux sont un des principes constituans ; enfin une certaine quantité de potasse ajoutée de manière à ce que l'acide fût toujours en excès ne produisit aucun précipité cristallin ; tous ces caractères me convainquirent que c'était de l'acide citrique.

La portion déliquescente de laquelle on avait enlevé l'acide citrique, était légèrement colorée en brun, d'une saveur très-acide, précipitait les eaux de chaux et de baryte sous forme de flocons solubles dans un excès de la liqueur, et se comportait comme de l'acide malique ; c'est probablement à la présence de cet acide qu'il faut attribuer la difficulté que j'ai eue de faire cristalliser l'acide citrique.

La portion blanche insoluble dans l'alcool dont j'ai parlé plus haut, rougissait aussi le tournesol, se dissolvait dans l'eau, donnait par l'oxalate d'ammoniaque un précipité soluble dans les acides sans effervescence ; une portion de ce précipité, calcinée, a laissé une masse blanche ayant les propriétés du carbonate de chaux ; c'était du malate de chaux.

La solution aqueuse de l'extrait alcoolique qui avait été précipité par l'acétate de plomb, conservait une couleur brune, quoique ce dernier eût été employé en excès. Elle fut également soumise à l'action de l'hydrogène sulfuré ; filtrée pour en séparer le sulfure de plomb, elle donna par son évaporation à siccité un extrait d'une saveur très-amère, et d'une couleur encore plus foncée que le liquide qui l'avait produit. C'est après bien des essais infructueux que je traitai cet extrait avec succès par le vinaigre distillé : il fut donc délayé dans le vinaigre pur, la liqueur se troubla aussitôt ; en l'exposant aux rayons solaires, on vit distinctement une poudre blanche brillante réfléchir la lumière. Le vase qui la contenait étant posé dans un lieu où il pouvait être examiné sans lui donner aucun mouvement, fut laissé dans un parfait repos ; quelques heures après, la poudre brillante se réunit en flocons au centre desquels on remarquait un point blanc ; il s'en forma ainsi dans toutes les parties du liquide, et même à sa surface. Peu à peu ces points augmentèrent en grosseur, 8 à 10 jours après les plus volumineux pouvaient avoir une demi-ligne de diamètre; à l'aide d'une bonne loupe ils offraient une multitude de cristaux radiés, divergens, absolument semblables à ceux observés dans mon premier travail, mais d'une dimension bien plus petite. Au bout de quelques jours la liqueur étant parfaitement transparente, je jetai le tout sur un filtre : cette substance composée de petits grains jaunâtres et encore humide ressemblait assez au sucre de raisin ; elle fut soumise à de nombreux lavages pour la purifier ; je parvins à diminuer son amertume sans la faire disparaître en entier. Ainsi obtenue sous forme de poudre blanche et dissoute de nouveau par l'alcool à 36°, après une évaporation spontanée, elle donna pour résultat une cristallisation géodique qui avait tous les mêmes caractères que ceux décrits dans ma précédente notice.

Je me suis assuré qu'elle n'était point à l'état d'acétate en la triturant avec l'acide sulfurique concentré. C'est aussi à son insolubilité qu'il faut attribuer sa facile obtention, insolubilité qui se manifeste aussitôt qu'on met l'extrait en contact avec un véhicule (1) qui peut dissoudre seulement la matière amère.

La liqueur au milieu de laquelle l'hespéridine s'était déposée, fut additionnée d'eau et soumise à l'ébullition pour vaporiser l'acide acétique qu'elle pouvait retenir. Cepen-

---

(1) Le vinaigre n'est pas le seul agent au moyen duquel on puisse obtenir l'hespéridine, l'eau, l'acide sulfurique très-affaibli peuvent aussi être mis en usage, mais on doit accorder la préférence au vinaigre, qui donne des produits mieux cristallisés.

dant elle en conserva toujours un peu, appréciable seulement au papier tournesol. Amenée en consistance d'extrait, sa couleur était brune, sa saveur amère ; insoluble
dans l'éther, soluble dans l'eau et l'alcool, avec les sels
de fer, de cuivre, l'ammoniaque et la gélatine, elle présentait les colorations dont j'ai déjà parlé : cette action
était si prononcée qu'il est impossible de ne pas admettre
ce principe amer comme l'auteur de ces phénomènes.
Cette substance, qui d'ailleurs a quelque analogie avec le
tannin, doit être regardée comme la partie active des
oranges. C'est à elle qu'elles doivent leur propriété
tonique et excitante concurremment avec l'huile volatile.

Les orangettes, après avoir été épuisées par l'alcool
froid et bouillant, furent soumises à l'action de l'éther
très-pur, et ne cédèrent rien à ce véhicule.

Examen de la matière grasse.

La matière grasse obtenue par l'éther et l'alcool bouillant, était d'une couleur verte foncée. Cette couleur, loin
d'être constante, variait du blanc sale au jaune citron,
selon qu'elle était extraite soit de la portion blanche de
l'orange, soit de la portion charnue renfermant le suc
acide ; elle avait une saveur âcre due à de l'huile volatile
qu'elle retenait ; lavée plusieurs fois à l'alcool froid, elle
lui communiqua sa saveur et une partie de la chlorophylle qui la colorait. Cette substance alors était jaunâtre, d'une consistance molle, grasse et onctueuse au
toucher ; exposée au feu elle brûlait en répandant une
odeur analogue à celle qu'exhalent les corps gras placés
dans une même circonstance ; avec la potasse elle donnait
un savon coloré soluble dans l'eau.

Traitement par l'eau.

Les divers traitemens par l'alcool avaient fait perdre
aux oranges leur couleur verte, elles étaient parfaitement blanches : leur contexture sans être cornée résistait
sous la dent ; elles n'avaient plus leur élasticité et se bri-
saient facilement par la pression.

Je les fis bouillir dans l'eau jusqu'à épuisement, elles
se gonflèrent considérablement, la décoction moussait

par l'agitation, précipitant abondamment par l'alcool; évaporée, elle donna un résidu qui se comportait comme
la gomme : car, traité par l'acide nitrique, il produisit une
poudre blanche qui jouissait des propriétés de l'acide
mucique.

Les oranges ainsi traitées ne formaient plus qu'une
bouillie sur laquelle l'eau bouillante n'avait plus d'action; néanmoins elles continuaient à se gonfler un peu.
Je recherchai inutilement la bassorine, pensant qu'elle
pouvait être la cause de ce phénomène. Une portion
de ce résidu traitée par une solution de sous-carbonate
de potasse, après une demi-heure d'ébullition, fut filtrée,
saturée par l'acide hydrochlorique, il y eut un précipité
peu abondant, de couleur brune, qui n'avait rien de ce
qui distingue l'ulmine et l'acide pectique : ce précipité
se gonflait sur les charbons ardens et répandait une
odeur de corne brûlée. Je le regardai comme une matière végéto-animale, et nous verrons plus bas que
c'était réellement de l'albumine unie à une petite quantité
de gomme.

Ces fruits ainsi épuisés ne présentaient plus que de la
fibre végétale.

Dans l'intention de constater la présence de certains
corps dont il a déjà été question, tels que le soufre et
l'albumine, j'introduisis dans une cornue tubulée de
petites oranges divisées, je les fis macérer dans l'eau pure
pendant douze heures; je retirai une partie du liquide,
filtré et évaporé, il s'en s'épara des flocons grisâtres, qui
décomposés dans un tube ramenèrent au bleu le papier
de tournesol rougi par un acide : c'était de l'albumine
coagulée.

J'opérai ensuite la distillation : j'obtins un produit
qui n'avait aucune action sur les couleurs bleues végétales; il devient presque inutile de dire qu'il était fortement chargé d'huile essentielle, ce fait étant connu depuis
long-temps; aussi n'est-ce que pour suivre la marche de
cette analyse que j'en fais mention, ainsi que de l'acide
citrique, qu'on retirait uniquement de ces fruits jusqu'à
ce qu'on connût le beau travail de M. Tilloy sur les
groseilles.

J'avais eu soin de placer à la voûte de la cornue un

linge imbibé d'acétate de plomb; il était devenu noir pendant le cours de la distillation, ce qui ajoute encore à la conviction que j'avais de l'existence du soufre.

Le décoctum de la cornue, après avoir été filtré, donnait avec les réactifs déjà cités les mêmes phénomènes observés. De plus,

1°. L'hydrochlorate de baryte. . . . . } y déterminaient un précipité insoluble dans l'acide nitrique, le dernier soluble dans l'ammoniaque;

2°. Le nitrate d'argent.

3°. L'oxalate d'ammoniaque donnait un précipité abondant, soluble dans l'acide nitrique;

4°. L'alcool ioduré n'occasionait aucune coloration;

5°. Enfin l'alcool rectifié produisait des flocons blanchâtres solubles dans l'eau.

Je ne dirai rien de l'examen que j'ai fait du décoctum évaporé, ce serait rentrer dans le cercle que je viens de parcourir.

Il restait encore à connaître les substances minérales que les oranges pouvaient contenir. J'en incinérai une certaine quantité avec beaucoup de difficultés : la portion des cendres soluble dans l'eau a fourni du sous-carbonate de potasse, du sulfate et de l'hydrochlorate de la même base; la portion soluble dans l'acide hydrochlorique faible a donné des sous-carbonate et phosphate de chaux et des traces de fer; enfin un résidu insoluble dans les acides puissans fut regardé comme de la silice.

Les carbonates alcalins trouvés ici proviennent sans doute des citrates et malates de potasse et de chaux décomposés pendant l'incinération.

En résumé les orangettes contiennent :

1°. Une huile volatile;

2°. Du soufre;

3°. De la chlorophylle;

4°. Une matière grasse;

5°. Un principe particulier cristallisable (hespéridine);

6°. Un principe amer astringent, contenant des traces d'acide gallique et ayant quelque analogie avec le tannin;

7°. Des acides { citrique;
malique;

8°. Des citrates et malates { de chaux
et de potasse;

9°. De la gomme;

10°. De l'albumine :

11°. Du ligneux;

12°. Des sels minéraux, des traces de fer et de silice.

Conclusion.

On peut conclure de ce travail : 1°. que l'hespéridine n'est point, comme on pouvait le penser, le résultat d'une combinaison qui aurait eu lieu par le séjour prolongé de ces fruits dans l'alcool et à laquelle le dernier aurait pu concourir;

Qu'elle existe dans les orangettes (1) et qu'elle peut en être extraite au moyen d'un procédé chimique;

2°. Que non-seulement, on peut l'obtenir en aiguilles affectant une forme mamelonnée, et cela en suivant le procédé que je vais décrire, mais encore sous la forme d'une poudre blanche ayant quelque rapport par son aspect avec la fécule, en plongeant les oranges dans le vinaigre;

3°. Enfin qu'elle peut être regardée comme une matière particulière, neutre et cristallisable.

Procédé pour obtenir l'hespéridine.

La méthode analytique que je viens de décrire, m'a paru convenable pour extraire quelques principes de l'orange; mais cette marche peut être modifiée, si l'on se propose seulement l'extraction de l'hespéridine.

L'expérience m'a appris qu'en faisant macérer des orangettes dans l'alcool à 22° et mieux encore dans le vinaigre distillé, on pouvait se procurer de l'hespéridine dans l'espace de quelques mois, et surtout qu'on abrégeait infiniment ce temps en agissant sur la partie blanche de ces fruits avec le dernier véhicule. Sans avoir recours à ces opérations toujours très-longues, il se présente plusieurs procédés; je décrirai de préférence celui au moyen duquel on obtient constamment l'hespéridine

---

(1) Je me suis assuré que l'hespéridine existait dans les oranges parvenues à maturité.

cristallisée. Ce procédé est basé : 1°. sur ce que l'hespéridine occupe spécialement la partie blanche spongieuse; 2°. sur ce qu'elle est insoluble dans l'eau et dans l'alcool froid, qu'elle se dissout, au contraire, très-facilement à cette température dans ces deux liquides lorsqu'elle est alliée à la matière amère, et que la solution n'est pas très-concentrée.

« Après avoir enlevé soigneusement la partie verte des
» orangettes à l'aide d'une lame d'argent, je sépare la
» portion blanche, et rejette l'intérieur comme inutile,
» j'épuise cette portion blanche par l'eau pure à la tem
» pérature de 25 à 30 centigrades; j'obtiens par la filtra
» tion une liqueur brune très-amère, je fais évaporer
» aux trois quarts, je sépare les flocons d'albumine qui
» se sont précipités. L'acide malique contenu dans ce
» liquide est saturé par l'eau de chaux, et le tout est
» amené en consistance sirupeuse; je traite à plusieurs
» reprises cet extrait par l'alcool à 40°; il se forme un
» précipité abondant composé de gomme, d'un peu d'al
» bumine, de malate de chaux, et de matière brune
» amère. (Ce procédé a un grand avantage, c'est de déco
» lorer la liqueur salie par la matière brune qui se trouve
» entraînée par la gomme.) Je filtre la liqueur alcoolique
» et je termine l'évaporation à l'étuve; j'obtiens ainsi
» un extrait très-amer, d'un aspect grenu. S'il est riche
» en hespéridine, il ne s'agit plus que de l'introduire
» dans un flacon, et de le mettre en contact avec vingt
» fois son poids de vinaigre distillé; on agite légèrement
» le vase, pour faciliter la solution du reste. On le laisse
» dans un parfait repos; l'hespéridine ne tarde pas à se
» déposer d'abord sous forme de poudre blanche, qui
» bientôt se réunit pour former des groupes mamelonnés;
» quelques jours après, ils ont assez de consistance pour
» être enlevés et purifiés par des lavages. Si l'on désire
» avoir la matière amère exempte d'acide acétique, au
» lieu d'employer le vinaigre, on traitera l'extrait par
» l'eau en observant les mêmes conditions. »

PARIS.—IMPRIMERIE DE FAIN, RUE RACINE, N°. 4,
PLACE DE L'ODÉON.

JOURNAL

DE PHARMACIE

ET

DES SCIENCES ACCESSOIRES.

N°. VIII. — 14ᵉ. *Année.* — Aout 1828.

EXPÉRIENCES

Sur la racine de Manioc et sur le suc du Iatropha Curcas,
par E. Soubeiran.

Le peu d'expériences que j'ai pu faire sur la racine
de manioc, ont été faites sur trois onces de suc de la
racine, et sur un peu de racines sèches. Cette petite
quantité ne m'a pas permis d'obtenir des résultats bien
satisfaisans. J'ai pu reconnaître une abondante proportion
de fécule, un peu de sucre incristallisable, et une matière
que j'appellerais avec les auteurs de l'osmazôme végétale, si je ne la croyais plutôt le produit de l'action continue de l'air et du feu, sur quelque partie extractive
du suc.

Le principe toxique de cette racine est volatil, comme
tous les auteurs s'accordent à le dire. M. Pelletier,
dont l'habileté est bien connue, avait à sa disposition

une petite quantité d'eau distillée de manioc. Il avait bien voulu s'occuper avec moi d'examiner sa nature ; mais la proportion de matière vénéneuse était si petite, qu'il nous a été impossible d'en tirer parti. Voici tout ce que nous avons pu observer.

Le principe volatil de la racine de manioc a, par son odeur, une grande analogie avec l'eau distillée des amandes amères. Cependant il ne paraît pas contenir d'acide prussique. Nous l'avons étudié comparativement avec de l'acide hydrocyanique très-étendu, et avec de l'eau distillée de laurier-cerise, et nous nous sommes assurés que si les réactifs les plus sensibles accusent dans cette dernière la présence de l'acide prussique, il en est tout autrement de l'eau distillée de manioc.

Du suc de Iatropha Curcas.

J'ai pu disposer d'une demi-bouteille de suc de iatropha curcas, obtenue pár des incisions faites à la tige , et d'une certaine quantité du même suc évaporé au soleil en consistance d'extrait. Le suc laiteux du iatropha se présente sous l'aspect d'un liquide laiteux, d'un rose sale, qui se sépare par le repos en deux couches distinctes, l'une formée d'un suc rouge et transparent, et l'autre d'un dépôt opaque et mou.

L'extrait de iatropha réunit tous les caractères du suc. Comme lui, il est sans odeur ; sa saveur est très-fortement astringente, et produit sur les lèvres une sensation de stypticité toute particulière. Je lui ai reconnu absolument les mêmes propriétés qu'au suc lui-même. Ce qui va suivre, s'applique donc à l'un et à l'autre produit.

L'alcool et l'eau partagent le suc du iatropha en deux produits semblables par l'un et l'autre véhicule. C'est une liqueur d'une couleur rouge brune, qui représente

la partie claire du suc, et une matière floconneuse insoluble. Celle-ci se sépare sous une apparence remarquable. A peine l'extrait a-t-il le contact de l'eau, que sa
surface blanchit, et s'il est adhérent à quelque corps
et placé à la partie supérieure du liquide, on voit la
matière colorante rouge se séparer, et des flocons nombreux se détachent et se précipitent, tandis qu'il reste
contre le verre une matière blanche que l'on pourrait
croire organisée, si elle ne se divisait facilement en flocons
sous la pression des doigts. Voici donc deux produits
que nous aurons à examiner séparément, savoir : la
partie insoluble du suc, et la liqueur rouge brune.

De la partie insoluble du suc de Iatropha.

La matière floconneuse a toujours une teinte rose,
assez foncée, que des lavages ne peuvent lui faire perdre.
Quand les flocons sont isolés les uns des autres et sus-
pendus au milieu d'un liquide, ils paraissent peu colorés :
mais à mesure qu'ils se réunissent, leur couleur devient
très-prononcée. Cette partie insoluble est fort remarquable ; c'est elle qui donne au suc laiteux du jatropha
son apparence laiteuse. Voici quelles sont ses propriétés :
elle n'a ni odeur ni saveur ; exposée à l'air, elle se dessèche et devient d'un brun foncé ; distillée à feu nu,
elle donne un produit un peu acide, dont les alcalis fixes
dégagent de l'ammoniaque en abondance.

Elle se divise parfaitement dans l'eau froide sans s'y
dissoudre. Elle reste long-temps en suspension, en imitant parfaitement un suc laiteux. Le liquide est épaissi
et mousse beaucoup par l'agitation.

L'eau bouillante ne la dissout pas.

L'alcool n'attaque cette matière ni à chaud ni à froid.
Il en est de même de l'éther.

L'acide nitrique à froid en dissout un peu. A chaud,

la dissolution est abondante. La liqueur n'est pas troublée par l'eau. Les alcalis y forment un précipité.

L'acide hydrochlorique se comporte comme l'acide acétique. C'est cependant un dissolvant moins efficace.

Les acides sulfurique et nitrique ne la dissolvent pas. Après son traitement par les acides, des lavages ne donnent pas de solubilité à la matière floconneuse.

L'ammoniaque à chaud semble dissoudre un peu de cette matière.

Les alcalis fixes la dissolvent à chaud. La dissolution est d'un brun pourpre foncé, mais transparente. Un acide faible la décolore, et ne précipite rien.

L'iode est sans action sur la partie insoluble du suc du iatropha.

Aux caractères précédens, il est impossible de méconnaître l'analogie de la substance que je viens de signaler avec cette matière découverte par Hilaire Rouelle, qui la trouve dans le suc de toutes les plantes, partie en dissolution et partie à l'état d'insolubilité. Fourcroy la considéra comme de l'albumine. Proust n'adopta pas cette opinion, et, dans un mémoire publié dans le Journal de Physique pour 1803, il compara cette matière à l'albumine de l'œuf, et montra qu'elle avait des caractères différens. Il appuya surtout sur ceux-ci, que la matière des sucs se coagule à 50 et 60°, tandis que l'albumine animale conserve sa liquidité à cette température. Il montra que la première se coagule également, que le suc qui la renferme soit concentré ou étendu d'eau, et il opposa ce caractère à l'observation de Schéele, qui avait reconnu que l'albumine animale ne se coagule pas quand elle forme une dissolution fort peu concentrée.

Proust remarqua qu'un grand nombre de sels solubles, et à base non métallique, précipitent la matière animalisée des sucs, tandis que l'albumine de l'œuf ne présente rien de pareil.

En réunissant les observations éparses qui ont été faites sur ce principe azoté du suc des végétaux, on est bientôt forcé de reconnaître que si la glutine de Rouelle et de Proust a beaucoup d'analogie avec l'albumine animale, elle en diffère sous quelques points. Le nom de glutine devrait être conservé; car il n'entraîne pas avec lui cette idée d'identité que présente à l'esprit le nom d'albumine végétale, et il rappelle l'existence de cette matière comme l'un des principes constituans du gluten.

Voici quelles sont les propriétés de la glutine. Je rapporte ici, et les caractères que j'ai observés, et ceux qui avaient déjà été reconnus par d'autres observateurs.

A l'état de pureté, la glutine est incolore. On l'obtient sous cet état de quelques sucs incolores et des semences émulsives.

Sa densité est à peu près la même que celle de l'eau; car les plantes qui en contiennent à l'état d'insolubilité, ne la laissent déposer qu'avec une extrême lenteur. (Proust.)

Quand elle est en dissolution, elle se coagule, d'après Proust, entre 50 et 60 degrés.

J'ai observé qu'à 40° la liqueur commence à se troubler, mais que la glutine n'est totalement séparée qu'à 60° ou 70°.

La coagulation a lieu également, que la liqueur soit concentrée ou très-étendue. Quand la glutine s'est précipitée d'un suc par le repos, elle a une grande ténuité, mais la chaleur lui fait éprouver une crispation particulière.

L'eau ne dissout pas la glutine coagulée.

L'alcool ne la dissout pas. Il la précipite de ses dissolutions; le précipité, comme celui d'albumine animale, formée dans les mêmes circonstances, retient un peu de glutine non coagulée, que l'eau peut dissoudre. Celle que l'alcool précipite des sucs des végétaux, est toute semblable à celle qui s'en est déposée spontanément.

Les alcalis caustiques étendus dissolvent la glutine. M. Berzelius a observé que la dissolution a toutes les propriétés du blanc d'œuf. La liqueur potassique, si la glutine a été employée en excès, n'a pas du tout de saveur alcaline. Elle se coagule un peu par l'ébullition, mais souvent l'alcali s'oppose à la coagulation.

Les alcalis fixes en dissolution concentrée dissolvent la glutine et l'altèrent.

L'ammoniaque, à la température ordinaire, dissout mal la glutine coagulée. Celle-ci se gonfle, et une petite partie seulement reste dans la liqueur.

Si on opère à chaud, la dissolution est plus abondante.

La glutine se combine aux acides. M. Berzelius a reconnu qu'elle forme avec eux des composés neutres, tandis qu'un excès d'acide lui fait perdre sa solubilité dans l'eau. L'acide acétique et l'acide phosphorique font cependant exception. L'acide acétique concentré dissout la glutine à la chaleur de l'ébullition. Elle se transforme d'abord en une gelée transparente, d'un volume beaucoup plus considérable que celui qu'elle occupait.

Proust, qui a étudié l'action de l'acide nitrique sur cette matière, a vu que de l'acide à 18° ou 20°, a dégagé de l'azote; qu'un acide plus fort la dissout, et qu'elle se résout, en grande partie, en eau et en acide carbonique. Il se fait à peine de l'acide oxalique, de l'amer de Welter, de l'acide sulfurique (benzoïque?) et une matière grasse.

Le perchlorure de mercure, la noix de galle, le cyanoferrure de potassium la précipitent.

Proust annonça que l'ammoniaque, le bicarbonate de potasse, de soude, le sel marin, le muriate de potasse, le sel ammoniac, le salpêtre, l'alun, la précipitaient de ses dissolutions. Il voyait, dans ces précipitations, un sim-

ple déplacement de la glutine, par un corps ayant pour
l'eau une plus grande affinité. Mais s'il en était ainsi, le
phénomène de précipitation devrait être en rapport avec
l'affinité des sels pour l'eau, et c'est ce que l'expérience
ne confirme pas. L'erreur de Proust tient évidemment
à ce que ses observations ne sont applicables qu'aux sucs
des végétaux qui contiennent en même temps de la glutine et des matières colorantes. Par des expériences
comparatives faites sur une dissolution d'albumine d'a-
mandes, le suc clarifié du *chœrophyllum sylvestre* et le
blanc d'œuf dissout, j'ai pu m'assurer qu'à l'exception
de l'alun qui précipite les trois dissolutions, un grand
nombre de sels neutres troublent les sucs sans changer
la transparence de la dissolution albumineuse des amandes et de l'œuf. C'est que dans les sucs colorés, on
réunit, par l'addition d'un sel, ces trois composés nécessaires, pour former une bonne teinture : la matière
tinctoriale qui est représentée par la partie extractive
du suc, le sel qui constitue le mordant, et la glutine
qui fait les fonctions du tissu. Je dois dire que quelques sels que Proust annonce avoir vu précipiter la
dissolution de glutine, n'ont pas troublé le suc de chœrophyllum. Je n'en induirai pas cependant que les observations de Proust ne sont pas exactes, car il me paraît
qu'un changement dans la nature du suc peut bien en
amener un dans la précipitation.

Les matières colorantes se combinent très-bien à la
glutine. Voilà pourquoi elle se sépare des sucs, entraî-
nant avec elle la combinaison des matières colorantes,
qu'il est presque impossible d'en séparer ; ce qui nous
explique parfaitement la décoloration des sucs après leur
clarification, et nous permet de concevoir la disparution
de leurs propriétés médicales, quand celles-ci résident
dans des parties extractives et colorées.

Abandonnée à elle-même, la glutine ne tarde pas à se

décomposer. Dans les sucs récens, dans l'eau de lavage des farines, il s'en dépose continuellement; si on l'abandonne à elle-même sous l'eau, en vingt-quatre heures elle prend une odeur désagréable qui devient très-fétide, et va toujours en croissant. C'est à sa corruption que sont dues les exhalaisons pernicieuses des chanvres pendant le rouissage (Proust). Il ne paraît pas qu'il se fasse d'oxide caséeux pendant cette décomposition.

Je ferai observer, en terminant, que peut-être nous ne connaissons pas la glutine à l'état de pureté. Tantôt elle est unie à des alcalis, et tantôt à des acides dont on ne la sépare pas aisément. Dans les amandes, elle forme un véritable sel neutre soluble; vient - on à ajouter la moindre parcelle d'acide étranger, il se fait de suite une précipitation par la formation d'un composé avec excès d'acide qui est insoluble. Dans un assez grand nombre de sucs de plantes, l'albumine se trouve au milieu d'une liqueur alcaline, peut-être en combinaison avec l'alcali lui-même; alors les acides ne la précipitent qu'après avoir saturé l'alcali. Ajoute-t-on avec précaution un peu d'acide, il trouble la liqueur dans le point où il tombe; mais le précipité se redissout par l'agitation jusqu'à ce qu'enfin l'excès d'alcali étant saturé, et la glutine étant transformée en sel neutre, une nouvelle portion d'acide forme un précipité qui ne se redissout plus. J'ai cru nécessaire de m'arrêter à décrire les propriétés de la glutine. Elles ont la plus grande analogie avec celles de l'albumine d'œuf, dont elle diffère surtout par deux caractères tranchés, la coagulation à une basse température, et la coagulation quel que soit le degré de concentration de la liqueur. Peut-être arrivera-t-on à reconnaître que quelque circonstance inaperçue nous cache, sous des apparences différentes, deux corps tout-à-fait semblables; mais, dans l'état actuel de nos connaissances, je crois utile de distinguer l'une de l'autre, la matière albumineuse trouvée dans les animaux et celle que l'analyse végétale nous fait rencontrer à chaque pas dans les plantes.

Pour revenir au sujet qui m'a amené à cette digression, je rappellerai que la partie insoluble du suc du iatropha a des propriétés extrêmement analogues à celles de la glutine. Elle en diffère cependant par la résistance qu'elle oppose a l'action dissolvante des acides, le refus de se dissoudre dans les alcalis dilués, et par la stabilité de ses principes qui lui permettent de résister aux causes sans cesse renaissantes de décomposition putride. Nous allons expliquer ces différences par la nature du suc, au milieu duquel la glutine est contenue. Celui-ci est chargé de tannin, qui s'est combiné à la glutine, et a formé avec elle un composé insoluble. Ceci nous met à même de concevoir comment, par une exception remarquable, nous ne retrouverons pas de glutine en dissolution dans le suc du iatropha. Si, en effet, on verse une dissolution de tannin dans une dissolution de glutine, celle-ci est séparée totalement en une combinaison, qui a toutes les propriétés des flocons insolubles du suc de iatropha.

De la partie soluble du suc de Iatropha.

La partie soluble du suc de iatropha, séparée du tannate de glutine, a les caractères suivans.

L'eau est sans action sur elle, l'alcool ne la trouble pas. La chaleur lui laisse toute sa transparence. Les alcalis la font prendre en masse, et la partie restée liquide n'est pas précipitable par les acides.

Les acides sulfurique, nitrique, phosphorique et tartrique précipitent cette liqueur. Le précipité est moins abondant que celui formé par les alcalis.

L'acide acétique ne trouble pas le suc de iatropha. La

gélatine y forme un précipité filamenteux. Les sels de fer
la colorent en bleu noir.

Le précipité formé par les alcalis caustiques est blanc ;
mais la partie qui a le contact de l'air passe rapidement
au vert qui devient de plus en plus foncé jusqu'au noir.
Cette coloration est due à l'oxigène de l'air, car elle est
d'autant plus prompte que la matière présente plus de
surface. Si on fait la précipitation à l'abri du contact
de l'air, le précipité reste blanc. J'ai fait l'expérience
dans une cloche sur le mercure, et dans un petit flacon.
Je le remplissais entièrement de liqueur rouge, et j'a-
joutais à la surface une goutte d'ammoniaque, puis je
fermais le flacon. Le précipité conservait indéfiniment
sa couleur blanche.

Le précipité blanc est insoluble dans l'eau et l'alcool.
Il se dissout très-bien dans l'acide sulfurique. Si on
en verse un peu sur la masse, tout est dissout, et l'on
a une liqueur rouge. Mais l'acide doit être ajouté aussitôt après la précipitation. Si l'on attend quelques instans, la dissolution est incomplète; si l'on attend plus
long-temps encore, rien n'est dissout, et l'acide ne se
colore pas. Dans son état de coloration, le précipité est
inattaquable par l'eau, l'alcool, l'éther et tous les acides
étendus.

J'ai obtenu le précipité indifféremment avec la potasse,
la soude, l'ammoniaque, et à chaud avec la magnésie et
l'hydrate de plomb. Toujours la liqueur était décolorée
et perdait la propriété de précipiter par les acides, et
toujours le précipité alcalin devenait vert au contact de
l'air. Avant d'être verdi, il était soluble dans les acides,
en donnant une dissolution rouge; mais, à mesure que sa
teinte se fonçait, il devenait insoluble dans l'acide.

J'ai examiné les précipités formés par les acides dans
le suc de ïatropha; mais plus particulièrement celui qui

est formé par l'acide sulfurique; autant que j'ai pu m'en assurer, les autres ont des propriétés semblables.

La meilleure manière d'obtenir le précipité sulfurique, consiste à verser de l'acide fort gouttes par gouttes dans la liqueur. Il faut employer beaucoup d'acide, encore ne parvient-on pas à décolorer entièrement. Quand l'acide cesse d'agir, la potasse forme encore un précipité blanc qui verdit à l'air, mais il s'en fait très-peu. Si l'on se sert d'acide sulfurique affaibli, une plus grande quantité de matière colorante reste dans la liqueur : dans tous les cas on isole le produit sulfurique par filtration, et en le séchant dans du papier brouillard.

Le précipité sulfurique est rose. Il est soluble dans l'eau. Aussi quand on verse les premières gouttes d'acide dans la liqueur, on voit le précipité se former à la surface, et se redissoudre à mesure qu'il traverse les couches inférieures du liquide.

L'alcool dissout parfaitement bien le précipité sulfurique. La dissolution est rouge. On l'a mise en contact à froid avec du carbonate de magnésie jusqu'à ce qu'elle cessât de rougir le tournesol. Alors on a filtré, et on a reconnu à la liqueur les propriétés suivantes.

Sa couleur et sa saveur étaient tout-à-fait semblables à celle du suc. Elle ne contenait pas d'acide sulfurique. Cet acide la précipitait mal; mais si on chassait l'alcool par la chaleur après avoir ajouté un peu d'eau, le précipité s'y faisait bien. S'il ne s'était pas manifesté d'abord, c'est que le précipité sulfurique est excessivement soluble dans l'alcool.

L'eau de chaux forme un précipité qui se fonce à l'air, et qui finit par devenir noir.

Le carbonate et le bicarbonate de potasse le précipitent également. L'ammoniaque agit de même; mais le précipité se colore en vert avec une grande rapidité. La potasse et l'acide se comportent comme l'ammoniaque.

Les acides sulfurique, hydrochlorique, nitrique, phosphorique, agissent sur cette liqueur, comme sur le suc lui-même. L'acide acétique ne la trouble pas. Les sels de peroxide de fer y forment un précipité d'un noir bleu, et la gélatine détermine la séparation d'un composé filamenteux.

A ces caractères, il est impossible de méconnaître une dissolution de tannin. La petite quantité de matière que j'ai eue à ma disposition, ne m'a pas permis de pousser plus loin ces recherches. Mais elles me paraissent suffisantes pour conclure que la partie liquide du suc du iatropha est une dissolution de tannin et d'acide gallique. J'ai signalé des caractères qui ne permettent pas de révoquer en doute la présence du tannin. Quant à l'acide gallique, pourrait-on se refuser à le reconnaître à ces passages rapides du blanc au vert qu'ont montré les précipités formés par les alcalis Ne sont-ce pas là les phénomènes observés par M. Deyeux ? Ne sont-ce pas les composés de tannin et d'acide gallique, obt nus pour la première fois par ce chimiste ? Ne nous présentent-ils pas les phénomènes de décomposition signalés dans les gallates par Sertuerner et par M. Chevreul ?

Je dois dire que, dans le cours de mes expériences, j'ai observé quelques faits que je n'ai pu éclaircir suffisamment. Ils se rattachent à l'histoire générale du tannin. J'y reviendrai, lorsqu'aidé des lumières de MM. Mitouart et Robiquet, je m'occuperai, suivant le désir de la section de médecine, d'analyser l'écorce de la racine de grenadier.

Je terminerai ces observatious par une considération qui ne me paraît pas être sans intérêt. On s'est fait une idée générale de la nature chimique des sucs des euphorbiacées par un petit nombre d'analyses, et l'on s'accorde à croire que les plantes de cette famille ont un suc chargé de résine qui le rend latescent, et lui donne beaucoup d'âcreté. Dans le iatropha curcas, rien de pareil ne se rencontre; pas la moindre trace de résine; aucune âcreté, du tannin, de l'acide gallique et de la glutine. C'est une anomalie des plus prononcées, et une objection puissante contre la théorie des rapports entre les propriétés médicales des plantes et leurs caractères botaniques.

EXTRAIT

D'une lettre adressée à M. Boudet *par M.* Coldefy-Dorly, *pharmacien à Crépi.*

Note sur la préparation du lichen d'Islande et de sa gelée sèche.

Quoique plusieurs pharmaciens se soient occupés des diverses préparations de lichen, je pense pouvoir offrir à mes confrères un procédé qui, je crois, n'a pas encore été donné, bien que celui de M. Robinet s'en rapproche beaucoup.

Ce procédé s'applique à la préparation du *lichen*, c'est-à-dire, au lichen mondé, non amer, conservant toute sa gelée, qu'il abandonne avec la plus grande facilité lorsqu'on le soumet à la décoction.

La gelée de lichen, qui exige beaucoup de temps par les procédés ordinaires, et qui souvent varie de couleur, de consistance et de saveur, peut se préparer de manière à être toujours la même, et offre l'avantage de pouvoir être livrée quelques instans après qu'on l'a demandée.

Lichen préparé.

On prend la quantité que l'on veut de lichen, je suppose quatre livres; après l'avoir mondé on le met dans une bassine avec trois seaux d'eau, on chauffe jusqu'à environ 60 degrés, on jette le tout sur un tamis; on réitère encore deux fois la même opération, et si à la dernière en goûtant le lichen on le trouvait un peu amer on le laisserait dans l'eau quelques minutes de plus. A mesure que le lichen s'imbibe, sa couleur verte se développe, il commence à gagner le fond de la bassine, ce qui indique qu'il est totalement pénétré par l'eau. On l'étend sur des tamis et on le fait sécher, soit au soleil, soit à l'étuve, ou bien sur le fourneau dont on s'est servi, car dans cet état sa dessiccation s'opère très-promptement.

Le lichen ainsi préparé a une couleur olive, il est transparent, il se conserve parfaitement. Il n'a perdu qu'un seizième de son poids, et les frais d'opération n'en augmentent guère le prix.

Gelée sèche de lichen.

Après avoir privé le lichen de son amertume on le fait bouillir pendant une heure dans s. q. d'eau, on exprime fortement dans une toile peu serrée; on fait une seconde décoction, on exprime de nouveau; on réunit les liquides, on les passe au travers d'un blanchet pendant qu'ils sont bien chauds : on évapore, en agitant continuellement, jusqu'à ce qu'il ne reste plus qu'environ quatre à cinq livres de gelée.

Il est essentiel pendant cette évaporation d'entretenir le feu de manière à faire bouillir sans interruption, par ce moyen on empêche la gelée de s'attacher à la bassine.

Pour sécher cette gelée on la reprend par parties de six à huit onces, on la rapproche encore un peu, et lorsqu'elle est en consistance de sirop très-épais, on fait tourner la bassine dans le fourneau pour étendre la gelée en couche mince sur toute sa surface; on tourne ainsi la bassine quelques instans, et lorsqu'on voit que la gelée est sèche on la laisse refroidir et on l'enlève en grandes feuilles : on continue ainsi jusqu'à ce qu'on ait tout obtenu ; on en achève la dessiccation à l'étuve et on la réduit en poudre fine.

Pour accélérer l'opération on fait agir alternativement deux bassines et on les plonge dans un grand vase d'eau froide ; pendant que l'une se refroidit, l'autre continue l'évaporation. Lorsque la chaleur a été appliquée à un degré convenable, mais modéré, la gelée se détache avec la plus grande facilité.

Cette gelée ainsi obtenue possède l'arôme du lichen, elle est très-douce, très-soluble dans l'eau chaude, elle se conserve indéfiniment sans attirer l'humidité : elle peut être sous ce rapport d'un usage extrêmement commode pour les personnes qui sont obligées de voyager et de faire usage de ce médicament, puisque avec *un gros et demi* on peut se procurer en quelques instans quatre onces de gelée. Pour cela on divise ce gros et demi avec un peu de sucre, on le fait bouillir un moment dans trois onces d'eau en remuant avec une spatule ou une cuillère, alors toute la gelée est dissoute ; on y ajoute le restant du sucre qui doit compléter deux onces, aussitôt qu'il est fondu on verse le tout dans un pot. Par le refroidissement on obtient une gelée très-ferme et d'une saveur fort agréable.

Je ne parlerai point de toutes les préparations dans lesquelles on peut introduire cette gelée ; je dirai seulement qu'avec une demi-once fondue dans s. q. d'eau et ajoutée à quatre livres de sirop bien cuit on fait sur-le-champ un sirop de lichen parfait ; mais on peut également le faire par la décoction lorsqu'on en a le temps.

Quatre livres de lichen produisent ordinairement *seize à dix-huit onces* de gelée en poudre, c'est-à-dire le quart de son poids.

EXTRAIT

D'une lettre adressée aux Rédacteurs du Journal de Pharmacie, par M. Jh. Ferrez, élève en pharmacie à Versailles, à l'occasion de la préparation de la gelée de corne de cerf et du blanc-manger.

Le procédé de M. Ferrer, que nous avons répété et qui a très-bien réussi, consiste à faire malaxer quatre onces de corne de cerf râpées, pendant 10 minutes, dans huit onces d'eau acidulée avec un gros d'acide hydrochlorique ;

Puis à laver à deux ou trois eaux, pour enlever les sels formés et solubles qui plus tard troubleraient la transparence de la gelée, ou forceraient à la clarification au blanc d'œuf.

Cette corne de cerf ainsi lessivée est mise à bouillir avec de nouvelle eau pendant une demi-heure ; ce court espace de temps suffit pour lui enlever la quantité de gélatine qu'elle peut contenir. On exprime fortement sur un linge, puis on filtre la liqueur chaude. En traitant ensuite cette liqueur avec les quantités de sucre et autres ingrédiens prescrits par le Codex, on obtient après une légère ébullition, et par le refroidissement, une gelée d'une transparence parfaite, propre à la préparation du blanc-manger.

J.-P. B.

Extrait d'une lettre adressée à M. Boudet, par M. Hébert, sur le sirop de seigle ergoté.

Monsieur,

Dans le rapport que vous avez fait à la Société de pharmacie, sur l'emploi de l'ergot du seigle, vous parlez du sirop de cette substance. Comme vous n'en donnez pas la formule, permettez-moi de vous adresser celle que je suis à ma pharmacie depuis plusieurs années, et dont beaucoup de médecins font usage dans leur pratique avec succès.

Formule.

℞ Vin blanc de Bourgogne. . . . . . ℥ ix.
Seigle ergoté pulvérisé. . . . . ℥ i ß
Sucre blanc. . . . . ℔ j

On fait macérer la poudre d'ergot pendant huit jours dans le vin, on filtre, puis le résidu est traité à l'eau par trois décoctions successives, et avec ces décoctions réunies et le sucre on prépare un sirop qu'on fait cuire à la plume et on le décuit avec la teinture vineuse.

Ce sirop est employé à la dose d'une once et demie à deux onces.

MM. les docteurs Bocquet et Dufrénoi emploient, depuis sept à huit ans, la poudre de cette substance avec le plus grand succès. Voici la formule qu'ils suivent :

Elixir de Garus. . . . . ℥ ; ß
Eau de menthe. . . . . }
——— tilleul . . . . . } āā . . ℥ j
Poudre récente de seigle ergoté. . xxiv à xxx.

Ils l'administrent par cuillerée à bouche tous les quarts d'heure, jusqu'à ce qu'ils en aient obtenu le succès qu'ils désirent.

Recevez, Monsieur, l'assurance de ma plus haute considération   Hébert.

<div align="center">~~~~~~</div>

DESCRIPTION

D'une nouvelle lampe odoriférante.

C'est au digne et célèbre professeur Doebereiner que nous devons la découverte d'une expérience très-intéressante, savoir : la transformation de l'alcool en vinaigre par l'action remarquable du suboxyde de platine; et c'en est assez de renvoyer les lecteurs à son traité sur la fermentation (1) et à son petit mémoire sur la préparation dudit suboxyde (2), pour leur faire sentir la grande importance de cette nouvelle application technologique, qui offre en même temps la preuve synthétique de ce qu'il a résumé sur les intéressans phénomènes de la fermentation. Sa lampe à vinaigre, construite pour la démonstration de cette expérience, a donné lieu à une nouvelle application de cet appareil pour l'usage domestique, c'est-à-dire, à une lampe odoriférante dont j'ai l'honneur de donner la description :

Cette lampe est de verre et de la forme suivante ,

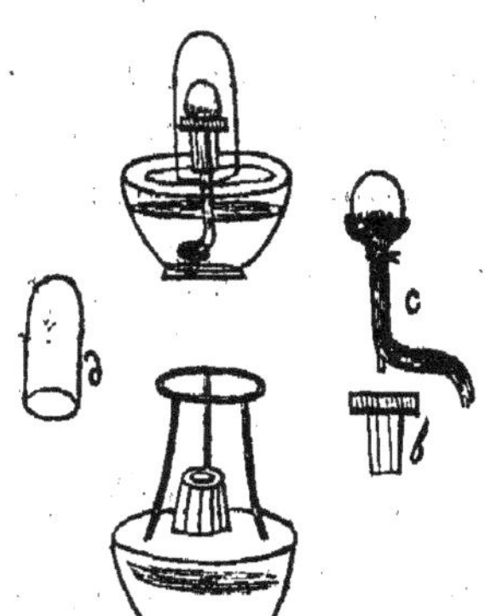

a est le réservoir pour mettre de l'eau de Cologne,

b le bouchon en cristal, à rebord saillant, percé dans son intérieur pour recevoir la mèche,

c balle de verre platinée, enveloppée dans une mèche à collet effrangé (3),

d cloche de verre servant d'éteignoir.

Pour remplir la lampe, on ôte ensemble la balle de verre platinée et le bouchon *b* à rebord saillant, et l'on y met l'eau de Cologne ; on allume ensuite la mèche effrangée sous la balle, on souffle la flamme (après avoir fait rougir la balle) quelques momens après. La balle

____

(1) Zur Gahrungschemie Jena bei Schmids, 1822.

(2) Archiv der gesammlen Naturlehre von Kästner Iahrgang, 1826, pag. 341.

(3) Cette balle est une boule de verre mince et creuse à l'intérieur, soudée sur un tube d'un petit diamètre et de 2 cent. ½ de longueur, qui est fixé dans l'intérieur de la mèche et sert à y maintenir la boule. On pourrait employer également une boule thermométrique.   A. B.

conservant alors toujours sa chaleur rouge, malgré l'absence de la flamme, brûle peu à peu les parties spiritueuses de l'eau de Cologne, qui répandent ainsi une odeur très-agréable.

Quand on veut se servir de cette lampe comme d'un briquet, pour se procurer du feu, il suffit d'en approcher de l'amadou ordinaire, mais avec précaution pour ne pas trop frotter la surface de la balle. A la lueur de cette lampe on peut reconnaître pendant la nuit, l'heure à une montre et se servir encore de sa douce chaleur, pour tenir chaud (sur un petit trépied) du thé, du lait, de l'eau. Pour modérer l'odeur et la consommation de l'eau de Cologne, on peut couvrir la balle d'une cloche trouée; pour l'éteindre complétement, on n'a qu'à la couvrir de la cloche non trouée. Les phénomènes qui se présentent dans l'usage de cette lampe, tiennent à des considérations de physique d'un ordre élevé; il nous suffira de dire que :

1°. la flamme sert à disposer l'eau de Cologne à s'évaporer;

2°. que les vapeurs de cet esprit soutiennent la balle en chaleur rouge;

3°. que ces vapeurs sont transformées en vinaigre aromatisé par l'action de la balle platinée.

J.-B. Batka.

EXTRAIT

Du programme de la Société Hollandaise des sciences à Harlem, pour l'année 1828.

La société a tenu sa soixante-quinzième séance annuelle le 17 mai. Elle a couronné : 1°. la réponse sur une question concernant l'action du charbon animal employé à la purification des liqueurs, dont l'auteur est A.-W. Buchner, apothicaire à Mayence ; 2°. un mémoire concernant les contrées vers lesquelles les oiseaux de passage se rendent à certaines époques, par Herman Schlegel, adjoint-inspecteur du muséum royal d'histoire naturelle à Leide ; 3°. un mémoire sur les affaissemens et les filtrations des digues, et sur les meilleurs moyens de les arrêter, quand ils se présentent, et d'en prévenir les suites dangereuses, par F. W.-Conrad, inspecteur de l'état hydraulique du Brabant septentrional ; 4°. un mémoire concernant la nature de l'*humus* ou le principe fertilisant des terrains, par A.-H. Vander Boon Mesch, lecteur en physique à Leide.

La société a remis au concours les questions suivantes, pour y répondre.

Avant le 1er. janvier 1830.

Vu que l'analyse chimique des végétaux a fait connaître un grand nombre de substances végétales ou principes immédiats des plantes, nombre qui apparemment se trouvera augmenté de plus en plus ; et comme les chimistes diffèrent dans leurs opinions à l'égard de la nature de ces substances, nouvellement découvertes, que quelques-uns ne croient être que des modifications des substances, antérieurement connues, tandis que d'autres les prennent pour autant de substances différentes ; la société désire : « Une exposition exacte des caractères » positifs, des substances végétales connues, ainsi que » l'indication de l'usage qu'on peut faire de ces sub- » stances nouvelles, ou des plantes, qui les renferment ?

» Est-ce que le *tannin* ainsi dit, qu'on tire de diffé- » rentes plantes, est un principe réel et propre à ces » plantes, ou est-ce qu'on a donné ce nom à différentes » substances tirées de plantes qui ont la propriété » commune d'être *astringentes* et de pouvoir servir à » tanner le cuir ? Par quel moyen peut-on tirer ses subs- » tances les plus pures de différentes plantes, et par » quels moyens peut-on connaître, qu'elles ne sont pas » mêlées, et ne diffèrent point entre elles ? — Quelle est » la manière la plus sûre et la plus prompte de produire » des substances propres à tanner en traitant des char-

» bons de terre, ou l'indigo, ou d'autres substances végé-
» tales par des acides, et en quoi diffère ce tannin arti-
» ficiel du tannin naturel?—Ne seraient-ils pas tous deux
» des substances semblables?—En cas qu'on parvienne,
» par des recherches nouvelles à une connaissance plus
» parfaite des différentes substances à tanner, de quelle
» utilité pourra-t-elle être alors, tant pour les différens
» trafics et manufactures, que pour l'usage qu'on en fait
» dans la médecine?

» Jusqu'à quel point connaît-on la nature et les causes
» de la putréfaction des substances animales et végé-
» tales, et les moyens qui sont les plus propres à pré-
» venir la putréfaction dans différentes circonstances, et
» pour des buts différens? »

Un vernis vitreux, composé de silice et de potasse,
étant recommandé et employé nouvellement comme
moyen préservatif des bois et d'autres objets inflam-
mables en cas d'incendie, et contre l'action nuisible de
l'air et de l'humidité, la société propose : « Qu'on dé-
» montre par des expériences exactes, si dans les Pays-
» Bas, ce préservatif peut également être employé avec
» succès dans les cas indiqués, et quelle en est la meil-
» leure préparation, afin qu'on obtienne toujours un
» vernis durable et satisfaisant à l'effet proposé? »

Les expériences de Humphry Davy ayant prouvé l'influence que la différence du sol, du climat et de la saison
peut opérer sur la quantité relative des principes immédiats des graines céréales, particulièrement du froment, de sorte que, par exemple, le froment d'hiver contienne une plus grande quantité d'amidon ou de fécule
amilacée, tandis que le gluten se trouve augmenté dans
le froment d'été, et que le même principe soit encore
plus abondant dans le froment de l'Amérique septentrionale que dans celui cultivé en Angleterre; et vu
qu'il serait important de savoir jusqu'à quel point les
circonstances indiquées peuvent influer sur la nature du
froment cultivé dans les Pays-Bas, la Société désire :
« Qu'on démontre quelles sont les différences que les

» circonstances indiquées ci-dessus, peuvent produire
» dans le froment cultivé dans ce pays? en quoi celle-ci
» diffère du froment cultivé en d'autres pays? quelles
» sont, en vertu de ces recherches, les meilleures es-
» pèces de froment destinées à différens usages? et quelles
» instructions on en peut déduire pour la culture de ces
» grains? »

« Quelles sont les matières colorantes végétales con-
» nues comme principes particuliers? Quelles sont leur
» nature et leurs propriétés? Avec quels principes sont-
» ils combinés? Quel est le procédé le plus propre à
» les isoler? Par quels moyens sont-ils le plus altérés
» dans leur nuance, foncés et décolorés? Quelle utilité et
» quel avantage résulte de cette connaissance pour les
» teintureries et autres fabriques? »

La Société a proposé cette année les questions suivantes pour y répondre :

Avant le 1ᵉʳ. janvier 1830.

L'examen chimique des substances animales et végétales ne devant plus se borner à en extraire les principes immédiats de ces substances, comme c'était le cas
il y a peu d'années, puisqu'on a déjà pu examiner, suivant les méthodes d'analyse chimique inventées par Thénard, Gay-Lussac et Berzélius, dans quelle proportion
les principes simples se trouvent réunis dans ces substances, on désire « Un mémoire dans lequel sera exposé,
» 1°. quelle méthode d'analyser les susdites substances
» dans ses premiers principes est actuellement prouvée
» la meilleure par des expériences réitérées de plusieurs
» chimistes; 2°. de quelles substances organisées on con-
» naît déjà avec certitude, par des expériences bien
» constatées, la proportion des premiers principes ;
» 3°. quel avantage cette nouvelle méthode d'analyser
» les substances susdites pourrait procurer pour le pro-
» grès de la science, ou qu'est-ce qu'on en pourra attendre
» à l'avenir? »

M. Thénard ayant trouvé le moyen de combiner l'eau

avec des grandes quantités d'oxigène, et le liquide qu'on
a obtenu, possédant des propriétés très-particulières,
qui sont encore en grande partie inexplicables, on désire « Un mémoire dans lequel, après un examen réitéré
» et soigneux, les propriétés de ce liquide soient juste-
» ment décrites et qu'on en donne une explication prou-
» vée par des expériences et dans lequel on examine
» ensuite à quelles applications utiles ce liquide pour-
» rait probablement être employé, soit dans la médecine
» ou à quels autres buts? »

Comme le phénomène observé premièrement par
M. Doebereiner, savoir que le platine étant réduit par
une préparation chimique en forme d'éponge, acquiert
l'état d'incandescence lorsqu'il est exposé au gaz hydrogène en concurrence avec l'air atmosphérique, ne
paraît pas explicable suivant les théories adoptées, et
comme la connaissance de la cause de ce phénomène
singulier pourrait conduire à d'autres découvertes intéressantes, la Société offrira la médaille d'or à celui qui
en pourra donner une explication évidente et constatée
par des expériences

« Quelles sont les causes qui ont donné lieu à la for-
» mation des terrains d'argile et de sable qu'on trouve
» dans les provinces septentrionales du royaume? Com-
» ment distingue-t-on les terrains formés par la mer, de
» ceux qui doivent leur origine à l'action des rivières?
» Quel est particulièrement l'origine des bassins couverts
» d'argile et des collines de sable qu'on trouve sur le
» terrain situé entre l'Yssel, le Rhin et le Zuyderzée? »

Comme plusieurs substances, qui autrefois n'étaient
connues que dans l'état de gaz, peuvent moyennant la
pression et par un froid très-grand, être réduites à la
forme solide ou liquide, ce que surtout les expériences
de Faraday ont prouvé, et comme il en suit que la division des corps, d'après la forme, en liquides et en gaz
est devenue incertaine et moins admissible, la Société
demande : « 1°. jusqu'à quel point peut-on encore ad-
» mettre la classification des corps d'après la forme; 2°.

» quels sont les corps vraiment gazeux et vaporeux?
» Quel emploi pourrait-on faire dans les arts de ces
» substances qui, lorsqu'elles sont fortement compri-
» mées ou refroidies par l'élasticité et par la dilatation,
» peuvent exercer un grand degré de force? »

» L'acide hydrocyanique des végétaux, n'étant trouvé
» jusqu'ici que dans les arbres drupacés, peut-il être
» considéré comme principe des plantes? Connaît-on
» d'autres plantes dans lesquelles il existe? Peut-on,
» ainsi que dans les drupacés, indiquer un rapport de
» structure dans les autres plantes qui renferment ce
» principe? Doit-on attribuer exclusivement à ce prin-
» cipe les qualités nuisibles ou vénéneuses, dont ces
» plantes sont douées? Cet acide végétal est-il parfaite-
» ment semblable à l'acide hydrocyanique préparé arti-
» ficiellement? Quels sont les caractères des végétaux ou
» des substances végétales, qui renferment l'acide hy-
» drocyanique, surtout par rapport à leur action sur
» l'homme et à leur vertu médicale? »

« En quoi consiste la différence entre l'acier de l'Inde
» *Wootz* et les autres sortes d'acier? Jusqu'à quel point
» a-t-on réussi à faire l'acier de l'Inde? Quelles expérien-
» ces a-t-on faites avec succès pour perfectionner l'acier? Et
» comme on s'est servi du chrome à cet effet, et ce mé-
» tal étant à présent moins précieux, en quoi l'acier,
» fait moyennant le chrome, se recommande-t-il, et quel
» usage particulier peut-on faire avec le plus de profit
» des différentes sortes d'acier? »

Avant le 1ᵉʳ. janvier 1829.

Attendu qu'on n'emploie pas actuellement uniqueme-
ment la vapeur comme force motrice dans les machines à
vapeur, mais qu'on s'en sert aussi avec beaucoup d'a-
vantage à plusieurs effets, comme dans les blanchisseries
de fil, dans les serres chaudes pour la culture des plantes, ainsi que dans la préparation des alimens, la Société demande : « Peut-on juger sur des principes bien

» certains, dans quelles fabriques ou à quels usages do-
» mestiques on pourrait employer la vapeur? »

Comme il y a des observations qui paraissent démontrer que le développement des graines qui ne sont
pas des dernières années, ou des plantes étrangères qui
viennent de loin, peut être favorisé et excité par des
substances oxygénées, tandis que les mêmes substances
n'ont pas eu le même effet dans d'autres cas, on demande : « Existe-t-il des moyens, suivant des expé-
» riences bien vérifiées, dont on puisse se servir avec
» succès, pour favoriser le développement des graines?
» Si c'est ainsi, quels sont ces moyens et de quelle ma-
» nière doivent-ils être employés? »

« Quel est l'état actuel des connaissances concernant
» le mouvement des sucs dans les plantes? Quelles sont
» les observations et les expériences qui fournissent
» quelque lumière sur la cause de ce mouvement et sur
» les vaisseaux ou organes dans lesquels il a lieu? Qu'est-
» ce qu'on peut regarder comme suffisamment prouvé
» par des expériences bien vérifiées, de tout ce que les
» physiciens ont écrit sur ce sujet : qu'est-ce qu'on doit
» considérer comme moins bien prouvé ou seulement
» hypothétique? Et quelle utilité peut-on tirer de la
» connaissance acquise à cet égard pour la culture des
» plantes? »

« Quelle est en général, la différence entre une mix-
» tion mécanique et une union chimique, mais surtout
» dans les fluides aériformes : et de quelle manière
» peut-on connaître avec certitude qu'un composé de
» deux ou plusieurs corps solides, mais surtout celui
» de deux ou plusieurs espèces d'air, consiste en une
» union chimique? »

On désire qu'on fasse attention aux phénomènes électriques qui ont lieu pendant l'union.

La théorie par laquelle, en chimie, on suppose que
toutes les actions chimiques des corps soient l'effet de
l'électricité, étant adoptée de plus en plus, on demande :
« Un examen critique de tout ce que l'expérience a

» prouvé à cet égard, afin qu'on en puisse conclure, si
» l'électricité seule doit être considérée comme la cause
» de toute action chimique, ou bien si l'on est encore
» obligé de supposer une force particulière, connue sous
» le nom de l'affinité chimique? »

« Qu'est-ce que l'on sait actuellement à l'égard de
» l'origine de ces matières vertes et autres, qui se pro-
» duisent dans les eaux stagnantes, ou à la surface de
» celles-ci et d'autres corps? Doit-on, d'après des ob-
» servations bien décisives, considérer ces matières
» comme des productions végétales ou comme des vé-
» gétaux d'une structure plus simple? Doit-on les rap-
» porter à la même espèce, ou peut-on en indiquer la
» différence par des caractères spécifiques? Quelles sont
» les observations qui restent encore à faire, surtout par
» le moyen d'instrumens microscopiques, pour perfec-
» tionner la connaissance de ces êtres? »

On désire que ce sujet soit éclairci par des observations
réitérées et que les objets observés soient décrits et figu-
rés exactement.

« Quelles sont, depuis la publication de l'ouvrage de
» M. Decandolle (*Essai sur les propriétés médicales des
» plantes, comparées avec leurs formes extérieures et
» leurs classifications naturelles*, 3ᵉ. édit. Paris 1816),
» les observations et les expériences par lesquelles la
» théorie, exposée dans cet ouvrage, est confirmée et
» éclaircie? Quelles sont les exceptions et les contradic-
» tions qui restent à résoudre à l'égard de cette théorie? »

Les arbres *conifères* différant considérablement des autres arbres, tant dans leur structure et dans la manière
de croître que dans les matières propres qu'ils renferment et dans d'autres propriétés, on désire : « Une com-
» paraison exacte de la structure des arbres conifères avec
» celle des autres arbres, et que par des recherches ulté-
» rieures on tâche à démontrer jusqu'à quel point cette
» différence de structure puisse servir, soit à expliquer
» les autres propriétés des arbres conifères, soit à en dé-
» duire des préceptes utiles à la culture de ces arbres? »

« De quelle manière la cendre de tourbe augmente-
» t-elle la fertilité de quelques terres, tandis qu'on sait
» qu'elle ne contient que très-peu de ces principes qui
» peuvent principalement servir d'alimens aux plantes?
» — De quelles qualités sont ces terres, dont on sait par
» l'expérience, que la fertilité peut être augmentée par
» la cendre de tourbe? — Pour quelles terres est-elle nui-
» sible? — Quelles indications utiles peut-on déduire de
» ce qu'on dira en réponse sur les deux premières parties
» de la question? »

Le programme de la Société qui vient d'être publié en
hollandais, contient plusieurs autres questions qui ont
un rapport spécial à ce pays et auxquelles on ne peut
attendre des réponses, que des savans qui peuvent lire
ce programme en original (1).

Le prix pour une réponse bien satisfaisante à chacune
des questions, est une médaille d'or de la valeur de 150
florins et de plus une gratification de 150 florins de Hollande. Il faut adresser les réponses bien lisiblement écrites
en hollandais, français, anglais, latin ou allemand, mais
non en caractères allemands, affranchies, avec des billets
de la manière usitée, à M. Van Marum, secrétaire perpétuel de la Société.

ACADÉMIE ROYALE DE MÉDECINE.

SECTION DE PHARMACIE.

Analyse de ses travaux.

Séance du 28 juin 1828. — Il s'établit un discussion sur
les températures élevées que supportent des ouvriers

---

(1) Nous prévenons ceux de nos lecteurs qui désireraient consulter
le programme, qu'on le trouve dans un supplément à la Gazette de
Harlem, du 27 mai, répandue dans toute l'Europe.
Note du Rédacteur.

dans les verreries, comme dans celle de Saint-Gobin, où l'on coule des glaces de grandes dimensions. M. Henry père a vu ces ouvriers soutenir un degré de chaleur, lorsqu'on retire les creusets où la matière vitreuse est en fusion, qui ne paraît pas inférieur à celui de l'eau bouillante; cette question est soulevée à l'occasion des expériences publiques faites par un Espagnol. M. Dizé, chimiste-manufacturier, notre confrère, dit que les ouvriers ont plusieurs moyens de réfrigération, dont le principal est la vaporisation de l'eau, et que d'ailleurs l'habitude rend supportable pendant quelques minutes de hautes températures. M. Virey ajoute que ces personnes, en s'enveloppant de vêtemens plus ou moins épais, empêchent l'action directe du rayonnement du calorique sur les organes. C'est ainsi qu'on s'en munit, dans les déserts d'Arabie, contre le vent étouffant nommé *samiel*, et que des vêtemens sont aussi nécessaires contre la chaleur forte que contre le froid, principalement s'ils sont peu conducteurs, comme la laine et les poils des animaux.

MM. Caventou et Chevallier donnent lecture de leur rapport amendé, selon le vœu de la section, sur la préparation du sieur Godain, propre à teindre les cheveux. M. Caventou, rapporteur, rappelle que c'est à la découverte de l'existence du soufre dans les cheveux, par M. Vauquelin, que l'on doit l'explication de leur coloration par des substances métalliques, telles que les oxides et les sels de plomb, de mercure, de bismuth. Toutefois ces substances brûlent et crispent les cheveux, en les noircissant. Les commissaires citent aussi une recette de nature analogue, qui leur a été communiquée par M. le baron Larrey; celui-ci l'a vu mettre en usage en Egypte. C'est un mélange de bismuth et de zinc avec d'autres matières dont l'emploi est sans danger. Ce rapport et ses conclusions sont adoptés.

A cette occasion, M. Virey rappelle que le *surmèh* dont les femmes d'Égypte et de Syrie se servent pour peindre, soit leurs sourcils, soit leurs cheveux, est regardé comme du sulfure d'antimoine en poudre. M. Laugier est du même sentiment, mais il ne s'agit que d'une peinture superficielle. M. Chevallier cite d'autres recettes anciennes consignées dans de vieux livres, tels que le *grand Trésor de Beauté*, le *Miroir de Beauté*, etc. On employait les noix de galle, celles de cyprès, le brou de noix, etc. M. Henry père dit que notre confrère Robinet a reçu de Russie un produit de noix de galle distillées à feu nu, et servant pour teindre la chevelure. M. Henry a voulu obtenir ce même produit. La distillation des noix de galle a donné un liquide oléagineux pyrogéné, qui, évaporé et presque concret, noircit bien les cheveux. M. Caventou, dit aussi qu'un autre coiffeur de Paris emploie, pour le même effet, une poudre blanche végétale, qui paraît exempte de substances métalliques.

M. Caventou n'ayant pas obtenu de réduire à la consistance pilulaire du baume de copahu avec la magnésie, comme l'indique M. Mialhe, demande quelles conditions sont nécessaires pour que ce procédé réussisse. M. Planche, qui d'abord n'avait pas eu plus de succès, a reconnu en étudiant le phénomène qu'il tient à l'emploi d'une magnésie très-fortement calcinée pendant quinze heures, et comprimée, ou devenue dense. Alors elle s'unit avec le baume de copahu avec une sorte d'appétence, et le solidifie bientôt. MM. Laugier, Sérullas, Henry père, émettent à ce sujet diverses remarques, desquelles il résulte que ces phénomènes ont encore besoin de nouvelles recherches. Quant à l'emploi de l'huile volatile du copahu, sa saveur doit paraître beaucoup plus désagréable que celle de la résine sèche ou cuite, selon la remarque de M. Caventou ; cependant cette dernière est active aussi. D'après M. Bonastre, le choix de ces deux formes du copahu est subordonné à l'état plus ou moins inflammatoire de l'affection dans laquelle il est usité. M. Chevallier dit aussi qu'on a employé avec succès une résine extraite des bourgeons de sapin.

Séance du 12 *juillet* 1828. — M. le président annonce que l'Académie royale vient de faire deux pertes douloureuses, par la mort de M. Bosc, membre associé libre, professeur de culture au Jardin des Plantes, etc., et par celle de M. Cadet-de-Vaux, membre honoraire de la section de pharmacie.

L'ordre du jour appelle le rapport de MM. Henry père et Derosne sur *l'examen chimique de la racine de dentelaire, et du plumbagin,* matière âcre, particulière, obtenue d'elle par M. Dulong d'Astafort. Les commissaires le terminent en sollicitant de M. Dulong une analyse complète des autres principes contenus dans la dentelaire, et en proposant à l'Académie de voter des remercîmens à l'auteur, qui est l'un de nos plus laborieux et exacts adjoints correspondans. La section adopte ces conclusions à l'unanimité.

M. Robiquet prend l'occasion de remarquer que si le plombagin peut se sublimer ainsi sans altération par la chaleur, c'est une propriété qui paraît générale dans les principes végétaux de nature analogue, comme l'alizarin, la gentianin, le rhabarbarin, etc.

Le secrétaire donne communication d'une *note sur une résine odorante venant du Mexique,* qui lui a été remise par M. le docteur François, membre de l'Académie de médecine, et laquelle renferme des insectes.

Cette note sera publiée dans le journal.

J.-J. V.

NOUVELLES DES SCIENCES.

Sur le bleu d'outremer.

M. Gmelin, chimiste à l'université de Tubinge, annonce qu'il s'occupe de la préparation d'un bleu d'outremer factice, et qu'il a réussi à en produire du beau par la combinaison d'un sulfure de sodium avec un silicate d'alumine sans addition d'aucune substance métallique. On sait que plusieurs essais ont été faits en ce genre avec succès en France, mais les procédés n'en ont point été publiés.

Pyrophore très-inflammable.

M. Gay-Lussac a montré, à l'académie des sciences, une poudre pyrophorique qui s'enflamme très-vivement au moindre contact de l'air, même après avoir été long-temps conservée dans un flacon.

Ce pyrophore s'obtient, en faisant chauffer au rouge dans un creuset clos, du sulfate de potasse en poudre, avec moitié de son poids de charbon en poudre.

J.-J. Virey.

BIBLIOGRAPHIE.

Hygiène philosophique *ou de la Santé dans le régime physique, moral et politique de la civilisation moderne*, par J.-J. Virey, docteur en médecine, membre titulaire de l'Académie royale et de l'Académie impériale des curieux de la nature, etc. Paris, in-8o., deux parties, prix : 9 fr. Chez Crochard, libraire, cloître St.-Benoît, no. 16 et rue de Sorbonne, no. 3.

Bien que l'hygiène soit la partie de la médecine qui s'étaie le plus des sciences physiques, chimiques et naturelles, cependant nous n'exa-

minerons point sous ce rapport le nouvel ouvrage de notre collabora·
teur. Nous avons attendu qu'il fût complétement apprécié ailleurs par
des juges compétens. Il suffit d'exposer ici la notice des objets importans qu'il renferme.

Cet ouvrage est distribué , 1o, en *hygiène physique*, ou relative à la
nature de l'homme, à l'équilibre de ses fonctions par rapport aux lois
de la santé, à l'état de la sensibilité des organes, au développement
de nos facultés, à l'emploi des excitans et des calmans, du régime soit
végétal, soit animal, etc. L'auteur y rattache au système nerveux toutes
nos forces vitales.

2o. En *hygiène politique*, ou relative à l'existence sociale dans les
différentes conditions, depuis l'état de barbarie jusqu'à la civilisation
la plus perfectionnée, et selon les degrés de fortune, de rangs, de
puissance, comme d'après les diverses formes des gouvernemens. Cette
partie, qu'on a jugée aussi neuve qu'importante, touche aux questions
les plus générales de l'anthropologie.

3o. L'*hygiène* dite *morale* ou relative à nos facultés les plus relevées,
traite aussi de l'influence des religions, des cultes, des habitudes
et des opinions régnantes soit chez diverses nations, soit en différens
siècles, sur la vigueur, la durée de la vie humaine. L'auteur étudie,
dans son livre, les législations qui font le plus abondamment multiplier les hommes et prolonger leur existence, ou développer leurs
fonctions soit physiques, soit intellectuelles. Sous ces rapports, on a
trouvé des considérations nouvelles et très-philosophiques dans ce
savant ouvrage.

Dictionnaire des drogues simples et composées, ou Nouveau Dictionnaire
d'histoire naturelle médicale, de pharmacologie et de chimie pharmaceutique, par A. CHEVALLIER, A. RICHARD et J.-A. GUILLEMIN, tome
3e. GES - ONO. Paris, chez Béchet jeune, libraire, place de l'École
de Médecine, no. 4.

Nous nous proposons de rendre compte incessamment de cet intéressant ouvrage.

P. DE CANDOLLE, *Botanicon Gallicum*, seu synopsis plantarum in florâ
gallicâ descriptarum editio secunda à J.-E. DUBY, 1 gros vol. in-8o.,
broché 12 fr., et port franc par la poste 14 fr. Paris, veuve Des-
ray, rue Hautefeuille, n. 4, 1828.

Nous analyserons incessamment cet ouvrage très-distingué.

BULLETIN

DES TRAVAUX DE LA SOCIÉTÉ DE PHARMACIE
DE PARIS;

Rédigé par M. Robiquet, *secrétaire général, et par une Commission spéciale.*

EXTRAIT DU PROCÈS VERBAL.

Séance du 15 juillet 1828.

Le procès verbal de la séance précédente est lu et adopté.

La Société reçoit : 1°. Un N°. des archives de Brandes ; 2°. le Journal de Pharmacie et des sciences accessoires ; 3°. le Journal de Chimie médicale et de Toxicologie ; 4°. les Annales de l'Industrie française et étrangère ; 5°. les Annales de l'Auvergne.

MM. Henry père et Guibourt font hommage à la Société d'un exemplaire de leur ouvrage, intitulé : *Pharmacopée raisonnée,* etc.

La correspondance se compose : 1°. d'une lettre de madame Holleville, qui adresse à la Société plusieurs exemplaires du discours qu'elle a dû prononcer sur la tombe de M. le docteur Chaussier ;

2°. D'une lettre anonyme adressée de Montpellier, renfermant quelques observations sur le terme assigné pour le concours de 1828. Cette lettre sera déposée aux archives et communiquée pour renseignement à la commission des prix.

XIVᵉ. *Année. — Août* 1828.   31

M. Boudet oncle rend le compte suivant des séances de l'Institut.

M. Adolphe Brongniart présente de nouvelles recherches sur le pollen et sur les granules spermatiques des végétaux.

Il en résulte : 1°. que le pollen renferme réellement des granules nombreux, reconnaissables par leur grosseur toujours la même, par leur forme constante, par leurs mouvemens complétement indépendans de l'influence des causes extérieures ; 2°. que ces granules sont souvent accompagnés d'une matière mucilagineuse, plus ou moins visqueuse, qui gêne leurs mouvemens ; 3°. qu'ils sont mêlés, dans plusieurs plantes, avec des corpuscules plus gros qu'eux, irréguliers, transparens, souvent jaunâtres, complétement privés de mouvement, et qu'on a mal à propos confondus avec les granules spermatiques, parce qu'on n'a pas considéré qu'ils n'existent pas dans beaucoup de plantes, telles que les graminées, les liliacées, les pervenches, qui contiennent des granules ; 4°. que les corpuscules paraissent être d'une nature oléagineuse ou résineuse, mais que les granules spermatiques ne sont point, comme M. Raspail l'a avancé, des goutelettes de résine, puisque l'alcool ne les fait point disparaître, mais fait seulement cesser leurs mouvemens ; 5°. qu'enfin M. Brongniart a remarqué l'absence des granules spermatiques dans le pollen des plantes qui fleurissent en hiver, ce qui explique leur défaut de fécondation, et indique que les granules constituent réellement la partie active et fécondante du pollen, comme l'absence très-fréquente des corpuscules sans mouvemens prouve que ceux-ci ne jouent qu'un rôle très-secondaire dans les plantes.

M. Broussais offre à l'Académie un ouvrage ayant pour titre : *De l'Irritation et de la Folie*. On y trouve établis les rapports du physique et du moral sur les bases de la médecine physiologique.

M. de Mirbel présente le tronc d'un *calicantus* coupé dans le jardin potager de Versailles. Cette plante, ordinairement faible, a acquis une grosseur extraordinaire : elle est devenue un petit arbre à tige ligneuse et arrondie.

M. Gay-Lussac met sous les yeux de l'Académie un superbe échantillon de l'outremer artificiel que fabrique M. Guimel.

Il rappelle que cet outremer, qui coûte le tiers du prix du naturel, est jugé supérieur à celui-ci par nos peintres.

Depuis que cette belle découverte a été annoncée ; un étranger, M. Gmelin de Tubinges, a publié un procédé que M. Guimel prétend être trop coûteux pour être employé par le commerce.

M. Gay-Lussac, en calcinant du sulfate de potasse avec du noir de fumée, s'est procuré un pyrophore beaucoup plus inflammable que le pyrophore anciennement connu.

M. Becquerel lit un mémoire dans lequel il expose les phénomènes électriques qui résultent du frottement des métaux entre eux.

Il est parvenu, à l'aide d'un galvanomètre, à classer les métaux relativement à leurs propriétés électriques par frottement, dans l'ordre suivant : bismuth, nickel, cobalt, palladium, platine, plomb, étain, or, argent, cuivre, zinc, fer, cadmium, antimoine. Dans cet ordre, chaque métal est positif par rapport à ceux qui le précèdent, et négatif par rapport à ceux qui le suivent.

Pour prouver que ces effets électriques ne dépendent pas de la chaleur due au frottement, M. Becquerel presse fortement deux métaux l'un contre l'autre, ou les frappe à coups redoublés ; il produit par cette action plus de chaleur que par un léger frottement, mais il n'obtient pas d'effets électriques. Pour qu'ils aient lieu, il faut donc imprimer un mode d'ébranlement particulier aux molécules de la surface des métaux, une espèce de mouvement vibratoire.

Un second procédé lui a servi à observer les effets électriques du frottement des métaux.

Il prend une plaque de métal qu'il tient inclinée, il verse dessus de la limaille qu'il reçoit dans une capsule de métal qui communique à un électroscope très-sensible ; la limaille dans son passage acquiert une électricité qui est due au frottement.

Il a observé qu'en général les métaux en limaille, quand ils tombent sur une lame métallique, ont une tendance à prendre l'électricité négative.

M. Ampère fait un rapport favorable sur les expériences électro-magnétiques de M. Léopold Nobili.

M. Villermé lit un mémoire intitulé : de la Taille commune de l'homme en France, de l'âge auquel le développement du corps y est achevé, et des causes les plus générales qui y avancent ou retardent la croissance, et qui y déterminent une grande ou une petite stature.

Le ministre de la guerre annonce que le tonnerre est tombé sur le magasin à poudre de Baïonne. Il transmet un rapport des ingénieurs de cette ville sur ce fait, et désire que l'Académie puisse découvrir ce qui a rendu insuffisans les paratonnerres dont était armé ce magasin.

MM. Chevalier et L'Anglumé adressent un mémoire ayant pour titre : Essai sur la Lithographie. Il contient le développement de la note cachetée remise par eux le 24 avril dernier, et dans laquelle se trouve la découverte qu'ils ont faite à l'avantage de la lithographie. Cette découverte consiste à pouvoir ou effacer ou retrancher, à volonté, plusieurs parties d'un dessin lithographique.

Les auteurs font connaître leurs procédés; et, pour en faire voir l'efficacité, ils présentent quinze planches plus ou moins altérées, rétablies ou modifiées.

En l'absence de M. Soubeiran, M. Henry rend compte des séances de l'Académie de médecine.

Monsieur le secrétaire général donne lecture d'une note envoyée à la Société par M. Guillermond, pharmacien à Lyon, relative à la préparation de la morphine. Cette note est renvoyée à la commission de publication.

Le même membre lit encore une note de M. Coldefy Dorly, sur les causes qui peuvent influer sur l'extinction du mercure par les corps gras. Renvoyée à MM. Bussy et Lecanu.

M. Henry fils fait, en son nom et en celui de M. Chereau, un rapport sur un procédé présenté par M. Siret, qui a pour objet de remplacer, dans la préparation du petit-lait, la présure, les acides sulfurique, acétique, et autres substances que l'on est dans l'usage d'employer, par l'acide tartrique.

MM. les commissaires ne pensent pas que ce procédé mérite l'approbation de la Société.

M. Baget fait un rapport sur deux procédés communiqués à la Société par M. Dolbet-Ledoux, l'un pour la préparation du sirop de pavot blanc, l'autre sur l'onguent mercuriel double. M. le rapporteur ne juge pas que ces deux procédés puissent remplacer avantageusement ceux actuellement pratiqués.

M. Fauché rend compte de plusieurs numéros du journal de Geiger qui avaient été renvoyés à son examen. Un extrait de ce compte rendu sera imprimé dans le Bulletin de la Société.

La Société, après avoir entendu un rapport de M. Fauché sur M. Gros-Lambert, admet ce candidat au nombre de ses membres résidans, à l'unanimité.

Elle admet de même, à l'unanimité, M. Plisson en qualité de correspondant, sur le rapport favorable de M. Henry fils.

M. Boullay demande la révision de l'article du règlement portant que l'on ne fera de rapport sur les travaux des membres correspondans que lorsqu'ils l'auront sollicité. Il pense qu'il serait dans l'intérêt de la Société, comme dans l'intérêt des auteurs eux-mêmes, qu'il fût nommé des commissaires chargés de rendre compte des travaux adressés à la Société par ses membres non résidans. M. le président nomme une commission spéciale, composée de MM. Derosne, Boullay, Planche, Laudibert et Pelletier, pour présenter un rapport sur cette proposition.

RECHERCHES CHIMIQUES

Sur quelques substances végétales trouvées dans l'intérieur des cercueils des momies égyptiennes.

Par M. Bonastre.

M. Champollion le jeune, auquel l'Europe savante est redevable de la découverte importante du *système hiéroglyphyque des anciens Égyptiens,* a bien voulu dans l'intérêt de la science me remettre plusieurs fruits et autres parties de végétaux que les anciens Égyptiens plaçaient dans les cercueils de leurs momies et qui ont été retirés de celles qui font partie du Musée Charles X. J'ai saisi avec empressement cette occasion pour m'assurer jusqu'à quel point la chimie pourrait nous servir à déterminer la nature des substances végétales renfermées depuis plusieurs siècles et préservées ainsi de l'action immédiate des agens extérieurs. Quoiqu'altérées dans quelques-unes de leurs qualités physiques, on verra que plusieurs de leurs principes immédiats sont susceptibles de conserver indéfiniment leurs principales propriétés chimiques, qui peuvent aider, avec les caractères botaniques, à reconnaître à quelles plantes elles appartiennent.

1ª. Du blé, { *Triticum hybernum*, L.
{ Πυρος, d'Homère.

Ce grain, qui comptait plus de deux mille ans d'ancienneté, a été broyé et bouilli dans l'eau distillée : la teinture d'iode ajoutée au liquide y développa une couleur bleue très-intense. MM. Lebaillif et Julia-Fontenelle avaient déjà fait connaître une observation semblable avec de l'orge torréfié qui provenait de la collection égyptienne de M. Passal'acqua.

2ª. De l'écorce de grenade, { *Punica granatum*,
{ Ροια des Grecs,

qui datait à peu près de la même époque, a été soumise au même traitement dans l'eau : la teinture d'iode a été sans action ; mais une dissolution des sels de fer peroxidés a occasioné sur-le-champ un précipité noir très-abondant.

3°. Un fruit, celui du { Delile, Flor. d'Égypte,
balanites ægyptiaca, { Caillaud, centurie des plan-
{ tes d'Afrique, n°. 87,

encore appelé par les Arabes *el-héglyg*, ou datte du désert, fruit qui par parenthèse n'appartient, ainsi que l'avance le Codex, à aucune des espèces connues de myrobolans des pharmaciens, comme j'ai l'honneur de le faire remarquer à la Société. Ce fruit (1) a été traité

---

(1) M. Marchand et moi avons trouvé depuis long-temps dans des caisses de gomme arabique et de bdellium, « une espèce de noyau de forme » oblongue, marqué longitudinalement de 5 à 6 angles peu saillans, » surmonté à l'insertion de son pédoncule par un petit bourrelet cotonneux. La coque extérieure est dure, ligneuse, blanche et un peu » épaisse. L'intérieur de cette coque est presqu'entièrement rempli » par une amande blanchâtre ; cette dernière ne contient pas de fécule. »

Nous ne pûmes dans le temps rapporter cette espèce de noyau à un

de la même manière que ci-dessus ; le macéré aqueux n'a point donné de précipité vert, noir, ni bleu foncé par les mêmes dissolutions ferrugineuses. Ce fait indique clairement qu'on ne peut rapporter le fruit du *balanites* aux myrobolans citrin, chébule ou belliric, dont le plus simple macéré donne un précipité noir très-foncé par l'addition de quelques atomes d'une dissolution de sels de fer.

4°. Du pain trouvé dans le cercueil d'une momie, a été préalablement ramolli dans l'eau froide, puis dans l'eau bouillante. L'alcool ioduré versé dans le mélange a développé une couleur bleue bien prononcée.

Cet effet est d'autant plus remarquable que les substances farineuses qui avaient servi à la confection de ce pain, avaient subi nécessairement plusieurs modifications, soit par une légère fermentation panaire, soit par la cuisson, etc. Cette curieuse observation tendrait à confirmer les intéressantes expériences de M. Raspail sur l'organisation des grains de fécule.

5°. Une fleur, reconnue depuis pour être celle d'une espèce de pied-d'alouette, *delphinium Ajacis*, plante qui faisait partie d'une couronne placée sur la tête d'une momie de prêtre égyptien, découverte par M. Frédéric Caillau, lors de son voyage à Méroé. Cette fleur conservait encore dans quelques-unes de ses parties une légère teinte bleuâtre.

Par le contact avec l'acide sulfurique affaibli la couleur bleue des pétales passa rapidement à la couleur rouge cerise.

---

fruit actuellement connu ; nous constatâmes seulement qu'il avait quelqu'analogie avec les noyaux des myrobolans de l'espèce chébule, ou bellirci ; mais néanmoins qu'il en différait un peu par l'épaisseur de la coque, de l'amande, et surtout par le petit bourrelet cotonneux.

L'examen comparatif que je viens de faire de cette espèce de noyau avec l'espèce remarquée dans l'intérieur des fruits antiques du *balanites ægyptiaca* trouvés dans les cercueils des momies, m'a fait voir que ces deux espèces de noyaux étaient absolument identiques, et qu'ils appartenaient par conséquent au même fruit, celui du *balanites*, genre créé par M. Rhafeneau de Lille, et figuré, tab. 28, fig. 1re. de la partie botanique du grand ouvrage de la commission d'Égypte.

Par l'ammoniaque liquide les pétales prirent au contraire une couleur verdâtre.

La matière colorante n'avait donc pas été détruite.

6°. Un citron, { Κίτρια, μηλέα μηδική,
{ *Citrus medica*, L.

Cette espèce de fruit coupée en morceaux a été macérée dans l'eau distillée froide. Le macéré filtré était excessivement acide, il rougissait le papier bleu de tournesol : en y projetant peu à peu de la craie en poudre, il s'y produisit une vive effervescence due au dégagement de l'acide carbonique, et il y eut formation d'un sel calcaire insoluble.

Ainsi il est donc présumable que ce citron avait conservé depuis des siècles une partie des acides qu'il contenait.

7°. La collection égyptienne de M. Passal'acqua renfermait un fruit très-curieux, qu'un de nos plus célèbres botanistes, M. Kunth, a reconnu comme appartenant à une espèce de palmier qu'il a nommé *areca Passal'acquæ*. Un chimiste qui a examiné ce fruit l'a désigné sous le nom de muscade. Il est facile de décider par les réactifs chimiques, si ce fruit appartient au genre palmier *areca* ou à celui du muscadier *myristica*, en admettant que MM. Kunth et Julia ont voulu désigner le même fruit ; en effet, on peut s'en assurer lors-même que ce dernier serait réduit en très-petits fragmens.

Si c'est un fruit d'un *areca* il se comportera de la manière suivante :

Macéré dans l'eau distillée froide ou bouillante, il devra donner un précipité noir ou vert foncé par l'addition d'un sel de fer peroxidé ;

La dissolution de gélatine occasionera dans le macéré un précipité très-abondant ;

L'iode ou sa teinture seront sans action.

Un effet tout contraire aura lieu si l'on agit sur de la noix muscade.

Or il résulte de mes expériences que le fruit en question, macéré dans l'eau chaude, a formé par l'addi tion du permuriate de fer un précipité vert bouteille très-foncé, tandis que ce même macéré ne prit point la couleur bleue par la teinture d'iode.

Ce fruit se rapporte donc bien plutôt à la famille des *areca* qu'à celle des *laurinées*, et l'examen attentif qu'en a fait M. Kunth, le nom particulier sous lequel il l'a désigné, se trouvent parfaitement d'accord avec l'analyse.

Il me serait facile de multiplier les citations si je ne craignais d'abuser des momens de la Société. Cependant je ne puis me refuser au désir de lui présenter plusieurs autres fruits comestibles qui conservent encore et leurs caractères physiques et leurs propriétés chimiques.

8°. Un des plus remarquables est le cône du pin à pignons, *pinus pinea*, découvert dernièrement dans les hypogées de la ville de Thèbe.

9°. {Une cornuëlle, ou châtaigne d'eau,
Τρίβολος, de Théophraste,
Trapa natans de Linné,

d'une très-belle conservation et dont l'amande pleine de fécule bleuit encore par l'iode.

10°. {Raisins noirs et de Corinthe,
Vitis vinifera et *apyrena*.

11°. Le fruit du *lotos* des lotophages, espèce de jujubier, véritable λωτος des Grecs,

ou {*Ziziphus lotus* de Wildenow,
Rhamnus lotus de Linné,

fruit dont l'original vivant a été découvert au mont Atlas, par notre respectable professeur de botanique M. Desfontaines.

12°. Enfin celui du pal-{Κυχίοφορα, par Théophraste,
mier *doum* appelé, {*Cucifera thebaïca*, par Lin.,
et dont l'amande, de blanc d'ivoire qu'elle était dans le principe, est passée par le temps au brun noirâtre.

Je terminerai ces recherches en mettant sous les yeux de la Société quelques produits immédiats organiques qui ont aussi conservé leurs propriétés chimiques.

13°. De la gomme arabique, renfermée dans une

petite poche de peau, et découverte par M. Rouyer dans le Mnémonium de Thèbe.

Cette gomme est encore en partie soluble dans l'eau froide, et complètement soluble dans l'eau bouillante. Elle m'a paru appartenir à la troisième espèce de gomme A, décrite dans l'ouvrage de notre confrère M. Guibourt.

La couleur noire, brillante et translucide que cette substance possède actuellement n'est due qu'au temps ou à une légère torréfaction, car elle n'a rien de désagréable.

Il y a même plus, c'est que sa solution aqueuse sucrée, filtrée, rapprochée avec soin, avait acquis la saveur douce de la pâte de jujubes.

14°. Une substance résineuse recouverte d'un peu de toile antique, et découverte par M. Cailliaud dans des tombeaux égyptiens, m'a été adressée par ce zélé voyageur pour la soumettre à l'analyse. Cette substance faisait partie de plusieurs autres analogues qui servaient aux embaumemens; c'est une espèce de galipot, elle appartient par ses caractères aux térébenthines du genre *pinus* ou *abies* de la famille des conifères.

15°. Une autre substance résineuse trouvée dans des coffrets égyptiens élégamment ornés, objets qui faisaient partie de la collection de M. Drovetti, m'a paru tout-à-fait digne de remarque par sa ressemblance avec la résine de cédre du Liban que j'ai eue en ma possession.

Une portion de cette substance avait été fondue dans ces temps reculés et avait acquis une couleur jaune rougeâtre.

L'autre portion non fondue était encore translucide comme la colophane, et d'une couleur vert d'eau. Cette substance paraît avoir servi de vernis chez les anciens Égyptiens; elle était ainsi que la première entièrement soluble dans l'alcool à 36 degrés.

16°. - 17°. Deux espèces de gomme-résine, le *bdellium* et la *myrrhe*, ont été reconnues pour telles, 1°. par un examen comparatif; 2°. par leur propriété de se dissoudre dans l'eau et dans l'alcool.

18°. Une matière cristalline blanche, brillante, nacrée, douce au toucher, fusible à 59 degrés centigrades.

Soluble dans l'eau de potasse faible, s'en précipitant à l'état de bi-margarate par l'addition de l'eau froide, etc. Elle a donc présenté tous les caractères chimiques de l'acide margarique humain, et était en effet cette substance.

Cette matière recouvrait entièrement la cuisse d'une momie.

19°. Enfin une substance noire, luisante, d'une odeur forte, retirée de l'intérieur de la momie gréco-égyptienne de Pétéménon, découverte par M. Cailliaud; cette substance noire a été reconnue par l'analyse, pour de l'asphalte ou bitume de Judée.

On voit, d'après ce que je viens d'exposer, que parmi les divers produits immédiats organiques, quelques-uns, tels que les gommes solubles à froid, celles seulement solubles à chaud, la fécule, les résines, sous-résines, les acides gras, margarique et stéarique de M. Chevreul, les acides citrique? tartrique et gallique, le tannin et plusieurs substances colorantes, peuvent se conserver intactes, de telle manière que l'analyse chimique permet de la déterminer même après plusieurs siècles d'existence.

Il n'en est pas tout-à-fait de même des produits comme le sucre, le mucoso-sucré, qui se rencontrent fréquemment dans les dattes, les fruits du *balanites*, les chrysobalanes, etc., ces produits sucrés changeant facilement de nature par la fermentation.

Procédé pour obtenir la morphine au moyen de l'alcool.

Par M. GUILLERMOND, pharmacien à Lyon.

La propriété calmante que possède l'opium a, dans tous les temps, fixé l'attention des médecins et des pharmaciens. Depuis que l'on a cru reconnaître que cette propriété réside dans l'alcali de cette substance, toute

l'attention s'est portée sur celui-ci ; de là nous sont
venus un grand nombre de procédés pour son extraction.
Celui que je vais avoir l'honneur de décrire est d'une
opération infiniment facile, et aussi productif qu'aucun
de ceux qui ont été proposés jusqu'à ce jour. Quand
on réfléchit que les principes extractifs de l'opium se
dissolvent plus abondamment dans l'alcool que dans
l'eau, que la morphine n'y est soluble qu'au moyen de
l'acide qui l'accompagne, on est surpris que l'on n'ait
pas encore pensé à la précipiter des teintures alcooliques. Il y avait seulement à craindre que, comme
dans la teinture du quina, la matière colorante résineuse ne fût précipitée par l'addition des alcalis (1). L'expérience seule pouvait rendre raison de ce fait : pour
l'éclaircir, je versai quelques gouttes d'ammoniaque
dans une teinture d'opium ; après un jour de repos,
je trouvai les parois intérieures du vase dans lequel
s'était faite l'opération garnies de cristaux de morphine ;
la matière colorante résineuse était restée en dissolution. Les cristaux, lavés avec de l'eau, se trouvèrent d'une
couleur légèrement rousse ; c'est après cet essai que j'ai
employé le procédé suivant :

On prend deux livres d'opium, on le concasse aussi
finement que possible, on le met infuser à froid dans huit
livres d'alcool à trente degrés : on a soin d'agiter souvent le vase qui contient l'infusion ; après trois jours

---

(1) J'ai dit que je craignais que les alcalis ne précipitassent la matière
résineuse de l'opium, par comparaison à ce qui arrive dans la teinture
de quina. Dans un mémoire que j'ai adressé à la Société de Pharmacie de Paris et qui est imprimé dans le 6e. numéro du Bulletin
de Pharmacie, année 1813, tome 5e., fol. 249, je fais connaître que
lorsqu'on verse un alcali dans une teinture alcoolique de quina,
il se combine à l'acide de l'extrait, et que, s'il est abondant, il se
combine à la matière extractive (matière colorante), et que cette
combinaison alcaline perd la propriété de se dissoudre dans l'alcool,
d'où elle se sépare. Je fais observer que néanmoins le dissolvant
retient une saveur amère très-prononcée ; je dis aussi que si on emploie la chaux, celle-ci rend l'extrait insoluble, le sépare des solutions
aqueuse et alcoolique, que celle-ci conserve une saveur fortement
amère, mais que toutes deux sont presque totalement décolorées. J'ai
vu avec satisfaction M. Henry fils utiliser ce fait pour l'extraction du
sulfate de quinine.

on le passe à travers un linge ; on traite le marc avec deux livres du même véhicule : on passe cette seconde infusion , on la réunit à la première et on filtre. On verse dans cette solution alcoolique filtrée deux onces d'ammoniaque et on agite ; la liqueur prend une teinte brune légèrement louche : on la laisse reposer pendant deux ou trois jours ; après ce temps on la jette sur un filtre : les parois intérieures du vase sont garnies de cristaux ; on les détache et on les met sur le filtre. Si on les fait sécher, on trouve qu'ils pèsent quatre onces et quatre gros ; ils ont une couleur brune : on les lave avec de l'eau qui dissout une matière colorante, ainsi que du méconiate d'ammoniaque , et laisse les cristaux de morphine, qui ont une couleur légèrement rousse ; séchés soigneusement, ils pèsent 2 onces et 4 gros. Je les regarde comme de la morphine presque pure , et ne contenant pas plus de narcotine que celle obtenue par d'autres procédés.

Ce procédé m'a paru si exact et si facile, que je ne crains pas de l'indiquer pour essayer les opium du commerce ; ainsi, demi-once d'opium infusée dans deux onces d'alcool à trente degrés , fournira toujours, étant précipitée par l'ammoniaque, 20 à 22 grains de morphine ; et cette opération peut à la rigueur être terminée dans deux jours , et mettre les pharmaciens à même de juger l'opium avant de l'acheter. Il n'est pas nécessaire de dire que le précipité doit être lavé , et que l'inspection seule peut indiquer s'il contient autre chose que de la morphine.

Il est inutile d'observer que la teinture dont on a séparé la morphine peut être distillée, après avoir saturé par un acide l'ammoniaque surabondante qu'elle contient ; et qu'on obtient ainsi la presque totalité de l'alcool employé , et qui peut servir à une nouvelle opération.

En traitant l'opium comme je viens de le détailler , j'ai été à même de faire quelques expériences pour m'assurer si la teinture additionnée d'ammoniaque ne retient pas de morphine, et si la substance insoluble à l'alcool n'en retiendrait pas aussi ; il fallait aussi s'assurer si la morphine contient de la narcotine ; j'ai fait à ce sujet quelques observations dont j'aurai l'honneur de vous entretenir plus tard.

~~~~~~

Extrait des archives de la Société des Pharmaciens du nord de l'Allemagne, journal rédigé par M. Rud. Brandes, n°. 72, pag. 262.

Insectes générateurs de la manne.

« C'est au coccus mannifer qu'est due, d'après messieurs Hemprich et Erenberg, la manne qui transsude de plusieurs végétaux des pays chauds (hedysarum alhagi, etc.). On trouve aussi de ces coccus sur le *tamarix mannifera*, arbrisseau du mont Sinaï. D'autres espèces du même genre, des kermès, des pucerons, déterminent l'extravasion de liqueurs sucrées qui se concrètent par l'évaporation, de même que la piqûre du *cicada orni*, d'après Olivier, sur les frênes qui donnent la manne. A Bombai et à Surate le *kermès mannifera* vit sur une espèce de jasmin dans une pelote de manne. La manne du Chorasan en Perse, ou le *serchista* (peut-être ce que nos auteurs désignent sous le nom de el-hadsje) des Persans, est très-purgative ; le *gehz* est aussi une espèce de manne du Chorasan que l'on récolte sur une espèce de tamarix ; l'*asclépias procera* et le *tarfa*, ainsi qu'un tamarix de l'Inde, doivent à la piqûre d'insectes une semblable production de manne. »

N. Ces observations, et beaucoup d'autres rapportées ailleurs, ne laissent plus aucun doute sur l'origine de la manne en larmes qui est apportée de divers pays, pas même sur celle de la manne en larmes du frêne, attribuée par Olivier au *cicada orni.* Comment n'est-il fait aucune mention de cette particularité intéressante dans les ouvrages les plus récens publiés en France sur l'histoire naturelle pharmaceutique? On est d'autant plus étonné que nos éditeurs se soient laissé prévenir par les étrangers, que cette opinion des naturalistes date depuis déjà fort long-temps, qu'elle est basée sur un fait constaté par Olivier, et que l'un de vos collègues, qui a présidé
~~~~~~

à la rédaction d'un grand dictionnaire d'histoire naturelle, est devenu l'heureux possesseur des plus précieux trésors de ce célèbre naturaliste.

Le docteur Hamel de Lannion (côtes du Nord) a publié, dans les Annales de médecine physiologique, qu'à Rio-Janéiro et à Bahia les médecins du pays font usage, contre le ver solitaire, d'une plante indigène au Brésil, qui y est connue sous le nom d'*angélim*, de la famille des légumineuses, de laquelle M. Guibourt s'est chargé de faire l'analyse.

N. Il paraîtrait que la plante dont parle M. Hamel, sans la décrire, serait l'*Andira racemosa* de Lamarck, qu'a observée Pison, laquelle en effet est appelée par les Brésiliens *angélim*. Elle est décrite en détail par Lamarck. C'est un arbre de 40 à 50 pieds, qui croît en beaucoup de points de l'Amérique méridionale : Pison le reconnut au Brésil et le P. Plumier aux Antilles. Le premier dit que l'écorce, le bois et le fruit de l'angélim ont l'amertume de l'aloës (ceci en opposition avec M. Hamel, qui prétend que l'angélim dont il a remarqué les effets au Brésil n'a point mauvais goût); son fruit pulvérisé est employé comme anthelmintique; mais on ne doit point en porter la dose au delà d'un scrupule, passé laquelle c'est un poison.

Ces observations, puisées dans l'Encyclopédie de Lamarck, prouvent que les propriétés anthelmintiques de l'angélim sont connues depuis long-temps; elles ont aussi beaucoup d'analogie avec celles de l'écorce de *geoffroia*, avec lequel cette plante a aussi des rapports botaniques assez marqués pour avoir décidé Poiret à l'avoir comprise dans ce genre sous le nom de *G. racemosa*. L'analyse chimique les confirmera peut-être, et il pourrait se faire que M. Guibourt y retrouvât l'alcaloïde que le D[r]. Hüttenschmidt a découvert dans les écorces anthelmintiques de Surinam et de la Jamaïque.

JOURNAL

DE PHARMACIE

ET

DES SCIENCES ACCESSOIRES.

N°. IX. — 14ᵉ. *Année.* — Septembre 1828.

EXAMEN CHIMIQUE

Du plumbagin, ou matière âcre de la racine de dentelaire européenne,

Par M. Dulong d'Astafort.

La racine qui a été le sujet des recherches que je vais rapporter dans ce mémoire, est celle de la dentelaire européenne (connue dans le midi de la France, où elle croît, sous le nom de Malherbe), *plumbago europæa*, Lin. (1), de la famille des plumbaginées. Cette racine étant connue, je ne la décrirai point; je me con-

---

(1) Lémery dit (*Traité des drogues simples, art. dentelaire, étymologie*).
« *plumbago à plumbó*, soit parce qu'on a trouvé que les feuilles de cette
» plante avaient une couleur plombée, soit parce que sa racine étant
» écrasée entre les doigts, y imprime une couleur de plomb. » Je ferai

tenterai de rappeler quelques-uns des points de son histoire médicale, qui m'ont engagé à ces recherches.

« Les propriétés énergiques qu'on a reconnues à la » racine de dentelaire, » dit M. Alibert, *Élément de thérap. et de mat. médic.*, 5ᵉ. *édit.*, « lui assurent un rang » distingué parmi les remèdes indigènes; » et plus bas il ajoute : « Quoiqu'on ait assuré que la dentelaire avait » des propriétés analogues à celles de l'ipécacuanha, on » n'a pas osé l'employer intérieurement. » Il rapporte ensuite les expériences qu'on a faites pour s'assurer de son efficacité dans le traitement de la galle et les succès que l'on en a obtenus : enfin, il dit ailleurs que ses propriétés chimiques sont encore ignorées.

On lit de plus, dans le *Dict. classique d'hist. nat.*, art. *dentelaire européenne :* « On l'a même employée (la » racine) autrefois, comme émétique; mais l'incertitude » de son action en a fait depuis long-temps, abandonner » l'usage, etc. »

Ce sont, d'une part, ces diverses considérations, de l'autre, l'intérêt que pouvait m'offrir l'étude des propriétés chimiques de la matière à laquelle cette racine doit sa saveur âcre et brûlante bien connue, qui m'ont porté à faire quelques recherches sur cette racine. J'ai pensé que, s'il était possible d'en isoler le principe actif, l'emploi de ce principe comme émétique, si toutefois il jouissait de cette propriété, pourrait être très-avantageux sous plusieurs rapports, ce principe ne devant point présenter, dans son emploi, la même incertitude que la racine, incertitude qui n'a peut-être été due qu'au mauvais choix de cette dernière, qui possède une saveur

---

observer, à l'appui de cette dernière étymologie, que mes doigts sont restés empreints, pendant mon travail sur la racine et long-temps après, d'une couleur un peu analogue à celle qu'ils prennent, quand ils ont remué du plomb : cette couleur est très-persistante.

plus ou moins âcre, suivant que son tissu est plus ou moins ligneux.

Je commencerai par rapporter les expériences que j'ai faites, pour isoler la matière âcre de la dentelaire, et par décrire les propriétés chimiques de cette matière ; je ferai ensuite quelques observations sur son emploi médicinal.

Pour éviter de désigner, par une périphrase, la matière nouvelle que je vais vous faire connaître, je la désignerai par le nom de *plumbagin*, que je propose de lui donner, comme on le verra plus bas.

Extraction du plumbagin.

Après avoir d'abord soumis la racine de dentelaire à l'action de l'eau acidulée et précipité le décoctum par une base, après avoir ensuite traité l'extrait alcoolique de la même racine par la magnésie, suivant le procédé usité pour l'extraction des bases salifiables végétales, et n'avoir obtenu de ces essais aucun résultat favorable, j'ai imaginé de traiter la racine par l'éther sulfurique, après avoir réfléchi sur l'action spéciale de ce dissolvant, qui, comme l'on sait, a la propriété de ne dissoudre ordinairement qu'un petit nombre des principes immédiats d'un végétal sans attaquer les autres.

J'ai donc mis en contact, à froid, pendant environ trois jours, avec l'éther sulfurique, la racine de dentelaire en poudre, en ayant soin d'agiter de temps en temps. L'éther s'est coloré en jaune rougeâtre : il a été soumis à la distillation au bain-marie. Après que la plus grande partie de l'éther a eu passé dans le récipient, il est resté dans la cornue un liquide épais, noir, colorant en jaune les parois du vase dans lequel on l'agitait. Ce liquide, étendu d'une plus grande quantité d'éther, ayant été abandonné à l'évaporation spontanée, il s'est déposé,

32.

contre les parois de la capsule, une multitude de petits cristaux prismatiques ou aciculaires, jaunes, mais salis par une matière noire ou d'un brun très-foncé, que nous examinerons plus bas : ces cristaux étaient le plumbagin. Le fond de la capsule était occupé par des cristaux semblables, mais presque indistincts, par leur mélange avec une grande quantité de la matière noire.

Ce produit, traité à plusieurs reprises, par l'alcool froid à 35° ou 36° Baumé, s'y est dissous, à l'exception d'une certaine quantité de matière noire. Le solutum alcoolique, évaporé à l'étuve, a laissé cristalliser le plumbagin, qu'il avait dissous, mais les cristaux étaient encore salis de matière noire, dissoute en assez grande quantité. Voyant que je ne pouvais parvenir, par ce procédé, à obtenir le plumbagin à l'état de pureté, j'ai réuni la matière dissoute par l'alcool à celle qu'il n'avait pu dissoudre, et j'ai traité le tout par l'eau. A froid, ce liquide a dissous une petite quantité de plumbagin, en se colorant en jaune pur; porté à l'ébullition et filtré presque bouillant, il s'est bientôt troublé par le refroidissement, et a laissé déposer, en flocons jaunes cristallisés, la plus grande partie du plumbagin qu'il avait dissous, sans avoir attaqué d'une manière sensible la matière noire. Ces flocons, séparés par décantation du liquide surnageant, et dissous par l'éther sulfurique, ont cristallisé, après l'évaporation spontanée de l'éther, sous forme de très-petits cristaux prismatiques, dont je n'ai pu déterminer exactement la forme, à cause de leur petitesse, même à l'aide d'une forte loupe : ils étaient jaunes-dorés, entrelacés en tous sens; on y en observait plusieurs réunis en faisceaux divergens.

La matière noire, soumise de nouveau à l'ébullition à plusieurs reprises, dans de petites quantités d'eau, a donné, à chaque traitement, de nouvelles quantités de plumbagin.

Comme il était resté du solutum éthéré avec la racine, et qu'il était impossible, comme l'on pense, à cause de la volatilité de l'éther, de le séparer par expression, j'ai lavé la racine, dans le flacon même, avec de l'alcool à 35°, que j'en ai séparé de suite, autant que possible, par décantation : cet alcool s'était fortement coloré en brun rougeâtre. Soumis à la distillation au bain-marie, il a laissé une matière fortement colorée en brun, que j'ai obtenue, par l'évaporation dans une capsule, du liquide resté dans la cornue, après la distillation de la majeure partie de l'alcool éthéré.

Cette matière, traitée par l'eau bouillante, comme le produit du solutum éthéré, dont j'ai parlé plus haut, a fourni des flocons de plumbagin, mais qui étaient salis par une substance brune rougeâtre, que l'alcool avait dissoute. Alors, réfléchissant sur la propriété qu'ont les dissolutions salines de n'attaquer que faiblement les matières colorantes, j'ai traité la matière ci-dessus par un solutum de sel marin à 15° de densité, à l'aide de l'ébullition. Le solutum, filtré presque bouillant, a laissé déposer, par le refroidissement, une assez grande quantité de plumbagin, mais dont la couleur jaune était encore un peu altérée par la substance brune rougeâtre dont je viens de parler. J'ai soumis la matière, à plusieurs reprises, à de nouveaux traitemens semblables, en me servant chaque fois du même solutum de sel, que je séparais du plumbagin, par décantation ou filtration, et auquel j'ajoutais, à chaque traitement, une petite quantité d'eau, pour remplacer celle qui s'était évaporée : cette opération a été répétée jusqu'à ce qu'il ne se précipitât plus de plumbagin. De l'éther sulfurique, mis en contact à plusieurs reprises avec le précipité de plumbagin impur, s'est coloré en jaune orangé, et a donné, par l'évaporation spontanée, des cristaux, mais qui étaient salis par une petite quantité de la substance brune rougeâtre : ils ont été purifiés à l'aide de plusieurs cristallisations répétées, après avoir été dissous dans l'éther ou l'alcool éthéré.

En résumé, l'on voit que le moyen d'isoler le plumbagin de la racine de dentelaire est fort simple : il se réduit, comme on l'a vu, à faire infuser la racine dans l'éther sulfurique, à froid, ou ce qui vaudra mieux, je pense, à une chaleur d'environ 30° centigr., et à traiter à plusieurs reprises, par l'eau bouillante, le produit du solutum éthéré : il se précipite à chaque traitement, par le refroidissement de l'eau, des flocons cristallins de plumbagin. Au lieu d'employer de nouvelle eau à chaque nouveau traitement, on peut se servir toujours de la même, après qu'on l'a séparée du plumbagin par décantation, en y ajoutant chaque fois une petite quantité de nouvelle pour remplacer celle qui s'évapore; par ce moyen, l'eau-mère ne retient en dissolution que fort peu de plumbagin, qui est très-peu soluble dans l'eau froide, comme on le verra plus bas. On pourrait, il est vrai, faire évaporer les eaux-mères; mais, outre qu'on n'en retirerait que fort peu de plumbagin, celui qu'elles laisseraient serait un peu difficile à purifier, parce qu'il serait mêlé d'acide gallique, que les sels de fer indiquent dans ces eaux, par le précipité gris-noir qu'elles y forment; ajoutons que ces eaux-mères rougissent le papier de tournesol. Aussi faut-il avoir soin de faire cristalliser le plumbagin, à deux ou trois reprises, dans l'éther ou l'alcool éthéré, pour être certain de sa pureté, en décantant les dernières portions du liquide. Mais, si l'on préparait le plumbagin pour la médecine, il suffirait, je pense, d'une seule cristallisation, en raison de la faible quantité d'acide gallique qu'il m'a paru retenir. J'ajouterai encore qu'il sera bon de mettre à part la première eau du traitement de la matière noire, cette eau devant avoir dissous la majeure partie de l'acide gallique.

Il est bon d'observer que la matière noire paraît retenir le plumpagin avec force, et qu'il est nécessaire de la soumettre à des ébullitions répétées, pour en séparer tout le plumbagin. Je dirai même que je ne l'en ai point entièrement séparé ; mais je pense que j'y serais parvenu par de nouveaux traitemens.

Enfin, pour enlever la portion de solutum éthéré restée avec la racine, on la lave avec de l'alcool à 36° à froid, comme je l'ai dit plus haut, en ayant soin de séparer de suite l'alcool par décantation, pour dissoudre le moins possible de la substance brune rougeâtre, dont j'ai parlé, qui, comme on l'a vu, salit le plumbagin : on traite ensuite le produit du solutum alcoolique par le solutum de sel marin, comme je l'ai dit plus haut.

Disons qu'ayant essayé de traiter d'abord la racine par l'alcool à 36° bouillant, et de soumettre ensuite l'extrait alcoolique à l'action de l'éther, ce procédé m'a paru défectueux, en ce que l'éther a dissous une assez grande quantité de la substance brune rougeâtre dont j'ai parlé, et qu'il est difficile de séparer du plumbagin quand elle est en trop forte proportion.

Observons en dernier lieu, que comme l'écorce de la racine m'a paru plus âcre que le reste, et que les racines trop ligneuses ne m'ont offert au goût qu'une faible âcreté, il faudra avoir soin de rejeter, pour l'extraction du plumbagin, ces dernières racines, et de prendre celles qui sont recouvertes de leur écorce. Je crois qu'il serait avantageux de n'employer, comme pour l'ipécacuanha, que l'écorce.

Propriétés physiques et chimiques du plumbagin.

Le plumbagin obtenu par le procédé que je viens d'indiquer, cristallise de sa dissolution alcoolique ou éthérée, évaporée spontanément, sous forme de pyramides allongées (cristaux aciculaires) dont je n'ai pu déterminer la base d'une manière certaine à cause de leur petitesse, même à l'aide de la loupe. Il se présente aussi quelquefois en très-petits cristaux prismatiques ; les pyramides et les prismes se groupent souvent en faisceaux divergens. Ces cristaux offrent une couleur jaune orangée, quand ils ne sont pas trop déliés, et quand ils- le sont beaucoup, leur couleur est le jaune brillant. Ils sont très-fragiles.

La propriété physique la plus remarquable du plumbagin, est sans contredit sa grande tendance à la cristallisation. En effet, outre qu'il cristallise très-facilement lorsqu'il a été dissous dans l'alcool ou l'éther, de même que dans l'eau, lorsque ce liquide n'en contient pas une trop grande quantité, on le voit encore venir s'offrir, au bout de vingt-quatre heures au moins, sous forme de cristaux jaunes très-déliés, fort nombreux, à la surface de la matière noire, qui a été soumise à l'action de l'eau bouillante ; les filtres, au travers desquels on passe le solutum aqueux presque bouillant de plumbagin, se recouvrent après leur dessiccation, d'une multitude de ces mêmes cristaux. Si l'on place sur un morceau de papier joseph un peu de matière noire, même traitée à plusieurs reprises par l'eau bouillante, et qu'on l'expose au-dessus d'un charbon ardent, sans trop l'en approcher, on la voit bientôt se fondre et s'étendre sur le papier, à la manière des corps gras ; en même temps, une vapeur jaune s'élève du milieu de la tache et vient se condenser en partie sur un papier placé au-dessus ; cette vapeur n'est autre chose que le plumbagin mêlé à la matière noire : si au bout de vingt-quatre heures au moins on observe la tache, on y remarque, lorsqu'elle n'a pas été trop chauffée, une multitude de petits cristaux jaunes brillans de plumbagin. Enfin, les flocons qui se séparent par le refroidissement du solutum aqueux chaud de plumbagin, ne sont qu'une multitude de très-petits cristaux. Ce corps me semble remarquable par cette grande facilité à cristalliser.

Une parcelle de plumbagin, appliquée sur la langue, y produit la sensation d'une saveur âcre et brûlante, semblable à celle de la racine.

Le plumbagin est fort peu soluble dans l'eau, à froid ; il colore cependant ce liquide en jaune brillant ; mais il y est beaucoup plus soluble à chaud, et il s'en précipite en grande partie, par le refroidissement, en flocons jaunes, volumineux, qui, comme je viens de le dire, paraissent, vus à la loupe, composés d'une multitude de très-petits cristaux. Le solutum chaud a une couleur jaune orangée, comme les cristaux qui ne sont pas trop déliés. Ce solutum, examiné tant qu'il est encore chaud, et contenant par conséquent beaucoup plus de plumbagin que quand il est refroidi, est tout-à-fait sans action sur le papier de tournesol bleu et rougi. On pourrait peut-être croire, au premier abord, qu'il rougit très-légèrement le papier bleu ; mais, en comparant le léger changement de couleur à peine sensible qu'on observe sur le papier réactif avec la couleur rouge développée sur le même papier par de l'eau contenant un atome d'acide, on voit aisément que ce changement n'est pas le résultat de l'acidité du plumbagin, mais bien le résultat de la réaction de l'alcali du tournesol sur le plumbagin : on va voir quelle est l'action des alcalis sur ce corps.

Il est inutile de dire que le solutum froid de plumbagin est aussi sans action sur les papiers réactifs.

Le plumbagin paraît donc être neutre d'après ces expériences.

Le plumbagin est très-soluble à froid et à chaud dans l'éther sulfurique, ainsi que dans l'alcool. Le solutum alcoolique précipite par l'eau en flocons jaunes volumineux.

Le solutum aqueux froid de plumbagin présente avec les réactifs les phénomènes suivans.

L'ammoniaque, l'eau de potasse, l'eau de chaux y développent une belle couleur rouge-cerise, qui persiste long-temps; il suffit d'une très-petite quantité de ces alcalis pour produire cet effet. Une goutte d'acide fait reparaître la couleur jaune sans altération.

Le sous-acétate de plomb le colore sur-le-champ en rouge, à peu près comme les alcalis; au bout de quelques instans, il s'y forme un précipité rouge ou cramoisi, et la liqueur conserve la même couleur.

Une goutte de solutum faible de perchlorure de fer y développe une couleur rouge terne; même action dans le solutum encore chaud.

Le sulfate de cuivre y produit une couleur rougeâtre, à peu près semblable à celle que l'hydrocyanate ferrugineux de potasse produit avec le même sel.

L'acétate et le nitrate de plomb, l'émétique, le protonitrate de mercure, la teinture d'iode, l'infusum de noix de galle, sont tout-à-fait sans action sur ce solutum; il en est de même du protosulfate de fer, même en laissant le mélange des deux liquides exposé à l'air pendant vingt-quatre heures; tandis qu'un mélange du même sel et de l'eau du traitement de la matière noire, qui, comme on l'a vu, contenait de l'acide gallique, placé dans les mêmes circonstances, s'est coloré en gris-noir, en laissant déposer un précipité de même couleur.

J'ai conservé, pendant assez long-temps, à l'air le solutum aqueux de plumbagin, sans que sa belle couleur jaune s'altérât.

L'acide sulfurique concentré, mis en contact à froid avec le plumbagin, ne le brunit point; il le dissout en

se colorant en rouge orangé vif, et quelques gouttes
d'eau en précipitent des flocons jaunes, volumineux,
qu'une plus grande quantité d'eau redissout; la liqueur
est colorée en jaune, comme un solutum aqueux de
plumbagin, et une goutte d'ammoniaque y développe la
couleur rouge après la saturation de l'acide. Le plumbagin ne paraît pas avoir subi d'altération dans sa solution sulfurique.

L'acide nitrique concentré dissout facilement à froid
le plumbagin, sans dégagement sensible de gaz nitreux;
la couleur du solutum est semblable à celle du solutum
aqueux : l'eau et l'ammoniaque agissent sur le solutum
nitrique, comme sur le solutum sulfurique.

Une goutte ou deux d'acide sulfurique, versées dans
une petite quantité d'eau tenant en suspension des flocons de plumbagin, ne les dissolvent ni à froid, ni à
chaud; si l'on chauffe et qu'on laisse refroidir, les flocons
se séparent de nouveau, comme si l'acide n'y était pas;
mais si l'on ajoute une plus grande quantité d'acide, ils
se dissolvent même à froid, et la liqueur est toujours
fortement acide, et jaune comme un solutum aqueux.

Même action avec l'acide nitrique.

Une goutte d'ammoniaque, au contraire, dissout sur-
le-champ les flocons, en développant la couleur rouge;
même action par l'eau de potasse. Le plumbagin paraît
très-soluble dans les alcalis.

Le plumbagin soumis dans un tube de verre à l'action d'une douce chaleur, se fond aisément, et cristallise
par le refroidissement en cristaux jaunes, réunis en
faisceaux ou rayons divergens, que l'on aperçoit plus
facilement à l'aide d'une loupe : en l'exposant à une plus
forte chaleur, une portion se décompose, en laissant un
charbon d'un brillant tout-à-fait métallique, tandis que
l'autre se sublime, à la partie moyenne du tube, en très-
petits cristaux jaunes qui ne paraissent avoir subi au-

cune altération. On voit encore dans ces expériences la tendance remarquable du plumbagin à la cristallisation.

Le plumbagin, dans cette décomposition, paraît se comporter comme les substances végétales non azotées. Mais je n'en ai point fait une analyse exacte, vu l'insuffisance des instrumens que j'ai à ma disposition pour cet objet.

On voit, d'après l'ensemble des caractères physiques et chimiques de la matière végétale que je viens de faire connaître, que cette matière diffère de toutes les autres, jusqu'ici connues, et qu'elle doit être mise au rang des principes immédiats des végétaux. Je propose donc, pour la distinguer, de lui donner le nom de plumbagin, tiré, comme l'on voit, de celui du genre auquel appartient la racine qui l'a fournie, et de la placer à côté du gentianin et du rhabarbarin, etc., avec lesquels il a des rapports, comme on l'a vu.

Observations.

Je viens de décrire les principales propriétés physiques et chimiques du plumbagin : ici finit la tâche du chimiste et commence celle du physiologiste.

Après avoir reconnu quelques-uns des caractères de cette substance et surtout l'énergie de son action sur l'organe du goût, je me suis demandé si ce ne serait point là le principe actif de la racine de dentelaire, et surtout le principe auquel cette racine doit sa propriété émétique, qu'on a dit avoir reconnu être analogue à celle de l'ipécacuanha, comme je l'ai rapporté au commencement de ce mémoire. Cette question, on le sait, ne peut être résolue que par des expériences physiologiques exactes; et l'on sent tout l'intérêt, toute l'utilité que peuvent offrir de telles expériences, quand on considère que si elles résolvent affirmativement la question, elles auront contribué à procurer à la médecine un nouvel agent thérapeutique plus ou moins analogue à l'émétine, et dont l'emploi sera d'autant plus avantageux, que cet agent sera fourni par un végétal de notre sol. J'ose donc prier nos habiles physiologistes, et en particulier le savant auteur du *Formulaire pour la préparation et l'emploi de pl. nouv. médic.*, de vouloir bien, dans le double intérêt de la science et de l'humanité, tenter les expériences dont je viens de parler. J'ai fait observer, au commencement de ce mémoire, quelle avait pu être la cause de l'incertitude observée dans l'emploi de la racine de dentelaire comme émétique, et que l'emploi du principe actif isolé ne devait point offrir la même incertitude.

Quelles que soient au reste les propriétés physiologiques du plumbagin, son énergique saveur semble indiquer que son action sur l'économie animale doit être très-active.

Avant de terminer, je dois dire un mot sur la matière noire ou fortement colorée en brun, d'où a été séparé le plumbagin par l'action de l'eau. Cette matière m'a paru jouir des principaux caractères des corps gras : elle se fond à une douce chaleur, lorsqu'on la place sur un morceau de papier joseph, au-dessus d'un charbon ardent, et tache ce papier à la manière de ces corps : elle est insoluble dans l'eau, soluble dans l'alcool et encore plus dans l'éther sulfurique : l'eau de potasse la dissout aisément, et elle en est précipitée en flocons par un acide.

EXTRAIT D'UN RAPPORT

Fait à la section de Pharmacie , sur un Mémoire de
M. Dulong d'Astafort, *intitulé :* Examen chimique
du Plumbagin *, ou matière âcre de la dentelaire eu-*
ropéenne , Plumbago europæa (Lin.)

Par MM. Derosne et Henry père.

Messieurs,

Dans une des séances précédentes, vous avez invité M. Derosne et moi à vous faire un rapport sur le
mémoire de M. Dulong, pharmacien à Astafort, l'un de
nos correspondans. Ce mémoire contient l'examen chimique du *plumbagin*, ou matière âcre de la dentelaire
européenne, *Plumbago europæa* (Lin.)

La plante, dont la racine fait le sujet de ce mémoire , avait déjà, comme l'observe M. Dulong, fixé l'attention des naturalistes et des médecins. Lémery dit que
la racine fraîche, écrasée entre les doigts, leur communique une couleur de plomb. De là le nom de *plumbago* qui
fut donné à cette plante.

M. Dulong remarque que pendant son travail sur la
racine de dentelaire, ses mains sont restées empreintes
d'une couleur plombée. Nous avons fait également la
même observation, et aucun corps ne pouvait enlever
cette couleur.

Quant aux propriétés de la racine de dentelaire dans le
traitement des maladies, voici ce que l'on sait : elle est
âcre, caustique, quelques médecins la regardent comme
émétique, mais tous s'accordent à lui attribuer la propriété de guérir les maladies de la peau. Ce sont ces pro-

priétés annoncées dans le Dictionnaire des sciences naturelles et des sciences médicinales, etc., qui ont déterminé notre laborieux confrère à examiner la racine de
dentelaire.

Les premiers essais tentés sur cette racine n'ayant
point répondu à l'attente de l'auteur, il a pensé qu'il
convenait de traiter la racine de dentelaire par l'éther
sulfurique.

C'est son procédé que nous avons suivi avec détail, et
qu'il est inutile de vous rapporter.

Le mémoire de M. Dulong, comme l'indique son titre,
fait connaître un nouveau principe immédiat particulier
à la racine de dentelaire. L'auteur a cru devoir, d'a-
près l'ensemble des caractères physiques et chimiques
qu'il a reconnus à cette matière végétale, la désigner par un nom particulier, et la rapprocher du gentianin et du rhabarbarin, avec lesquels elle a quelques
rapports. Il a proposé la dénomination de *plumbagin*
du mot *plumbago*, nom générique de la dentelaire.

Dans ce traitement, nous avons plusieurs fois fait subir
une douzaine de décoctions à la matière noire sans pouvoir l'épuiser. Nous avons également remarqué un fait
que M. Dulong ne mentionne nullement, c'est que les
premiers produits, qui ont une couleur jaune foncée,
se colorent en rouge de plus en plus, de manière à prendre une teinte cramoisie très-intense.

Le plumbagin obtenu par le procédé indiqué dans le
mémoire de M. Dulong, a présenté tous les caractères
assignés par ce chimiste. Nous ne les rappellerons pas.
Disons seulement que, placé sur la langue, il fait res-
sentir d'abord la sensation d'une saveur légèrement sucrée, et bientôt après celle d'une saveur âcre et piquante
qui prend à la gorge.

Un de ses caractères les plus saillans, comme l'a vu
aussi l'auteur, c'est, lorsqu'il est dissout dans l'eau,

de prendre une belle couleur rouge-cerise assez long-
temps persistante, par les alcalis, le sous-acétate de
plomb, le perchlorure de fer, etc. Les acides font reparaître la couleur jaune sans altération. Ces mêmes acides
concentrés dissolvent le plumbagin sans l'altérer.

Nous avons essayé, mais vainement, de combiner le
plumbagin avec l'alumine et l'hydrate de plomb; ces deux
substances ont agi comme les alcalis, c'est-à-dire ont développé une couleur rouge, mais seulement moins intense
que celle due à la réaction de ces derniers; par l'addition
des acides, la matière a repris sa couleur jaune, d'où l'on
pourrait le regarder comme une matière colorante particulière, ou du moins comme uni à une matière de ce
genre.

Il se comporte au feu comme le gentianin et le rhabarbarin, qui se subliment, ainsi que notre collègue
M. Caventou l'a observé pour le premier de ces corps.
M. Dulong termine son mémoire en engageant les physiologistes à s'assurer de l'action du plumbagin sur l'économie animale. Nous avons vu déjà que la racine de
dentelaire a été employée dans ces derniers temps avec
succès contre la gale, et sous forme de masticatoire contre le mal de dents. Plus anciennement, Wedelius l'a
proposée comme émétique pour remplacer l'ipécacuanha;
mais il paraît que son action, sous ce rapport, est loin
d'être prouvée; M. Loiseleur-Deslongchamps assure l'a-
voir donnée à la dose de 30 grains sans qu'elle déterminât
un seul vomissement. Peut-être le plumbagin offrirait-il
moins d'incertitude dans ce cas. Il est à regretter que les
frais, pour obtenir cette matière, arrêtent ceux qui cherchent à extraire ce principe, car il faut employer beaucoup d'éther sulfurique pour en retirer une très-petite
quantité.

Dans son mémoire, M. Dulong ne parle que de trois
substances existant dans la dentelaire, savoir : le plum-

bagin, une matière noire qui l'accompagne et qui est de nature grasse, enfin l'acide gallique; il ne dit pas si ces trois matières existent seules dans cette racine; il eût été à désirer qu'il en fît l'analyse complète.

M. Dulong, l'un de nos plus zélés correspondans, ne manquera pas de remplir cette lacune. Quant à nous, nous ne pouvons que le féliciter de son travail, que nous avons reconnu être de la plus grande exactitude.

CONSIDÉRATIONS

Sur la matière médicale de l'Indostan.

Par M. J.-J. Virey.

Pendant les longues guerres de la révolution qui avaient interrompu nos communications avec les nations étrangères, l'Angleterre étendait dans l'Inde orientale son immense empire. Indépendamment du catalogue des drogues de l'Indostan dressé par John Fléming, dès l'an 1813, un savant médecin, M. Whitelaw Ainslie, employé dans l'Indostan, avait publié à Madras un traité des médicamens, ou une nomenclature des substances usitées, soit dans la médecine des Indous, soit dans les arts, et l'agriculture. Plusieurs de ces remèdes ont été depuis importés dans la Grande-Bretagne, et l'auteur vient de publier une édition nouvelle, très-augmentée, de ses importantes recherches (1). Elles intéressent trop

______

(1) Materia indica; *or some account of those articles which are employed by the Hindoos, and other eastern nations, in their medicine, arts, and agriculture, comprising also formulæ with practical observations*, etc. By Whitelaw Ainslie, m.-d. late of the medical staff of southern India. 2 vol. in-8°. London, 1826.

l'art médical pour que nous ne nous empressions pas d'en donner connaissance; car puisque les maladies se propagent dans les deux mondes, il faut que leurs remèdes suivent les mêmes développemens parmi les peuples de la terre.

TOME Ier.

Si la religion brahmanique défend aux Indous l'emploi des médicamens comme des alimens du règne animal, en revanche, ces peuples ont multiplié leurs recherches empiriques sur les vertus des végétaux, dans un climat si riche d'ailleurs en productions de ce règne. Leurs noms sont déjà connus dès les plus anciens temps dans la langue sanskrite, et dans leurs livres sacrés ou *Vedas*.

L'auteur donne d'abord connaissance des poids médicinaux de l'Indostan d'après le docteur Heyne (1), ensuite la forme sous laquelle les *vytians* ou médecins tamouls et d'autres praticiens indous emploient les médicamens.

---

(1) Voici ces poids avec leurs correspondans anglais.

1 *visum* est le grain de riz pesant $\frac{1}{2}$ grain.

4 *visums* ou un *gulivinda*, ou un *patika*, pèse 2 grains.

2 *gulivindas*, ou un *addaga* $=$ 4 grains.

2 *addagas*, font 1 *chinum* $=$ 8 grains.

2 $\frac{1}{2}$ *chinums*, font 1 *tsavila* $=$ 20 grains.

2 *tsavilas*, valent 1 *dharanum* $=$ 40 grains.

2 *dharanums*, font 1 *mada*, ou 1 dragme 20 grains.

3 *madas*, valent 1 *tulam* $=$ 4 dragmes.

6 *tulams*, font 1 *pava-siru* $=$ 3 onces.

4 *pavas*, font 1 *siru* $=$ 12 onces.

5 *sirus*, font 1 *visa* $=$ 3 livres 12 onces.

2 *visas*, valent 1 *yettu* $=$ 7 livres 8 onces.

2 *yettus*, font 1 *arda-manugudu* $=$ 15 livres.

2 *ardas-manugudus*, font 1 *manugudu* $=$ 30 livres.

5 *manugudus*, valent 1 *yadum* $=$ 150 livres.

Il n'y a que huit sortes de préparations ; ce sont : 1°. l'infusion ou macération ; 2°. la décoction ; 3°. le liniment ; 4°. la lotion ou liniment pour tout le corps ; 5°. l'électuaire ; 6°. la poudre ; 7°. la pilule ; 8°. l'emplâtre.

M. Whitelaw Ainslie indique d'abord les médicamens européens employés maintenant aux Indes orientales, comme les acides sulfurique, nitrique, muriatique, l'alun, etc., les préparations de mercure, de fer, de zinc, d'argent, de plomb, cuivre, etc. ; le carbonate de soude, les sels et autres substances chimiques. Quant aux substances simples des autres contrées que l'Inde, les Anglais y ont introduit presque toutes celles de leur matière médicale.

L'*arrow-root* s'extrait, à Travancore, de la racine du *curcuma angustifolia*, Roxburgh, et il est bien supérieur en qualité à celui du *maranta arundinacea* d'Amérique. La fleur de ce *curcuma* bouillie dans du lait est excellente pour les enfans malades.

Les brahmes mangent de l'assa fœtida pour corriger la flatulence à laquelle les assujettit leur régime tout

---

2 *yadums*, font 1 *pandum* = 300 livres.
2 *pandums*, valent 1 *puladoo-candy* = 600 livres.

Mesures sèches.

4 *dubs*, valent 1 *gidda* = 2 onces.
2 *giddas*, valent 1 *arasola* = 4 onces.
2 *arasolas*, valent 1 *sola* = 8 onces.
2 *solas*, valent 1 *tavadu* = ℔ 1.
2 *tavadus*, valent 1 *manika* = ℔ 2.
2 *manikas*, valent 1 *addadu* = ℔ 4.
2 *addadus*, valent 1 *conchum* = ℔ 8.
2 *conchums*, valent 1 *trasa* = ℔ 16.
2 *trasas*, valent 1 *tum* = ℔ 32.
5 *tums*, valent 1 *yadum* = ℔ 160, etc.

33.

végétal. C'est un bon digestif et, dit-on, un aphrodisiaque.

L'auteur, qui est très-savant en matière médicale, fait
plusieurs recherches sur les substances mal connues
encore, telles que le *bdellium* fort employé par les médecins arabes; mais l'origine en reste encore incertaine.

Les Arabes et les Persans ajoutent aussi beaucoup
de confiance dans les bézoards; on emploie les concrétions calculeuses trouvées dans l'estomac des vaches et
des chèvres; elles sont formées par couches.

Le pétrole est vanté par les docteurs tamouls, en
frictions, contre les douleurs rhumatismales. Les deux
espèces de camphre du *dryobalanops camphoræ* de
Colebrooke venant de Sumatra, et celui du *laurus*,
comme celui qu'on obtient des racines du cannellier, sont
usitées dans l'Inde contre les effets nuisibles des remèdes
mercuriaux.

Nos carottes passent pour un excellent aphrodisiaque
chez les Arabes et dans l'Inde.

Nous avons décrit autrefois la *baccharis indica*; cette
syngenèse aromatique et stimulante est très-employée
dans les îles de l'Inde, sous le nom de *lontas* ou *bolontas*,
en fomentations et pour des bains.

La préparation des cachous du Bengale et de Bombay
est décrite par l'auteur; le *gambir* (*nauclea gambir*)
donne un cachou de qualité inférieure, nommé *cutta
camboo* par les tamouls (de *gutta* gomme, et *gambo* ou
gambir), moins astringent que le véritable cachou de
l'*acacia catechu*; cependant les vytians, les hakims et
autres médecins l'emploient à l'extérieur sur d'anciens
ulcères avec succès, combiné au baume du Pérou. Le
cachou s'extrait abondamment dans la province de Kon-
kana, où il y a des forêts entières d'arbustes à cachou.

Les médecins mahométans conseillent le café, même
avec succès, contre les irritations nerveuses intestinales,

comme le choléra morbus aux Indes, ce que les Espagnols imitent dans les îles Philippines, à Manille. Il y
a dans le Bengale un café sauvage dit *bun-kawa*; c'est
le *coffea bengalensis* de Roxburg.

La base de la composition si vantée dans l'Inde contre
le choléra morbus sous le nom de drogue amère, est la
justicia paniculata de Vahl, plante stomachique de l'île
de France, dite créate (*creyat* des tamouls). On se sert
de sa racine en infusion dans l'alcool : on lui substi-
tuait la racine de colombo.

Bien avant qu'on employât, en Europe, le poivre
cubèbe contre les vieilles gonorrhées, les médecins mahométans de l'Inde en recommandaient l'usage. Dans les
îles Malaies, il se prend à haute dose (3 gros répétés
jusqu'à 6 et 8 fois par jour.)

Dans l'Inde, on corrige les effets dangereux du *croton
tiglium* par l'addition du cachou. Les coliques venteuses
se guérissent par des infusions de semences d'*anethum
sowa*, et d'*an. panmorium*, Roxb.

On fait bouillir de la résine d'euphorbe dans de
l'huile de sésame, et on en use en frictions contre les
rhumatismes.

En place de quinquina, les Indous ont leur écorce de
swietenia febrifuga, Roxb., arbre à bois rouge, à fleurs
blanches (*calyx* 5-*fidus; petala* 5, *nectarium cylindricum
ore antheras gerens; capsula* 5-*locularis, lignosa, basi
dehiscens; semina imbricata, alata.*).

Le *cedrela tuna*, Roxb., donne également une écorce
fébrifuge astringente, en grande réputation parmi les
médecins indous, dans les montagnes des Circars.

L'encens de l'Inde, *boswellia glabra*, Roxb., et *bosw.
serrata*, est usité par les tamouls sous le nom de *koon-
dricum*, et par les Indous, les Portugais, les Mahométans. Il brûle avec une odeur approchant de celle du
benjoin. Dans les îles de Bornéo et autres, on obtient

aussi cette résine du *canarium odoriferum* de Rumphius.
(Amboin., tom. 2, pl. 50.)

La gomme gutte véritable découle du *stalagmitis gam-bogioides* de Kœnig, arbre qui vient d'être retrouvé au Malabar dans la contrée de Bulam, par le chirurgien Dyer, et dans le Canara; c'est un arbre qu'il ne faut confondre ni avec le *cambogia gutta* de L. (le *garcinia celebica*, l'*hypericum pomiferum*, Roxb.), ni avec d'autres végétaux à sucs jaunes. Le *stalagmitis* est dioïque, et Willdenow en a donné les caractères.

Dans l'Inde, la gomme est obtenue de la *feronia elephantum*, Roxb.; elle remplace la gomme arabique; on en retire aussi de l'*andersonia panshmoum*, du *melia azadirachta*, de la *chirongia glabra*, des *mangifera indica*, *ægle marmelos*, *shorea robusta*, *chloroxylum dupada*, *bombax gossypium*, etc., selon Francis Hamilton.

Les médecins indous, surtout les mahométans, emploient les sangsues plutôt que la saignée. Leurs sangsues sont grosses et très-voraces. Il y a d'ailleurs à Ceylan des multitudes de petites sangsues dans tous les lieux humides et les bois, qui s'attachent aux jambes et causent de grands maux, comme le décrit John Davy (*Account of the interior of Ceylan*, p. 102); à Sumatra, on en rencontre jusque sur les hautes montagnes, au rapport de Marsden.

L'arrack, eau-de-vie fabriquée dans l'Inde, soit avec le riz, soit avec la séve des palmiers (jaggary) ou des cocotiers (toddy), est rejeté avec horreur par les brahmes qui l'appellent *pariah arrack*, et qui n'osent pas même l'employer en médecine à l'extérieur. Si on le distille sur des feuilles de chanvre indien, on le rend très-enivrant; il est plutôt d'usage de le rendre tonique, en y faisant infuser des écorces astringentes de *mimosa ferruginea*, ou de l'*acacia arabica*, ou d'une espèce de

dattier (*phœnix*). Les Européens en font une trop grande
consommation, surtout à Batavia. D'après les médecins,
voici les propriétés des différens alcools : l'*eau-de-vie*
ordinaire passe pour cordiale et stomachique ; le *rhum*
est échauffant, sudorifique ; le *gin* et le *whisky* diurétiques ; l'*arrack* styptique, stimulant et narcotique :
celui qu'on a distillé sur la noix vomique, devient un
poison.

Au lieu de racines de réglisse, les Indous se servent
de celles d'*abrus precatorius*, qui sont aussi mucila-
gineuses ; le *glycine scandens* peut également en tenir
lieu.

La garance de l'Indostan est la *rubia manjista*, Roxb.,
indigène dans le Népaul et le Thibet ; on la transporte
dans l'Orient et jusqu'en Angleterre aujourd'hui. Son
odeur assez forte et sa saveur austère, amère, en font un
emménagogue actif contre la chlorose.

En place de racine de guimauve, les tamouls et les
Indous se servent de celle de *sida mauritiana*, autre
malvacée utile contre les blennorrhagies. D'autres *sida*
sont également usités, les *cordifolia*, *populifolia*, *rhom-
bifolia*, etc.

La manne de Perse venant sur l'*hedysarum alhagi* est
connue dans l'Indostan ; mais il en est une autre qu'on
retire du Louristan, et de l'Irak, et nommée *guz* (voyez
le major Macdonald-Kinneir, *Geograph. mem. of Persia*,
p. 339). Elle est le produit d'une espèce d'insecte du
genre chermès, de la taille d'une punaise et de même
forme ; de son abdomen suinte une liqueur sucrée qui
se concrète sur les arbustes et autres végétaux où ces
insectes se multiplient par millions, et se rapprochent
à la manière des abeilles dans leurs rayons. Ils sont
velus, et la matière sucrée qu'ils rejettent, après avoir
pompé la sève des plantes, est une manne blanche
très-usitée par les médecins mahométans pour purger

les enfans et les femmes dans l'Inde. Dans les Transactions littéraires de Bombay, le capitaine E. Frédérik a
vu, en traversant la Perse, une autre espèce de manne
astringente qu'on retire d'un arbuste appelé *athel* par
les Arabes. Celle d'alhagi est fort purgative à la dose
d'une once et demie.

Les *sinapis chinensis*, *glauca*, *dichotoma* donnent les
graines de moutarde employées en sinapismes dans
l'Inde.

L'opium de l'Indoustan, tiré de Bihar et de Benarès,
n'est inférieur à aucun autre; cependant le docteur
Thomson prétend que l'opium de Turquie contient trois
fois plus de morphine, qu'il a plus d'odeur, de com-
pacité, de couleur foncée. Les vytians ont remarqué que
son emploi était particulièrement nuisible dans les fièvres
typhoïdes. Depuis quelques années, les femmes dans
l'Indostan en font un dangereux abus pour se procurer
une sorte d'ivresse voluptueuse.

NOTE

Sur une presse à percussion de l'invention de M. Révillon, *applicable aux usages de la pharmacie.*

Par M. Boutron-Charlard.

Je cherchais depuis quelque temps les moyens de
faire construire une presse pour l'extraction de l'huile de
ricin qui joignît, à l'avantage d'une forte pression, la
facilité d'être mise en mouvement par un seul homme
et d'occuper peu d'espace. Les presses hydrauliques
me présentaient bien ces avantages réunis, mais l'entretien et les réparations dont elles sont susceptibles lors-

qu'on est un certain temps sans les utiliser, ainsi que leur prix fort élevé, m'avaient jusqu'à ce jour fait hésiter à les adopter.

Ayant eu l'occasion de voir, à l'exposition des produits de l'industrie en 1827, un pressoir à vis et un arrache-pieu de M. Révillon, horloger à Mâcon, auxquels ce mécanicien avait fait l'ingénieuse application du volant-balancier à percussion, par le moyen duquel on obtenait de grands effets ; et de plus, connaissant l'intention où il était d'appliquer ce même volant à tous les genres de pression, je résolus d'avoir recours à lui pour l'établissement d'une presse d'après ce nouveau système.

Au moment où je le vis, encouragé par les récompenses dont le jury de l'exposition l'avait jugé digne, il s'occupait de la construction d'une presse de grande dimension, qui depuis a été essayée, et qui a donné des résultats qui ont dépassé toutes les espérances, puisqu'avec cette presse il a extrait à froid la mélasse des sucres bruts et les a rendus d'une blancheur parfaite, et qu'il a frappé une médaille de 24 lignes de diamètre et de 2 lignes et demie d'épaisseur, et après deux ou trois recuites seulement.

M. Révillon n'ayant pas encore fixé sa résidence à Paris, ni élevé d'atelier destiné à la confection de toutes sortes de machines à percussion, ainsi qu'il en a le projet, il m'a mis en rapport avec M. Monnier, mécanicien, rue Saint-Maur, n°. 142. C'est cet artiste qui a construit la presse dont voici la description :

Elle se compose d'un socle en fonte de fer A, portant à sa partie supérieure une gouttière et un bec destinés à l'écoulement des liquides. Aux quatre angles de ce socle, sont fixées par des clavettes quatre colonnes en fer tourné B, surmontées d'un chapeau en fonte de fer C, au centre duquel est un écrou en cuivre D, qui reçoit une vis en fer tourné et à un seul filet E.

A l'extrémité inférieure de la vis est un billot en fonte
de fer F, mobile par elle et coulant entre les quatre
colonnes. La vis est munie à sa partie supérieure d'une
tige ronde G et d'une embase portant deux mentonnets
d'arrêt ou buttoirs H. La tige ronde G est destinée à
recevoir un volant-balancier circulaire à percussion I,
en fonte de fer et d'un poids proportionné à la force et
à la grosseur de la vis. Ce volant est armé à sa partie
inférieure de deux mentonnets d'arrêt ou buttoirs semblables à ceux fixés à la tête de la vis, et il porte en
outre quatre chevilles de fer J qui servent à rendre
son mouvement plus facile.

Quand on veut faire marcher cette presse, on imprime
une secousse au volant-balancier à percussion monté
librement sur la tête de la vis qui lui sert d'axe; la
masse que l'on veut presser offrant d'abord une légère
résistance, les mentonnets ou buttoirs du volant-balancier viennent frapper ceux fixés à la tête de la vis, qui
tourne dans son écrou par l'effet du choc. On réitère
les percussions jusqu'à ce que la résistance qu'oppose la
matière ne permette plus à la vis d'avancer que d'une
demi-ligne environ; alors il est essentiel d'attendre quelques instans que l'écoulement du liquide s'opère et laisse
à la vis la faculté d'avancer de nouveau. Sans cette précaution, l'accumulation de la force serait si considérable,
qu'on s'exposerait à refouler la vis ou à la briser.

Cette presse, qui ne diffère de celles connues jusqu'ici
que par l'application du volant-balancier à percussion,
et par l'heureuse idée qu'a eue M. Révillon de le rendre
indépendant, c'est-à-dire tournant librement sur la tête
de la vis, ne peut être comparée, pour les avantages
qu'on peut en tirer, qu'avec les presses hydrauliques, et
n'a pas comme ces dernières l'inconvénient d'exiger un
entretien journalier et des réparations fréquentes.

Le volant-balancier de M. Révillon pouvant s'adapter

facilement sur d'anciennes presses, les pharmaciens pourront, sans beaucoup de frais, profiter de l'augmentation de force qu'il imprime à ces sortes de machines.

ACADÉMIE ROYALE DE MÉDECINE.

SECTION DE PHARMACIE.

Analyse de ses travaux.

Séance du 26 juillet. — La correspondance manuscrite offre un *mémoire* de M. le docteur Emm. Pallas, relatif à la *différence chimique entre le sang veineux et celui des vaisseaux capillaires de la peau, tiré par les sangsues.* Ce mémoire, contenant aussi des recherches physiologiques, est envoyé à l'Académie générale, pour nommer une commission mixte qui l'examinera. Une lettre de M. Peneau, pharmacien à Bourges, est remise par notre confrère, M. Mitouart. M. Peneau a recueilli, à l'extrémité du pétale le plus inférieur de la belle fleur du *cactus speciosissimus*, une goutte de sirop de sucre très-pur, lequel s'est cristallisé; l'auteur adresse un cristal de ce sucre. L'Académie vote des remercîmens pour cette communication.

M. Chevallier donne lecture d'un nouveau procédé d'Edward Staples, pour la préparation de la morphine. On prend, selon ce savant Américain, quatre parties d'opium très-divisé ; on le traite avec trois parties d'acide acétique étendu de trois parties d'eau; la macération s'opère pendant 24 heures à 21° centigr. On ajoute ensuite huit parties d'alcool à 35° Baumé, on continue la digestion à une température de 71° centigr. pendant 24 heures encore. On soumet le ré-

sidu non-dissous de l'opium à un traitement tout pareil. Les liqueurs colorées sont ensuite réunies, filtrées ; on ajoute alors de *l'alcool ammoniacal* tant
qu'il n'y cause pas de trouble en le versant. Peu de
temps après, la morphine se dépose en cristaux,
qu'on purifie ensuite au moyen de l'alcool. On retire
ainsi ce principe débarrassé de presque toute matière colorante. M. Chevallier a répété avec avantage
ce procédé.

M. Blondeau, membre de la Société de Pharmacie
de Paris, lit une *note sur la fermentation de l'opium
appliquée à l'extraction de la morphine.* L'auteur conclut de ses expériences, qu'on peut retirer la presque totalité de la morphine, lorsque la fermentation
a décomposé ou disgrégé les autres élémens de l'opium.
Il dit avoir obtenu jusqu'à 14 gros de morphine par
livre d'opium. MM. Robiquet et Guibourt sont nommés
commissaires pour l'examen de ce travail.

M. Robiquet présente ses premiers essais de fabrication de bleu d'outremer factice, d'après les recherches
de MM. Guimet et Gmelin de Tubinge. On sait que
cette combinaison contient de la silice, de l'alumine,
de la soude et environ 3 centièmes de soufre.

M. Pelletier donne ensuite communication à l'Académie, de l'examen qu'il a fait d'une écorce d'Amérique
qui lui a été envoyée de Bordeaux, comme une espèce
de quinquina. Elle ne ressemble parfaitement ni au
calisaya, ni au carthagène, mais paraît être intermédiaire entre eux quant à l'aspect. Elle offre à l'analyse un
principe nouveau cristallisable ; il n'est ni de la cinchonine, ni de la quinine, qu'on ne rencontre nullement
dans la nouvelle écorce. Ce principe forme, avec l'acide
sulfurique, une gelée semblable à l'acide pectique de
M. Braconnot, et avec l'acide hydrochlorique de petits

cristaux nacrés. M. Pelletier ne pense pas que cette écorce soit un vrai quinquina.

J.-J. V.

BIBLIOGRAPHIE.

PHARMACOPÉE RAISONNÉE OU TRAITÉ DE PHARMACIE PRATIQUE ET THÉORIQUE ; par N.-E. HENRY, chef de la pharmacie centrale des hôpitaux civils de Paris, membre titulaire de l'académie royale de médecine, de la société royale et centrale d'agriculture, de celle de pharmacie de Paris, membre honoraire de la société des pharmaciens de l'Allemagne septentrionale, etc., etc.; et G. GUIBOURT, pharmacien, membre de l'académie royale de médecine, de la société de médecine du département de la Seine, de celle de chimie médicale et de pharmacie de Paris, membre honoraire des pharmaciens de l'Allemagne septentrionale, etc. 2 volumes avec planches. Chez J.-S. Chaudé, libraire, rue de la Harpe, n°. 56; et chez Sevalle, libraire, à Montpellier.

Parmi tant de traités, de manuels, de formulaires pharmaceutiques mis au jour dans ces dernières années, on a pu s'apercevoir que quelques-uns des plus remarquables avaient beaucoup emprunté aux leçons que M. le professeur Henry fait annuellement à la Pharmacie centrale des hôpitaux ; leçons très-instructives, très-suivies, et qui faisaient désirer depuis long-temps que cet habile praticien réunit en un corps de doctrine les matières qui en font le sujet. Ce vœu vient d'être réalisé par la publication de la *Pharmacopée raisonnée* de MM. Henry et Guibourt.

Commençons par féliciter M. Henry de s'être adjoint un collègue aussi recommandable, qui, ayant été pendant huit ans son collaborateur à la Pharmacie centrale, pouvait mieux que tout autre l'aider dans la composition d'un semblable traité.

La *Pharmacopée raisonnée* est divisée en six livres : le premier traite de la collection des végétaux et de leurs parties, des soins qu'il faut apporter dans leur dessiccation, ce qui amène naturellement les auteurs à parler de la meilleure construction des étuves.

La diminution en poids ou le déchet qu'éprouvent dans la dessiccation les racines, les bulbes, les tiges, etc., est relatée dans autant de

tableaux que les praticiens ne manqueront pas de consulter. Ce premier livre est terminé par l'indication mois par mois des substances
que l'on peut récolter dans le cours d'une année. Le livre deuxième a
pour objet la *préparation*, que les auteurs définissent une modification
quelconque que l'on fait subir aux drogues simples pour les disposer à
être administrées aux malades, ou en d'autres termes pour les changer
en médicamens. Ils reconnaissent, avec M. Carbonnell, quatre modes
principaux de préparation : la *division*, l'*extraction*, la *mixtion* et la
combinaison. Les deux premiers modes nous ont paru clairement définis,
et les opérations qui s'y rapportent décrites avec beaucoup de soin. Le
troisième mode, la mixtion est le mélange ou l'union plus ou moins
intime des particules de différens corps sans qu'il en résulte de combinaisons chimiques. Cette définition est exacte ; mais les auteurs s'en sont
évidemment écartés dans l'application qu'ils en font en plusieurs endroits du livre quatrième, où ils parlent avec détails des médicamens
par mixtion. Le simple énoncé des matières dont se compose ce livre,
qui à lui seul forme la moitié de l'ouvrage, suffira pour justifier nos
remarques. On y voit en effet réunis des *espèces*, des *poudres composées*,
des *masses pilulaires*, des *électuaires*, des *eaux distillées*, des *eaux minérales artificielles*, des *teintures alcooliques*, des *sirops*, des *potions*, etc., etc.

Quelques-unes de ces préparations peuvent à la vérité n'être que de
simples mélanges ; mais très-souvent aussi elles donnent lieu à des combinaisons, à des phénomènes chimiques qui ne permettent pas de les
considérer comme telles. A cet égard on n'accusera pas les auteurs d'avoir
péché par ignorance, car chacune des préparations qu'ils décrivent est
accompagnée de remarques théoriques toutes les fois que le sujet le
comporte. Ainsi, nous voyons dans les espèces odoriférantes une série
de plantes aromatiques auxquelles sont associés du chlorure de sodium,
du carbonate de potasse, de l'hydrochlorate d'ammoniaque et une
petite quantité d'eau. Un dégagement d'ammoniaque résulte de cette
réunion, et cet alcali devient ensuite le véhicule du principe odorant
des plantes. L'hydrochlorate d'ammoniaque a été omis dans la recette ;
mais l'explication que les auteurs donnent du phénomène prouve que
ce sel fait partie de la composition. Dans la préparation des pilules de
Bacher, l'emploi du carbonate de potasse produit des changemens chimiques importans qui ont été signalés tout récemment dans le *Journal de Pharmacie* par l'un des auteurs lui-même ; la *potion effervescente
de Rivière*, la *liqueur arsenicale de Fowler*, l'*eau phagédénique*, les *eaux
minérales artificielles*, ne doivent pas être classées non plus parmi de
simples mélanges.

La nomenclature pharmaceutique employée dans la Pharmacopée de
MM. Henry et Guibourt, est en grande partie celle de M. Chereau,
aux efforts duquel nous nous plaisons à rendre justice, bien que nous
différions avec lui de manière de voir sur l'opportunité de substituer
cette nomenclature à celle qui est actuellement en usage. N'oublions

pas que les chances d'erreur sont toujours trop fréquentes, évitons de les multiplier! Les auteurs ont sagement agi en mettant en regard les dénominations nouvelles et les anciennes. Peut-être eussent-ils encore mieux fait de s'en tenir aux dernières. Quant aux médicamens produits par l'action chimique proprement dits, nommés autrefois *médicamens chimiques*, comme leur nombre est très-considérable, et que leur nature varie à l'infini, les auteurs en ont formé plusieurs divisions : ils ont suivi la méthode de M. Ampère légèrement modifiée, et adopté en partie sa nomenclature. Cette partie chimique de la Pharmacopée étant fort étendue, nous craindrions de n'en donner qu'une idée très-imparfaite dans le court espace qui nous est accordé. Tout ce que nous pouvons en dire en terminant cet article, c'est que la manière d'opérer, la description et les figures des meilleurs appareils, la théorie des opérations, rien enfin de ce qui peut applanir les difficultés de la pratique ou l'éclairer, n'a été omis dans l'œuvre dont nous venons de rendre compte. On peut assurer que c'est le meilleur livre de pharmacie et le plus substantiel qui ait été publié depuis long-temps. C'est un ouvrage fait en conscience, qui deviendra le *vade mecum* des pharmaciens exerçans comme des élèves.

L.-A. PLANCHE.

COURS D'HISTOIRE NATURELLE PHARMACEUTIQUE, ou Histoire des substances usitées dans la thérapeutique, les arts et l'économie domestique; par A.-L.-A. FÉE, pharmacien démonstrateur à l'hôpital militaire de Lille, professeur d'histoire naturelle pharmaceutique et de botanique, membre de l'Académie royale de médecine, correspondant de la Société de pharmacie de Paris, etc. Paris, chez Corby, rue Maçon-Saint-André-des-Arcs, nº. 8. 2 vol. in-8º.

Le titre de l'ouvrage que nous annonçons fait assez connaître le but que l'auteur s'est proposé d'atteindre. Il traite des moyens de différencier les substances simples que la nature fournit comme auxiliaires à la médecine, et celles dont les arts ont tiré parti. La description de ces matières divise tout naturellement l'ouvrage en trois séries. Dans la première, se trouve tout ce qui appartient au règne animal; la deuxième traite des végétaux; et la troisième est réservée aux substances minérales.

La première série, malgré son importance, occupe une place assez bornée, parce que le nombre des animaux ou des parties d'animaux, dont le pharmacien fait usage, est extrêmement restreint, et comme M. Fée a supprimé toutes les substances anciennes usitées, mais dont la matière médicale a fait justice, cette première partie de l'ouvrage se trouve diminuée d'autant.

Les médicamens simples végétaux , forment la partie la plus importanttante de tout ouvrage de pharmacographie. Les classifications qui ont
été employées sont très-différentes, suivant les idées particulières et
les connaissances scientifiques des auteurs. Partisan déclaré de la
théorie des rapports entre les propriétés médicales des plantes et leurs
caractères botaniques, la conviction de M. Fée lui a fait donner la
préférence à la méthode naturelle , bien persuadé qu'elle réunit les
végétaux qui ont des propriétés semblables, ou du moins assez peu différentes pour que des anomalies apparentes disparaissent à un examen
plus attentif. Sans partager cette conviction , nous approuvons assurément la marche que M. Fée a suivie, parce qu'elle nous semble la plus
propre à faire étudier les médicamens végétaux. On ne peut disconvenir
que dans une foule de circonstances, les plantes sont aussi bien liées
entre elles par leurs vertus médicales que par leurs caractères botaniques. Mais il faut le dire, les conséquences de ce principe pourraient
être très-funestes en provoquant des substitutions dont les inconvéniens
feraient repentir trop tard d'une confiance trop légèrement accordée ,
et il faut se garder de présenter cette idée d'analogie avec assurance ,
car elle peut devenir une source d'erreurs dans des mains inhabiles.

Nos connaissances ne sont pas assez étendues pour que nous puissions avoir une opinion certaine sur le principe d'analogie médicale et
botanique, et loin d'admettre, avec M. Fée, qu'à mesure que la
botanique médicale fait des progrès, les découvertes tournent au profit
de la nouvelle théorie, nous devons à la vérité de dire, que plus les
analysés végétales se multiplient, par conséquent plus on a le moyen
de discuter avec quelque rigueur, et plus les exemples d'anomalie deviennent nombreux, et plus l'incertitude augmente.

Dans chaque famille viennent se ranger successivement les plantes
que la pratique médicale ou les arts ont utilisées, et l'histoire de chacune est faite séparément. Elle est terminée par des détails moins
étendus sur les plantes que la pratique médicale européenne n'a pas
utilisées, mais qui peuvent servir à l'histoire générale de la famille.
Nous nous plaisons à rendre à M. Fée cette justice, que son ouvrage
est fait avec une grande supériorité. On reconnaît à chaque pas l'homme
versé dans les sciences naturelles. On s'aperçoit des recherches multipliées qu'il lui a coûtées, et surtout d'un esprit de sagesse et de réserve
qui ne se dement jamais. M. Fée a le mérite, bien rare et pourtant si
nécessaire, de savoir ignorer. S'il avance une opinion , c'est qu'il peut
l'appuyer sur des bases solides ; s'il entrevoit du doute , il s'abstient de
prononcer. Une opinion est-elle admise , il la reçoit si sa conscience lui
dit qu'elle mérite la sanction qu'elle a reçue ; lui paraît-elle hasardée ,
il la combat avec discernement, et, après avoir démontré sa fausseté, il
avoue souvent qu'il n'a rien à mettre à la place ; se souvenant sans cesse
que détruire une erreur accréditée, est rendre à la science un service
aussi signalé que pourrait le faire une découverte.

On pourrait lui reprocher d'avoir quelquefois adopté trop légèrement les opinions des autres, sans les avoir suffisamment discutées. C'est ainsi qu'il considère la castorine comme le principe actif du castoréum, quand tout semble dire que cette matière purifiée serait une substance grasse, inerte, et que l'huile volatile est véritablement la partie médi-camenteuse. Devait-il rapporter, sans la contredire, cette assertion si peu fondée, que l'huile volatile du baume de Tolu se change en acide benzoïque? Valait-il la peine de rapporter qu'un auteur moderne soup-çonna que les points blancs que l'on remarque dans l'écorce de gaïac, pourraient bien être de l'acide benzoïque?

L'ouvrage de M. Fée comprend l'histoire de toutes les matières admises dans la pratique médicale actuelle.

Chaque substance médicamenteuse simple, qui mérite quelque importance, fournit la matière d'un petit traité séparé. Il se compose de la synonymie moderne, ancienne et vulgaire, de la phrase carractéristique et de l'habitude. Puis, vient la description, faite avec un rare mérite et une grande fidélité.

Un petit article est consacré aux falsifications. Il fait connaître les différentes espèces de fraude en usage, et donne les moyens de les dévoiler. Il indique aussi quelles sont les substitutions que l'usage a consacrées ou que l'expérience a permis de faire. Vient ensuite l'étude chimique des corps. Chaque fois que l'analyse a été faite, elle est rapportée fidèlement, et les propriétés principales du principe actif sont indiquées brièvement. Il est à craindre toutefois que cette précau-tion ne soit que d'un bien petit avantage. Il eût fallu donner à cette partie beaucoup plus d'étendue. De quelle utilité est-il en effet d'avoir sous les yeux l'énumération des principes immédiats composant une substance végétale, si les propriétés de ces principes ne sont pas con-nues et qu'on ne puisse s'en servir à déterminer le mode le plus conve-nable d'en faire l'application à la préparation des médicamens?

Les observations chimiques sont suivies de l'indication de l'emploi dans la pharmacie, l'économie domestique et les arts; puis viennent la culture et la partie commerciale.

La partie historique, placée à la fin de chaque traité, se compose de l'histoire de la découverte et de l'époque de l'introduction dans la médecine européenne. Là se trouvent discutées les origines douteuses. Après un examen impartial, M. Fée admet celles que tout porte à faire considérer comme vraies; il jette le doute sur celles qui sont mal connues; et rejette entièrement celles qui lui paraissent avoir été faus-sement données. C'est dans ces discussions qu'il faut surtout remarquer l'esprit judicieux de l'auteur.

La partie minérale dans tous les ouvrages de pharmacographie, quand elle n'est pas un traité élémentaire de minéralogie, n'a qu'une impor-tance bien médiocre, car il est peu de substances minérales qui soient employées comme médicamens dans l'état où la nature nous les présente.

Nous ne nous occupons pas d'analyser cette partie de l'ouvrage de M. Fée, à laquelle il ne paraît pas avoir voulu donner de l'importance, et à laquelle nous n'en attachons pas davantage.

Pour nous résumer, nous dirons que l'ouvrage de M. Fée et fait sur un plan fort sage, et que la matière y est traitée d'une manière à la fois savante et consciencieuse, qui doit lui faire donner la préférence sur les ouvrages de pharmacographie que nous possédons maintenant.

PHARMACOPÉE UNIVERSELLE, ou Conspectus des pharmacopées d'Amsterdam, Anvers, Dublin, Édimbourg, Ferrare, Genève, Londres, Oldembourg, Wurzbourg; américaine, autrichienne, batave, belge, danoise, espagnole, finlandaise, française, hanovrienne, polonaise, portugaise, prussienne, russe, sarde, saxonne, suédoise et wurtembergeoise, etc., etc.; par A.-T.-L. JOURDAN, docteur en médecine, chevalier de la légion-d'honneur, membre des académies royales de médecine de Paris, des sciences de Turin, des sciences, belles-lettres et arts de Rouen et de Caen, etc., etc. (1).

L'ouvrage que nous annonçons est sans contredit le plus complet qui ait été publié sur la matière. La pharmacopée universelle de Lémery, édition de 1732, pouvait satisfaire aux besoins de l'époque ; le *Thesaurus medicamentorum* de Triler, 1768, est encore bon à consulter ; mais il a vieilli comme tant d'autres ouvrages à raison des doctrines médicales qui y sont professées. Un libraire de Leipsic, M. Frédéric Fleischer, a livré au public, en 1822, une collection en 6 vol. in-8, sous le titre de *Codex medicamentorius œuropeus*, qui n'est qu'une réimpression des principales pharmacopées de l'Europe ; et, dans cette collection, la pharmacopée batave occupe à elle seule deux volumes. Le Codex européen, comme tous les ouvrages qui nous viennent de l'étranger, est d'un prix exorbitant ; il est d'ailleurs incomplet, puisqu'il n'embrasse qu'une partie du globe. La Pharmacopée universelle de M. Jourdan est conçue sur un plan beaucoup plus vaste. Ce plan est à peu près le même que celui de Triller, si ce n'est qu'au lieu de traiter séparément des médicamens simples, l'auteur a suivi l'ordre alphabétique des substances indiquées dans l'espèce de matière médicale qui se trouve placée en tête de chaque pharmacopée. La nature de l'ouvrage ne permettait d'établir entre les parties aucun autre genre de liaison qui ne fût incommode pour le praticien. Le nombre immense des formules, leur variabilité infinie et la nécessité de n'en omettre aucune,

____

(1) Paris, 1828, 2 vol. in-8, chez J.-B. Baillerre, libraire de l'académie royale de médecine, rue de l'École-de-Médecine, n. 13 *bis*.

opposaient d'ailleurs un obstacle invincible à l'adoption de toute classification méthodique. La Pharmacopée universelle ne doit pas être
considérée comme une simple compilation. Pour réunir en deux volumes in-8 la matière de trente-cinq pharmacopées et de dix-huit formulaires écrits pour la plupart en latin, en anglais, en italien, en
allemand, et y joindre d'excellentes notes pharmacéologiques et thérapeutiques, il fallait du courage et du talent, et M. Jourdan a fait
preuve de l'un et de l'autre Son livre sera recherché des médecins
jaloux de connaître toutes les formes sous lesquelles les agens médicinaux peuvent être administrés, les associations auxquelles on les a
soumis et celles qui méritent la préférence. Il sera également recherché des pharmaciens qui auront l'avantage de trouver dans ce recueil
plus de six mille formules éparses dans un grand nombre d'ouvrages
qu'il est souvent fort difficile de se procurer. Ajouterai-je que la Pharmacopée générale aurait encore pour eux un autre genre d'attrait, si
les médecins pouvaient se pénétrer sérieusement de cette sentence de
Celse, que l'auteur a prise pour épigraphe : *Morbos non eloquentiâ, sed
remediis curari.* L.-A. PLANCHE.

SOCIÉTÉ DE PRÉVOYANCE

*Établie entre MM. les pharmaciens du département de
la Seine.*

*Extrait du procès verbal de la séance du conseil d'admi-
nistration, du 18 août 1828.*

Tous les membres sont présens, excepté un, absent
par maladie.

M. Delondre, trésorier, rend compte de l'état de la
caisse.

Il en résulte qu'elle présente un actif de 1784 francs,
produit soit par le reliquat du compte de 1827, soit par
le semestre de la rente de la société, échu le 22 mars
dernier, soit enfin par la rentrée des cotisations annuelles
des membres.

Le conseil ordonne, conformément au règlement, qu'une somme de 1,500 francs sera immédiatement convertie en une inscription de rente équivalente. Le surplus des fonds auquel s'ajoutera le semestre échéant le 22 septembre, et la cotisation des nouveaux membres, formera un fond de réserve pour les cas de secours qui pourraient se présenter.

Le conseil se félicite, qu'aucune infortune n'ait exigé l'emploi des fonds, et permette d'ajouter au capital une somme assez considérable.

M. le président communique les nouvelles demandes adressées par des confrères qui désirent faire partie de la société. Elles sont accueillie à l'unanimité. Les nouveaux membres sont : MM. Vuaflart, Glandier, Gardet, Jul. Gautier, Garot et Morin.

Pour extrait conforme,

Le secrétaire général,

RobiNET.

BULLETIN

DES TRAVAUX DE LA SOCIÉTÉ DE PHARMACIE DE PARIS;

Rédigé par M. Robiquet, *secrétaire général, et par une Commission spéciale.*

EXTRAIT DU PROCÈS VERBAL.

Séance du 16 *août* 1828.

Le procès verbal de la séance précédente est lu et adopté.

La Société reçoit : 1°. le Journal de Pharmacie et des sciences accessoires, du mois d'août; 2°. Le Journal de Toxicologie et de Chimie médicale; 3°. Deux numéros du Journal de Brandes; 4°. Deux numéros du Journal de Geiger; 5°. Les Annales scientifiques et industrielles de l'Auvergne; 6°. Les Annales des Mines;

La correspondance se compose : 1°. d'une lettre de M. le président de la société des sciences de l'agriculture et des arts de Lille, qui offre à la Société de Pharmacie le 1er. volume des Annales que publie la compagnie savante qu'il préside; 2°. d'une lettre de M. Lebreton, d'Angers, annonçant qu'il a soumis à un examen chimique les diverses parties de la fleur de l'oranger, dans l'intention d'y découvrir l'hespéridine qu'il a déjà rencontrée dans les fruits du même arbre. Il résulte de ses nouvelles recherches que ce principe végétal existe en grande abondance dans l'ovaire surmonté de son style, mais ne se trouve ni dans les pétales ni dans les étamines.

M. le secrétaire lit une note de M. Desfosses, pharmacien à Besançon, sur la désoxidation de la teinture du tournesol. Cette note est renvoyée à la commission de rédaction.

Il est également donné lecture d'une lettre de M. Desmarets, qui annonce s'occuper d'un travail non encore terminé, sur l'extinction du mercure, dans lequel il espère pouvoir donner une théorie exacte de cette opération. Il exprime aussi le désir que cette note, qui contient les différentes recherches qu'il a faites, reste déposée aux archives de la Société, afin de prendre date de l'époque de ses recherches.

La Société reçoit aussi un mémoire de M. de Bruyn, sur l'action des oxides de gaïac sur le mercure ; son étendue ne permet pas d'en donner lecture. Il est renvoyé à MM. Planche et Boutron, que la Société charge d'en prendre connaissance et de lui en faire un rapport.

M. Virey adresse à la Société une note sur diverses assertions émises par M. le rapporteur chargé de l'examen des *Archives de la société des pharmaciens du Nord de l'Allemagne.* Cette note sera renvoyée à la commission de rédaction, ainsi qu'une note de MM. Chereau et Guibour relative au même sujet.

M. Boudet oncle rend le compte suivant des séances de l'Institut.

M. Héricart de Thury annonce que la société royale d'agriculture distribuera, dans sa séance publique de 1830, trois prix : le premier de 3,000 fr., le second de 2,000 fr., le troisième de 1,000 fr., aux propriétaires, cultivateurs, ingénieurs ou mécaniciens qui, profitant des instructions jointes au programme, auront percé un ou plusieurs puits dont l'eau s'élèvera à la surface du sol. La Société exige que le succès soit constaté par un procès verbal indiquant 1°. le site et la profondeur des puits; 2°. le volume d'eau qu'ils donnent en 24 heures; 3°. la température de l'eau dans l'intérieur de ces puits; elle demande, enfin, qu'on présente les échantillons des terres ou pierres prises dans les diverses couches de terrains traversés par la sonde, et qu'on indique et les épaisseurs de ces couches et les dépenses faites.

M. Raspail communique des observations sur les moules de rivière.

Ayant placé, sur le porte-objet d'un microscope, deux de ces moules dans une capsule de verre, il aperçut que l'ouverture excrémentielle expulsait, à certains intervalles, un petit paquet granulé, blanc-jaunâtre, d'un demi-centimètre de long. Ce paquet déchiré présenta de petites bivalves qui ouvraient et refermaient brusquement leurs coquilles. Dans un autre paquet, il trouva des bivalves munies d'un cordon ombilical dont l'origine partait de l'une des échancrures formées par la commissure des deux valves; il distingua sur chaque valve un crochet tourné en dedans et accompagné d'un prolongement membraneux.

Il résulte des observations de M. Raspail, 1°. que les crochets vus par M. Jacobson existent réellement, mais que leur présence ne peut faire regarder, comme parasites, les petites bivalves qui en sont munies; 2°. que le paquet expulsé contient de veritables bivalves et non des œufs, comme le pense M. de Blainville.

M. Auguste de Larive adresse, de Genève, à M. Arago, une lettre dans laquelle il dit avoir constamment observé que l'action produite par les élémens d'une pile cessait complètement quand on plaçait ces élémens soit dans le vide, soit dans un milieu qui n'exerçait aucune action chimique sur eux.

M. de Larive, en répétant les expériences d'un chimiste anglais, est parvenu, comme lui, à développer de l'électricité à l'aide d'une pile composée seulement de zinc, il avertit que des deux surfaces de chaque plaque, l'une était raboteuse et l'autre polie.

M. Lugol, médecin de l'hôpital Saint-Louis, lit un mémoire sur une dégénérescence cérébriforme, offrant un cas rare et peut-être unique. En quatre mois, plusieurs centaines de cancers se développèrent spontanément chez le malade, et, à l'ouverture de son corps, on les trouva tous dans un état de ramollissement complet, dans un état de véritable fluidité.

M. Lugol ayant observé que ces cancers n'ont point été accompagnés d'inflammation à leur naissance, et que le peu de temps qui s'est écoulé entre l'invasion de la maladie et sa terminaison, s'est opposé à la marche qu'on attribue à la formation des cancers, combat la théorie à l'aide de laquelle on prétend expliquer tous les phénomènes que présente cette maladie.

M. Raspail, dans une lettre adressée à l'Académie, annonce être parvenu à produire un phénomène semblable à celui que présente l'organisation du chara, et qui était jusqu'à présent inexplicable. Voici en quoi consiste ce phénomène.

Dans l'intérieur d'un tube du chara, il existe deux courans opposés et inverses de matières vertes, qui ne se mêlent jamais, quoiqu'il n'y ait entre eux aucune cloison.

Voici maintenant celui q ésulte de l'appareil de M. Raspail.

Soit un tube fermé par un bout, rempli d'alcool, tenant en suspension une foule de globules graisseux. En approchant ce tube de la flamme d'une lampe, on voit un courant de globules se diriger en haut en suivant un côté des parois et redescendre ensuite par l'autre coté, pour remonter et redescendre encore, tant que le tube est maintenu à la même température. On remarque que, comme dans le tube du chara, le courant ascendant et le courant descendant ne se mêlent point pendant le cours de l'expérience.

Un effet semblable a lieu , lorsque les globules graisseux sont remplacés dans le tube par de la sciure de liége , et même alors il suffit de la chaleur de la main pour établir les deux courans.

Enfin , pour prévenir l'objection , que , dans le tube du chara , ce n'est point la chaleur qui détermine le double mouvement, il a cherché , et a réussi à obtenir ce double mouvement , au moyen d'une aspiration et d'une expiration artificielles.

M. Raspail, dans une seconde lettre , répond au dernier mémoire de M. Adolphe Brongniart , sur les animalcules spermatiques existans , suivant lui, dans le pollen des végétaux. M. Raspail soutient, de nouveau , que ces prétendus animalcules ne sont, dans les malvacées , que des gouttelettes de substances solubles dans l'alcohol ; et dans d'autres pollens , que des globules inertes , des tissus mêlés avec ces gouttelettes.

M. Beaujeu , dans un mémoire lu par M. Dureau de la Malle , communique ses recherches théoriques et pratiques , sur la fabrication du sucre de betteraves. On voit 1°. qu'il a perfectionné les procédés de culture des betteraves , et les machines propres à la fabrication de leur sucre ; 2°. qu'il est avantageux de joindre l'exploitation agricole à la sucrerie (ce que j'avais conseillé, *Bulletin de pharmacie* , 1809.) ; 3°. que le procédé des colonies , amélioré par l'emploi du charbon animal , est préférable à tous autres ; 4°. qu'au moyen de la fabrication du sucre de betteraves , un propriétaire peut retirer , par an , 700 à 800 francs nets , d'un hectare de ces racines ; 5°. qu'on peut conserver , pendant un an , la pulpe exprimée des racines, pulpe si utile à la nourriture des bestiaux.

MM. Duméril et Cuvier, chargés d'examiner des mémoires de MM. Audouin et Milne Edwarts, intitulés, *De la Respiration aérienne des Crustacées*, et *Des Modifications que l'appareil branchiale présente dans les crabes*, disent, dans leur rapport, que les auteurs ont prouvé, 1°. que les branchies des crustacées peuvent respirer l'air à l'état de gaz, aussi-bien que lorsqu'il est dissous dans l'eau; 2°. qu'une des causes les plus puissantes de la mort de ces crustacées placés dans l'air, est le desséchement que leurs branchies éprouvent par l'effet de l'évaporation de l'eau dont elles sont imbibées; 3°. que, dans les crabes de l'Amérique, qui vivent et voyagent dans l'intérieur des terres, et ne viennent à la mer que pour s'y baigner, y changer de peau, et y déposer leurs œufs, il existe des dispositions organiques telles que leurs branchies peuvent remplir, à l'air, les fonctions de poumons, auxquels cependant ces branchies ne ressemblent nullement, et qu'en même temps elles n'éprouvent point de desséchement nuisible.

Les auteurs ont reconnu ces dispositions organiques, à l'existence tantôt d'une large rigole, tantôt d'une poche, tantôt d'une espèce d'éponge qui, l'une ou l'autre, placée au-dessus des branchies, sert, par le fluide aqueux y contenu, à les entretenir pendant un certain temps dans un état hygrométrique convenable.

Les mémoires de MM. Audoin et Milne Edwarts, remplis d'observations très-importantes, sont approuvés, et seront insérés dans le Recueil des savans étrangers.

M. Beaujeu, réclamant contre une assertion inexacte d'un journal, dit qu'il cultive, en betteraves, 50 arpens de terrein qui lui rapportent environ 36 milliers de sucre.

M. Sérullas lit un mémoire sur un nouveau composé de chlore et de cyanogène.

M. Brongniart communique une lettre de M. Delanoue;

elle annonce que ce naturaliste a trouvé, dans la grotte de Miremont, département de la Dordogne, des ossemens fossiles semblables à ceux qui existent dans les grottes de l'Allemagne.

Dans leur principal gîte, qui est une argile rouge, tenace, contenant des fragments de silex et de coquilles, les ossemens sont friables et brisés; parmi eux se rencontrent des dents que M. Delanoue croit être celles de l'ours à front bombé.

La caverne n'offre point de stalactites; et dans des couches qui l'avoisinent, mais qui sont d'une formation beaucoup plus récente que celle de l'argile rouge, M. Delanoue a trouvé des débris d'une poterie pareille à celle que présentent quelques ruines.

M. Dutrochet lit une note sur le défrichement des bruyères appelées *gatine* dans le département de la Vienne; le gouvernement Français avait en 1773 établi, sur ces bruyères, une colonie de Français émigrés de l'Acadie, qui n'y a point prospéré. Le défrichement dont elle s'était chargée a toujours été mal exécuté; mais maintenant il se poursuit avec beaucoup de vigueur et de succès, grâce aux soins et aux instructions de M. Dutrochet, oncle de l'auteur de la note.

M. Villot lit un mémoire relatif à la durée des générations viriles dans la ville de Paris pendant le dix-huitième siècle.

L'auteur a fait, à son travail, l'application d'une règle due à M. Fourrier.

Il a réuni 482 observations desquelles il résulte qu'à Paris, dans le dix-huitième siècle, au moment du mariage, l'âge moyen d'un homme a été de 29 ans 68 centièmes, et celui d'une femme de 24 ans 72 centièmes; qu'ainsi la différence d'âge entre les deux contractants a été, terme moyen, de 4 ans 96 centièmes.

Quant à l'âge des parens au moment de la naissance

d'un fils, l'âge moyen d'une mère a été de vingt-huit ans et l'âge moyen du père 33 ans 31 centièmes ; d'ou il suit qu'il y a eu à très-peu près trois générations dans le dix-huitième siècle.

M. Gannal lit un second mémoire sur l'emploi du chlore dans le traitement de la phtisie pulmonaire ; il y fait connaître toutes les précautions à prendre pour administrer ce médicament. Il convient que, si on les néglige, le chlore occasionera les accidens qu'on l'accuse de produire ; mais que, si on les prend avec exactitude, on obtiendra sûrement les mêmes succès que lui.

M. Thenard met sous les yeux de l'Académie une substance qui lui a été remise par le ministre des affaires étrangères.

Cette substance est un jour tombée sur la terre, dans une contrée de la Perse, en si grande abondance, que le sol de certaines localités, dans une grande étendue, en fut tout-à-coup entièrement couvert à cinq à six pouces de hauteur. Les troupeaux et surtout les moutons purent se nourrir de cette espèce de manne, que les hommes croyaient céleste ; on essaya d'en faire, et on en fit, en effet, une espèce de pain.

M. Desfontaines examina cette prétendue manne et lui trouva les caractères d'un lichen, décrit par les botanistes. Ce lichen aura été transporté par les vents et déposé dans les lieux où on la ramassé. Il ajouta que ce n'était pas la première fois que les vents l'ont apporté dans la Perse, puisqu'en 1824, dans les mêmes contrées de cet empire, on a pu faire de ce lichen une collection non moins considérable.

M. Blondeau, en l'absence de M. Soubeiran, fait connaître ce qui s'est passé à l'Académie de Médecine. M. le rapporteur rend compte d'un mémoire qu'il a lu à cette société, et qui a pour but l'Extraction de la morphine par un nouveau procédé. (*Voyez* Séances de l'Académie de Médecine.)

M. Dublanc annonce à la Société qu'il a répété le procédé que M. Guillermont de Lyon a donné pour l'extraction de la morphine, avec la seule différence qu'il a fait chauffer l'alcool sur l'opium au lieu d'opérer à froid, et qu'il a obtenu, en traitant par l'ammoniaque l'infusion alcoolique, pour une livre d'opium une once 5 gros de précipité formé de

Morphine. 915
Narcotine. 75
Matières étrangères. 10
                                      ————
                                      1000

Et comme, d'après M. Dublanc, les 5 livres d'alcool qu'il a employées doivent contenir encore $\frac{6}{1000}$ de morphine, c'est-à dire 15 grammes, environ 4 gros, il s'ensuit qu'une livre d'opium fournirait environ 17 gros de morphine brute.

M. Dublanc fait observer que ce procédé exige beaucoup d'alcool, ce qui le rend peu avantageux.

M. Chevalier fait, en son nom et en celui de M. Boissel, un rapport sur une note de M. Vivié, ayant pour objet l'examen d'une matière particulière trouvée par lui dans le chêne-rouvre. Copie de ce rapport sera envoyée à M. Vivié.

M. Chereau fait un rapport sur le Journal de la Société médico-botanique de Londres.

Le même membre fait un rapport favorable sur un ouvrage ayant pour titre, *Pharmacopée de Hesse*, par M. Gærtener. Ces deux rapports sont renvoyés à la commission du bulletin.

M. Chereau présente M. Gærtener, pharmacien de Hesse, assesseur au conseil médical, et secrétaire de la société des naturalistes de Wettéravie, etc., comme membre correspondant de la Société. L'on passe immédiatement au scrutin, et M. Gærtener est admis membre correspondant a l'unanimité des suffrages.

M. Bussy communique à la Société le résultat de quelques expériences qu'il a entreprises pour extraire le glucynium. Il est parvenu à extraire ce métal en traitant le chlorure de glucynium par le potassium. Il prépare le chlorure de glucynium en faisant passer un courant de chlore sur un mélange de glucyne et de charbon élevé à une température rouge. Le chlorure de glucynium est blanc, fusible et volatile à une haute température, cristallisable en aiguilles brillantes, attirant l'humidité avec la plus grande énergie, faisant entendre, lorsqu'on le projette dans l'eau, un bruit semblable à celui d'un fer chaud qu'on plonge dans ce liquide.

Le glucynium tel que l'a obtenu M. Bussy, et dont il a montré un échantillon à la Société, est en poudre brune dans laquelle on observe très-distinctement des paillettes ayant l'aspect métallique. Il est sans action sur l'eau à la température ordinaire, se dissout très-bien dans l'acide hydrochlorique, dans l'acide sulfurique faible, dans une dissolution de potasse, mais ne se dissout pas dans l'acide nitrique, ne s'oxide point par le nitrate de potasse à une température rouge; chauffé au chalumeau, il ne brûle pas avec vivacité comme on pourrait le supposer, mais s'oxide lentement et à une très-forte chaleur, se couvre d'une poudre blanche qui, traitée par les acides, offre tous les caractères de la glucyne (1).

----

(1) Depuis cette communication, M. Bussy est parvenu, par un procédé analogue, à obtenir le magnésium.

Désoxidation de la teinture du tournesol.

Par M. Desfosses de Besançon.

La propriété que l'indigo possède de se décolorer et de se désoxider lorsqu'on le met en contact avec des substances très-avides d'oxigène, est l'une des qualités les plus curieuses de cette intéressante matière colorante, et elle avait d'autant plus lieu de nous surprendre qu'elle n'avait été reconnue jusqu'ici dans aucun autre principe colorant. En examinant, il y a quelque temps, de la teinture aqueuse de tournesol qui s'était altérée par une longue conservation, j'ai eu occasion de constater que la couleur du tournesol présente les mêmes caractères que l'indigo, et qu'elle se désoxide même plus promptement. Il suffit, en effet, d'ajouter quelques gouttes d'hydro-sulfate d'ammoniaque à la teinture du tournesol pour qu'on la voye dans l'espace de quelques minutes se décolorer et prendre une teinte jaune verdâtre. Si on la met dans cet état en contact avec de l'oxigène sous une cloche, elle l'absorbe peu à peu et reprend sa couleur bleue; le contact de l'air la lui restitue aussi très-promptement. Un courant de gaz hydrogène sulfuré produit également la désoxidation, et il y a dans l'un et l'autre cas précipitation de soufre.

La décoloration ne dépend pas d'une combinaison qui aurait lieu entre l'hydrogène sulfuré et la matière colorante, car les alcalis ne rétablissent pas la nuance bleue sans le contact de l'air.

Le protoxide de fer opère aussi la désoxidation, ainsi que l'on peut s'en assurer en ajoutant à la teinture de tournesol du proto-sulfate de fer et quelques gouttes

d'ammoniaque. Mais il ne faut pas mettre pour cette
expérience une trop forte proportion de sulfate de fer,
parce que l'oxide de fer entraînerait toute la matière
colorante. Je me suis même servi de la propriété que
possède cet oxide de former ainsi une espèce de laque,
pour purifier le principe colorant du tournesol et le débarrasser des sels étrangers solubles qu'il renferme. Pour
cela je précipitais l'infusion aqueuse du tournesol par
une addition de sulfate de fer et d'ammoniaque, je
lavais le précipité, je le faisais ensuite sécher ; puis après
l'avoir réduit en poudre, et délayé dans de l'eau distillée, je le soumettais à un courant d'hydrogène sulfuré·
Le précipité noir retenait la matière colorante, que je lui
enlevais en le lavant avec de l'eau chargée d'alcali volatil
La laque d'oxide de fer et de tournesol se décompose
aussi facilement avec de l'eau imprégnée d'hydro-sulfate
d'ammoniaque. Par l'un ou l'autre de ces moyens, la
matière se redissout dans l'eau et l'évaporation suffit
pour expulser l'ammoniaque.

Cette matière colorante pure, que je n'ai point encore
assez examinée, est insoluble dans l'alcool concentré ; elle
donne au feu des vapeurs ayant l'odeur animalisée, et
fournit de l'acide oxalique par la réaction de l'acide nitrique.

NOTE

Sur l'extinction du mercure, par M. J.-L. Desmarest.

Désirant m'assurer la priorité pour une théorie exacte
de l'extinction du mercure dans l'onguent mercuriel et
les préparations analogues ; j'adresse à la société les principaux résultats d'un travail que j'ai entrepris sur ce
sujet et que je me propose de lui soumettre plus tard,

et j'y joins, pour être déposé aux archives, un paquet cacheté renfermant plusieurs idées théoriques que j'ai déduites immédiatement de mes expériences; mais que je me propose de développer séparément.

Les expériences que j'ai entreprises sur la division du mercure, m'ont conduit à reconnaître :

1°. Qu'il existe entre les corps liquides une différence tranchée et encore mal définie, sous le rapport du plus ou du moins de viscosité;

2°. Que cette différence peut se reconnaître facilement à la propriété qu'ont ces corps de former ou non des bulles plus ou moins permanentes, à leur surface, ou de se réduire les uns les autres en globules, par l'agitation;

3°. Qu'elle doit être distinguée du plus ou du moins de fluidité; puisque, contre l'opinion reçue, des liquides très-peu fluides, comme l'huile de ricin et le sirop de sucre pur, ne sont presque pas visqueux, et que d'autres très-fluides, comme la plupart des huiles volatiles, le sont beaucoup;

4°. Que la propriété de produire des bulles d'air et celle de diviser le mercure par l'agitation, se rapportent exactement entre elles dans chaque liquide : à tel point même, qu'on peut juger *à priori*, par l'absence, la présence ou la permanence des bulles d'air, si un liquide ne sera pas, ou sera plus ou moins propre à la division du mercure;

5°. Que cet essai appliqué à la graisse rance fondue, y démontre l'existence d'un corps visqueux qui ne se rencontre pas dans la graisse récente, et qui paraît n'être autre chose qu'une huile volatile, résinifiée par l'oxigène de l'air ou un acide analogue aux acides hircique et butirique, qui paraissent jouir des propriétés physiques des huiles volatiles et qui pourraient bien, comme elles, absorber de l'oxigène et se résinifier à la longue;

6°. Que la graisse récente, qui ne divise pas le mercure, à l'état liquide, peut cependant le diviser lorsqu'elle commence à figer; par l'effet de la stéarine qui s'interpose alors entre les globules et empêche leur réunion, agissant ainsi à la manière des corps pulvérulens;

7°. Que tous les corps qui jouissent de la propriété de diviser le mercure, la perdent lorsqu'ils deviennent tellement durs qu'on peut les considérer plutôt comme solides que comme liquides;

8°. Que l'électricité n'a qu'une influence secondaire sur le succès de l'opération;

9°. Que l'essai sur le papier gris est infidèle et peut tromper sur l'état de la division du mercure, en ce que, s'il y a trop peu de graisse, elle s'imbibe toute dans les pores du papier; et le mercure, laissé à sec, se réunit en globules, quelque bien divisé qu'il soit;

10°. Enfin que la théorie de la division du mercure peut également s'appliquer à celle de la division des huiles dans les mucilages ou dans les sirops.

NOTE

Sur la manne, par M. VIREY.

Dans les pages 439 et 440 du *Journal de Pharmacie* (août 1828, *Bulletin des travaux,* etc.), on lit des reproches qui s'adressent à moi sur l'oubli qu'on aurait mis d'annoncer la production de diverses sortes de manne par la piqûre de plusieurs insectes. On insiste sur celle du frêne, dûe, au rapport d'Olivier, à la piqûre de la *cicada orni,* et l'on accuse les ouvrages les plus récens de n'en faire aucune mention.

Il y a lieu de s'étonner de l'insertion de cette note,

puisque j'avais publié dans le *Journal de Pharmacie*, en 1827, p. 345 et 346, absolument les mêmes faits qu'on rapporte aujourd'hui comme si neufs, et mon article est même plus complet.

A l'égard de la piqûre de la *cicada orni* sur les frênes à manne; dès l'année 1820, je l'ai positivement mentionnée dans mon *Histoire naturelle des médicamens*, pag. 173. De pareilles observations sont aujourd'hui très-connues de tous les vrais naturalistes.

J'ajouterai, par rapport à l'*angelin* des Brasiliens (cité dans la même note comme une autre nouveauté en matière médicale), que cet arbre de la famille des légumineuses a été désigné pareillement dans notre *Histoire naturelle des médicamens*, pag. 286, sous le nom de *andira Pisonis*, L., près des *geoffroya*. Tous ces faits étaient donc publics depuis long-temps.

NOTE

Sur le même sujet, par MM. Chéreau *et* Guibourt.

A l'observation de M. Virey, qui tend à disculper les auteurs français de ne pas avoir annoncé que la manne coulait des arbres, par suite de la piqûre des insectes, nous ajouterons les deux citations suivantes :

« 1°. On prétend que ce sont les piqûres de la cigale » de l'orne qui font couler la manne du tronc de l'espèce » de frêne qui la fournit. » (*Dictionnaire des sciences* » *naturelles*, tome 9, pag. 206.)

« 2°. M. Lemaire-Lizancourt établit qu'indépendam- » ment du *cicada orni* dont les piqûres font exsuder la » manne des frênes, en Sicile, ces mêmes arbres nour- » rissent une assez grande quantité de *chermès* ou de

» psylles, dont les piqûres, sur les jeunes rameaux et
» sur les feuilles, déterminent l'excrétion d'une assez
» grande quantité de manne, en stalactites cristallisées. »

« M. Lemaire apprend en outre que le docteur anglais
» Hardwigh vient de découvrir à Bombay, et ensuite à
» Calcutta, une nouvelle espèce de psylle qui produit la
» manne et qu'il nomme *chermès mannifère*. » (*Journal
de Chimie médicale*, tome Ier., page 208.)

Ces faits paraissent certains, mais sont-ils d'ailleurs
tellement importans qu'il faille les répéter partout? Il
nous semble au contraire, très-commun et très-ordinaire
que des insectes percent des végétaux à suc sucré, pour
s'en nourrir eux-mêmes, ou pour y déposer leurs œufs,
et qu'une partie du suc s'écoule par la blessure. A la
vérité, plusieurs naturalistes admettent que cette piqûre
est la seule cause de l'écoulement de la manne; mais nous
regardons comme constant qu'à une époque marquée de
la végétation, les frênes à manne, comme la plupart des
arbres abondans en suc particulier, s'en trouvent tellement remplis, qu'une partie se fait jour par des déchirures de l'écorce, et que les habitans des contrées où ils
croissent, en augmentent l'écoulement par des incisions,
comme cela se pratique généralement pour les autres
sucs sucrés, résineux, balsamiques, etc., etc. Nous pensons que c'est là la véritable source de la manne du
commerce dont la masse et les larmes, souvent très-
volumineuses, ne peuvent être le résultat de la piqûre
d'un insecte. On attribuerait, avec plus de probabilité,
à cette dernière cause, l'origine de la manne en petits
grains, nommée par les auteurs *manne mastichine*, que
l'on récolte, quoique difficilement, sur les feuilles de
plusieurs espèces de frêne; mais cette manne, déjà fort
rare en Italie, est tout-à-fait inconnue dans le commerce.
Enfin le témoignage de M. TENORE, de Naples, lève
toute incertitude à cet égard. Ce savant, interrogé par

la Société Linnéenne de Paris, a répondu que l'exsudation de la manne du *fraxinus ornus* n'a lieu que par suite d'incisions artificielles, et que ceux qui les attribuent aux psylles et aux kermès, dont le nombre est cependant considérable sur ce bel arbre, ou bien aux déchirures faites par le *cycada orni*, sont complètement dans l'erreur. (Voir *le compte rendu des travaux de la Société Linnéenne de Paris*, pour 1825, p. LXIX, ou les annotations de la traduction française du *Nouveau Dispensaire d'Édimbourg*, tome 2, pag. 807.)

Nous dirons également quelques mots de l'*angelin*, qui est l'amande d'un arbre du Brésil, nommé *andira racemosa*. Cette substance a été décrite par PISON; LEMERY, VALMONT-DE-BOMARE et le *Dictionnaire des sciences naturelles* en font mention, presque dans les mêmes termes. Elle est donc anciennement connue, mais elle a toujours été inusitée en Europe. Il y a quelques années qu'un droguiste de Paris en a reçu une certaine quantité. Elle est en morceaux de différentes formes, qui ont fait partie d'une semence ovoïde, de la grosseur d'un œuf de pigeon. L'extérieur est jaunâtre, et l'intérieur blanc et farineux, quoiqu'assez dur. Cette amande offre, après quelque temps de dégustation, une amertume assez marquée. Un demi-gros pulvérisé en ayant été prescrit par un médecin contre le tænia, nous avons engagé le malade à venir nous rendre compte du résultat, qui a été négatif. Ce manque de succès, joint à ce que l'angelin n'a jamais été demandé depuis, est cause qu'il n'a pas été compris dans la seconde édition de l'*Histoire abrégée des drogues simples*. Enfin nous n'avons pas pensé à en faire l'analyse, et nous ignorons qui a pu donner lieu à cette assertion.

EXTRAIT DU RAPPORT

Sur le Journal de la Société médico - botanique de Londres ; par A. Chereau , *membre correspondant de cette Société.*

Ce journal intitulé , *Transactions of the medico-botanical Society of London ,* contient, entre autres articles dignes d'intérêt, ce qui suit :

Une note de M. Zollickoffer, sur l'*euphorbia hypericifolia.* Cette plante, qui croît exclusivement aux États-Unis, où elle est connue sous les noms vulgaires de persil noir, lait de persil, a été décrite par Michaux ; mais ses propriétés n'ont point été bien indiquées par les différens auteurs de matière médicale. Il résulte des recherches de M. Zollickoffer, qu'elle diffère assez des autres euphorbes sous ce rapport. Elle contient du caoutchouc, de la résine, du tannin. Les effets sur l'économie animale sont d'être légèrement narcotique, et d'agir comme un puissant astringent : on l'a employée avec succès dans la dysenterie et dans les différentes affections du canal alimentaire.

Un mémoire de M. Reeves, adressé de Canton, a rapport aux différens articles de matière médicale en usage chez les Chinois, peuple passionné pour les drogues, et chez lequel il s'en fait une consommation immense. Parmi les substances d'un emploi journalier, on distingue les feuilles du *bryophyllum calycinum,* le *portulaca sativa,* pourpier doré ; toute la plante s'emploie aussi en salade, ou bouillie sur table.

Le *pinus longifolia* ou *massonniana ;* les jeunes rejetons.

Le *datura stramonium ;* feuilles ; fleurs et capsules.

Un *ficus* (le *repens ?*) avec ses fruits jaunes, qui occupe une large place sur les murailles.

Les *justicia gandarussa* et *adhatoda.*

Une ou deux espèces de *barleria*, ayant beaucoup de rapports avec le *barleria cristata*.

Le *ricinus communis*; les Chinois emploient les jeunes pousses, les capsules encore vertes, et les semences à l'état de maturité.

Le *croton tiglium*; ses semences, qui sont connues depuis long-temps à la Chine, et employées comme drastiques.

Différentes espèces de *melastoma* ou *osbekia*.

Le *cookia punctata*; les rejetons.

Le *dimocarpus litchi* (*euphorbia chinensis?*).

Le *citrus decumana*; les sommités. Le *scutellaria indica*.

Plusieurs espèces d'euphorbes, des *sonchus* et un grand nombre de plantes de la syngénésie.

On peut aussi compter au rang de leurs drogues usuelles, les cornes des bêtes fauves, qu'on apporte de la Tartarie, et qui se vendent de 60 à 80 et jusqu'à 100 dollars par paire. On les emploie bouillies dans le potage pour en obtenir un médicament tonique et restaurant.

L'auteur dit un mot des nids d'oiseaux et particulièrement de ceux de l'hirondelle salangane (*hirundo esculenta*), qui servent d'enseigne aux droguistes et se vendent fort cher; et il donne quelques détails sur le ginseng et l'opium. Ce dernier article coûte seul à la Chine huit millions de dollars, plus de quarante millions de notre monnaie.

On trouve encore dans le journal anglais une note de M. Williams Bollaert, sur la présence de l'acide benzoïque dans plusieurs aromates. Il résulte de ses expériences que cet acide existe dans la noix muscade, les clous de girofle, et dans les baies du piment.

D'après une notice de M. Yossy, dans une grande partie de l'Allemagne, en Silésie et dans les provinces adjacentes, les brasseurs emploient le *menyanthes trifoliata*, au lieu du houblon. Le principe amer qu'il contient est, selon M. Vonessen, chimiste allemand, plus abondant que dans l'*humulus lupulus*. La bière que fournit le menyanthe est aussi bonne que celle faite avec le houblon. On peut cueillir les feuilles à la fin du printemps et les faire sécher à l'ombre. On avait déjà quelques notions sur cet usage. Cette notice tend à les confirmer.

M. Frost, directeur et professeur de l'école de botanique, établit, par un mémoire, que l'ipécacuanha du commerce est le produit d'une espèce d'*ionidia*, et non d'un *callicocca*, comme l'avait affirmé Brotero dans les Transactions de la Société Linnéenne de Londres·

Le journal se termine par un mémoire sur la différence qui existe entre le *melaleuca cajuputi*, et le *M. leucadendron*, par feu Roxburg et Henri Colebrooke. Dans une notice de M. Lesson (volume 3ᵉ. du Journal de chimie médicale), il est bien fait mention des deux mélaleuques, mais ils ne sont considérés que comme variétés, ainsi qu'ils avaient été établis par Linné fils, sous les noms de *varietas latifolia*, et *V. angustifolia*. Ils sont ici classés comme espèces. Leurs caractères sont exposés avec soin dans le mémoire. Le *melaleuca leucadendron* a les feuilles plus larges, plus en forme de faux, entièrement lisses; celles du *M. cajuputi* sont soyeuses. Les premières n'ont que peu ou point d'odeur, lorsqu'on les froisse entre les doigts; tandis que celles du *M. cajuputi*, traitées de même, donnent de suite de l'odeur. Les épis de fleurs du *M. leucadendron* sont plus interrompus, plus épanouis. Il n'est pas bien sûr que cette espèce serve à la distillation de l'huile, tandis que ce suc est le produit évident du *M. cajuputi*. Deux planches gravées et coloriées, placées à la fin du journal, servent à faire juger la différence qui existe entre les deux mélaleuques, différence qui a d'ailleurs été démontrée par des botatistes justement renommés, feu Roxburg, et par les docteurs Maton, Flemming et Colebrooke.

PARIS.—IMPRIMERIE DE FAIN, RUE RACINE, Nº. 4,
Place de l'Odéon.

JOURNAL

DE PHARMACIE

ET

DES SCIENCES ACCESSOIRES.

N°. X. — 14ᵉ. *Année.* — Octobre 1828.

OBSERVATIONS

Sur la composition des huiles volatiles, et particulière-
ment de celles de fleurs d'oranger et de cannelle ; par
M. BOULLAY.

Lues à la Société de Pharmacie, en 1827.

J'ai annoncé à la Société, il y a plusieurs mois, que
le néroli se composait de deux parties distinctes, l'une
fluide, et l'autre à l'état concret. J'avais reconnu la matière concrète, en faisant une solution d'huile volatile
de fleurs d'oranger dans l'alcool ; mais elle était en petite
quantité et difficile à recueillir : je ne voulais pas d'ailleurs opérer sur l'huile du commerce, et, celle que j'avais
obtenue moi-même se trouvant épuisée, j'ai attendu,
pour confirmer ce résultat, que la saison m'eût fourni
l'occasion d'en recueillir une nouvelle quantité.

J'ai désiré d'autant plus étudier cette singulière substance, qu'elle existe, sans doute, avec des caractères plus ou moins variés dans la plûpart des huiles volatiles, ainsi que·cela a lieu généralement pour les huiles fixes.

Pour obtenir la matière concrète du néroli, il suffit d'en saturer de l'alcool à 35 ou 36 degrés, c'est-à-dire, d'en ajouter au delà du terme où l'alcool commence à se troubler. C'est alors que le départ s'opère, et que l'huile fluide, beaucoup plus soluble que la partie concrète, continue de se combiner à l'alcool en abandonnant une autre substance, qui se précipite alors sous forme de flocons blancs, brillans, composés d'une multitude de points cristallins aiguillés. Ces petits cristaux nagent long-temps dans la liqueur, et ils sont si déliés, si légers, qu'il est difficile de les séparer par le repos et la décantation. Ce n'est donc qu'en filtrant la liqueur qu'il m'a été possible de les recueillir. Ceux que je présente à la Société sont encore souillés d'une petite portion d'huile fluide qui les colore en quelques endroits, et leur communique un peu d'odeur; mais, bien lavés à froid avec de l'alcool, ils deviennent tout-à-fait blancs et inodores.

Cette substance concrète, retirée du néroli, n'a, comme je viens de le dire, ni odeur, ni saveur particulières. Elle n'est ni acide, ni alcaline; sa pesanteur spécifique, un peu supérieure à celle de l'alcool, est inférieure à celle de l'eau qu'elle surnage. Je n'ai pu encore déterminer sa forme évidemment symétrique. Elle est insoluble dans l'eau, très-peu soluble dans l'alcool à froid, beaucoup plus dans l'alcool bouillant. L'éther sulfurique s'en charge abondamment; l'addition de l'alcool dans sa solution éthérée la coagule, et la précipite en masse floconneuse du plus beau blanc. C'est ainsi, séparée de l'éther par l'alcool et bien lavée, que je l'ai obtenue entièrement dépouillée d'odeur et de saveur. Au toucher, la matière concrète est onctueuse comme le blanc de baleine, auquel elle ressemble; elle se fond à la température de l'eau bouillante, et finit par se volatiliser à une température supérieure à celle qu'exigerait l'huile fluide. Elle paraît susceptible de se saponifier, car les alcalis lui donnent de la solubilité dans l'eau, etc.

Là se borne, pour le moment, l'examen que j'ai fait de ce nouveau corps, et du rôle qu'il joue dans l'huile essentielle qui le contient; j'en tirerai toutefois la conséquence que l'huile volatile de fleurs d'oranger est composée, comme les huiles fixes, de deux matières distinctes, de densité et de consistance différentes. Cette propriété s'étend, sans doute, à toute la série des huiles volatiles, et déjà plusieurs essais me l'ont fait entrevoir. J'en ai acquis la preuve pour celle de cannelle. J'en avais, depuis longues années, un flacon dans lequel s'étaient formés de gros cristaux prismatiques que j'ai isolés et purifiés : ils n'offrent de différence, avec la matière du néroli, que parce qu'à l'aide du temps leur forme est mieux déterminée, leur masse plus considérable; ils ont une plus forte consistance et une solubilité dans l'alcool bien supérieure.

Cette grande solubilité des cristaux de la cannelle est sans doute commune à la matière concrète de plusieurs autres huiles essentielles, et je lui attribue la difficulté que j'ai éprouvée en leur appliquant le moyen qui m'avait réussi pour le néroli. Il en résulte qu'il faudra varier les méthodes d'extraction en opérant sur les autres espèces. Celles qui me paraissent le plus susceptibles de succès, et que je me propose de mettre en usage, sont la distillation lente, ou mieux encore la méthode simple que M. Braconnot a appliquée avec tant de succès aux huiles fixes, la congélation et l'expression. Klaproth et Margueron ont déjà fait cristalliser plusieurs huiles volatiles par le froid, et Proust a considéré à tort, suivant moi, comme du camphre, la concrétion qui s'opère au milieu de quelques huiles essentielles. Malgré les divers travaux tentés sur cette matière, elle me paraît susceptible d'être l'objet de nouvelles recherches, auxquelles j'ai le projet de me livrer.

NOTE

Sur le soufre trouvé à Malvézy près Narbonne, dans la formation d'eau douce gypseuse ;

Par M. TOURNAL fils, pharmacien à Narbonne.

Jusqu'ici le soufre n'avait été que fort peu signalé dans les terrains de sédiment supérieur, et on ne l'avait même trouvé, à ma connaissance, que dans les lignites d'Artern en Thuringe, dans le Béarn, et dans la pierre à plâtre de Meaux. A la vérité, M. Julia, dans un mémoire présenté à l'Académie royale des sciences, avait donné l'analyse d'un soufre hydraté trouvé aux environs de Narbonne (Malvézy), dans un terrain gypseux tertiaire; mais comme M. Julia a considéré son sujet plutôt en chimiste qu'en géologue, j'ai cru nécessaire de revenir sur ce soufre, d'autant mieux que je l'ai trouvé depuis peu sur place, dans une autre localité et dans l'intérieur même de la masse du gypse.

Il n'est peut-être pas indifférent de faire remarquer que le gypse est presque toujours associé au soufre : en effet, nous le connaissons dans le sulfate de chaux intermédiaire du Dauphiné (Pézay, glacier de Gebrulas); il est très-abondant dans le gypse secondaire, et c'est encore dans la chaux sulfatée tertiaire que nous le trouvons le plus abondamment.

Celui que l'on trouva en 1825, en creusant le puits de Malvézy, est en rognons tuberculeux d'un jaune clair, léger, très-tendre: cassure esquilleuse; il happe légèrement à la langue, prend un beau poli par le frottement, et devient électrique; il a pour gangue une argile endurcie, fissile, bleuâtre, renfermant quelques traces de bitume. L'analyse que j'en ai faite m'a donné 90 pour 100 de soufre pur : les 10 parties restantes sont formées d'argile et de carbonate de chaux. Ayant visité plusieurs fois la carrière de plâtre de Malvézy, il m'a été impossible de trouver un seul atome de soufre sur place; mais j'ai remarqué que le gypse marneux que l'on en retire a une odeur très-prononcée d'hydrogène sulfuré, et que par son contact avec l'air, il se recouvre d'une efflorescence de sulfate de soude. Les deux bancs de marne bleue à fragmens polyédriques qui traversent la mine de gypse sont entièrement pénétrés de sulfate de fer.

Le soufre de Malvézy existe au-dessous du dépôt gypseux, et l'argile endurcie feuilletée, qui lui sert de gangue, se lie avec le gypse, et fait ainsi partie du système inférieur du deuxième terrain d'eau douce (Brongniart).

Dans une course géologique faite à la plâtrière anciennement exploitée près de Védilhan, M. Laurency, qui s'occupe avec zèle et distinction de géologie, signala le premier le soufre sur un fragment de marne; je ne tardai pas à le trouver dans l'intérieur de la masse même du gypse; il y est disséminé en grains pisaires, et ayant les mêmes caractères minéralogiques que celui de Malvézy.

L'état particulier de ce soufre fait voir qu'il est le résultat d'un dépôt formé par la décomposition de quelque eau minérale sulfureuse. Il est infiniment probable que cette mine de soufre repose sur le premier terrain d'eau douce (lignites, argile plastique). J'en ai par devers moi des preuves que je développerai dans la deuxième partie de mon mémoire sur la constitution géognostique des environs de Narbonne.

Ce dépôt de soufre peut-il devenir l'objet d'une exploitation avantageuse? Je ne le pense pas. Tout m'indique en effet que ce combustible est un produit accidentel formé, comme je l'ai dit plus haut, par les eaux minérales, et qu'il existe en rognons peu volumineux et non en couches régulières. Je suis d'ailleurs convaincu que si on fait sonder, comme M. Berre de Célicate se propose de le faire, on ne tardera pas à trouver l'argile plastique.

Quoi qu'il en soit, la découverte du soufre dans les terrains de sédiment supérieur, me paraît un fait très-curieux, d'autant plus qu'il a été très-peu observé.

ANALYSE

De l'Eau de Busignargues, par MM. Figuier *et* J.-P.-Jh. Gay, *pharmaciens.*

L'eau minérale de Busignargues, depuis sa découverte faite en 1819, a été analysée par plusieurs chimistes, et divers praticiens ont reconnu ses propriétés médicinales. Cette eau présente un phénomène à sa sortie de terre ; elle sourdit dans un ruisseau qui fort heureusement n'inonde cette source d'eau minérale qu'après de fortes pluies, ce qui arrive rarement en été dans ce lieu. Ce ruisseau est situé dans un vallon qui est resserré au nord et au midi par deux collines, dont celle du nord est adossée à une montagne assez élevée, d'où paraît venir l'eau de Busignargues. Cette montagne, formée par des roches calcaires, parmi lesquelles semblent exister des filons métalliques, donne déjà des indices sur la nature chimique de cette eau.

Il est probable que les bons effets qu'elle a déjà produits, comme tonique et fondante, engageront le propriétaire à y former un établissement convenable.

Examen de l'Eau à la source.

Propriétés physiques. 1°. Sa température était à 13° (th. de R.) ; celle de l'air étant, à l'ombre, à 14° $\frac{1}{4}$.

2°. Point de dégagement apparent de gaz.

3°. Sa surface, à quelque distance de sa sortie, était recouverte d'une pellicule irisée, et un dépôt jaunâtre existait le long de son cours.

4°. Odeur ferrugineuse, saveur styptique et nullement acide.

5°. Les papiers de tournesol et de curcuma n'ont point changé de couleur, étant immergés dans l'eau.

6°. Soumise à l'ébullition dans un appareil convenablement disposé, elle n'a laissé dégager que quelques bulles de gaz acide-carbonique.

7°. L'eau de chaux a formé un précipité légèrement jaunâtre.

8°. La teinture de noix de galle a donné à l'eau une teinte lie de vin.

9°. Les acides sulfurique, nitrique et hydro-chlorique, aucun effet.

10°. L'acide oxalique a décelé un léger précipité.

11°. L'acétate neutre et le sous-acétate de plomb ont produit un précipité blanc, abondant, et soluble dans l'acide acétique affaibli.

12°. Hydro-chlorate d'ammoniaque, rien.

13°. Le solutum de nitrate d'argent a occasioné une couleur purpurine assez prononcée.

14°. L'acide gallique a produit une couleur violacée.

15°. Le solutum d'oxalate d'ammoniaque a rendu l'eau très-opalescente, et a déterminé un précipité abondant.

16°. Le solutum d'hydro-chlorate de baryte a fortement troublé l'eau, dans laquelle s'est bientôt formé un précipité considérable.

17°. Enfin, le carbonate de potasse n'a déterminé d'abord qu'une légère opacité, qui, en augmentant ensuite, a donné lieu à un précipité abondant.

Nous avons pu présumer, par ce premier examen analytique, que l'eau de Busignargues contenait point ou très-peu de gaz acide-carbonique à l'état libre, du carbonate calcaire, du fer et une certaine quantité de sulfates et de muriates.

Examen de l'Eau au laboratoire.

Propriétés physiques. 1°. L'eau était transparente, mais elle avait formé un dépôt jaunâtre (1). Aussi sa saveur styptique était moins sensible qu'à la source.

Analyse de détermination. Notre premier soin a été de séparer le dépôt jaunâtre, de le recueillir sur un filtre et de le faire sécher. Il a pesé 6 *grains*. Nous les avons divisés en deux parties : l'une a été soumise à l'action de l'acide sulfurique, et l'autre à celle de l'acide acétique : les deux acides avaient été affaiblis avec de l'eau distillée. La dissolution de ce dépôt a été complète et sans le moindre signe d'effervescence. La teinture de noix de galle a changé ces deux dissolutions en bleu foncé, ce qui nous a suffisamment indiqué que la matière du dépôt dont il s'agit était un *oxide de fer*.

Cela fait, nous avons mis dans une bassine d'argent les dix litres d'eau filtrée, et nous avons procédé à l'évaporation jusqu'à siccité, après avoir couvert le vase avec une gaze.

Nous avons eu l'attention de ne porter jamais l'eau à l'ébullition, afin d'éviter la déperdition qu'aurait pu occasionner le bouillonnement. Nous avons remarqué que l'eau ne s'est troublée sensiblement qu'après avoir subi long-temps l'action du calorique.

Le résidu obtenu de cette évaporation pesait 63 grains $\frac{3}{4}$

En y ajoutant les 6 *grains* de dépôt jaunâtre. 6

Nous avons un total de. . . . . 69 $\frac{3}{4}$

---

(1) L'eau recueillie à la source avait été mise dans des bouteilles qui avaient été bien bouchées.

qui forme le produit des dix litres d'eau de Busignargues,
et nous devons observer que ce produit a été séché au
moyen de la vapeur de l'eau bouillante , ainsi que tous
ceux dont il sera question par la suite.

Traitement par l'alcool à 40°. Les soixante-trois grains
et trois quarts de résidu ont été soumis à l'action de
l'alcool bouillant. Le solutum alcoolique filtré et évaporé
a fourni 8 *grains* de matière bien desséchée , que par sa
déliquescence à l'air, et par sa précipitation au moyen
de l'oxalate d'ammoniaque nous avons reconnue pour
du *muriate de chaux*.

Traitement par l'eau froide. Une certaine quantité
d'eau distillée froide a été mise à digérer sur le reste
du résidu de l'évaporation ; nous avons agité plusieurs
fois ; et, après six heures de digestion, nous avons filtré
et évaporé ; nous avons eu 9 *grains* $\frac{1}{4}$ *de carbonate de
soude*, bien reconnaissable par l'effervescence qu'a produite l'acide acétique affaibli, et par l'action négative du
muriate de platine.

Traitement par l'eau bouillante. Ce qui restait du résidu a été soumis à l'action de l'eau bouillante, et nous
avons obtenu pour résultat de ce traitement 5 *grains*
d'une poudre blanche insoluble dans l'acide acétique
faible ; elle a présenté notamment tous les autres caractères de *sulfate de chaux*.

Traitement par les acides acétique et hydrochlorique.
Les dernières portions du résidu ont été préalablement
attaquées avec de l'acide acétique faible, il y a eu effervescence, et, par cette action, elles ont perdu 31 *grains* $\frac{1}{4}$ de leur
poids. La dissolution acétique, ayant été évaporée, a donné
soixante-trois grains de matière qui a présenté tous les
caractères de l'acétate de chaux ; de sorte que les trente-
un grains et quart de matière enlevée aux dernières portions du résidu par l'acide acétique, étaient du carbonate
de chaux ; ce que nous avons vérifié par sa régénération ,

que nous avons opérée en décomposant l'acétate de chaux avec le carbonate de potasse. Nous avons obtenu 31 *grains* ½ de précipité séché.

Nous avons ensuite fait agir sur les dernières portions du résidu l'acide hydrochlorique faible, qui a dissous avec effervescence 8 *grains* ½ de matière, que la teinture de noix de galle et l'hydrocyanate ferruré de potasse ont indiqué pour être du *carbonate de fer*.

Il nous reste 1 *grain* de résidu dont nous n'avons pu déterminer la nature.

Il paraît donc que dix litres d'eau minérale de Busignargues contiendraient :

Gaz acide carbonique, quantité inappréciable,		
Oxide de fer.	6 grains.	
Hydrochlorate de chaux. . . .	8	
Carbonate de soude.	9	
Sulfate de chaux.	5	
Carbonate de chaux.	31	¼
Carbonate de fer.	8	½
Résidu indéterminé.	1	
Perte.	1	
	69	¾ (1)

Nota. Il n'est pas rare de trouver des eaux minérales qui contiennent de l'oxide ou du carbonate de fer et du carbonate de chaux; mais ordinairement ces substances existent dans les eaux acidules, et leur solution est at-

---

(1) L'existence simultanée du carbonate de soude et du sulfate de chaux en dissolution dans l'eau, serait, si elle était bien prouvée, un fait en opposition avec tous ceux que l'on connaît, et il serait d'autant plus à désirer que les auteurs recherchassent la cause d'un phénomène si singulier que cette circonstance est de nature à jeter quelques doutes sur l'exactitude de leur analyse.

Note du Rédacteur,

tribuée à la présence d'une certaine quantité d'acide carbonique à l'état libre. Dans l'eau de Busignargues, la solution de ces substances n'est pas due à une semblable cause; ainsi la présence de l'oxide de fer, des carbonates de fer et de chaux, présente une particularité que l'on retrouve dans l'eau de Montlignon, près de Paris; elle mérite, ce nous semble, d'être notée.

CONSIDÉRATIONS

Sur la matière médicale de l'Indostan;

Par M. J.-J. Virey.

(Suite.)

Les médecins de la côte de Coromandel guérissent les affections catarrhales avec une infusion de poivre long miellée; la racine de ce poivrier est employée contre la paralysie, le tétanos et l'apoplexie.

On sait qu'un usage ancien dans l'Inde a fait recommander l'écorce de racine de grenadier contre les tænias ; les médecins mahométans, ou hakims, citent à cet égard Avicenne (*Canon med.*, l. 2, tract. 2, p. 272.); on fait bouillir deux onces de cette écorce fraîche dans une pinte d'eau qu'on réduit aux trois quarts.

C'est surtout le *chloroxylum dupada* de Buchanan, ou le *dammara nigra* de Rumph. (*canarium*), arbre de l'ennéandrie monogynie, qui fournit la plus grande quantité de résine en Asie, à Sumatra, Java, Bornéo et dans le Népaul, le Mysore, etc. Elle est analogue à celle de nos pins et autres conifères; mais l'arbre qui la procure appartient à la famille des térébinthacées.

On n'attribua long-temps le sagou qu'à une ou deux espèces de palmiers; le *cycas circinalis*, L., donne le plus ordinaire dans l'Inde; et le *sagus* de Rumph (*metroxylon sagu*, Rottb.), en fournit dans les îles Moluques et celles de la Sonde. Depuis, on apprit que le *cycas revoluta*, Thunb., en produit au Japon; Loureiro cite le *cycas inermis* pour le Tonkin et la Cochinchine; le *borassus gomuto* de Rumphius en procure, ainsi que le *corypha umbraculifera* de la côte de Malabar, et le *caryota urens*, le *nipa* des Malais, d'où l'on extrait aussi de la sève sucrée ou toddi, et du sucre, ainsi que de l'*arenga saccharifera*, Labillardière; Roxburg annonce une extraction analogue du *phœnix farinifera*, et Thunberg a vu les Hottentots obtenir un sagou de la *zamia lanuginosa*, Willd. Nous avons fait des recherches sur d'autres palmiers à sagou, et ce travail sera publié plus tard. Du reste, on sait toute l'utilité que présentent les palmiers par leur sève sucrée et par leurs fruits. L'arack des Chinois est préparé à l'aide du *toddi* ou sève sucrée fermentée des palmiers. Les qualités diverses des sagous et les proportions variées de fécule qu'ils contiennent résultent de ces différentes espèces de palmiers, non moins que des époques et du mode de leur préparation.

M. W. Ainslie fait remarquer que, dans l'Inde, les morceaux les plus compacts et comme résineux de santal citrin (*sirium myrtifolium* de Roxburg) se vendent comme une espèce de bois d'aloës, ou calambour (*aquilaria ovata*) et agallochum (*excœcaria agallocha*) ou l'*aloexylum agallochum* de Loureiro. Ces bois, en effet, présentent des odeurs et un aspect analogues, selon le choix qu'on en sait faire.

La salsepareille des Indous est la racine de *periploca indica*, L.; comme à la Cochinchine, c'est le *smilax perfoliata*. A la côte du Malabar, on use du *smilax as-*

pera; mais la périploque est surtout très-active contre les affections vénériennes (1).

La scille des Indous est l'*erythronium indicum* de Rottler; leur oseille, le *rumex vesicarius.* Leur sucre s'extrait en partie des sèves du *caryota urens,* du *borassus flabelliformis* et autres palmiers, les cocotiers, les lontars, etc.

Chez les Indous, et les Gentous des monts Circars, le *tabaxir,* ou cette matière d'un blanc bleuâtre, concrète, transparente, happant à la langue, résistant aux acides et au feu, se fondant en verre avec les alcalis, passe pour un médicament tonique très-puissant et efficace surtout contre les ruptures internes des vaisseaux. Cette substance, analysée par M. Vauquelin, consiste en 70 parties de silice et 30 de potasse. On la trouve sur les bambous (*bambusa arundinacea*) et le *bamb. baccifera,* Roxb. M. de Humboldt en a rapporté aussi des bambous du Pichincha.

Les vytians, docteurs indous (mais non pas les hakims ou docteurs mahométans) emploient depuis long-temps l'oxide blanc d'arsenic, combiné à très-petite dose (14e. partie d'un grain) avec des aromates, à l'intérieur dans les fièvres intermittentes rebelles et les obstructions des glandes, la lèpre, etc. On se sert aussi de l'arsenic oxidé comme vésicant à l'extérieur. Les préparations de cuivre y sont administrées contre la lèpre et d'autres affections cutanées. Au reste plusieurs préparations chimiques d'Europe ont été portées à la connaissance des Indous à présent.

___

(1) Selon Ruiz, dans sa *Flora peruviana,* on se sert au Pérou, comme salsepareilles, des racines de *lapageria rosca,* de la *luzuriaga radicans* et de l'*herreria stellata.*

TOME II.

Ce savant ouvrage renferme d'abord, dans des observations préliminaires, un précis sur l'art médical chez les Indous. On voit que parmi les *Vedas*, livres sacrés de la plus haute antiquité, et considérés comme l'œuvre immortelle de Brahma, ce dieu suprême communiqua l'*Ayur Veda* à Dacna, fils du Soleil ou de *Surya*; ce qui offre une analogie avec l'Esculape des Grecs, fils d'Apollon ou Phœbus. L'*Ayur Veda* consistait d'abord en cent sections, chacune composée de mille stances comprenant la totalité de l'art médical des Indous; mais il ne reste plus que des fragmens de ce grand ouvrage, dans lequel on trouve une connaissance surprenante de l'anatomie humaine; tandis que le système religieux des Brahmes empêche aujourd'hui de disséquer les corps. Au reste, Miller (*Disquisition on the history of medicine*, part. 1, p. 249) a fait voir que, soit dans les écrits hermétiques ou l'ancienne Bible de l'Égypte, soit dans le *Zend Avesta* de l'Iran, ou les lois de Zoroastre, soit dans l'*Upaveda* ou les livres saints des Indous, une partie était spécialement consacrée aux connaissances médicales (1), ce qui présente autant de monumens incontestables de l'estime que toute l'antiquité a eue pour la médecine. Nous ne nous arrêterons pas à l'énumération d'un très-grand nombre d'écrits médicaux en langues sanskrite, tamoule et autres que cite le docteur Ainslie, avec une prodigieuse érudition dans ces langues asiatiques et orientales. Nous ne citerons pas davantage la liste des maladies les plus

---

(1) On lit dans Heyne's *Tracts on India*, p. 125-148, une curieuse description de la fièvre bilieuse des Indous, traduite d'un *sastra* médical, du livre dit *Kalpastanum*, écrit en vers tamouls, et extraite de ces anciens ouvrages : au nombre des causes de la maladie se trouve l'oubli de l'adoration de *Crishna* et la maligne influence des mauvais esprits de *Dewta*, etc.

habituelles de ces contrées; elles sont connues : mais il importe de signaler ici les nouveaux remèdes dont l'auteur enrichit la matière médicale et dont plusieurs sont déjà importés en Europe.

Dans ce très-grand nombre, il faudrait indiquer la presque totalité, puisque tous ces objets sont nouveaux pour nos contrées; mais nous sommes obligé de nous restreindre aux principaux médicamens.

Parmi les *andropogon*, outre le nard indique, le squénanthe, et le vétiver, il y a d'autres espèces odorantes, l'*iwarancusa* et le *parancura* d'où l'on extrait une huile volatile stimulante.

Les aristoloches, outre la serpentaire et la longue, offrent une espèce *odoratissima* et la *bracteata*, l'*indica*, etc.; elles s'emploient comme alexipharmaques ou excitantes.

Diverses armoises fournissent des vermifuges et des emménagogues. Des racines d'*arum* servent en alimens par leur fécule, comme l'*esculentum*, le *macrorhizon;* les feuilles pilées avec de l'huile donnent un liniment antirhumatismal.

Des racines d'*asclepias* servent d'ipécacuanha, comme les *vomitoria* et *curassavica;* d'autres servent contre la syphilis (*ascl. gigantea* dit *mudar*, ou *yercum vayr*), ou comme caustiques par leur lait (*ascl. lactifera*); d'autres qualités âcres distinguent les *prolifera*, *volubilis*, etc.

Plusieurs *bignonia*, des *brucea sumatrana*, *ferruginea* ont des écorces toniques, amères, fort recherchées, sous ces climats débilitans, contre les fièvres d'accès.

Les *callicarpa*, diurétiques, émolliens; les *cassia*, purgatifs (*cassia alata*, *auriculata*, *tora*, etc.; les *cissus*, à fruits acides; les *cleomes* âcres, stomachiques, résolutives à l'extérieur; plusieurs *convolvulus*, tous plus ou moins purgatifs par leurs feuilles, leurs racines, sont fréquemment usités.

Outre la *conyza anthelmintica*, deux espèces sont recherchées par leur odeur, la *balsamifera* et l'*odorata*; elles excitent la transpiration ainsi que la *cinerea*, l'*arborescens*, etc.

Un fruit délicieux l'*ægle marmelos*, Roxb., et les *cratæva tapia*, *gynandra*, *religiosa* sont célèbres comme stomachiques, fébrifuges amers, par leurs feuilles et leurs racines.

Divers *croton*, outre celui qui donne une sorte de suif par ses baies, offrent de violens purgatifs, de même que les *euphorbia antiquorum*, *Tirucalli*, etc. L'*andrachne cadishaw*, autre euphorbiacée, passe pour un poison.

Les médecins indous prescrivent les racines de divers *cyperus* en qualité de diurétiques et sudorifiques à la suite des fièvres intermittentes.

Plusieurs *epidendrum* (*tenuifolium*, *claviculatum*, *tessellatum*, etc.) sont adoucissans, et leur infusion passe pour excellente contre le flux blennorrhagique et la métrorrhagie. Leur odeur est suave comme la vanille.

Il y a différens figuiers dont le lait âcre est usité; l'écorce des *ficus indica*, *religiosa*, *benghalensis*, agissant comme tonique, est vantée contre le diabète.

Les *galega purpurea*, *spinosa*, etc., passent pour exceller contre la dyspepsie et les douleurs d'estomac dans les Indes.

On prescrit les graines et l'écorce de *gardenia dumetorum*, comme émétique; d'autres *gardenia* offrent des vertus analogues en qualité de rubiacées; la *longiflora* est fébrifuge, et la *pavetta* astringente; l'*aculeata* fournit par ses baies une couleur bleue.

Les docteurs tamouls conseillent les racines des cotonniers en décoction adoucissante contre les maladies des voies urinaires; l'émulsion des semences est utile contre la dysenterie; il en est de même des *gossypium hirsutum*, *religiosum*, *indicum*, etc. Les *hibiscus* assez nombreux qu'on emploie, offrent les mêmes propriétés.

La *gentiana chirayta*, dont les semences sont si vermifuges, et les tiges communément employées contre les fièvres intermittentes par leur amertume, se donne en infusion ou décoction. Les praticiens d'Europe la prescrivent au Bengale, en teinture alcoolique, avec celle du *caranja*, semences de *guilandina bonducella*, qui sont amères et toniques. Le docteur Hamilton range cette gentiane dans le genre *swertia*. Il y a deux espèces de ces *chirayta* dans le Népaul; une autre, connue en Cochinchine sous le nom de *gentiana scandens*, Loureiro, excite le vomissement par son amertume trop forte, quoique tonique et stomachique. Ces plantes ne sont pas, comme on l'a dit, le *calamus* des anciens.

Les vytians, ou médecins tamouls, ont, pour combattre les fièvres d'accès, une plante active, la racine de *hedysarum sennoides*, Willd.: c'est un tonique stimulant à la dose d'une once en décoction, deux à trois fois par jour. Les feuilles de l'*hedysarum tortuosum* et de quelques autres, purgent vigoureusement.

Sous le nom de *ganja*, les Indous emploient le chanvre ordinaire; ils mêlent ses feuilles au tabac pour le rendre plus enivrant; les Malais le combinent à leur opium ou malack; les hakims ou médecins mahométans prescrivent l'émulsion de ses semences contre la gonorrhée.

Selon les Indous, les feuilles des indigotiers (*indigofera anil* et *tinctoria*), sont utiles dans l'hepatitis, et comme contre-poison.

Plusieurs *justicia*, l'*adhatoda*, passent pour antiasthmatiques et antispasmodiques; contre certaines fièvres intermittentes, on emploie les racines, les feuilles, les fleurs. On donne, en qualité de contre-poison pour la morsure des serpens, la *justicia bicalyculata*, et la *just. gendarussa* dans les rhumatismes chroniques.

Les racines de *pavetta indica* et des autres espèces, comme de l'*ixora pavetta* de Roxburg, sont des médicamens amers recommandés contre les obstructions mésentériques et le carreau chez les enfans.

Dès les anciens temps, le fameux coco des Maldives (*lodoicea Sechellarum*, Labill.), fut connu dans l'Inde; les vytians le prescrivent encore, soit contre les fièvres typhoïdes, soit comme antivénérien, ou pour faire venir du lait aux nourrices, etc.

Deux espèces de graminées, les *manisuris granularis*, et *myurus*, sont prescrites, selon le docteur Francis Hamilton, contre les maladies du foie et de la rate; on prend l'infusion de leurs racines avec une cuillerée d'huile.

La *mimosa abstergens*, dont la saveur est piquante, sert contre les affections du foie, comme désobstruante, dans la jaunisse, et contre la bile par son acidité; l'écorce, ainsi que celle de *mimosa saponaria*, Loureiro, s'emploie comme le savon pour nettoyer les vêtemens. Une forte décoction d'écorce de *mimosa ferruginea*, Rottler, avec celle de *terminalia alata*, et du gingembre, est un fréquent remède pour raffermir les gencives et les dents, dans le scorbut.

Un des meilleurs remèdes pectoraux contre l'asthme, la phtisie, selon les Indous, est la racine de *monetia barlerioïdes* de Lhéritier (tétrandrie, monogynie), arbrisseau de la famille des rubiacées comme les suivantes.

Les *morinda umbellata*, *citrifolia*, *ternifolia*, etc., sont usités comme apéritifs, antidiarrhoïques, emménagogues. Plusieurs fournissent, par leurs racines, une teinture jaune.

On prescrit les infusions et le suc de plusieurs *nepeta*, *malabarica*, *indica*, *hirsuta*, etc., comme fébrifuges, stomachiques, antidysentériques, et aussi contre l'asthme en y joignant du sucre, et une autre labiée, la *ballota disticha*.

Parmi les apocynées, les *nerium odorum*, comme l'*oleander* et le *coronarium*, beaux arbustes, ont des racines plus ou moins vénéneuses et un lait caustique; on instille celui-ci dans l'œil contre les taches de la cornée pour les faire disparaître.

Avec la racine odorante de *nymphœa odorata*, comme celles du *lotus*, de *nymph. stellata*, plantes sacrées, on prépare un liniment contre le mal de tête; on emploie aussi la première contre les pâles couleurs.

Les basilics, l'*ocymum sanctum*, si usité des Brahmes, comme stomachique sous le nom de toulochi, le *pilosum* et l'*hirsutum*, l'*album*, sont d'agréables aromatiques, qu'on prend sous forme de thé, comme céphaliques, cordiaux, et emménagogues. Les vytians conseillent la racine du basilic commun en infusion contre les affections néphrétiques et contre les gonorrhées.

Plusieurs espèces d'*oldenlandia*, *umbellata*, *alata*, *crystallina*, passent pour utiles contre les maladies de peau par leurs racines, et contre l'asthme, la phthisie par leurs feuilles. On emploie ces rubiacées pour teindre le coton en solide couleur nankin comme la *rubia manjit*.

C'est comme diurétiques et toniques que des *oxalis* de différentes espèces sont prescrites par les médecins indous.

Les morsures dangereuses des serpens sont combattues avec succès par les *ophioxylum serpentinum* et *ophiorhiza mungos*; ces plantes amères (la première est une apocynée, l'autre une gentianée), sont aussi vermifuges.

Deux malvacées, les *pavonia odorata* et *zeylanica*, offrent des infusions adoucissantes et céphaliques.

C'est du sanscrit *amrita* que vient le nom du myrobolan emblic, *phyllanthus emblica*. Une autre espèce, le *maderaspatensis*, est vantée contre le mal de tête; les *niruri* et *urinaria* s'emploient dans les maladies de la vessie avec succès, ainsi que d'autres espèces voisines, le *multiflorus*, etc.

Il y a diverses dentelaires, *plumbago rosea*, *scandens*, *zeylanica*, qui ne sont pas moins âcres et vomitives que celle d'Europe.

Un bois laiteux de l'Inde, *tabernæmontana citrifolia*, a une écorce amère, usitée comme tonique et fébrifuge. C'est une apocynée.

Roxburg a décrit, sous le nom de *pothos officinalis*, une aroïdée de grande importance dans la matière médicale des Indous. C'est dans la substance du germe de cette plante parasite que réside une vertu vermifuge très-recherchée.

Plusieurs *ruellia*, la *tuberosa*, la *strepens*, l'*antipoda*, sont amères et âcres; on en fait des lotions contre les éruptions chroniques de la peau, chez les enfans surtout.

La *salvadora persica* de Vahl, est une atriplicée tonique et stimulante contre les fièvres et l'aménorrhée; l'écorce de sa racine fraîche est vésicante; les baies de la plante sont aromatiques et se peuvent manger.

Divers *sphæranthus*, *indica*, *purpurea*, *polycephalos*, sont des composées anthelmintiques très-usitées en poudre aux Indes. D'autres vermifuges et apéritifs sont les *stroemia tetrandra*, *farinosa*, etc., de Vahl. (*cadaba* de Forskahl), arbustes de la famille des capparidées.

Outre les myrobolans bellerics et chébules (*terminalia bellerica* et *chebula*), on emploie dans le Mysore l'arulay (*myrobalanus arula* de Buchanan), espèce de *terminalia*; les *term. alata*, *catappa* et *latifolia*, offrent aussi des astringens estimés, avec le cachou, comme stomachiques. On emploie communément les écorces de ces derniers arbres, soit pour teindre en brun, soit comme antifébriles, en poudre.

On use de l'écorce odorante de *tetranthera mono-petala*, en qualité d'astringent balsamique, contre les diarrhées; ce remède populaire dans l'Indostan et le Bengale réussit bien. C'est une laurinée.

Une personnée, la *torenia asiatica*, et les *hirsuta*, *cordifolia*, etc., passent pour guérir les gonorrhées (1) : on prend le suc des feuilles, au Malabar.

Bien que les *tragia involucrata*, *cannabina*, *camolia*, etc., aient des racines de peu de saveur et d'odeur, elles servent utilement contre les cachexies, les fièvres lentes, et comme diurétiques, à la côte de Coromandel. Ce sont toutefois des euphorbiacées.

L'asthme, l'hépatitis sont combattus dans l'Inde avec la racine de *trianthema monogyna*, Roxb., comme avec une autre portulacée, la *portulaca curassavica*.

Un liniment d'huile amère des graines de *melia aze-darachta*, avec la pulpe amère d'une cucurbitacée, *trichosanthes incisa*, Rottler, dissipe très-bien, dit-on, les douleurs rhumatismales. La *trich. amara* donne une sorte de coloquinte qui passe pour un poison et fait périr les souris et les rats.

La racine blanche, traçante, que les Indous préconisent contre la strangurie, comme très-adoucissante, sous le nom de *chaya*, est celle de l'*illecebrum lanatum*; deux autres amaranthacées, l'*achyranthes lanata*, l'*amaranthus campestris*, offrent des qualités analogues.

On sait que le nard indien, ou spicanard des anciens, a été reconnu par William Jones pour la *valeriana jata-mansi* de l'Indostan, et que les vytians en préparent des linimens usités contre la céphalalgie; c'est un parfum estimé.

____

(1) La *gmelina asiatica* donne une racine adoucissante que les vytians tamouls vantent pour purifier le sang dans les cachexies. De plus la *barleria prionitis*, autre personnée, est prescrite en infusion contre les affections catarrhales par ces docteurs; on y ajoute du sucre.

La *verbesina calendulacea* est aussi une plante odorante, de la famille des composées, et recommandée comme un puissant apéritif.

Nous nous arrêterons peu sur le règne minéral, qui ne fournit guère aux Indous que des substances connues ; ils emploient à l'intérieur, l'arsenic oxidé contre les fièvres avec plus de hardiesse que nous, dans des pilules.

Quant au règne animal, leur religion défend d'en user dans la médecine interne, comme dans leurs alimens ; ils se servent pourtant du parfum de la civette, *viverra zibetha,* comme antispasmodique, et à Java de la *viverra rassia,* nouvelle espèce décrite par Horsfield, et qui est très-féroce.

Leurs vésicatoires se font non-seulement avec le *mylabris cichorii* comme dans l'Orient, mais aussi avec le *meloe trianthemœ* selon le docteur Fleming. Ces coléoptères sont fréquens aussi sur des fleurs de cucurbitacées, dans la saison des pluies, dans le Guzarate, les districts d'Oude, et de Behar, etc.

Ce savant ouvrage du docteur Ainslie est terminé par des listes d'ouvrages de médecine, les uns en langue sanskrite, 54, les autres en tamoul 21, plusieurs en persan et en arabe 72, et en chingulais, etc. Ensuite les noms des maladies communes de toutes ces contrées d'Asie, dans leurs divers idiomes, s'y trouvent classés.

Il est certain qu'on pourrait désirer dans ce livre plus de détails sur beaucoup de ces nouveaux médicamens, qu'ils fussent distribués sous un autre ordre que l'alphabétique, et sous d'autres noms aussi que ceux du pays ; mais l'auteur les rapporte presque tous à des noms botaniques scientifiques. Ce travail a dû exiger des recherches immenses, et son utilité en Europe s'accroîtra à mesure que ces nouveaux médicamens pourront y être introduits. Qu'il me soit permis de remercier ici l'auteur de m'avoir très-fréquemment cité avec tant de bienveillance.

Sur l'essai des oxides de manganèse du commerce.

Les avantages qui peuvent résulter, pour les transactions commerciales et pour les opérations industrielles, de la découverte de procédés simples et sûrs pour déterminer la valeur réelle des diverses substances qui sont le plus employées dans les arts, sont appréciés depuis long-temps des commerçans et des consommateurs, et ont paru d'un intérêt assez grand à plusieurs chimistes du premier ordre, pour qu'ils ne dédaignassent pas d'en faire le sujet de leurs méditations. Les procédés et les instrumens qu'ils ont fournis au commerce ne sont pas un des moindres services que la chimie ait rendus à la société. Il suffira de citer l'alkalimètre de Decroizille, qui est aujourd'hui universellement employé pour titrer les soudes et les potasses ; le chloromètre de M. Gay-Lussac, son alcoomètre, les diverses espèces d'aréomètres, qui sont d'un usage journalier dans les ateliers pour évaluer la force des acides, des éthers et d'une infinité d'autres liquides ; les procédés pour faire l'essai du titre des matières d'or et d'argent, etc.

La plupart de ces procédés, faciles à exécuter pour ceux qui ont une certaine habitude des manipulations, ont cependant besoin, pour être mis à la portée de ceux auxquels ils sont destinés, et pour qu'on puisse en retirer tout l'avantage qu'on est en droit d'en attendre, d'être réduits à un grand degré de simplicité sous le rapport des opérations ; il faut encore que leurs résultats soient exprimés clairement et de manière à se rattacher immédiatement à l'effet utile qu'on peut retirer des substances que l'on essaie.

Tous ces avantages nous paraissent réunis dans le procédé que nous allons faire connaître pour l'essai des oxides de manganèse, procédé que l'on doit à M. Gay-Lussac, et que l'on trouve décrit avec beaucoup de détails, dans le treizième volume du *Dictionnaire technologique.*

Les oxides de manganèse admis par les chimistes sont au nombre de quatre, sans y comprendre celui qui constitue le caméléon minéral. Ces quatre oxides sont : 1°. le protoxide $\overset{..}{Mn}$, qui se combine avec les acides pour former les proto-sels de manganèse; 2°. l'oxide rouge, ou deutoxide, que l'on obtient sur la calcination du peroxide, et qui, d'après M. Berthier, doit être représenté par la formule $2\,\overset{..}{Mn} + \overset{..}{Mn}$; 3°. l'oxide $\overset{...}{Mn}$, qui résulte de la calcination convenablement ménagée du nitrate de manganèse; 4°. enfin, le peroxide $\overset{::}{Mn}$, qui est celui dont nous avons à nous occuper.

L'essai d'un oxide de manganèse peut être fait sous plusieurs points de vue, soit pour connaître la quantité de manganèse métallique qu'il renferme, soit pour connaître la quantité d'oxigène qu'on peut en retirer, la quantité de chlore qu'il peut fournir, etc.

Toutefois, il est bien évident que ces deux dernières quantités sont nécessairement dépendantes l'une de l'autre, puisque la quantité de chlore que l'on obtient, en traitant un oxide de manganèse par l'acide hydro-chlorique, est produite par suite de la combinaison de l'hydrogène de cet acide avec la portion d'oxigène de l'oxide de manganèse excédante à celle qui constitue le protoxide. Ainsi, connaissant cette dernière, on peut très-facilement calculer la quantité de chlore que doit produire l'oxide, puisque 100 d'oxigène saturent 12,435 d'hydrogène, qui se trouvent combinés avec 440,04 de chlore dans l'acide hydro-chlorique. Il suffira donc de multiplier par 4,4004 le nombre qui représente l'oxigène, pour avoir la quantité de chlore correspondante.

Le tableau suivant, dans lequel se trouvent indiquées les quantités d'oxigène que l'acide hydro-chlorique sépare des principales variétés d'oxide de manganèse répandues dans le commerce, et les quantités correspondantes de chlore, est dû aux expériences de M. Berthier, et tiré du Mémoire que cet habile chimiste a publié dans le vingtième volume des *Annales de chimie et de physique.*

NOMS DES MINERAIS.	Quantité d'oxigène que l'acide hydro-chlorique en dégage.	Quantité de chlore correspondante.
	ko	ko
1 ko Peroxide de manganèse pur. . . .	0,179	0,7964
Crettnich près Saarbruk.	0 170	0,7525
Calveron (Aude), sans calcaire. .	0,173	0,76..8
Calveron avec calcaire.	0,130	0,5754
Périgueux (Dordogne).	0,117	0,5179
Romanèche (Saône-et-Loire). . . .	0,106 à 116	0,4692 à 0,5135
Laveline (Vosges).	0,105	0,4648
Pesillo (Piémont), noir sans calcaire.	0,100	0,4426
Idem avec calcaire.	0,075	0,3320
Saint-Marcel (Piémont).	0,063 à 0,070	0,2789 à 0,3098

Comme le principal emploi du manganèse dans les arts est pour la préparation du chlore et des chlorures, l'essai auquel on le soumet consiste à déterminer d'abord quelle est la quantité de chlore qu'il peut fournir, et en second lieu quelle est la quantité d'acide hydro-chlorique nécessaire pour le produire; car cette deuxième quantité est aussi l'un des élémens de la valeur commerciale de l'oxide, et doit être comptée en augmentation du prix. Ainsi, je suppose que deux échantillons de manganèse contiennent l'un et l'autre des quantités égales de peroxide, mais que dans l'un le peroxide soit mélangé avec des matières tout-à-fait inertes et sans action sur l'acide hydro-chlorique, comme la silice, le sulfate de baryte ; et que dans l'autre, au contraire, le même oxide soit mélangé avec du carbonate de chaux, de l'oxide de fer, de la baryte, etc. ; il est bien évident que ce dernier échantillon ne fournira que la même quantité de chlore que le premier, et qu'il exigera une plus grande quantité d'acide hydro-chlorique, dont une portion sera employée à saturer les matières étrangères, et sera tout-à-fait en pure perte pour la production du chlore. Les manipulations à faire pour parvenir à la connaissance du titre d'un oxide de manganèse, c'est-à-dire de la quantité de chlore qu'il peut fournir, sont assez simples.

On prend 3,980 ^{grammes.} de l'oxide que l'on veut essayer ; on l'introduit dans un petit matras de verrre de 6 à 7 centimètres de diamètre ; on verse dessus 25 à 30 grammes d'acide chlorique, sinon absolument pur, du moins exempt d'acide sulfureux ; on adapte au matras, à l'aide d'un bouchon, un petit tube courbé à deux branches de 2 et demi à 3 millimètres de diamètre intérieur, et dont la longue branche ait à peu près 6 décimètres de longueur. Cette longue branche plonge dans un tube de 2 centimètres de diamètre intérieur et de 50 centimètres de long ; ce dernier est rempli au 4 cinquièmes d'un lait de chaux léger. L'appareil étant ainsi disposé, et le matras bien bouché, on chauffe légèrement. Le chlore se dégage, et vient se condenser dans le lait de chaux. On pousse la chaleur jusqu'à ce que le tube de communication soit très-sensiblement échauffé par la condensation de la vapeur d'eau ; on démonte l'appareil ; on étend le chlorure de chaux avec de l'eau pure, de manière à ce que le tout forme un litre de liquide ; puis on titre cette dissolution au moyen de la liqueur dépourvue d'indigo. (Voyez l'*Instruction sur les essais de chlorure de chaux*, par M. Gay-Lussac.) Le titre qu'elle fournit indique celui de l'oxide de manganèse. Ainsi, lorsqu'en agissant comme nous l'avons indiqué, on obtiendra une dissolution de chlorure marquant 83°, par exemple; cela indiquera que le manganèse essayé fournit en chlore les 0,83 de ce que fournirait le même poids d'oxide de manganèse pur. Cela est facile à concevoir, si l'on fait attention, d'une part, que le titre d'un chlorure n'est autre chose que l'indication de la quantité de chlore qu'il renferme exprimée en centièmes du volume de la dissolution, et que 3,980 ^{grammes.} d'oxide pur, traité comme il a été dit, fournissent précisément un litre de chlore, c'est-à-dire une dissolution de chlorure marquant 100°.

Il découle de ce qui précède que lorsque l'on connaîtra le titre d'un oxide de manganèse, on pourra avoir immédiatement la quantité de chlore que fournira un poids donné de cet oxide. En effet, on voit clairement que le titre de l'oxide exprime en litre la quantité de chlore que peuvent fournir 3,980 ^{grammes.} d'oxide; et, pour avoir celle que pourra fournir un poids quelconque P du même oxide, il faudra multiplier le nombre qui exprime le titre par celui qui exprime combien de fois 3,980 ^{grammes.} est contenu dans P. Ainsi, en supposant que le titre d'un oxide de manganèse soit représenté par T et son poids par P, la quantité de chlore qu'il fournira sera $T \times \dfrac{P}{3,980}$.

Et dans l'exemple que nous avons pris, 1 kil. d'oxide au titre de 0,83, fournirait

$$0,83 \times \frac{1 \text{ kil.}}{3 \text{ gr.} 980} = 0,83 \frac{1000 \text{ gr.}}{3,980} = 207,5.$$

La quantité d'acide hydro-chlorique nécessaire pour le traitement d'une quantité connue d'oxide de manganèse pourra être facilement déterminée de la manière suivante : l'on prendra un poids connu d'acide hydro-chlorique pur (25 à 30 grammes pesés exactement) ; on l'étendra de deux fois son volume d'eau, puis on y mettra un morceau de marbre blanc bien sec et d'un poids connu ; il y aura effervescence. Lorsqu'elle aura cessé et que l'acide sera sans action sur le marbre, on lavera, séchera et pesera celui-ci. La différence de poids fera connaître la quantité de marbre décomposée, et par suite la quantité d'acide hydro-chlorique contenue dans la dissolution acide essayée. Cela fait, on prendra un poids connu de l'oxide de manganèse, 5 grammes, par exemple, on les traitera absolument comme pour en déterminer le titre, mais avec cette différence qu'on pèsera très-exactement la quantité d'acide employée, et qu'au lieu de recevoir le chlore dans un lait de chaux, on le recevra dans l'eau pure. On poussera l'opération jusqu'à ce que le grand tube de communication s'échauffe très-sensiblement. A cette époque, on démontera l'appareil ; on réunira le liquide de l'éprouvette à celui qui est resté dans le matras ; on aura un mélange qui contiendra à l'état de liberté toute la quantité d'acide hydro-chlorique qui n'aura point été absorbée par le peroxide de manganèse ou les matières étrangères. Dans cette liqueur acide, on mettra aussi un morceau de marbre d'un poids connu, afin de la saturer ; le marbre sera pesé après la saturation. La différence de poids fera connaître la quantité d'acide hydro-chlorique restée libre après l'expérience. Or, par l'expérience précédente, on sait quelle était la quantité d'acide contenue dans la dissolution employée : par conséquent, la différence sera la quantité d'acide absorbée, tant par le peroxide de manganèse que par les matières étrangères ; et si l'on compare cette quantité à celle qui aurait été nécessaire pour produire la même quantité de chlore, si l'on eût agi sur du peroxide de manganèse pur (quantité que l'on peut connaître, puisque 1 kil. d'oxide pur décompose complètement 1,63 d'acide hydro-chlorique), on aura l'acide hydro-chlorique qui a été employé à la saturation des matières étrangères au peroxide (1), en pure perte pour la production du chlore.　　A. B.

MÉMOIRE

Sur l'essai du chlorure de chaux par l'hydro-chlorate de manganèse; par M. A. Morin, pharmacien, à Genève.

(Extrait.)

L'usage a fait apercevoir quelques propriétés fâcheuses dans la dissolution d'indigo, employée comme moyen chlorométrique. Concentrée, elle se conserve assez bien; étendue d'après les proportions convenables à l'essai, elle se détériore dans un temps court et très-variable. Elle a dans l'emploi un autre inconvénient, c'est qu'une partie du chlore, mise à nu par l'acide sulfurique qui tient l'indigo à dissolution, s'échappe sans réagir et en proportions d'autant plus grandes, que l'addition de la liqueur est plus lente. Le même effet est produit par un mélange trop prompt. Le résultat de l'essai dépend donc de la vitesse avec laquelle on opère. Cela a donné lieu à de graves erreurs dans les essais de chlorure de chaux, et par suite à des discussions fâcheuses entre les acheteurs et les vendeurs. M. Clément Désormes, en me faisant sentir ces inconvéniens et l'avantage qu'aurait une

______

(1) Nous entendons par matières étrangères, tout ce qui n'est pas peroxide, les oxides qui sont intermédiaires au protoxide et au peroxide pouvant être considérés comme des mélanges de ces deux derniers, toute la quantité de protoxide qu'ils renfermeraient devra être regardée comme matière étrangère puisqu'elle sature de l'acide hydrochlorique sans produire de chlore.

liqueur chlorométrique, toujours identique et agissant toujours de la même manière, m'engagea à faire des recherches à ce sujet. Il croit avoir rencontré les qualités désirables dans le muriate de manganèse. La plus petite quantité de chlorure de chaux y produit un précipité bien foncé. On conçoit que la chaux s'unit à l'acide muriatique, et que l'oxide de manganèse éliminé reste visible dans la liqueur. Il est aisé de remarquer que la dissolution de chlorure ne peut contenir de chaux étrangère à sa composition qu'à l'état de muriate, de chlorate ou d'eau de chaux. Or, celle-ci seulement peut former un précipité et nuire à l'essai. Mais il est facile de reconnaître que cela n'est d'aucune importance dans les essais chlorométriques, l'erreur ne peut aller à $\frac{1}{100}$ et ne vaut pas la peine d'être appréciée. L'unité de mesure adoptée par M. Gay-Lussac est telle, que chaque degré représente $\frac{1}{70}$ de volume de chlore dans la dissolution. On conserve les mêmes degrés quand on se sert du chlorure de manganèse; mais la manière de faire l'essai est différente, ainsi que nous allons le dire.

Pour préparer la liqueur d'épreuve, on prend le résidu de la préparation du chlore par le peroxide de manganèse et l'acide hydrochlorique; on se sert de la partie liquide et on la fait bouillir sur un excès d'oxide pour avoir le muriate de manganèse dans l'état de saturation convenable. On filtre la liqueur et on la verse par gouttes dans un flacon d'eau distillée. Après l'addition de chaque goutte, il doit être secoué et la liqueur essayée au chloromètre, surtout lorsqu'elle approche de l'état convenable. Chaque volume de liqueur doit précipiter complètement un volume égal d'une dissolution de chlorure de chaux, faite avec un litre de chlore pour un litre de lait de chaux. Un moyen également commode consiste à se servir, pour étaloner la liqueur, du chlorure de chaux préparé à chaud, et dans lequel le $\frac{1}{3}$ du chlorure a été transformé en chlorate et en hydrochlorate, d'où il résulte qu'il ne marque que 66 au lieu de 100°. La liqueur d'épreuve a atteint le degré de force convenable, quand la dissolution du chlorure, dans les proportions nécessaires à l'essai, en a décomposé les $\frac{2}{3}$ de son volume.

Quel que soit le procédé que l'on suive, on prévient toute décomposition de la liqueur en y ajoutant 10 gouttes d'acide muriatique pur par litre.

Le chloromètre contient deux tubes gradués en sens inverse, dont les divisions indiquent des volumes égaux. Ils sont fermés à l'extrémité inférieure. L'un d'eux, désigné sous le nom de burette, porte un tube latéral adapté à la partie inférieure, et d'un diamètre beaucoup plus petit, par lequel on verse le liquide. La graduation est descendante et le trait supérieur en marque le zéro. Chacune des grandes divisions contient 10 parties ou degrés.

On remplit la burette de la liqueur d'épreuve jusqu'à 6°, d'autre part on dissout 5 grammes de chlorure de chaux dans un demi-litre d'eau, comme l'indique l'instruction de M. Gay-Lussac. Après avoir filtré, ou laissé reposer le liquide, on en remplit l'autre tube gradué, jusqu'à la dixième grande division ; on le verse dans un verre, ainsi qu'un peu d'eau qui a servi à laver l'intérieur du tube.

On fait alors tomber la liqueur d'épreuve par gouttes dans le verre jusqu'à ce que le précipité, après un instant d'agitation, soit distinct, et la liqueur qui le surnage légèrement louche. On en filtre une petite portion à laquelle on ajoute une goutte de liqueur d'épreuve. Si elle occasione un précipité, quelques gouttes doivent être versées dans le verre à essai. Deux filtrations suffisent pour reconnaître le point de saturation. Un nouvel essai peut servir à le déterminer d'une manière plus précise ; mais, avec un peu d'habitude, on peut arriver au vrai titre du chlorure sans filtrer, car on le reconnaît aisément à la manière nette avec laquelle le précipité se sépare et à la transparence parfaite de la liqueur.

Le nombre des parties ou degrés de liqueur d'épreuve employés indique le titre du chlorure de chaux. Celui qui a été fait à une basse température, et dans les meilleures proportions, marque 100°.

La dissolution du chlorure de manganèse, par son inaltérabilité, offre un avantage marqué aux personnes qui ne sont appelées qu'assez rarement à faire des essais chlorométriques. Je m'en sers très-fréquemment pour déterminer le titre du chlorure de chaux, et je me trouve parfaitement de son emploi. Je dois faire observer toutefois que l'essai, pour être exact, doit être fait avec une certaine lenteur; car, vers la fin de l'opération, le liquide filtré, qui ne précipite pas par le chlorure de chaux au moment même du mélange, se trouble souvent quelques instans après. La cause en paraît être dans la formation d'un peu de chlorure de manganèse par la réaction du chlore sur le protoxide. Cette action a lieu évidemment pendant tout le temps que dure l'essai; mais elle n'influe pas sur les résultats, si l'on a eu le soin de graduer la liqueur, ainsi que le propose M. Morin. J'avais d'abord eu l'idée de calculer la proportion de chlorure de manganèse sec et pur nécessaire pour décomposer une quantité donnée de chlorure (1); mais la formation du chlorure et du peroxide par l'action du chlore sur le protoxide de manganèse ne doit pas laisser à cette liqueur le degré d'exactitude convenable. La différence paraît cependant être fort peu de chose; car en essayant comparativement du chlorure de chaux, et par ce moyen et par l'indigo (2), j'ai

---

(1) La théorie indique 1 litre d'eau distillée, 5,68 grammes de chlorure de manganèse sec et pur.

(2) C'est de la dissolution d'indigo faite par M. Labarraque, qui a servi à établir cette comparaison.

trouvé que le premier accusait un degré un peu plus fort dans la liqueur, quand, théoriquement, l'inverse aurait dû avoir lieu.

La liqueur de chlorure de manganèse ne peut pas servir à l'essai du chlorure de soude, au moins quand on le prépare par l'action directe du chlore sur le carbonate de soude, parce qu'alors il reste presque toujours du carbonate de soude qui concourrait à la précipitation du chlorure de manganèse. On peut s'en servir également, si on prépare le chlorure de soude par double décomposition. On fait une solution de chlorure de chaux à la manière ordinaire, on constate son degré chlorométrique, puis on la décompose par une quantité suffisante de carbonate de soude. Ce procédé, qui a été proposé par Thomson, a été reproduit par M. Payen. Il est sans contredit le plus avantageux, quand le chlorure de chaux a été bien préparé et qu'il n'est pas ancien, et cela, parce que la solution de chlorure de soude se décompose assez vite; mais on ne peut établir d'une manière positive les quantités relatives de chlorure de chaux sec et de carbonate de soude, parce que le chlorure de chaux est toujours mélé à des proportions de chaux assez variables. On doit ajouter du carbonate de soude jusqu'à ce qu'il cesse de précipiter le chlorure de chaux.

Si le chlorure de chaux contient de l'hydro-chlorate de calcaire, ou s'il est ancien, ou s'il y a eu élévation de température pendant la préparation, celui-ci est décomposé en même temps que le chlorure d'oxide, et la liqueur contient des proportions variables de chlorure de sodium. Mais si le chlorure de chaux a été bien préparé, la liqueur contiendra assez peu de sel marin pour qu'on puisse en arguer pour rejeter la méthode de double décomposition, surtout si l'on se rappelle que le chlorure de soude, obtenu par la voie directe, est toujours mélé à des proportions variables de bi-carbonate et de carbonate de soude. C'est aux pharmaciens à se servir d'un chlorure de chaux qui remplisse toutes le conditions nécessaires, et ils trouveront alors avantageuse sous tous les rapports, la préparation du chlorure de soude par double décomposition.

E. S.

OBSERVATIONS

Sur les expériences de M. Simonin, *relatives à l'extinction du mercure ; par M.* Vivié, *pharmacien.*

J'ai lu avec beaucoup d'attention le Mémoire de M. Simonin, inséré dans le numéro de juin de votre estimable Journal. Ce mémoire, renfermant des faits *nouveaux*, soutenus et discutés avec l'assurance de la conviction la plus profonde, j'ai cru devoir les examiner, et répéter, pour mon profit, les expériences que l'auteur leur a données pour appui.

J'eusse aimé à me trouver parfaitement d'accord avec M. Simonin, au talent et à la bonne foi duquel je me plais d'ailleurs à rendre justice; mais je dois convenir que les résultats que j'ai obtenus diffèrent essentiellement des siens.

1re. *Expérience.* Le procédé de M. Chevallier, qui n'a pas réussi à M. Simonin, m'a offert un succès complet, en opérant de la manière que l'indique l'auteur, dans sa lettre insérée dans le dernier numéro de votre Journal.

2e. M. Simonin dit : 8°. « De la graisse fondue depuis » environ trois mois, de la vieille graisse et très-rance, » successivement triturées avec le mercure, comme dans

» les opérations précédentes, ne l'éteignirent point plus
» aisément que la graisse récente. »

De la vieille graisse et très-rance, préparée depuis dix
ans et conservée dans un vase de terre, placé, *non à la
cave*, mais bien dans un appartement sec et bien clos,
dont la température est presque la même dans l'hiver
que dans l'été, a produit, à mon grand étonnement,
d'après le résultat des expériences de M. Simonin, l'extinction complète de son poids de mercure dans l'espace
de quinze minutes.

3ᵉ. De la graisse fondue depuis environ cinq mois,
conservée dans un pot de terre bien recouvert, placé dans
un grenier, dont la température est, dans cette saison,
de 20° à 24° cent., m'a procuré absolument un succès
semblable, dans le même espace de temps. J'ai seulement observé que l'onguent a acquis une couleur grise
moins foncée.

4ᶜ. La même graisse qui a servi à ma 3ᵉ. expérience,
ainsi que de la graisse préparée depuis six jours seulement, ont été mises dans les mêmes conditions que l'indique M. Simonin dans ses expériences 9ᵉ. et 10ᵉ., en
observant de point en point ses indications. Le temps
prescrit étant expiré, je n'ai reconnu aucune influence
particulière de l'eau en vapeur sur l'axonge, si ce n'est
que la pommade obtenue avec la graisse ancienne, après
l'extinction complète du métal, avait contracté une couleur grise essentiellement moins foncée que celle préparée d'après ma 3ᵉ. expérience; phénomène que j'attribue à
une certaine quantité d'humidité précipitée sur l'axonge
pendant son exposition dans la vapeur d'eau. Du reste, je
n'ai point obtenu plus de promptitude dans ces résultats
que précédemment.

5ᵉ. La graisse récente, soumise aux mêmes conditions
que la précédente, après trois heures de trituration avec
son poids de mercure, l'avait bien divisé; mais il était en-

core loin de son extinction parfaite; tandis que M. Simonin prétend avoir fait absorber à cette graisse, ainsi disposée, plusieurs fois son poids du métal, dans l'espace de deux ou trois minutes.

Je dois donc conclure, des faits que je viens d'avoir l'honneur de vous exposer,

1°. Que le procédé de M. Chevallier a un degré de supériorité éminent sur ceux qui ont paru jusqu'à ce jour, en ce que la graisse très-récente atteint parfaitement le but que l'on se propose;

2°. Que la vieille graisse rance, ainsi que celle préparée depuis plusieurs mois seulement, possèdent la vertu d'éteindre promptement le mercure sans employer d'intermèdes;

3°. Enfin, que ces graisses vieilles ou récentes, exposées à la vapeur de l'eau pendant quinze jours ou trois semaines, ne possèdent point une vertu plus énergique, que lorsqu'elles n'ont point subi cette action.

Je dois faire observer que mes expériences ont toutes été faites sur de petites quantités; condition très-propre, je crois même indispensable pour obtenir un prompt résultat.

NOTE
Sur la reproduction des sangsues.

Dans une lettre aux rédacteurs du Journal de Pharmacie, M. Chatelain expose ses réclamations relativement à une opinion que MM. Henry et Virey lui ont prêtée dans leur rapport sur le mémoire de M. Trémolière (1), relativement à la reproduction des sangsues. M. Chatelain n'a jamais cru que les petites sangsues

____

(1) Journ. Pharm., juillet 1828.

fissent d'abord les fonctions de mâles et les plus grosses celles de femelles. Il croit, au contraire, que dans l'accouplement des sangsues il y a fécondation mutuelle et réciproque, d'où il résulte que chacun des deux individus peut ensuite produire un, deux et même trois cocons.

M. Chatelain rejette l'idée avancée par M. Trémolière, que le cocon de la sangsue ne serait autre chose que le corps de l'animal dont la substance intérieure sert de nourriture aux embryons. Les observations de M. Royer et de M. Chatelain mettent en quelque sorte hors de doute que le cocon, proprement dit, ne sorte tout formé du corps de la sangsue. On ne connaît pas bien encore la formation de son manchon spongieux. Les observations de M. Desaulx et celles postérieures de M. Chatelain, tendent à faire croire que cette matière, d'abord excrétée par l'animal sous forme d'écume, adhère à son corps jusqu'à l'époque où les œufs y ont été déposés. Alors la sangsue l'abandonne, et cette enveloppe s'affaisse, prend une couleur grise et adhère fortement au cocon.

E. S.

EXTRAIT

D'une lettre adressée à M. Boullay par M. Ferrari, pharmacien, à Saint-Brieuc.

Dans l'analyse des travaux de l'académie royale de médecine, qui se trouve dans le n°. 2, 14e. année, février 1828, du Journal de Pharmacie, vous dites, pag. 79, « que, contre l'opinion de M. *Anglada*, la glairine paraît plutôt être fournie par l'organisme que par des actions chimiques ; » vous rapportez une observation de M. *Nicolle*, pharmacien, à Dieppe, qui a recueilli sur les rivages de la mer cette matière gélatiniforme avec des fucus.

Je suis tout-à-fait de votre avis sur le premier point; mais je crois que l'observation citée ne peut pas en servir de preuve : voici sur quoi je me fonde. Depuis fort long-temps je m'occupe des thalassiophytes ; j'ai eu souvent occasion de remarquer sur les fucacées des matières glutineuses, muqueuses, gélatineuses et gélatiniformes, et je me suis assuré que ces matières sont loin d'avoir les mêmes origines. Au premier coup d'œil on les confondrait assez aisément ; mais, en les examinant avec soin, on s'assure qu'elles sont très-différentes ; et voici ce qu'une observation scrupuleuse m'a fait découvrir sur ces produits : il existe, parmi les plantes marines et sur les corps où elles sont attachées, plusieurs espèces de matières muqueuses, toutes faciles à distinguer d'une manière certaine.

La première et la plus abondante se voit depuis mars jusqu'en octobre : elle présente un mucus transparent, tremblant, glutineux, sans odeur bien prononcée. Lorsqu'on en écrase un peu entre le pouce et l'index, elle se sépare en laissant une matière gluante et légèrement filante, jouant un peu le mucus spermatique. Je me suis exactement assuré que cette matière est d'organisation végétale, qu'elle a été élaborée dans les capsules existantes tantôt au bout, tantôt sur les frondes des varechs ; qu'elle enveloppe les semences, et qu'elle ne se répand que lorsque ces capsules se rompent, quand elles sont à maturité, ou par accident.

La deuxième se rencontre de mai en septembre, est moins commune ; elle est moins consistante et se présente toujours par globules plus ou moins gros ; on en voit depuis la grosseur d'une tête de petite épingle jusqu'à celle d'une tête des plus grosses. Elle se trouve éparse sur les plantes ; mais, en y faisant attention, on la découvre en plus grande quantité sur les corps où sont attachées ces fucacées ; on la voit transparente pendant qu'elle ne dé-

passe pas la plus grande grosseur précitée ; quand elle
acquiert la grosseur d'une lentille de la petite espèce ;
elle paraît d'un blanc opaque, changement dû à de petits
filets blancs très-opaques qui sont disséminés dans le
globule ; elle conserve cette forme jusqu'à ce qu'elle ac-
quière le volume d'une grosse lentille, alors elle perd cette
uniformité pour devenir inégale ; et, en croissant, elle
prend assez promptement la forme inéquivalve de l'huître ;
et, en effet, cette matière n'est autre chose que le frai de
l'huître dans ses divers degrés d'accroissement. La persé-
vérance à l'examiner et la conduire depuis l'état de globule
le plus petit (presque imperceptible) jusqu'à son développement assez grand pour pouvoir servir d'aliment, ce
qui ne demande pas plus de trois semaines à un mois ,
suivant la température, ne me permet pas de douter un
seul instant de la nature de cette deuxième espèce.

La troisième se rencontre à peu près en tout temps ;
elle se présente en morceaux assez gros, souvent de la
dimension d'une noisette, et quelquefois plus forts,
transparens, de couleur jaunâtre, de la consistance de
la gélée de corne de cerf qui commencerait à s'altérer,
s'écrase entre les doigts en se divisant en morceaux, mais
sans laisser de matière gluante ni filante ; elle laisse
exhaler une odeur animale qui devient quelquefois désagréable et nauséabonde. Elle se voit en plusieurs états :
quand on la trouve transparente et d'un blanc sale, il
faut une forte loupe pour y apercevoir des grains opaques
qui sont parsemés dans toute sa substance ; si on la trouve
transparente et d'une couleur jaunâtre, on aperçoit
alors à l'œil nu les grains qui sont ronds, jaunes, opaques, parsemés dans la subtance qui reste transparente
lorsqu'on l'isole ; c'est alors qu'elle répand cette mauvaise odeur approchant de la putridité. Je n'ai pu réussir
à découvrir ce que deviennent les grains, cette substance n'étant jamais attachée et se trouvant toujours

comme abandonnée parmi les plantes marines. Hors de l'eau, elle se détériore très-vite ; conservée dans de l'eau de mer, elle reste quelque temps stationnaire, et finit par se décomposer en donnant une mauvaise odeur à l'eau, et disparaît en se divisant en filamens dans le liquide. Je crois cette matière d'organisation animale, et pouvant bien provenir du frai de diverses espèces de mollusques. Quant à la matière organique à laquelle on a donné le nom de glairine, je la regarde, et c'était l'opinion de l'honorable M. de Lapeyrouse, frère de l'infortuné navigateur, naturaliste très-distingué, que j'ai eu le bonheur d'accompagner quelquefois dans ses savantes promenades sur les Pyrénées, qui la considérait comme le détritus du frai d'une espèce de Salamandre que nous avons vu exister dans quelques sources d'eaux thermales. Voilà les raisons qui me portent à croire que l'observation que vous citez n'est pas assez spéciale pour être une preuve de votre manière de voir, que je partage d'ailleurs complètement.

EXTRAIT

De quelques remarques adressées par M. Peretti, professeur à Rome.

L'acide particulier que M. Peretti a cru obtenir autrefois (*Journal romain*, 1826) en préparant de l'osmazôme et laissant en repos la dissolution alcoolique au lieu de l'évaporer, est, suivant lui, un composé d'acide lactique et de phosphate de chaux.

M. Peretti annonce une analyse de la rhubarbe ; il y a trouvé :

Du tannin,
De l'acide gallique,
Du malate de chaux,

De la gomme,
Du sucre,
De l'huile fixe,
De l'huile volatile,
De la résine,
Substance colorante jaune solide,
Oxalate de chaux,
Substance fibreuse.

Les cendres ont donné du carbonate de potasse, de l'hydrochlorate et du sulfate de potasse, de l'oxide de fer, du carbonate, du sulfate de chaux et de la silice.

La résine serait la partie active de la rhubarbe, et, d'après les observations thérapeutiques du docteur Tagliabo, à la dose de 10 à 12 grains, elle purgerait fortement et sans douleur. La résine peut être séparée de la matière colorante. La rhubarbe de Pfaff est un mélange de résine, de malate de chaux, d'acide gallique, de sucre et de matière colorante jaune. La rhéine de M. Vaudin est cette matière colorante. La résine purgative obtenue par M. Peretti serait-elle la même chose que la substance insoluble signalée par M. Caventou, et que ce chimiste croit exister en combinaison avec la matière colorante qu'il nomme rhubarbarin? Il est à regretter que M. Peretti n'ait pas fait connaître sa préparation.

Une chose remarquable dans l'analyse de M. Peretti, c'est l'annonce du sucre qui n'avait pas encore été signalé dans la rhubarbe. Il a reconnu sa présence par un procédé qu'il croit applicable dans un grand nombre de cas. Il fait bouillir la teinture alcoolique de rhubarbe jusqu'à ce qu'elle soit décolorée; il filtre et fait évaporer. Le sucre reste mêlé d'un peu d'acide malique et de gomme.

M. Peretti a retiré de l'if les principes suivans :

Chlorophylle,
Tannin,
Acide gallique,
Malate de chaux,
Résine,
Mucilage,
Huile volatile amère,
Substance amère non cristallisable,
Substance colorante jaune,
Sucre.

Suivant M. Peretti, on trouverait des caractères semblables dans les matières colorantes que l'on rencontre dans la rhubarbe, l'if, le curcuma, le bois jaune, la garance, l'écorce de noyer, et peut-être toutes les plantes qui fournissent des couleurs jaunes. Elles se comportent de même avec l'eau chaude, l'eau froide, l'alcool, l'éther, la potasse, l'ammoniaque, l'acide nitrique, le chlore; au feu, dans une cornue, par le sulfate d'alumine et avec l'électricité. Cet agent a été observé surtout dans ses effets sur la racine de garance. L'infusion obtenue à chaud donne, par l'action de l'appareil électromoteur, des flocons colorés, cramoisis, au lieu de jaunâtres, au pôle positif; et à mesure qu'ils se forment, le liquide se décolore. Ces flocons sont insolubles, et dans l'eau bouillante et dans l'alcool, et ils n'ont pas la propriété de se fondre par la chaleur. Il se dégage de l'hydrogène au pôle négatif. La matière colorante aurait-elle changé ses propriétés en se combinant avec l'oxigène?

La teinture de tournesol, soumise à l'action de la pile dans deux tubes communiquant l'un à l'autre, devint rouge au pôle positif, et bleue plus foncé au pôle négatif. Le liqude rouge est acide, et le liquide bleu est alcalin. L'évaporation du liquide rouge a laissé une substance d'un rouge foncé et susceptible d'être réduite en poudre.

Cette matière passe au bleu par les alcalis ; l'éther la dissout. La solution, évaporée spontanément, présente de petites pointes d'une couleur rouge claire adhérentes au récipient.

Cette substance paraît être moins soluble dans l'alcool.

Le liquide bleu, soumis de nouveau à l'action de l'appareil voltaïque, s'est décoloré au pôle négatif, et a donné de la matière rouge au pôle positif. La liqueur incolore évaporée et brûlée a laissé de la potasse ou de la soude.

Le liquide rouge donne des précipités rouges cramoisis avec le persulfate de fer, le nitrate d'argent, et un précipité violet avec le sous-acétate de plomb.

La teinture même de tournesol forme des précipités rouges cramoisis avec l'eau de baryte, le chlorure de baryum, le sous-acétate de plomb, le sulfate de zinc, le persulfate de fer, le nitrate d'argent, le sulfate de cuivre.

SUR L'EMPLOI

Du colchique d'automne.

On lit, dans le numéro du 15 septembre 1828 de la Gazette de Santé, à la suite d'observations fort curieuses sur l'emploi du colchique d'automne dans le rhumatisme et la goutte, une note du rédacteur de cet intéressant journal, ainsi conçue :

« Plusieurs médecins de la capitale emploient le col-
» chique d'automne dans les accès de rhumatisme et de
» goutte, avec plus ou moins de succès : M. le docteur
» Fiévée, qui en a fait un grand usage, nous a communi-
» qué verbalement, à ce sujet, plusieurs observations
» très-intéressantes. Nous nous bornerons à rapporter ici
» le mode d'administration qu'il a adopté. »

℞ Teinture de bulbes de colchique. . Demi-once.
———— de semence de colchique. Deux gros.
Sirop de limon. . . . . Quatre onces.

Mêlez et donnez par cuillerée à bouche dans une tasse d'infusion de feuilles de mélisse.

Cette dose, administrée dans les vingt-quatre heures, produit, au bout de dix-huit-heures, plusieurs évacuations. L'engorgement goutteux le plus violent ne tarde pas à disparaître, et le malade se trouve subitement soulagé. Pendant l'emploi de ce remède, il est nécessaire de suspendre l'alimentation et de surveiller attentivement ses effets sur l'estomac et sur l'ensemble du système. M. Fiévée assure que, dans certains cas, la goutte disparaissait sans retour; dans d'autres, elle tendait à prendre une marche chronique.   J. P. B.

Remarques sur l'identité douteuse du Bonplandia trifoliata *de* WILLDENOW *et de* HUMBOLDT *et* BONPLAND, *et de l'angusture ou écorce de l'arbre de Carony.—Extrait d'une lettre adressée par le docteur* HANCOCK *au président de la société médico-botanique de Londres.*

Le docteur Hancock, qui a demeuré durant l'année 1816 plusieurs mois dans les dsitricts où croît la plante qui fournit l'écorce connue sous le nom de *Cortex angustura vel Cusparia,* en dirigeant son attention vers ce sujet, a découvert plusieurs différences matérielles entre l'arbre qu'il a observé et la description de celui auquel on attribue l'angusture, et dont le baron de Humboldt, observateur si attentif d'ailleurs, a envoyé de Carony des échantillons au professeur Wildenow, de Berlin; qui, bien qu'il existât déjà un genre de ce nom, l'a appelé *Bonplandia*, en l'honneur du compagnon du baron Humboldt. Ce nom a été ensuite adopté par Humboldt et Bonpland dans leur magnifique ouvrage sur les plantes équinoxiales, quoique le premier des deux l'eût appelé d'abord *Cusparia febrifuga*.

La présomption élevée par le docteur Hancock fut confirmée, lorsqu'il apprit d'un gentilhomme nommé don Jose Tereas, avec lequel les voyageurs mentionnés précédemment avaient logé, qu'ils n'avaient pas visité les missions de Carony, mais qu'ils avaient envoyé un Indien qui revint avec un faisceau de feuilles de l'arbre en question, mais dépouillées de fleurs à leur grand désappointement. Le docteur Hancock, ayant aussi conçu quelques doutes sur le caractère générique, il examina soigneusement les congénères, et il trouva, sur la plante qu'il étudiait, de si nombreuses analogies avec le genre *Galipea* d'Aublet, qu'il la considéra comme une espèce de ce genre; et son opinion a été récemment confirmée par la classification du professeur de Candolle, qui a placé le *Cusparia febrifuga*, très-rapproché sans aucun doute de la plante du docteur Hancock, dans le genre Galipea. Le mémoire donne ensuite une description détaillée des caractères botaniques de cette plante, qui sera publiée dans le prochain numéro des Transactions de la société médico-botanique, avec une figure représentant la plante et une notice sur son efficacité dans plusieurs maladies, spécialement dans les fièvres malignes, les dysenteries et les hydropisies qui ont régné à Angustura, en 1816 et 1817. On y trouvera, en outre, le tableau comparatif des différences qui existent entre le *Bonplandia trifoliata* (Willd.) *vel Cusparia febrifuga* (Humboldt et D. C.), et l'arbre qui fournit véritablement l'écorce d'angusture. De toutes ces différences, la plus remarquable c'est que, au lieu d'être un arbre majestueux, comme l'indique la description faite dans l'ouvrage intitulé *Orbis novi plantæ æquinoxiales*, dont les auteurs, sans aucun doute, ont cru que la plante trouvée par eux dans le voisinage de Santa-Fé, de Cumana et de Nueva-Barcelona, est la même que celle qui leur avait fourni les feuilles d'angusture. C'est un arbre, presqu'un arbuste, qui n'a pas plus de douze à quinze pieds ou vingt pieds au plus de hauteur, et quatre ou cinq pouces de diamètre. Le docteur Hancock termine en proposant que la plante décrite par lui soit nommée *Galipea officinialis*.   L.-A. P.

DISTRIBUTION

Des prix de l'école de Pharmacie de Paris.

L'école spéciale de Pharmacie de Paris, réunie sous la présidence de M. Vauquelin, a procédé le 4 septembre dernier, à la distribution des prix qu'elle accorde annuellement aux élèves qui suivent les cours de cet établissement. Le rapport sur le concours a été fait en séance publique, par M. Bussy, qui a annoncé à l'assemblée que les questions proposées, quoique d'un ordre assez élevé, avaient été en général très-bien traitées par la plupart des concurrens, même par quelques-uns de ceux qui n'ont été nommés que dans un rang secondaire, et que l'école regrettait de n'avoir pas un plus grand nombre de récompenses à accorder. M. le rapporteur a ensuite discuté le mérite des divers concurrens et fait connaître le jugement de l'école :

Concours de chimie.

1er. Prix. Buisson (Jean-Antoine), de Lyon (Rhône).

2e. Prix, ex æquo. { Dubail (Marie-Pierre-Eugène), de Paris.

Bouchardat (Apollináire), de l'Isle-sur-le-Min (Yonne).

1re. mention honorable. Jaquotot (Augustin-Yves-Marie), de Ponthivy (Morbihan).

2e. Id. Chedehoux (Pierre-Adolphe), de Paris.

Botanique.

1er. Prix. Bouchardat, déjà nommé.

2e. Id. Buisson, déjà nommé.

Mention honorable. Berruyer (Antoine), de Gien (Loiret).

Pharmacie.

1er. Prix, ex æquo. { Buisson, déjà nommé.

Bouchardat, déjà nommé.

2e. Prix. Chedehoux, déjà nommé.

1re. Mention. Vernet (Charles), de Montbelliard (Doubs).

2e. Id. Jaquotot, déjà nommé.

Histoire naturelle.

1er. Prix. Buisson, déjà nommé.

2e. Id. Bouchardat, déjà nommé.

A. B.

BIBLIOGRAPHIE.

TRAITÉ PRATIQUE DE CHIMIE APPLIQUÉE AUX ARTS ET AUX MANUFACTURES, A L'HYGIÈNE ET A L'ÉCONOMIE DOMESTIQUE, par S.-F. GRAY ; traduit de l'anglais et considérablement augmenté et mis en harmonie avec nos besoins, nos usages et les matières que nous pouvons employer, par T. RICHARD.

L'ouvrage formera 3 vol. in-8°. et un atlas composé de 100 planches réprésentant 379 figures en taille-douce : .

Il sera publié en 13 livraisons de 112 pages et de 8 planches. Elles paraîtront exactement tous les vingt jours. Le prix de chaque livraison, prise à Paris, est de 2 fr. 50 c. — *Par la poste*, 2 fr. 90 c.

La 2e. livraison est en vente.

FLORA GALLICA *seu Enumeratio Plantarum in Galliâ sponte nascentium, secundùm Linnæanum systema digestarum, additâ familiarum synopsi, auctore J.-L.-A.* LOISELEUR DESLONGCHAMPS ; editio secunda, auctà et emendata, cum tabulis XXXI : 2 vol. in-8°., prix, 16 francs. A Paris, chez Baillère, libraire de l'Académie royale de Médecine, rue et vis-à-vis l'École de Médecine, n°. 13 bis. A Londres, même maison, 3 Bedford-street, Bedford-square. A Bruxelles, au Dépôt de la librairie médicale française.

Nous reviendrons à l'examen spécial de cet ouvrage estimé, qui a conservé le systéme de Linnée.

Plantes usuelles des Brasiliens, par MM. AUGUSTE DE SAINT-HILAIRE, ADRIEN DE JUSSIEU et JACQUES CAMBESSÈDES, 14e. livraison, in-4°.; chez Grimbert, libraire, rue de Savoie, n°. 14. Prix, 5 francs.

Cette livraison comprend la *luhea paniculata*, tiliacée ; les *schmidelia edulis* et *sapindus esculentus* dont on mange les fruits ; l'*erythroxylum suberosum* ; la *lantana pseudo-thea*, verbénacée qui donne un thé excellent et même préférable à tout autre selon M. de St.-Hilaire.

Errata pour le Cahier de septembre 1828.

Page 470, ligne 24, au lieu de comme telles, *lisez :* comme tels.
474,   20, au lieu de Triler, *lisez :* Triller.
Id.,   23, au lieu de en 6 vol. in-8°, *lisez :* en 8 vol. in-8°.
Id.,   24, au lieu de *medicamentorius*, lisez : *medicamentarius*.
475,   6, au lieu de pharmacéologique, *lisez :* pharmacologiques.
Id.,   15, au lieu de générale, *lisez :* universelle.
Id.,   17, au lieu de *morbos non eloquentia*, lisez : *morbos autem non eloquentia*.

JOURNAL

DE PHARMACIE

ET

DES SCIENCES ACCESSOIRES,

N°. XI.—14ᵉ. *Année.*—Novembre 1828.

OBSERVATIONS

Sur l'action réciproque du sulfure d'antimoine et du carbonate neutre de soude ou de potasse, par la voie humide.

Par M. Henry fils, pharmacien à la Pharmacie centrale.

Le produit qui résulte de la réaction des carbonates neutres de soude et de potasse sur le sulfure d'antimoine, et qui porte le nom de kermès, a, comme on le sait, occupé depuis très-long-temps un grand nombre de chimistes. La multiplicité des procédés employés pour obtenir ce composé amena des variations dans sa nature, et pendant de longues années on fut très-incertain sur sa composition chimique.

Clusel jeune, dans un mémoire fort intéressant, couronné par la société de pharmacie de Paris, et inséré dans *les*

Annales de chimie, tom. 63, offrit une foule d'expériences curieuses sur la préparation et la nature du kermès, d'après lesquelles il conclut que la principale cause de la coloration de ce corps est due à la présence de l'acide hydrosulfurique combiné avec le protoxide d'antimoine, et que le plus beau kermès n'est autre chose que l'hydrosulfate neutre de cette base (1). Il donna un moyen d'obtenir ce composé toujours identique en se servant du carbonate de soude. Depuis la publication de ce travail, quelques chimistes firent encore des recherches sur ce sel ; et parmi eux nous citerons surtout M. Robiquet, qui publia un mémoire non moins remarquable (*Annales de chimie,* tom. 81), dans lequel il exposa, par des expériences précises, la nature du kermès, et rendit plus claire la théorie de sa formation. Ce professeur pensa que c'était un véritable sous-sel, où l'hydrogène sulfuré n'était uni qu'à une partie de protoxide d'antimoine. Il s'appuya : 1°. sur ce que ce corps bien desséché donne constamment, par sa décomposition au feu en vases clos, de l'eau, de l'acide sulfureux et un mélange d'oxide et de sulfure d'antimoine, (une sorte de rubine) ; 2°. et sur ce que, traité par l'acide hydrochlorique très-affaibli, il ne laissa pas dégager une bulle d'acide hydrosulfurique, quoiqu'il se fût dissous une proportion assez considérable d'oxide d'antimoine, tandis que la portion inattaquée séchée était du proto-sulfure ordinaire.

Ces faits, constatés par des expériences répétées, ne s'accordaient qu'avec une partie de ceux annoncés par Clusel jeune ; depuis lors M. Berzelius, qui s'est placé au

---

(1) On sait que le procédé analytique de Clusel n'est pas à l'abri d'objections. En effet, en faisant les corrections voulues par la composition du sulfure de plomb, et celle produite pour la suroxidation de l'antimoine, on trouve que le kermès analysé par Clusel ne serait qu'un oxisulfure hydraté ou un sous-hydrosulfate dans les proportions qui sont données plus loin.

premier rang parmi les chimistes européens, ne partagea point l'opinion de M. Robiquet; car, dans un savant mémoire sur les sulfures alcalins (*Ann. de chim. et de phys.*, tom. 20), il regarda le kermès comme du protosulfure d'antimoine très-divisé, et tenu en simple dissolution à chaud à la faveur des substances employées dans sa préparation. A la vérité l'illustre chimiste suédois obtint ce composé en traitant, par la voie humide, le sulfure d'antimoine au moyen des alcalis caustiques; procédé tout différent de celui de Clusel, dont le produit avait été analysé par M. Robiquet. M. Berzelius considéra que dans ce dernier procédé il n'y avait qu'une simple solution du sulfure d'antimoine dans le carbonate neutre de soude ou de potasse, et qu'il ne se dégageait rien. Le kermès est, il est vrai, soluble dans ces deux sels, et peut-être même dans d'autres, car le sulfate et le phosphate de soude en ont dissous des traces à chaud; mais nous verrons tout à l'heure qu'il en est autrement pour le sulfure.

Ces opinions contradictoires, émanées d'hommes aussi distingués et appuyées d'expériences également probantes, devaient faire penser que ces chimistes n'avaient point agi sur le même corps, et qu'il en était probablement pour le kermès comme pour le bleu de Prusse, que sa préparation différente rend, ou un double cyanure neutre, ou le même composé avec excès d'oxide. Depuis longtemps, de plus, Cluzel avait fait voir des kermès très-variables dans leurs proportions. Cette hypothèse se trouve partagée par plusieurs professeurs distingués, et notamment par M. Robiquet, qui, dans le *Dictionnaire technologique*, tom. II, pag. 47, dit : « Je ne chercherai point » à entrer dans de longs détails sur les diverses opinions » émises relativement au kermès, je me contenterai de » répéter que M. Berzelius n'a point agi sur le véritable » kermès des officines, c'est-à-dire que les composés » qu'il a obtenus n'ont point été produits dans les circon-

» stances voulues pour la préparation du kermès, car per-
» sonne n'ignore qu'en variant les proportions on varie
» les résultats, etc. »

C'est d'après cette considération que j'entrepris divers essais pour m'éclairer sur ce point, en me guidant toutefois d'après les bons avis de M. Robiquet et de mon père. Ce serait une prétention bien ridicule de ma part de chercher à décider un point de la science après des hommes aussi habiles ; mon but n'a été que de soumettre aux lumières de la section des expériences qui pourraient peut-être étayer une opinion que je sais être celle de quelques-uns de mes anciens maîtres ; c'est donc avec une sorte de défiance en mes propres forces, Messieurs, que je viens vous présenter ce travail.

Ire. EXPÉRIENCE.

J'ai fait bouillir convenablement dans un ballon de verre, avec l'eau distillée, un mélange de seize parties de sulfure d'antimoine pur, bien pulvérisé, et de carbonate neutre de soude, 360 à 400 parties. La liqueur filtrée, bouillante, avec soin au travers d'un papier non collé, fut mise promptement dans un vase, qui, après avoir été rempli entièrement, bouché et luté, fut abandonné à l'ombre pendant quarante-huit heures. Au bout de ce temps il s'était déposé une poudre rouge pourpre, d'un aspect brillant au soleil, c'était le kermès. La liqueur surnageante était très-limpide et à peine jaunâtre ; on filtra le tout le plus promptement possible ; le liquide fut conservé dans un vase entièrement rempli, et le kermès, lavé à l'eau distillée froide jusqu'à ce que celle-ci passât pure, fut séché avec soin à une chaleur de 50 à 60 degrés ; ce qui n'avait pas été attaqué n'était que du sulfure ordinaire.

2ᵉ. EXPÉRIENCE.

Le même essai répété, on adapta au ballon une série de tubes plongeant dans de l'hydrochlorate de chaux mêlé d'ammoniaque. Il ne se fit aucun dégagement d'acide carbonique, et l'on remarqua à peine une odeur sulfureuse. La liqueur séparée du kermès, après le refroidissement, ne précipitait qu'en partie à froid les sels magnésiens; par l'ébullition il se formait encore un dépôt. Il y avait donc eu formation d'une partie de bicarbonate de soude ou d'un carbonate intermédiaire.

3ᵉ. EXPÉRIENCE.

Une certaine quantité de la liqueur (eau-mère) fut évaporée aux $\frac{19}{20}$ dans le vide sur du chlorure de calcium ; le résidu contenant un dépôt rougeâtre et mêlé de gros cristaux de carbonate de soude, filtré, était incolore. On le traita par l'alcool très-rectifié, qui laissa dissoudre une proportion très-sensible d'hydrosulfate de soude, ne retenant que quelques traces de kermès. Cet alcool précipitait fortement en noir par le nitrate d'argent, lorsqu'on avait mis un excès d'ammoniaque pour isoler le chlorure, et il dégageait par les acides de l'acide hydrosulfurique.

4ᵉ. EXPÉRIENCE.

On versa dans une assez grande quantité d'eau-mère environ huit ou dix fois son poids d'alcool à 36 degrés. Il se fit un abondant précipité rougeâtre, formé presqu'entièrement de carbonate et de bicarbonate de soude; l'alcool retint l'hydrosulfate alcalin. Le précipité séparé, lavé à l'alcool, puis dissous dans un peu d'eau, laissa précipiter des flocons légers d'un rouge purpurin, que l'analyse fit reconnaître pour du kermès. Ils étaient peu abondans, car la majeure partie fut redissoute par le carbonate.

5ᵉ. EXPÉRIENCE.

Les acides hydrochlorique, sulfurique, acétique, étendus, versés avec soin dans l'eau-mère, y occasiônèrent de suite un dépôt jaune orangé, et ensuite un dégagement abondant d'acides hydrosulfurique et carbonique. Ce même gaz acide pur, qu'on fit passer également dans le même liquide, dégagea beaucoup d'hydrogène sulfuré (*de l'hydrosulfate alcalin*), et il se produisit le même dépôt jaune orangé. Celui-ci, dans les deux cas, séché, après avoir été bien lavé, était brun violacé, et n'était formé que de protosulfure d'antimoine d'après l'examen chimique.

6ᵉ. EXPÉRIENCE.

Du kermès bien lavé et séché aussi bien que possible, sans décomposition sensible, fut traité par l'eau régale; il se fit un léger dégagement d'acide hydrosulfurique, et après quelques instans un abondant amas de soufre, qui, lavé d'abord avec de l'acide hydrochlorique faible, puis avec de l'eau, fut séché à une douce chaleur.

On rechercha dans les liqueurs, au moyen de l'hydrochlorate de baryte, une certaine quantité d'acide sulfurique représentée par le sulfate, et le soufre que le calcul y démontrait fut ajouté au premier. Pour avoir ce sulfate on acidula fortement le liquide, on laissa déposer, on décanta, et après plusieurs lavages à l'acide, puis à l'eau, on sécha et l'on calcina.

Nota. Cette proportion d'acide sulfurique formé est très-variable et dépend de celle du soufre séparé; de plus ce corps est très-difficile à sécher sans qu'il s'en volatilise un peu.

On eut pour 2 gram. de beau kermès.

	grammes.	
Soufre	0,319	} total soufre 0,340.
Sulfate de baryte.	0,175	
(d'un soufre 0,021.)		

7°. EXPÉRIENCE.

Le même kermès fut décomposé par un excès d'acide hydrochlorique à une douce chaleur ; lorsque la dissolution fut achevée on sépara, à l'aide d'une pipette, le soufre précipité, qui fut lavé par l'acide hydrochlorique et par l'eau ; les liqueurs étant réunies on les étendit de beaucoup d'eau, et l'on satura par un petit excès d'ammoniaque. Le dépôt lavé, traité à chaud par l'acide nitrique, et calciné très-fortement, fournit un poids de deutoxide d'antimoine égal à 1,740 gram., 1,726 pour 2 gram. de kermès, et représentant protoxide 1,432 gram.

La liqueur ammoniacale ne retenait que des traces d'antimoine.

On suivit aussi un autre mode d'analyse ayant quelque rapport avec celui mis en usage par Clusel.

On prit 2 gram. du kermès ci-dessus, on les traita par l'acide hydrochlorique en excès à l'aide de la chaleur, et dans un vase capable de ne pas laisser perdre les gaz. Ceux-ci furent recueillis dans une solution de nitrate d'argent étendue d'eau. Il se fit un précipité abondant de chlorure et de sulfure qui furent séparés par l'ammoniaque liquide.

Le sulfure lavé et séché pesait. . . . . . 1,48 gr.
Représentant soufre. 0,121

On trouva, dans l'hydrochlorate acide d'antimoine, un dépôt de soufre qui, recueilli avec la pipette, lavé convenablement, fut séché et pesé. Le poids était de 0,227, qui, ajouté à l'autre, donna 0,348. Pour l'oxide d'antimoine, il fut déterminé par le mode indiqué déjà et produisit un poids représentant protoxide, 1,467.

Quant à l'eau du kermès, la différence entre les poids, avant et après l'analyse, suffit pour la représenter. Cette quantité était à très-peu près celle voulue pour la transformation du soufre du sulfure en hydrogène sulfuré, et pour celle de l'oxidation de son métal.

8ᶜ. EXPÉRIENCE.

Le même kermès, traité à une douce chaleur par un léger excès de crème de tartre pure, donna une faible odeur d'acide hydrosulfurique ; il resta du sulfure ordinaire après la dessiccation, et la crème de tartre n'avait enlevé qu'à peu près l'excès d'oxide du composé.

Nota. Cependant, si l'on tient trop long-temps en ébullition avec un assez grand excès de crème de tartre, le sulfure est attaqué ; ce fait a été reconnu depuis long-temps par M. Soubeiran.

L'expérience ci-dessus a fourni pour 1 gram. de kermès :

> Sulfure d'antimoine. . . . . , . . . 0,625.
> Protoxide d'antimoine. . . . . . . 0,274.
>   (Que représenta le sulfure formé.)
> Eau et perte. . . . . 0,1.

Au moyen de l'acide hydrochlorique affaibli, la portion non attaquée séchée n'était que du protosulfure et dans une proportion semblable.

9ᵉ. EXPÉRIENCE.

J'ai pris le kermès précédent, lavé très-long-temps à froid avec soin, et après en avoir décomposé environ 8 ou 10 gram. à l'aide de l'acide hydrochlorique, de l'eau et d'un excès d'ammoniaque pure, la liqueur filtrée fut additionnée d'un peu d'acide sulfurique et évaporée à siccité. On fit redissoudre, on ajouta de l'hydrogène sulfuré, on filtra après 12 heures, puis le liquide, évaporé dans un petit creuset avec soin, donna un résidu qui, calciné très-fortement, laissa des traces de sulfate de soude.

10ᵉ. EXPÉRIENCE.

Enfin, en lavant long-temps avec de l'eau chaude du kermès, on parvint à enlever presque tout l'excès d'oxide, et il ne resta qu'un composé qui ne fournit plus, après la calcination, que du protosulfure sensiblement. (Ce fait a été signalé par M. Berzelius).

Tous ces essais, répétés avec le sulfure d'antimoine et le carbonate bien neutre de potasse, donnèrent des résultats presque semblables. Le produit de kermès fut seulement plus abondant, ainsi que celui qui resta en dissolution à froid dans l'hydrosulfate de potasse formé, et dans le mélange de carbonate et de bicarbonate de la même base. On isola aussi plus difficilement l'hydrosulfate alcalin par l'alcool, à cause de la solubilité du carbonate dans ce menstrue.

On peut toutefois, d'après ces essais, considérer le kermès obtenu par les carbonates neutres et la voie humide, comme un *oxisulfure hydraté*. Ce qui n'a rien que de très-admissible, puisqu'il existe des oxichlorure, oxibromure, oxisulfate du même métal.

Ce kermès s'est trouvé composé :

D'après l'expérience, de :	Et d'après la théorie, de :	
		atômes.
Protosulfure d'antimoine. . 0,64	Protosulfure. . . . 63,137	2
Protoxide d'antimoine. . . . 0,265	Protoxide. 27,252	1
Eau. 0,959	Eau. 9,611	6
Alcali. . . . une très-faible trace (1)	(Il en faudrait 9,514)	
1,0009	100,000	(2)

J'ai analysé plusieurs kermès récens et anciens, pré-

---

(1) Cette trace d'alcali fait-elle véritablement partie constituante du composé ?

(2) M. Gay-Lussac, dans ses excellentes leçons, a considéré aussi le kermès comme un *oxisulfure hydraté*.

parés par d'autres procédés, tous m'ont présenté des résultats différens qui prouvent la variation du produit.

M. Rose de Berlin, dans un beau mémoire sur l'antimoine (*Annales de chim. et de phys.*, t. XXIX, p. 246), n'indique pas pour le kermès la même composition. Il le considère aussi comme du sulfure ordinaire. Il a analysé le kermès natif qu'il a reconnu être un oxisulfure, en proportions analogues à celles du kermès.

Pourquoi se refuserait-on à admettre une combinaison artificielle d'oxisulfure dans le kermès des pharmacies, lorsque la nature en présente les mêmes proportions dans un corps qui a beaucoup de caractères physiques et chimiques semblables, et qui n'en diffère peut-être que par l'absence de l'eau?

La production bien reconnue de l'hydrosulfate alcalin dans la préparation du kermès par le procédé de Cluzel jeune, ne permet-elle pas d'expliquer ainsi ce qui se passe dans cette opération?

L'eau, en se décomposant, fournit de l'hydrogène qui s'unit au soufre d'une partie du sulfure d'antimoine; de là formation d'acide hydrosulfurique, et l'oxigène se combine au métal privé de soufre pour donner naissance à du protoxide. L'acide hydrosulfurique s'empare d'une partie de la soude en éliminant l'acide carbonique du carbonate (ces deux acides, en effet, peuvent se déplacer réciproquement, comme on le sait), et ce dernier acide se reporte sur la portion de carbonate alcalin non attaquée, pour produire du bicarbonate ou du sesquicarbonate. Quant au protoxide d'antimoine, il se combine avec une certaine quantité de sulfure non décomposé et d'eau, et constitue le kermès ou l'oxisulfure hydraté, qui se dissout à chaud à la fois dans l'hydrosulfate, ainsi que dans le carbonate de soude ou de potasse; il s'en précipite la majeure partie par le refroidissement, et l'eau même n'en retient à froid que très-peu. Aussi, quand on verse un acide dans ce dernier liquide, comme l'hydrosulfate est très-prédominant par rapport au kermès restant, il se dégage de l'acide hydrosulfurique, et l'excès d'oxide de ce composé se trouve réduit par cet acide, et forme du protosulfure qui s'unit à celui faisant partie constituante du kermès. Ce produit séché n'est en effet autre chose que du sulfure ordinaire.

Lorsqu'on agit en grand, et que les liqueurs sont exposées à l'air quelque temps, l'hydrosulfate alcalin passe en partie à l'état sulfuré, et l'excès de soufre, précipité alors par les acides, se combine au protosulfure, et forme un mélange de proto et de deutosulfure, connu sous le nom de *soufre doré*. Au reste, le procédé de Clusel n'en donne que de très-petites proportions (1).

Nota. Cette théorie est à très-peu près celle que l'on donnait il y a quelques années, et mes expériences tendent peut-être à la fortifier.

Annotation.

Parmi les produits que fournit le kermès décomposé en vase clos par l'action du feu, M. Robiquet annonce avoir obtenu constamment dans l'eau une certaine quantité d'ammoniaque: d'où vient l'azote qui a dû donner naissance à ce produit? c'est ce qu'il n'a pas indiqué. Ayant répété plusieurs fois cet essai sur divers kermès, anciens surtout, le produit aqueux fut toujours d'une odeur fétide de chou, ce que j'attribuai à la présence de traces d'arsénic contenu dans le sulfure du commerce; car du kermès fait avec de l'antimoine pur, retiré du protoxide réduit par l'hydrogène, ne donna pas cette odeur

---

(1) En agissant sur le sulfure d'antimoine et les carbonates alcalins par la voie sèche, on aurait sans doute d'autres résultats, car M. Berthier a vu qu'il y a formation d'alcali dans des réactions de ce genre.

alliacée. Cependant, bien que l'odeur d'ammoniaque fût masquée par celle que nous signalons, en traitant la liqueur par la chaux, et recevant le gaz dans un petit tube, ce gaz verdissait la couleur de la violette et rétablissait la couleur bleue rougie par un acide, il répandait de plus des vapeurs blanches par l'approche des acides hydrochlorique et acétique.

Je pense que l'azote provient de l'air qui a été absorbé par le kermès, et qui est resté adhérent à ses molécules. Ce gaz ne paraît pas être à l'état d'ammoniaque dans l'oxisulfure, car celui-ci, trituré avec la chaux, n'en dégage pas ; c'est par la décomposition à l'aide de la chaleur que la combinaison s'opère entre l'azote et l'hydrogène. Des expériences longues, et qui n'ont rien de neuf, m'ont prouvé l'absorption de l'oxigène par le kermès ; et ce corps, anciennement préparé, décomposé dans un vase plein d'acide carbonique pur, a fourni, entre autres produits, de l'azote, que je crois être provenu de celui qui adhérait mécaniquement aux particules du kermès.

ANALYSE CHIMIQUE

De l'urédo du maïs (uredo maydis. Dec.) *par M.* DuLong d'Astafort.

Les urédos sont classés, comme l'on sait, dans la Flore française, parmi les champignons de l'ordre des angiocarpes : Linnée et d'autres botanistes ont placé ces singuliers végétaux dans la même famille : Mérat, dans la Flore des environs de Paris, 2.ᵐᵉ édition, les a classés à la suite des champignons, dans sa famille des lycoperdonées ; enfin, Adolphe Brongniart, dans le Dictionnaire classique d'histoire naturelle, divisant le vaste groupe des cham-

pignons en cinq familles, a placé les urédos dans sa famille des urédinées.

« Les urédos, dit Mirbel, après avoir parlé des truffes
» (Elém. de phisiol. végét. et de bot., art. champignons),
» ont une organisation plus simple encore, et les noms
» de péridion et de séminules n'y trouvent pas même
» d'application ; ce sont de petites vessies membraneuses,
» transparentes, jaunâtres, etc.; quand on les observe
» au microscope, on découvre qu'ils contiennent d'autres
» vessies beaucoup plus petites, etc. »

On voit donc que les urédos ont été regardés par les
botanistes comme ayant des rapports plus ou moins
grands avec les champignons proprement dits. D'après
cela, il m'a paru intéressant d'examiner quels rapports
la chimie pourrait trouver entre ces deux classes de
végétaux.

Il n'est point à ma connaissance qu'il ait été fait jusqu'ici des recherches sous ce rapport. Je trouve bien,
dans le IVme. tome du Système de chimie de Thomson,
le résultat des recherches de Fourcroy et Vauquelin
sur *lé grain de froment niellé* (ou plutôt carié, je pense),
ainsi que celui des recherches d'Einhof sur *le grain
d'orge gâté par la nielle* (on sait que la nielle ou charbon et la carie, qui quelquefois ont été confondues
ensemble, sont toutes deux produites par un urédo);
mais ces chimistes n'ont examiné que les grains gâtés
par la *nielle* ou la carie, et non point l'urédo isolé.

J'ai choisi, pour mon analyse, l'urédo du maïs, *uredo
maydis,* Dec. Fl. fr., tome VI, en raison de son abondance. Je ne décrirai point ici ce singulier végétal; je
renvoie pour sa description au tome VI de la Flore française et aux autres ouvrages de botanique. Je dirai seulement que, pour me le procurer, j'ai pris ces grosses
tumeurs qu'on trouve sur les diverses parties du maïs
cultivé, et qu'en rompant et secouant sur un tamis celles

qui étaient bien sèches, j'ai obtenu une grande quantité de cet urédo isolé.

Cet urédo, de couleur brune, à l'état sec, n'est point inodore comme on l'a dit, mais a une légère odeur qui m'a paru avoir quelqu'analogie avec celle du bois brûlé récemment, du bois de chêne, par exemple : cette odeur, qui n'est pas très-sensible quand l'urédo est sec, l'est beaucoup quand il a bouilli quelques instants ou macéré quelques heures dans l'eau, ou même lorsqu'il est humide.

Traitement de l'urédo par l'eau.

Cent vingt grammes d'urédo ont été mis en infusion dans l'eau distillée à la température ordinaire pendant 24 heures. L'infusum filtré était légèrement coloré en jaune rougeâtre ; il rougissait le papier de tournesol : soumis à l'ébullition, il ne s'est point troublé : cet infusum a été évaporé au bain-marie. L'infusion, répétée de la même manière, a produit une liqueur à peine colorée : cette liqueur, évaporée de même au bain-marie, a laissé une matière brune rougeâtre qui, réunie au produit de la première infusion, a été traitée d'abord par l'alcool et ensuite par l'eau. Le solutum aqueux paraissant un peu trouble, a été abandonné à lui-même pendant 24 heures : il s'y est formé un très-léger dépôt brun presque inappréciable. Ce léger dépôt, brûlé dans un tube de verre, n'a point ramené au bleu le papier de tournesol rougi placé à l'orifice du tube : c'était, selon toute apparence, un peu d'urédo qui, extrêmement divisé, avait passé à travers le filtre ou quelqu'autre matière accidentelle.

Il n'y a donc point d'albumine ou quelque chose d'analogue dans l'urédo du maïs.

Après ces deux infusions à froid, l'urédo a été mis une troisième fois en contact avec l'eau qu'on a portée à l'ébullition, et on l'a laissé macérer dans ce liquide pendant 24 heures. La liqueur filtrée était légèrement colorée comme le premier infusum, et rougissait aussi le papier de tournesol. Elle a été évaporée au bain-marie, et mêlée sur la fin au produit des infusum : le tout a été évaporé jusqu'à consistance d'extrait. Ce produit des traitemens par l'eau était fortement coloré en brun : il pesait 11 grammes.

Je dois observer que l'urédo ne s'est pas plus gonflé à chaud qu'à froid.

Cet extrait aqueux, traité à froid par l'alcool, s'y est dissous en partie : le solutum alcoolique avait une couleur rougeâtre ; il rougissait le papier de tournesol. Évaporé en partie au bain-marie pour chasser l'alcool, il a été étendu d'eau et précipité par l'acétate neutre de plomb, qui y a formé un précipité floconneux assez abondant : ce précipité lavé a été mis à part. La liqueur, séparée du précipité, a été dégagée du plomb en excès à la manière ordinaire et évaporée au bain-marie : elle a laissé une matière rougeâtre, dont l'odeur et la saveur m'ont paru avoir quelqu'analogie avec celles de l'osmazome. Le solutum aqueux de cette matière ne précipitait point par la noix de galle ; mais je dois observer qu'il précipitait par ce réactif avant que la matière eût été traitée par l'acétate de plomb. Cette matière, décomposée par le feu dans un petit matras, a ramené fortement au bleu le papier de tournesol rougi, surtout vers la fin de sa décomposition. Je ne dis pas que cette matière fût analogue à l'osmazome retirée du tissu musculaire, mais je pense qu'elle était analogue à cette matière qu'on a trouvée dans divers champignons et dans d'autres végétaux, et que l'on a désignée sous le nom d'osmazome. Au reste, l'on sait que l'osmazome n'ayant point été obtenue jusqu'ici à l'état de pureté, ne peut guère servir de terme fixe de comparaison.

J'observerai que le solutum de cette matière, avant le traitement par l'acétate de plomb, évaporé lentement à l'étuve, n'a rien laissé cristalliser. J'ai cru devoir le soumettre à cette épreuve, pour savoir s'il ne contenait pas de *sucre de champignon*.

Je dois ajouter que cette matière, mise en contact avec un peu de chaux ou même une goutte de solutum étendu de carbonate de potasse, a laissé dégager quelques légères vapeurs d'ammoniaque, qui ont été rendues très-sensibles au moyen d'un tube de verre trempé dans l'acide hydrochlorique étendu. Mais je dois faire observer que l'on ne peut attribuer à ce gaz ammoniacal l'action de la matière en décomposition sur le papier de tournesol ; puisque, comme j'ai eu soin de le noter, le papier a été plus fortement ramené au bleu vers la fin que vers le commencement de la décomposition, et cela, jusqu'à ce que toute la matière ait été décomposée : la très-petite quantité de sel ammoniacal a dû, comme on le voit, être volatilisée dans le commencement.

La partie du produit de ces infusions aqueuses, qui n'avait pas été attaquée par l'alcool, a été dissoute dans l'eau. Comme le solutum rougissait le papier de tournesol, il a été traité par l'acétate neutre de plomb, qui y a formé un précipité en apparence abondant. Ce précipité lavé a été réuni à celui dont j'ai déjà parlé et mis à part. La liqueur, séparée du précipité, a été débarrassée à la manière ordinaire de l'acétate de plomb en excès, et évaporée ensuite au bain-marie ; elle a laissé une matière brune, soluble dans l'eau et insoluble dans l'alcool. Cette matière, décomposée par le feu dans un petit matras de verre, a ramené au bleu le papier de tournesol rougi jusqu'à son entière décomposition. Cependant, comme je ne suis pas bien certain d'avoir séparé toute la matière soluble dans l'alcool dont je viens de parler, quoique j'aie traité à plusieurs reprises l'extrait aqueux par une assez grande quantité d'alcool, je n'ose assurer qu'elle ait ramené au bleu par elle-même le papier rougi.

Cette matière a laissé dégager aussi de légères vapeurs ammoniacales par la chaux ou le carbonate de potasse : même observation que ci-dessus.

Traitement de l'urédo par l'alcool.

L'urédo, après avoir été traité par l'eau, comme je viens de le dire, a été desséché et soumis à l'action de l'alcool bouillant. L'alcool, filtré aussitôt, s'est troublé par le refroidissement, et a laissé déposer une très-petite quantité d'une matière brune ; il était légèrement coloré en brun jaunâtre.

Cette matière, insoluble dans l'eau et dans l'alcool froid, soluble dans l'alcool bouillant, dont elle se précipite par le refroidissement, se ramollissant par une légère chaleur, et reprenant bientôt sa solidité primitive, possédant, en un mot, les principaux caractères de la cire, était bien cette matière que l'on a trouvée dans diverses parties des végétaux, et qu'on a désignée sous le nom de cire.

L'alcool, séparé de cette matière, soumis à l'évaporation au bain-marie, a laissé deux grammes d'une matière brune qui, traitée par l'eau froide, s'y est dissoute en partie.

La portion dissoute était une petite quantité de la matière analogue à l'osmazome, qui n'avait pas été enlevée par les traitemens aqueux.

La portion non dissoute, fortement colorée en brun, avait tous les caractères d'une matière grasse ; mais elle différait de celle que je viens de décrire (cire), en ce qu'elle se dissolvait à froid et à chaud dans l'alcool : elle tachait le papier comme la graisse.

XIVe. Année. — Novembre 1828.   40

Traitement de l'urédo par l'eau de potasse ou de soude.

L'urédo, ainsi traité par l'eau et l'alcool, a été soumis
à l'action de l'eau de potasse et de l'eau de soude étendues qu'on a fait bouillir pendant quelque temps : la liqueur alcaline, fortement colorée en brun, saturée par
un acide, a laissé précipiter une matière brune, floconneuse, qui n'était, selon toute apparence, comme on va
le voir, qu'une portion des matières solubles dans l'eau
et dans l'alcool, qui n'avait pas été dissoute par ces liquides dans les traitemens dont j'ai parlé plus haut. En
effet, l'urédo, après ce premier traitement par l'eau alcaline et après avoir été lavé, ayant été soumis à un second traitement semblable, la liqueur, quoique légèrement colorée en brun, n'a rien laissé précipiter lorsqu'elle
a été saturée et même acidifiée.

Examen de l'urédo traité par l'eau, l'alcool et l'eau de potasse.

L'urédo, épuisé par tous ces agens, comme je viens
de le dire, jouit des propriétés suivantes :

Il a une couleur brune comme auparavant; il est insipide et inodore, insoluble dans l'eau, l'alcool, l'éther.

Il est insoluble aussi dans l'eau de potasse et de soude
peu concentrées à froid et à chaud, mais il se dissout en
partie dans ces liqueurs alcalines concentrées, dans la
soude caustique à 36°, par exemple, après avoir bouilli
quelques instans dans ces liqueurs. La dissolution, fortement colorée en brun, filtrée chaude, se prend presque
entièrement en gelée par le refroidissement : cette gelée
se dissout facilement dans l'eau, et le solutum saturé et
même acidifié ne laisse rien précipiter.

L'ammoniaque concentrée, mise en contact à froid pen-

dant vingt-quatre heures avec l'urédo épuisé, se colore
en brun clair : évaporée spontanément, elle ne laisse
rien précipiter. L'eau, après l'évaporation du gaz, est
colorée en brun comme auparavant.

L'urédo épuisé, traité par cinq à six fois son poids
d'acide nitrique étendu d'eau, à l'aide de la chaleur, se
dissout bientôt avec dégagement d'acide nitreux ; et la
dissolution, rouge orangée, après avoir bouilli pendant
assez long-temps, laisse séparer par le refroidissement
une assez grande quantité d'une matière jaunâtre, d'une
odeur rance et d'une saveur très-âcre, qui jouit de tous
les caractères physiques de la graisse (1). La liqueur,
d'une belle couleur jaune, séparée de cette graisse et
évaporée convenablement, se prend presque entièrement
en une masse cristalline d'acide oxalique. En dissolvant
la masse dans l'eau, il ne s'y produit aucun trouble ; et,
en saturant ce solutum par le carbonate de potasse, il
ne s'en précipite point de carbazotate de potasse, quoique la liqueur ne soit pas trop étendue : la couleur
jaune n'est donc point due au *jaune amer* (acide carba-
zotique), comme on pourrait le croire au premier abord.

L'acide sulfurique étendu d'eau, après avoir bouilli
quelque temps avec l'urédo épuisé, ne prend qu'une
légère couleur orangée : il ne s'en précipite rien par la
saturation. L'acide sulfurique concentré attaque au contraire fortement l'urédo à l'aide de la chaleur, avec dégagement d'acide sulfureux.

L'acide hydrochlorique concentré ne paraît point l'attaquer à froid, et ne paraît l'attaquer que très-faiblement
à chaud.

Enfin, l'urédo épuisé, décomposé par le feu dans une
cornue, s'est comporté comme une matière animale ;

---

(1) J'observerai que l'acide, séparé par la distillation, avait une
odeur qui m'a paru analogue à celle de l'acide hydrocyanique.

il s'en est dégagé d'abondantes vapeurs ammoniacales, et il est passé dans le récipient une liqueur jaunâtre qui ramenait au bleu le papier de tournesol rougi : cette liqueur était mêlée d'une huile brune, d'une odeur analogue à l'huile animale de Dippel.

L'urédo épuisé, qui avait bouilli assez long-temps dans l'acide sulfurique, s'est décomposé en produisant exactement les mêmes phénomènes.

On voit, d'après ces caractères, que l'urédo épuisé par l'eau, l'alcool et l'eau de potasse ou de soude, a de grands rapports avec la fungine de M. Braconnot. Serait-ce une variété de la même substance ?

Examen du précipité formé par l'acétate de plomb.
(Voir le paragr. du traitement de l'urédo par l'eau).

Ce précipité, qui paraissait abondant au milieu du liquide où il a été formé, a beaucoup perdu de son volume par la dessiccation. Après avoir été bien lavé et desséché, il avait une couleur brune et l'apparence de la corne : pulvérisé et délayé dans l'eau, il a été décomposé à l'aide de la chaleur par quelques gouttes d'acide sulfurique étendu ; la liqueur surnageante, ne contenant pas un atome d'acide sulfurique, formait avec l'eau de chaux un précipité floconneux qui avait l'aspect gélatineux du sous-phosphate de chaux : le sel de fer n'y indiquait pas la présence du tannin ou de l'acide gallique. Cette liqueur, précipitée par l'acétate de plomb, a donné un précipité presque sans couleur, qui, après avoir été bien lavé, a été soumis en deux ou trois fois à l'action de la flamme extérieure du chalumeau sur le charbon ; il s'est fondu très-facilement et a toujours produit un globule formé de plomb métallique, et d'une matière que j'ai jugée à son aspect être du phosphate de plomb : le résultat de l'incinération de l'urédo a vérifié ensuite ce jugement comme on le verra. Cette liqueur acide était donc composée d'un acide organique dont la faible quantité ne m'a point permis d'en déterminer la nature, et d'acide phosphorique qui devait provenir du phosphate de potasse contenu dans l'urédo comme on va le voir. L'acide organique était, selon toute apparence, uni en partie à la potasse, et peut-être aussi à la magnésie ;, on verra que les cendres de l'urédo contiennent ces deux, bases.

Incinération de l'urédo.

L'urédo, brûlé dans un creuset de platine, a laissé un charbon qui a été traité par l'eau à froid ; cette eau était fortement alcaline ; saturée et examinée par les réactifs, elle contenait de la potasse, du sulfate et de l'hydrochlorate de potasse ; elle contenait de plus du phosphate de potasse, en quantité notable ; car, mise en contact avec un sel de magnésie et le carbonate presque neutre d'ammoniaque, il s'y est formé un précipité assez abondant de phosphate ammoniaco-magnésien, qui s'est déposé promptement au fond du verre.

La portion du charbon insoluble dans l'eau, mise en contact avec l'acide nitrique étendu, a produit une légère effervescence presque insensible. La liqueur a été portée à l'ébullition, et les réactifs y ont démontré la présence du phosphate de chaux, du fer, de la magnésie et d'une très-petite quantité de chaux. Je me suis convaincu de la présence de la magnésie, en précipitant, par l'oxalate d'ammoniaque, une portion de la liqueur à peine acide ; filtrant et ajoutant quelques gouttes d'ammoniaque à la liqueur filtrée, qui contenait par double décomposition du phosphate d'ammoniaque, il s'y est produit un précipité notable de phosphate ammoniaco-magnésien. La liqueur acide, mise en contact avec un excès d'ammoniaque, était incolore; il n'y avait donc point de cuivre.

Je crois devoir observer, avant de finir, que la très-petite quantité de chaux, trouvée dans les cendres, indique que le phosphate de potasse, existant dans ces mêmes cendres, en quantité notable, ne provient point, comme on aurait peut-être pu le supposer, de la réaction du carbonate de potasse sur le sous-phosphate de chaux.

En résumé, d'après ces expériences, l'urédo du maïs est composé :

1°. D'une matière analogue à la fungine, qui en fait la base;

2°. D'une matière azotée, soluble dans l'eau et dans l'alcool, analogue à l'*osmazome végétal*;

3°. D'une matière (azotée?) soluble dans l'eau, insoluble dans l'alcool;

4°. D'une matière grasse;

5°. D'une petite quantité de cire;

6°. D'une matière colorante brune;

7°. D'un acide organique libre ou en partie uni à la potasse et peut-être à la magnésie;

8°. De phosphate de potasse;

9°. De chlorure de potassium;

10°. De sulfate de potasse;

11°. De sous-phosphate de chaux;

12°. D'un sel à base d'ammoniaque;

13°. De magnésie et d'une très-petite quantité de chaux, sans doute unies à un acide organique;

14°. De fer.

Il me paraît, d'après cette analyse, que la composition chimique de l'urédo du maïs, comparée à celle de quelques champignons, analysés par MM. Vauquelin et Braconnot, offre avec cette composition autant de rapports qu'on pouvait en attendre, d'après l'analogie et la différence des caractères botaniques des champignons et des urédos : nouvelle preuve, ce me semble, en faveur de la philosophique théorie des rapports entre les formes extérieures des plantes et leur composition chimique.

C'est surtout par l'analogie que je viens d'indiquer, que cette analyse, faite avec un esprit libre, je l'assure, de toute préoccupation, m'a paru devoir offrir quelqu'intérêt.

Coloration des verres en bleu, par M. ENGELHARDT.

(Extrait.) (1).

Rien ne semble si facile, au premier abord, que d'obtenir des couleurs par l'addition d'un oxide métallique aux compositions qui produisent le verre ; mais les circonstances qui font varier ce résultat forment autant d'obstacles qu'il faut étudier pour savoir lès vaincre.

Non-seulement les oxides des différens métaux n'ont pas encore été tous essayés, mais on n'a pas suffisamment constaté les effets variés produits par leurs degrés divers d'oxidation. Tel oxide donne à un feu modéré un verre ou un émail opaque, qui, à un feu plus fort, se vitrifie complètement et devient transparent. Tel est le fer dont l'oxide, à une basse température ou avec un verre très-fusible, s'interpose seulement dans la masse vitrifiée, et produit une couleur rouge de brique plus ou moins opaque, et qui, à un feu violent, se fond et produit un verre transparent, peu coloré, ou dans quelques circonstances particulières forme du bleu et du vert, comme cela a lieu dans le verre à bouteilles ordinaires.

(1) Industriel, septembre 1828.

Tel autre oxide, formant à des degrés de feu divers de nouvelles combinaisons, en perdant ou augmentant les doses de son oxigène, produit de nouvelles couleurs ; d'autres oxides enfin, changeant d'après la nature des fondans avec lesquels on les combine, peuvent donner par-là des résultats tout opposés.

Il faut encore distinguer la peinture sur verre, ou la coloration des verres à vitres, de celle des émaux ou des couvertes de la porcelaine. Dans les premières il faut toujours réunir à la coloration une parfaite transparence, et par conséquent obtenir toujours une vitrification complète ; dans les dernières il suffit souvent de produire les couleurs par la seule interposition ou le mélange d'un oxide à l'émail, qui peut rester opaque.

D'ailleurs, toutes ces circonstances sont encore plus capricieuses quand on travaille en petit que quand on opère en grand, et rendent les expériences dans nos laboratoires d'autant plus difficiles et incertaines, que la chaleur qu'on peut y obtenir, quelque intense qu'elle soit, n'est jamais soutenue à un degré parfaitement égal, condition essentielle pour la réussite de ces opérations. J'ai toujours obtenu des résultats supérieurs quand j'ai eu occasion de faire mes expériences dans des verreries.

Cobalt.

Parmi les oxides métalliques susceptibles de colorer le verre en bleu, le cobalt occupe le premier rang.

On s'est donné beaucoup de peine pour trouver, dans les auteurs anciens, des notions sur le cobalt, et toutes les recherches tendent à prouver que ce n'est qu'au quinzième siècle qu'on a commencé à s'en servir : c'est vraisemblablement celui retiré des mines de Schneeberg, en Saxe, qu'on employa le premier.

Gmelin fut le premier à croire que les émaux, les fausses perles et les autres objets en verre bleu, trouvés en Egypte, de même que les verres colorés en bleu, provenant des parquets romains en mosaïque, ne doivent pas cette couleur au cobalt, mais au fer. Il appuya son opinion sur une vaste érudition et sur des essais tant analytiques que synthétiques.

J'ai examiné plusieurs vitraux colorés en bleu qui m'ont été donnés comme antérieurs au quinzième siècle ; ils ne m'ont présenté aucune trace de cobalt, et je n'y ai reconnu que du fer et quelquefois du manganèse, qui certainement n'appartenait qu'au verre dans cette espèce : et aujourd'hui on n'emploie que le cobalt pour colorer le verre en bleu ; mais jamais il ne se trouve seul, soit qu'on examine les verres déjà colorés, les émaux, les azures, etc., soit qu'on analyse les corps qui servent à ces colorations, tels que les différentes mines de cobalt, le safre, etc.

Le cobalt y est particulièrement uni à du nickel et du fer, c'est ce que l'on peut conclure ;

1°. Des analyses de la mine de Thunaberg, qui fournit le cobalt le moins impur ;

2°. Des analyses que j'ai faites des divers azurs, dont les plus purs m'ont constamment fourni trente à quarante parties de nickel sur cent de cobalt ;

3°. Des analyses de safres qui contiennent à peu près soixante-quinze parties de sable sur vingt-cinq parties d'oxides métalliques, et dont à peu près trois de nickel sur six de cobalt ; le reste est du fer, du bismuth et de l'arsenic.

Les idées qu'on s'était formées de la coloration par le nickel qui accompagne toujours le cobalt, et les conséquences que j'ai tirées de mes propres expériences, me conduisent à indiquer ici les couleurs propres au nickel pur et à ses mélanges.

Nickel.

Suivant Bergmann, le nickel traité au chalumeau communique une belle couleur hyacinthe au borax, qui disparaît ensuite, et devient bleu en ajoutant du sel de nitre. Persuadé que son nickel ne contenait plus de cobalt, Bergmann attribua ce bleu à du manganèse.

Proust obtint la même couleur d'hyacinthe. J'avais préparé du nickel à la manière de M. Tupputi; mais les réactifs m'indiquèrent bientôt qu'il n'était point exempt de cobalt. Je tâchai d'en séparer ce métal par la voie indiquée par M. Thenard. C'est en me servant du nickel obtenu par ce procédé, que j'obtins, dans mes premiers essais, à mon grand étonnement, un verre coloré en bleu, d'une nuance aussi belle que puisse le produire le cobalt, tirant seulement tant soit peu sur le rouge.

Concluant de là que le nickel contenait encore du cobalt, je repris mes préparations avec le plus grand soin ; mais je ne pus parvenir à séparer ces deux métaux, quoique j'eusse essayé pendant une année entière, soit tous les moyens indiqués par les différens auteurs, soit ceux que je croyais devoir suivre pour arriver à ce but.

Alors parut le mémoire de M. Laugier, qui nous fait connaître le moyen d'avoir du nickel pur et entièrement séparé du cobalt. J'ai répété son procédé avec succès, et je ne me suis servi, dans mes dernières expériences, que de l'oxide obtenu de la sorte. Cet oxide, traité au chalumeau, colore le borax légèrement en hyacinthe : le sel de nitre qu'on y ajoute ne le fait point passer au bleu, comme l'observe Bergmann, mais donne une plus grande intensité à la couleur hyacinthe.

J'ai traité ensuite cet oxide avec le verre, et il m'a donné constamment, dans une suite d'expériences, cette couleur d'hyacinthe assez analogue à l'améthyste, et si voisine du bleu, que la plus petite quantité d'oxide de cobalt la fait passer au bleu foncé.

Ainsi, il paraît que c'est le nickel qui donne au verre coloré par le cobalt cette teinte pourprée qui le rend si agréable.

Il ne faut donc point conclure, comme Richter, qu'il n'a

pu opérer que sur du nickel impur, que l'oxide de ce métal colore la porcelaine en brun noir, et qu'il rend sale le cobalt même auquel il se trouve uni; au contraire, il me semble, d'après les expériences sur le nickel purifié et les analyses des verres bleus produits par le cobalt,

1°. Que le nickel le plus pur, obtenu par le procédé de Laugier, donne constamment au verre une belle couleur hyacinthe, mieux prononcée et plus brillante dans les verres transparens que dans les verres opaques;

2°. Cette couleur est si près du bleu, que la moindre portion de cobalt suffit pour l'y faire passer, ainsi l'on peut employer avec succès l'oxide de nickel dans les bleus foncés;

3°. Ces conséquences mettent sur la voie d'obtenir une série de nuances de bleu depuis le plus clair jusqu'au bleu pourpre.

Après avoir fait connaître les couleurs que peuvent donner le nickel et le cobalt, soit seuls, soit combinés, je passe aux bleus qu'on peut obtenir de l'oxide de cuivre et de fer.

Cuivre.

Le cuivre, qui donne de si belles couleurs aux sels qu'il forme avec les acides, est également une des substances qui servent le plus à colorer le verre et les émaux.

A son minimum d'oxidation il forme le plus beau rouge. Je suis parvenu à obtenir par le cuivre, d'après les indications de M. Schweighæuser, dont les travaux sur l'art d'émailler le fer ont si justement été couronnés par la société d'encouragement, de beaux carreaux transparens de verre rouge, d'une nuance aussi belle que celle des vitraux d'église, dont la plupart me paraissent également colorés en rouge par le cuivre, ainsi que je m'en suis convaincu par l'examen analytique. Il n'y a en général que fort peu de verres, tels que les objets de luxe et les verres dits kunckel, qui soient teints avec de l'or, dont le rouge, tirant toujours sur le cramoisi ou le rose, se distingue au premier coup d'œil de celui produit par le cuivre, qui est plus écarlate. Mêlé à un flux vitreux qui contient beaucoup de plomb, l'oxide de cuivre donne un beau vert. Le plomb, en facilitant la fusion du verre, paraît permettre au cuivre de rester à un degré d'oxidation supérieur, ou contribue à former du vert par le mélange de la couleur jaune, qui lui est propre, avec le bleu verdâtre qu'affecte le cuivre, soit à une haute température, soit avec un flux qui ne contient que peu ou pas de plomb.

Le bleu clair ou de turquoise, que le cuivre peut donner aux substances vitrifiables, paraît ne pas être compatible avec la transparence, puisqu'on ne peut parvenir à l'obtenir que quand la composition du verre devient opaque, soit par accident, soit par l'addition d'un peu de chaux. Dès qu'on enlève au verre cette opacité, et qu'on le rend transparent en ajoutant un flux quelconque ou par un fort coup de feu, le bleu reprend une légère teinte verdâtre.

J'avance ce fait singulier sans me permettre aucune explication; il serait difficile d'ailleurs d'en donner une satisfaisante dans l'état actuel de nos connaissances sur la production des couleurs en général, et sur le degré d'oxidation que conservent les métaux dans le verre.

Quoique le bleu clair produit ainsi sur le cuivre ne soit pas absolument pur, il est cependant fort utile pour imiter les turquoises, et sert à donner au cobalt des teintes bleues plus claires.

Fer.

Nous avons vu, d'après les observations de Gemlin et l'analyse de quelques vitraux, que le fer a dû être employé dans les temps reculés pour colorer le verre en bleu; mais la facilité avec laquelle on obtient cette couleur du cobalt a dû faire abandonner ce moyen.

La nature et les arts, qui emploient journellement le fer, devaient mettre les savans sur la voie d'obtenir les émaux bleus par ce métal; en effet, une foule de pierres gemmes, et surtout la belle lazulithe (1), lui doivent leur éclat;

---

(1) C'est par erreur que l'auteur indique l'oxide de fer comme principe colorant de la lazulithe, puisque, d'après, l'analyse de MM. Clément et Désormes, elle ne contient pas de fer et que M. Gmelin a publié, en mars 1828, une recette pour la préparation de l'outre-mer factice dans laquelle il n'entre que de la silice, de l'alumine, de la soude et du soufre conformément à l'analyse de MM. Clément et Désormes que que nous venons de citer. *Note du Rédacteur.*

les scories de mine de fer, dites silicifères, sont colorées
par lui en bleu ; les bouteilles vertes ordinaires, qui doivent
cette couleur au fer, prennent souvent à un grand feu la
couleur bleue qui se développe encore dans beaucoup
d'autres circonstances des travaux du verrier. Nous retrouvons déjà, dans le courant du dix-huitième siècle, beaucoup d'essais pour colorer le verre en bleu au moyen du
fer. De Laval, Lewis, Henckel, même Néri, en parlent.
Loysel dit qu'on obtient constamment un très-beau bleu
par un autre oxide que celui du cobalt, dont il fit un fréquent usage ; il ne dit cependant pas que c'est du fer qu'il
employa, et n'indique point la manière d'opérer que d'Arcet lui avait communiquée. Ce sont surtout des essais en
grand qui doivent nous instruire sur l'utilité de ces procédés, et c'est à M. Pajot Descharmes que nous devons les premiers pas dans cette carrière : il serait à désirer qu'un fabricant instruit les poursuivît, car ce n'est
que dans les grands établissemens qu'on peut faire des
expériences utiles et obtenir des résultats satisfaisans.

A. B.

*Phénomène que présente l'acide arsénique uni à certai-
nes espèces de sucre, par M. ELSNER.*

Une solution d'acide arsénique pur, mêlée avec du
sucre de canne pulvérisé, se teint après quelques heures
en couleur rouge, puis en un pourpre magnifique. L'expérience réussit à froid et sans le secours de la lumière. Le
sucre retiré des fruits, celui de l'amidon, soumis à la
même épreuve, agissent comme celui de canne. Les sucres
cres de lait et de manne (mannite) donnent au mélange :
le premier une couleur rouge brune, le second une couleur rouge de brique ; celui de l'urine, l'huile douce de vin,
ne produisent pas de coloration. Aucun phénomène semblable ne se montre si l'on substitue à l'acide arsénique,
soit les arsénites, soit l'acide arsénieux. L'acide phosphorique, qui a beaucoup d'analogie avec l'acide arséni-

que, ne colore pas le sucre; on peut même par ce moyen les distinguer l'un de l'autre. L'auteur démontre que, dans la liqueur purpurine, l'acide arsénieux et le sucre sont combinés; et que ce composé est puissamment vénéneux. (*Giornale di fisica*), 6e. bimestre 1827.   L.-A. P.

***

Sur le génépi des Alpes pour la préparation de la quintessence d'absinthe des Suisses;

Par J.-J. Virey.

La saveur aromatique agréable que les Suisses donnent à leur liqueur d'absinthe (alcoolé d'absinthe), n'est point égalée par celle qu'on prépare ailleurs. Ce résultat ne dépend pas d'un mode particulier de préparation, mais bien de l'espèce de plante qu'ils ont coutume d'employer. En effet, notre grande absinthe (*artemisia absinthium*), ni même la petite (*artemisia pontica*) n'offrent un parfum aussi suave et aussi fin que celle des *génipi* ou *génépi* usitées pour cette liqueur de table, par les habitans de la Suisse (1).

C'est donc le choix des espèces d'absinthe qui donne la qualité et la finesse que savent distinguer les gourmets, indépendamment des autres ingrédiens de cette composition.

Nous avons recueilli en Suisse, principalement sur les montagnes du Valais près de la limite des neiges, sur la *Dent du midi*, pic élevé de plus de 1200 toises au-dessus du niveau de la mer (2400 mètres), la véritable espèce de génépi, la plus estimée par son parfum et une amertume qui n'a rien de trop désagréable pour le goût.

Quoique nées sur des rochers exposés à des froids vifs, les plantes odorantes des montagnes sont plus petites, plus sèches, que les mêmes espèces cultivées dans les

---

(1) Il existe aussi de ces espèces d'absinthe sur les hautes montagnes de France, dans les Pyrénées, le Dauphiné, les Alpes, etc.

vallées ou les plaines; leur arome est mieux développé
et plus délicat, comme on sait; il n'est donc pas étonnant
qu'elles donnent des produits bien préférables. Sous ce
rapport, le choix des substances médicales ou alimentaires réclame les secours de la botanique. Les botanistes
ont distingué plusieurs espèces montagnardes de ce
genre, offrant entre elles des rapports assez voisins pour
qu'on puisse les confondre; mais quelques caractères
physiques, aidés du goût, font distinguer les plus recherchées.

Le vrai génépi blanc est l'*artemisia rupestris*, L., et
Allioni ; *artemisia mutellina*, Villars (1). Cependant, il
y en a une espèce ou variété plus délicate encore en
odeur, c'est celle que nous présentons, ou l'*artemisia
vallesiana*, Lamark, qu'a bien décrite Haller (2); elle
est en effet plus petite, plus blanche ou duvetée; elle
croît près des sommités neigeuses des montagnes du
Valais, où elle se recueille surtout pour faire la meilleure
quintessence d'absinthe. Elle n'est ni commune, ni facile
à se procurer sur les penchans des rochers en précipices
de ces montagnes. L'*artem. glacialis*, L. et Jacquin (3),
jouit de qualités à peu près semblables; il est aisé de
se convaincre combien l'odeur et la saveur sont plus
agréables dans ces espèces que chez toutes les autres
recueillies dans les boutiques de nos herboristes.

Quant à la composition de cette quintessence, on sait
que les Suisses en augmentent l'agrément par une addition d'huile volatile d'anis vert dans l'alcool; il en résulte
que cette liqueur devient laiteuse avec l'eau dans laquelle
on la mélange. La couleur verte de la liqueur ne pour-

---

(1) *Dauphiné*, III, p. 244, tab. 35, *art. rupestris*, Allioni, *Flor. pede-
mont.* : caule herbaceo simplicissimo ; foliis omnibus palmato-multifidis,
albido-sericeis ; floribus axillaribus oblongis, inferioribus pedunculatis,
summis sessilibus, flores sublutei; involucris squamis lineari-lanceo-
latis margine fuscis. Julio floret, in saxosis apricis editioribus Alpium.

(2) *Stirp. helvet.*, nº 128 : ce n'est qu'une variété. *Artemisia spicata*
de Willd., dite aussi le *génépi noir*.

(3) *Flor. austriaca*, et Allioni, *Fl. ped.*, tab. 8, fig. 3; Decandolle,
Flor. franc., tom. IV, p. 191 ; Willden., *Spec. plant.*, tom. 3, p. 1821.

rait pas se conserver si elle n'était pas artificiellement augmentée à l'aide de l'indigo et du curcuma. Plusieurs recettes ont été publiées ; nous nous réservons d'en donner une plus perfectionnée dans une quatrième édition de notre Traité de pharmacie.

Du génépi de Savoie, et de l'esprit d'iva des Italiens.

On appelle aussi *génépi* une autre plante du genre des millefeuilles ; c'est l'*achillœa moschata*, L., remarquable par son excellente odeur, qui n'est pourtant pas musquée. Elle n'a pas autant d'amertume que les absinthes et elle passe pour un tonique agréable. On la rencontre sur plusieurs montagnes du Dauphiné, comme dans celles de Savoie.

C'est surtout dans une vallée du canton des Grisons, appelée Engadine, qu'on prépare avec les sommités fleuries de cette achillée, et l'alcool, une teinture aromatique. On peut aussi en tirer par distillation un alcoolat très-suave. Ce sont des liqueurs de table fort recherchées en Italie, sous le nem d'*esprit d'iva*. Elles sont stomachiques et moins amères que la quintessence précédente.

<hr>

ACADÉMIE ROYALE DE MÉDECINE.

SECTION DE PHARMACIE.

Analyse de ses travaux.

Séance du 16 août. — Une géographie botanique du port de Toulon et des îles d'Hières est adressée à la section. L'auteur y traite aussi de l'acclimatation de végétaux exotiques dans ces contrées. MM. Laugier, Chevallier et Bonastre sont nommés examinateurs de ce travail. Les autres mémoires qui ont occupé la séance ont été publiés dans ce journal.

Séance du 30 août. — M. Bonastre a vu toutes les

huiles volatiles de sassafras falsifiées dans le commerce, soit par celle de romarin, soit par celle de térébenthine. L'huile pure de sassafras devient rouge incarnat par son contact avec l'acide nitrique, et opaque par le chlore; elle ne forme point de cristaux avec l'ammoniaque comme le fait l'huile de girofles. Distillée avec l'eau, l'huile de sassafras passe pure parce qu'elle est plus légère que les autres huiles volatiles et les surnage. Les alcalis en isolent complètement l'huile de girofle. M. Planche fait observer que l'huile de sassafras ancienne devient plus dense que la récente.

Séance du 13 septembre. — M. Caventou a tenté d'isoler le principe amer de l'absinthe, en versant dans une infusion aqueuse de cette plante de l'acétate de plomb : il se forme un précipité qui d'abord décolore totalement le solutum sans lui enlever son amertume; aussi le précipité plombique, décomposé par un courant d'hydrogène sulfuré, donne un produit dépourvu d'amertume. Le principe amer reste dissous dans la liqueur avec de l'acétate de plomb en excès. Cette liqueur amère, soumise à un courant d'hydrogène sulfuré, dépose l'excès de plomb, et, après filtration et évaporation, il reste une matière brune amère. Celle-ci, traitée par l'alcool et l'éther, donne une substance brune cassante très-amère, non cristallisée. Ce principe amer se décompose au feu sans se sublimer en cristaux, ainsi qu'on peut en obtenir par ce procédé du plombagin, du gentianin et du rhubarbarin. La putréfaction de l'infusum d'absinthe ne décompose pas ce principe amer, bien qu'il y ait une matière animalisée dans l'absinthe.

M. Chevallier va s'occuper de l'analyse de la petite centaurée.

Séance du 27 septembre. — La commission nommée pour adresser à M. Pariset des questions relatives à l'histoire naturelle médicale dans l'Orient, est engagée à faire son rapport.

M. Henry communique quelques détails sur un empoisonnement par l'oxide d'arsenic. Il serait insuffisant de colorer l'arsenic, comme le désire un médecin, pour le faire reconnaître dans les alimens ; il vaudrait mieux, selon M. Boullay, augmenter les moyens de surveillance dans la vente de cette dangereuse substance, surtout quand on l'emploie pour le chaulage du bled. M. Bonastre, rapporteur de la lettre de M. Ferrari, relative à des matières gélatiniformes trouvées sur des fucus et les rochers de la mer où croissent ces varechs, donne lecture de son rapport ; l'une de ces matières lui paraît être le frai de l'huître.

Séance du 11 *octobre.* —La correspondance se compose d'un imprimé envoyé par la société de pharmacie et les pharmaciens de Lyon, ayant pour titre : *Mémoire adressé à l'autorité administrative et judiciaire, sur les abus, délits et contraventions qui compromettent de plus en plus l'art de la pharmacie, l'intérêt des pharmaciens, la santé et la vie des citoyens.* Lyon, 1828, brochure in-8°.

L'ordre du jour appelle une communication de M. Pelletier sur ses nouvelles recherches chimiques pour l'examen d'une écorce venant de Cusco, au Pérou, et donnée comme une espèce de quinquina. Son aspect la rapproche en effet du calisaya, mais la saveur n'en est ni aussi amère, ni exempte d'un goût piquant et comme poivré. D'ailleurs, par les procédés d'extraction ordinaires, on n'en obtient ni quinine, ni cinchonine, mais bien une matière d'apparence de cinchonine, qui, au lieu de former avec l'acide sulfurique un sel cristallisable, constitue une sorte de gelée tremblante. La saveur de cette combinaison est très-amère. Cette matière pure et non combinée est soluble dans l'éther ; elle se combine aussi avec les alcalis ; mais la propriété qui la distingue très-bien est celle de prendre avec l'acide nitrique une couleur verte foncée ou de poireau. Cette nuance se manifeste déjà en partie dans le *solutum* aqueux que fournit cette écorce ; celle-ci, touchée par l'acide nitrique, devient noirâtre, ce qui peut contribuer à la faire distinguer des vrais quinquinas. Du reste, l'arbre qui la donne n'est pas désigné. Outre son amertume, cette écorce est astringente, et donne un acide volatil dont la nature n'a point encore été déterminée. On peut l'obtenir en distillant de l'eau sur cette écorce. M. Pelletier promet de compléter l'analyse de cette nouvelle substance, d'autant mieux qu'il importe de la distinguer des quinquinas avec lesquels il serait aisé de la confondre dans le commerce.

M. Robiquet observe que les écorces des vrais quinquinas soumis à sec à la distillation, à une chaleur modérée, lui ont fourni un acide acétique très-concentré. Plusieurs autres substances végétales sèches donnent le même produit, selon la remarque de M. Virey.

M. Bonastre, continuant ses recherches sur diverses huiles volatiles, a pu en isoler plusieurs qui étaient mélangées. Par exemple, la distillation graduée sépare aisément de l'huile de girofles, celle de térébenthine qu'on y aurait frauduleusement introduite. L'huile de sassafras donne, par l'action de l'acide nitrique bouillant, des cristaux d'acide oxalique qu'on n'obtient point de plusieurs autres huiles. Les alcalis fixes et caustiques retiennent bien l'huile de girofles, tandis qu'ils laissent passer à la distillation celle de sassafras très-pure. Ces alcalis caustiques, même en solidifiant l'huile de girofles ou d'autres huiles volatiles, n'altèrent point celles-ci, selon l'auteur, puisqu'on les sépare sans altération au moyen d'un acide.

M. Robiquet fait observer que l'huile essentielle de girofles est parfois mélangée dans le commerce avec l'huile de ricin.

M. Boullay manifeste des doutes sur la non altération des huiles volatiles par les alcalis caustiques qui forment avec elles des savonules. M. Pelletier observe que si l'huile de girofles agit comme un acide en se combinant soit à des alcalis, soit à des oxides métalliques, elle peut n'en pas être altérée dans sa composition élémentaire.

La séance est terminée par une note du secrétaire sur l'espèce d'absinthe employée en Suisse pour la préparation de la liqueur connue sous le nom de *quintessence d'absinthe.*

J.-J. V

41.

ASSEMBLÉE GÉNÉRALE
DES PHARMACIENS DU DÉPARTEMENT DE LA SEINE.

*Compte rendu de la réunion qui a eu lieu le 22 octobre 1828,
dans la salle des séances de l'École de Pharmacie.*

MM. les pharmaciens du département de la Seine,
ayant été convoqués pour midi ; à une heure, M. Planche,
président de la commission nommée au mois de mars
dernier, pour rechercher les abus contraires à la loi qui
règle l'enseignement et l'exercice de la pharmacie, a prononcé l'allocution suivante :

MESSIEURS,

L'objet de notre réunion de ce jour vous est connu.

La commission, que vous avez investie de votre confiance, ne s'est pas dissimulé l'étendue de la tâche qui
lui était imposée ; elle savait qu'elle aurait à s'occuper de
graves intérêts, de ceux de la pharmacie, auxquels se
trouve si étroitement lié le sort des pharmaciens du
royaume.

En vous présentant aujourd'hui le fruit de ses fréquentes conférences, élaboré, mûri par une longue discussion, elle a, sinon la conviction d'avoir fait le mieux
possible, du moins la conscience d'y avoir employé tout
son zèle et toutes ses lumières.

Le moment est arrivé pour les pharmaciens de Paris
de faire connaître à l'autorité la situation fâcheuse dans
laquelle ils se trouvent, de lui signaler les nombreux
abus qui se sont introduits dans l'exercice de leur pro-
fession, de lui indiquer les moyens d'y apporter le remède. Cette démarche devient d'autant plus instante,
Messieurs, que le gouvernement paraît s'occuper sérieusement en ce moment d'une nouvelle organisation de la
médecine et de la pharmacie. Une série de questions relatives à ce sujet vient d'être adressée, par son excellence
le ministre de l'intérieur, à la faculté, à l'académie royale
de médecine et à l'école de pharmacie de Paris, avec invitation d'y répondre dans un court délai.

Déjà les diverses commissions chargées d'examiner ces questions sont nommées, et nous sommes informés que celle de l'académie de médecine doit se réunir dans deux jours pour commencer son travail. Deux de nos honorables confrères font partie de la commission de l'académie, ils y défendront nos droits avec le zèle qui les a toujours animés toutes les fois qu'il s'est agi des intérêts de la grande famille dont ils font partie; mais, pour remplir efficacement leur mandat, ils ne doivent se montrer au sein de cette commission, où ils sont nécessairement en minorité, que munis de documens capables de bien fixer leurs idées, et de rallier, s'il est possible, à leur opinion celles de leurs collègues.

Dans cet état de choses, Messieurs, et vu l'urgence des circonstances, vous penserez sans doute avec nous qu'il pourrait y avoir de graves inconvéniens à mettre en discussion le travail dont M. le secrétaire va vous donner lecture, inconvéniens inséparables d'une réunion aussi nombreuse que la nôtre, et susceptibles peut-être de compromettre le succès de la cause que nous avons à défendre. J'inviterai en conséquence ceux d'entre vous, Messieurs, qui approuveraient l'ensemble du travail de la commission que vous avez choisie, à manifester leur adhésion en venant y apposer leur signature.

M. Dublanc jeune a donné lecture des considérations sur un projet de loi que la commission croit utile de présenter au ministre de l'intérieur, et destinées, comme lui, à être mises sous les yeux de son excellence pour lui faire connaître, avec tous les développemens nécessaires, les motifs puissans qui réclament des changemens prompts et nombreux dans la loi du 21 germinal an XI.

Cette lecture a été suivie de celle du projet de loi.

M. le président a ensuite invité les personnes présentes à répondre à un appel nominal, et à s'approcher du bureau pour signer le travail qui venait de leur être soumis : cent soixante signatures accompagnent aujourd'hui ce travail.

BULLETIN

DES TRAVAUX DE LA SOCIÉTÉ DE PHARMACIE DE PARIS;

Rédigé par M. Robiquet, *secrétaire général, et par une Commission spéciale.*

EXTRAIT DU PROCÈS VERBAL.

Séance du 15 Octobre 1828.

Le procès verbal de la séance précédente est lu et adopté.

La Société reçoit, 1°. le Journal de Pharmacie et des sciences accessoires; 2°. le Journal de Toxicologie et de Chimie médicale; 3°. un numéro des Archives de Brandes; 4°. un numéro du Journal de Geiger; 5°. les Annales Scientifiques et industrielles de l'Auvergne; 6°. un numéro des Annales des mines.

M. le Secrétaire général donne lecture de la correspondance manuscrite, qui se compose 1°. d'une lettre de M. Fée, professeur à l'hôpital d'Instruction de Lille, par laquelle il offre à la société de Pharmacie un exemplaire de son ouvrage intitulé : *Cours d'histoire naturelle Pharmaceutique, ou histoire des Substances usitées dans le thérapeutique, les arts et l'économie domestique;* 2 volumes in-8°. Par la même lettre, M. Fée exprime le désir qu'il soit donné connaissance à la Société d'une note relative à une falsification du séné par la feuille du redoul, *coriaria myrtifolia.* Renvoyé à la commission de rédaction.

2°. D'une lettre de M. *Ricord Madianna*, datée de la

Pointe-à-Pitre, île de la Guadeloupe, annonçant l'envoi d'un Mémoire sur le laurier avocatier, *laurus persea* de Linnée, et l'hommage qu'il fait à la société de la première livraison de sa Toxicologie des Antilles; il témoigne également le désir d'appartenir à la société en qualité de membre correspondant. La société renvoie à MM. Virey et Guibourt l'examen des ouvrages de M. Ricord et de ses titres à la place de correspondant.

3⁰. D'une note de M. Gallard sur une altération qu'éprouve la dissolution du sucre provenant du lavage du charbon annimal qui a servi à la clarification du sucre brut. MM. Boudet oncle et Boullay sont priés d'en prendre connaissance et d'en faire un rapport à la société.

4°. D'un Mémoire de M. Dulong d'Astafort sur l'urédo du maïs, *uredo maydis*, etc. Ce mémoire, qui contient l'analyse chimique de l'urédo, ne pouvant être lu dans la séance à cause de son étendue, est renvoyé à la commission de rédaction.

L'ordre du jour appelle les rapports des commissaires près les sociétés savantes. M. Boudet oncle rend le compte suivant des séances de l'institut.

M. Beudant, au nom d'une commission composée de MM. Vauquelin, Marmont, Cordier et lui, fait, sur les nitrières artificielles proposées par M. Longchamp, un rapport dont voici l'extrait.

M. Longchamp dit que les nitrates se trouvent dans des matériaux qui ne contiennent ni matière végétale, ni matière animale, et qui n'ont jamais été soumis aux émanations des animaux.

Il soutient que, l'acide nitrique ne se produisant que par les élémens de l'atmosphère, on doit établir des nitrières artificielles sans faire entrer dans leur composition des substances azotées.

La commission ne trouve pas que les faits cités par M. Longchamp prouvent d'une manière rigoureuse que l'acide nitrique se forme sans le concours des matières animales, mais exclusivement par les élémens de l'atmosphère.

La commission, examinant ensuite si des nitrières arti-

ficielles, faites d'après le mode indiqué par M. Longchamp, seraient avantageuses à la France, observe que
ces nitrières ne produiraient certainement pas plus de
salpêtre que celles qui contiennent des substances végétales et animales, et ne les produiraient pas à beaucoup
meilleur marché; or, comme le salpêtre obtenu des nitrières artificielles (de celles de la Prusse par exemple)
revient, au gouvernement de ce pays, à 2 fr. 40 cent. le
kilog. (c'est-à-dire à un prix plus élevé que celui qu'obtiennent nos salpétriers pour le salpêtre qu'ils nous fournissent, et qui suffit à nos besoins), et plus élevé du
double que le prix auquel on paierait le nitre de l'Inde,
si notre gouvernement consentait à le tirer de ce pays;
la commission conclut qu'il n'y a pas lieu à adopter le
projet de M. Longchamp, comme méthode économique
d'exploitation du salpêtre, mais qu'il mérite considération
sous le rapport de la science.

M. Bertrand Geslin présente des considérations géognostiques générales sur le terrain de transport du val
d'Arno supérieur, terrain que des naturalistes ont jugé
déposé, les uns par les eaux fluviatiles, les autres par
des eaux marines.

La vallée est séparée en trois grands bassins : le terrain de transport ne se montre que dans ceux de l'Arezzo
et de Figline · il est généralement composé : 1°. de sable
jaune argileux, en couches épaisses; 2°. de bancs très-
puissans de cailloux; 3°. de bancs très-épais de sable,
contenant à leur partie moyenne et inférieure beaucoup
d'ossemens de mammifères; 4°. de marne argileuse
bleue, micacée, formant le fond du bassin et ne renfermant des ossemens fossiles qu'à sa partie supérieure.

M. Bertrand Geslin n'a trouvé dans le terrain meuble
que des coquilles fluviatiles, et jamais marines.

Il distingue, dans la formation de ce terrain, deux
époques : dans la première, les matériaux extraits des
chaînes secondaires du Casentino ont été convertis en
cailloux roulés, en sable, en argile ; dans la seconde, les
argiles, les sables, les cailloux et les ossemens abandonnés
sur le flanc des chaînes secondaires, ont été emportés par

les affluens et chariés à plusieurs reprises dans le val d'Arno supérieur.

M. Moreau de Jonnès commence la lecture d'un mémoire, dans lequel il cherche à prouver : 1°. que le maïs était cultivé en Amérique à l'époque de la découverte de ce pays ; 2°. que ni les Arabes, ni les Grecs, ni les Romains n'ont connu ce graminée ; 3°. que la plante d'Afrique, que quelques auteurs ont regardée comme étant le véritable maïs, n'était autre chose qu'une espèce particulière de millet.

M. Moreau de Jonnès, dans la seconde partie de son mémoire, se propose de chercher quelles lumières l'étude archéologique du maïs peut fournir à l'histoire de l'Amérique.

M. Moreau de Jonnès annonce que la Martinique a éprouvé deux tremblemens de terre, l'un le 6 juillet dernier, l'autre le 29 du même mois ; il observe que ce dernier a précédé de 23 heures celui qui a causé de grands ravages à Lima.

M. Moreau reprend de nouveau la parole, et dit qu'une épidémie très-répandue dans les Antilles, et qu'à cause de sa singularité on a nommée *girafe*, s'y maintient depuis six mois ; c'est une espèce de rhumatisme articulaire très-douloureux, qui, sur son déclin, s'accompagne d'une éruption cutanée.

M. Pouillet lit un mémoire dans lequel, 1°. il cherche à déterminer les différens degrés de conducibilité des métaux pour les courans électriques ; il trouve, comme MM. Davy et Becquerel, que la conducibilité est en raison inverse de la longueur, et en raison directe de la section transversale du conducteur ; 2°. il se procure avec autant de succès que MM. Becquerel et Nobili, un courant fixe et les moyens de le comparer à tout autre dont on voudrait évaluer l'intensité ; 3°. il trouve un procédé autre que ceux de MM. Arago et Poisson, et non moins ingénieux, et à l'aide duquel il peut comparer l'intensité magnétique, soit entre différens points du globe, soit en différens temps au même point ; 4°. il reconnaît, avec M. Davy, que la conducibilité d'un fil métallique diminue à mesure que sa température s'élève ; mais allant plus loin que l'habile chimiste anglais, il fait voir que la différence de conducibilité pour une différence donnée de température varie considérablement d'un métal à l'autre, que cette différence est surtout remarquable dans le fer, puisque la chaleur de la main suffit pour lui faire perdre presque toute sa conducibilité; 5°. il observe que la moindre quantité d'alliage fait varier la conducibilité des métaux, ce qui l'a engagé à se servir, pour l'établissement de son courant fixe, du mercure distillé, comme le seul métal qu'on peut être sûr de se procurer sans alliage; 6° enfin, il donne un tableau de la conducibilité des différens métaux; on y voit le palladium occuper le premier rang sous ce rapport, et le mercure se trouver au dernier, ce métal conduisant soixante fois moins que le palladium.

M. Sérullas, dans une lettre adressée à l'Académie, dit s'être assuré que le perchlorure de cyanogène qu'il a découvert, mis en contact avec l'eau, la décompose en produisant de l'acide hydrochlorique et de l'acide cyanique; que le liquide, saturé par la potasse, donne de l'hydrochlorate de potasse et du cyanate aussi de potasse, deux sels très-faciles à séparer l'un de l'autre par la cristallisation, le cyanate étant bien moins soluble que l'hydrochlorate.

Le même auteur annonce qu'en évaporant à siccité une solution aqueuse de perchlorure de cyanogène pour volatiliser l'acide hydrochlorique qu'il contient, il s'est procuré un acide cyanique très-blanc, bien cristallisé, peu soluble, rougissant les couleurs bleues végétales; présentant, dans cet état et dans les combinaisons qu'il est susceptible de former, beaucoup d'intérêt.

M. Chevreul, en son nom, et aux noms de MM. Thénard et Darcet, fait un rapport sur un Mémoire de M. Raymond fils, ayant pour titre : *De la Teinture des laines au moyen du bleu de Prusse.*

M. Raymond père avait appliqué avec succès le bleu de Prusse à la soie; le fils, après de nombreuses tentatives, est parvenu à faire la même application sur la laine.

Les opérations qui composent son procédé sont au nombre de quatre : 1° le bain de rouille; 2° le bain de bleu; 3° le foulage; 4° l'avivage.

1°. Le bain de rouille. L'auteur a préparé une dissolution ferrugineuse en mêlant de l'eau, de l'acide sulfurique, de l'acide nitrique et du sulfate de protoxide de fer, de manière à convertir celui-ci en sulfate de peroxide, puis il a ajouté un mélange d'acide sulfurique et de tartrate de potasse.

Cette liqueur marque 36 degrés à l'aréomètre de Baumé.

Il en verse dans l'eau du bain la quantité qui peut lui donner un $\frac{1}{2}$ degré à l'aréomètre.

Il chauffe ce bain, au moyen de la vapeur, à la température de 30 à 40 degrés; il y plonge le drap et l'y tourne plus ou moins long-temps, suivant qu'il doit être plus ou moins chargé d'oxide, et recevoir ensuite une couleur bleue plus ou moins intense, ce qu'il juge à l'aide d'une série d'échantillons de draps rouillés à différens degrés, et d'une autre série d'échantillons de draps teints en bleu correspondans à ceux de la première série.

2°. Bain de bleu. Il le prépare de manière à contenir 0,085 d'hydrocyano-ferrate de potasse du poids du draps à teindre, il y plonge celui-ci pendant $\frac{1}{4}$ d'heure et le relève.

Il pèse ensuite une quantité d'acide sulfurique égale à celle de l'hydrocyano-ferrate de potasse, et partage la liqueur en trois portions égales, qu'il ajoute successivement au bain dans lequel il passe le drap, le relevant, les deux premières fois au bout d'un quart d'heure, le laissant la troisième fois une demi-heure sans le remuer; enfin, après avoir réchauffé le bain, replongé l'étoffe et lui avoir donné quelques bouillons, il la relève et la fait laver à l'eau courante.

3°. Le foulage. Il l'opère à froid dans une solution de $\frac{1}{2}$ kilog. de savon dissous dans 10 kilog. d'eau pour 10 kil. de draps.

4°. L'avivage. Il le fait en tenant pendant 25 à 30 minutes le drap bleu foncé dans l'eau froide, alcalisée par $\frac{1}{300}$ de son volume d'ammoniaque liquide; il opère l'avivage des bleus clairs dans un bain chauffé à la vapeur, contenant pour chaque litre d'eau cinq grammes d'acide sulfurique et cinq grammes de crème de tartre.

Conclusion.

Le bleu de Prusse, appliqué sur la laine, résistant à l'eau, à l'action de l'air, du soleil, au frottement, jouissant d'une couleur plus éclatante que celle de l'indigo, et paraissant enfin présenter les caractères d'une couleur solide; les commissaires demandent et obtiennent, pour le mémoire qui le fait connaître, et l'approbation de l'Académie, et une place dans le recueil des savans étrangers (1).

M. Chevreul lit un mémoire sur la matière grasse de la laine.

Il trouve que cette matière est formée de deux principes immédiats, l'un analogue à la cire, l'autre à la térébenthine cuite, qu'aucun d'eux n'est susceptible de saponification.

La laine qui a perdu cette matière n'est pas plus apte à la teinture; elle conserve du soufre, et, traitée par l'alun et le tartre, elle donne lieu à un dégagement d'acide hydro-sulfurique.

C'est à ce soufre qu'il faut attribuer les phénomènes de coloration que la laine présente quand on la chauffe dans une solution d'acétate de plomb, d'acétate d'alumine, retenant de l'acétate de plomb, etc.

M. de Mirbel fait un rapport favorable sur la collection des plantes agames et cryptogammes, recueillies par MM. Durville et Lesson, et publiées, avec une introduction très-intéressante, par M. Bory Saint-Vincent.

M. de Mirbel ne trouve pas que les vues théoriques de

---

(1) Lors de la présentation du mémoire de M. Raymond à l'académie, nous aurions désiré qu'on réclama, en faveur de Macquer, l'idée qu'il a conçu en 1749; et en faveur de Le Pileur d'Apligny, le moyen qu'il donna, en 1778, de teindre la laine et la soie par le bleu de Prusse.

Aujourd'hui que M. Chevreul fait un rapport sur le procédé de M Raymond, nous regrettons que, dans l'intérêt de l'art, il n'ait pas comparé ce procédé avec celui de Le Pileur d'Apligny, qu'il ne nous ait pas fait connaître par quelle fatalité un procédé publié et accueilli favorablement par des savans aussi distingués que MM. Cadet, Duchanoy, Lavoisier et Macquer, ait été négligé, et resté infécond pendant près de cinquante ans.

Note du Rapporteur.

ce savant naturaliste, sur les modifications survenues et à survenir dans la quantité totale des eaux répandues à la surface de la terre, et présentées dans l'introduction, soient appuyées sur des faits assez positifs; mais il espère que M. Bory S.-Vincent, dans le grand ouvrage qu'il prépare, remplira complètement, et au gré des esprits les plus sévères, la lacune qu'il laisse aujourd'hui.

M. Geoffroy-Saint-Hilaire lit un mémoire sur la vision chez la taupe.

Aristote croyait la taupe aveugle, Galien prétendait qu'elle était clairvoyante; des naturalistes modernes, qui ont reconnu qu'elle avait des yeux, à la vérité très-petits, très-noirs et très-durs au toucher, ont soutenu qu'elle voyait; des anatomistes, ayant trouvé que ces yeux sont privés de nerf optique, lui refusent la faculté de voir.

M. Geoffroy-Saint-Hilaire s'est assuré, par des expériences directes, que la taupe se sert de ses yeux, puisqu'elle se détourne pour éviter les obstacles placés sur sa route; il a trouvé que, chez elle, le nerf optique était remplacé par un nerf particulier, à l'aide duquel elle voit certainement; d'où il résulte qu'Aristote avait tort et Galien raison.

L'Académie reçoit des détails sur les richesses scientifiques recueillies par l'expédition de l'*Astrolabe*.

M. Durville lui communique les expériences qu'il a faites sur les températures de la mer à différentes profondeurs, à l'aide des thermo-métrographes de Bunten, instrumens qu'il trouve excellens.

MM. Quoy et Gaymard lui adressent un troisième envoi, contenant des observations zoologiques faites pendant l'année 1827.

Il est composé d'un atlas de 213 planches in-4°., formant plus de 1400 dessins d'animaux non susceptibles de conservation, mais qu'ils ont décrits et dessinés vivans ou peu de temps après leur mort; il contient aussi 700 bocaux renfermant d'autres objets.

MM. Cuvier, Geoffroy-Saint-Hilaire et de Blainville donnent en outre lecture à l'Académie des lettres particulières qu'ils ont reçues de ces deux jeunes gens; on y voit, sur l'argonaute, une note qui infirme l'opinion qu'un célèbre naturaliste a émise sur cet animal, qui consiste à assurer que l'argonaute sécrète lui-même la coquille qu'il habite.

Ils disent, dans cette note, qu'à Amboine on leur apporta un argonaute avec un poulpe dedans, et que M. Hulstkamp leur assura que l'animal qu'il voyait n'était pas le propriétaire naturel de la coquille, qu'il s'en était emparé après la mort de celui-ci, et qu'à la description de M. Hulstkamp ils ont reconnu être un gastéropode.

M. Dugès présente deux mémoires sur des sujets d'anatomie et de physiologie comparés.

Dans le premier, l'auteur traite de la circulation et de la respiration des annélides sans branchies.

Dans le second, après avoir étudié les planaires, il propose de les ériger en famille sous le nom de planairiens, et de les placer, non parmi les annélides, mais auprès des vers instestinaux parenchymateux.

M. Sérullas lit un mémoire, dans lequel il fait connaître l'action de l'acide sulfurique sur l'alcool, et les produits qui en résultent.

M. Raspail, en continuant ses expériences sur les cristaux de silice et d'oxalate de chaux, dit pouvoir ajouter ce qui suit à son travail, qu'il a soumis à l'Académie.

Ayant adapté au microscope de Selligue une lentille d'une ligne de foyer non achromatisée, il a obtenu un grossissement de mille diamètres, à la faveur duquel il a pu reconnaître que les cristaux des *pendanus*, typha, orchis, etc., tous ceux qui dans les végétaux ont $\frac{1}{10}$ de millimètre en longueur, et $\frac{1}{400}$ environ en diamètre, sont des cristaux de phosphate de chaux, tandis que les cristaux d'iris, c'est-à-dire ceux qui ont $\frac{1}{50}$ de millimètre en diamètre, sont des cristaux d'oxalate de chaux.

Il n'a point trouvé de cristaux de *pendanus* dans les graines de céréales, mais des graines de *theligonum cynocrambe* en renferment par myriades.

La société reprend la suite de ses travaux.

MM. Planche et Boutron font un rapport sur une

note de M. Bruyn, pharmacien à Lille, relative à l'extinction du mercure dans l'onguent mercuriel. La société adopte les conclusions de ce rapport, et décide qu'il en sera donné connaissance à l'auteur de la note.

La commission des prix présente son rapport sur le concours de 1828. M. Guibourt, rapporteur, annonce qu'aucun des deux mémoires envoyés au concours n'ayant été jugé digne d'être couronné, la commission propose de remettre la même question au concours pour l'année 1829, en se référant au programme qui a déjà été publié par la société (Journal de Pharmacie, année   ) La commission a pensé en outre qu'il était convenable de proposer une deuxième question ; mais, une discussion s'étant élevée sur la difficulté de résoudre la nouvelle question proposée, il a été décidé que cette deuxième partie du rapport serait renvoyée de nouveau à la commission, afin de la modifier ou de faire telle autre proposition qu'elle jugera convenable.

L'on présente, au nom de M. Desmarest, un Mémoire sur l'extinction du mercure. Renvoyé à MM. Lecanu et Guibourt.

M. Chevalier présente en son nom et en celui de M. Langlumé, lithographe, un Mémoire sur quelques améliorations apportées dans l'art de la lithographie. Des remercîmens seront adressés aux auteurs.

MM. Sérullas et Hottot présentent quelques observations en réponse à celles de M. Plisson, consignées dans sa note intitulée : *Nouvelles recherches sur l'iodure d'arsenic.*

M. Gillet, pharmacien militaire, présente un instrument de son invention, pour prendre la pesanteur spécifique des liquides. MM. Sérullas et Bussy sont nommés pour examiner cet instrument, et rendre compte de la note que l'auteur y a jointe.

NOUVELLES RECHERCHES

Sur l'iodure d'arsenic, par A. Plisson, *pharmacien à la pharmacie centrale.*

Messieurs,

Depuis la seconde note que j'ai eu l'honneur de vous lire sur la préparation de l'iodure d'arsenic par la voie humide, MM. Sérullas et Hottot vous ont exposé, dans un nouveau rapport, qu'ils persistaient dans leur première opinion, et qu'ils croyaient toujours qu'on ne pouvait employer l'eau pour parvenir au but que je m'étais proposé. Ayant eu connaissance de ce rapport avant qu'il ne fût livré à la presse, j'ai soumis, à ces pharmaciens distingués, plusieurs observations à l'appui du procédé qu'ils continuaient de désapprouver. Ces observations ont donné lieu à une nouvelle note de leur part, dans laquelle vous avez pu voir que, s'ils sont maintenant d'accord avec moi sur la possibilité d'obtenir l'iodure d'arsenic par voie humide et en opérant en vase clos, ils pensent encore qu'en agissant à ciel ouvert, *on aura en mélange une plus ou moins grande quantité d'oxide d'arsenic, par suite de la décomposition inévitable d'une plus ou moins grande quantité d'acide hydriodique.*

Pour moi, Messieurs, je ne partage pas ce sentiment, et la décomposition de l'acide hydriodique par l'air est loin de m'être démontrée, parce que je n'admets pas que cet acide soit libre dans la liqueur. Si cette décomposition s'effectuait, l'iode mis à nu, à moins qu'il ne soit en quantité inappréciable, manifesterait sa présence par sa couleur ou au moins par son odeur ; or, comme pendant toute l'évaporation aucun de ces signes ne s'observe, il me semble que la neutralité chimique de l'iodure ou plutôt de l'hydriodate n'est pas rompue par l'action destructive de l'air, qui ici demeure sans résultat.

Cette opinion, en harmonie avec l'expérience, me paraît préférable à toute autre. En effet, si l'air faisait prédominer l'arsenic en détachant de l'iode, l'analyse constaterait cette soustraction ; mais, comme par l'analyse je n'ai pas trouvé de perte, je persiste à croire que la voie humide peut être employée pour la préparation de l'iodure d'arsenic.

MM. Sérullas et Hottot font aussi remarquer *qu'il ne leur paraît pas exact de dire que l'iodure d'arsenic se décompose à froid et que la combinaison existe à chaud, parce qu'il n'y a pas plus de séparation à froid qu'à chaud lorsqu'il y a suffisamment d'eau, etc., etc.* Je répondrai à cet égard (et il est facile de s'en convaincre par les antécédens), que, par décomposition à froid j'ai voulu seulement parler du cas où l'eau est en quantité insuffisante pour dissoudre l'iodure. Pour éviter à l'avenir un reproche analogue, j'ajouterai ici que, par décomposition à froid, j'ai toujours compris un changement de proportions dans les élémens de l'iodure, plutôt que la décomposition de l'eau par celui-ci.

Puisque l'attention est fixée sur ce point, je ne le quitterai pas, Messieurs, sans vous avouer que je regarde l'iodure d'arsenic, dissout complètement dans de l'eau froide, comme étant au même état que celui dissout entièrement dans une quantité d'eau chaude, telle qu'elle serait incapable de le dissoudre à froid, c'est-à-dire que, dans l'une et l'autre circonstances, le soluté renferme les élémens de l'iodure, non pas simplement mélangés à l'état d'acide et d'oxide, comme l'admettent MM. Sérullas et Hottot, mais bien combinés à l'état d'iodure ou d'hydriodate neutre, rougissant la teinture de tournesol, etc., etc.

Ayant exposé plus haut les motifs qui m'engagent à croire que les choses se passent ainsi en employant de l'eau chaude, je n'énoncerai ici que les faits qui me font penser qu'il en est de même en prenant une quantité suffisante d'eau froide. Voici ces faits :

1°. A moins que la quantité d'eau ne soit très-considérable, le soluté est jaune (1) et non pas incolore, ce qui devrait être s'il ne représentait qu'un simple mélange d'acide et d'oxide ;

2°. Ce soluté, mis dans un petit bocal, et maintenu toujours au même degré de concentration (en ayant soin de ne pas mouiller inutilement les parois du vase qui ne sont pas recouvertes par le liquide), ne répand aucune odeur d'iode, ne change pas de teinte et ne dégage aucune vapeur capable de colorer de l'hydrate de fécule mis à une faible distance de sa surface ;

3°. Pour mettre hors de doute que ces propriétés négatives dépendaient véritablement de ce que l'acide hydriodique était en combinaison et non pas parce qu'il était trop étendu d'eau, j'ai versé dans deux éprouvettes une égale mesure du même soluté, dans l'une d'elles seulement j'ai ajouté de l'acide hydro-chlorique pur, et je les ai abandonnées à elles-mêmes. Au bout de 36 heures, celle où j'avais ajouté de l'hydracide, avait coloré de la fécule suspendue à la surface du liquide ; sa teinte, à dater de ce moment, s'est foncée de plus en plus, et l'iode, après quelques jours, est devenu sensible même

---

(1) En donnant la préparation de l'iodure d'arsenic par la voie humide, je dis de chauffer le mélange d'iode et d'arsenic dans l'eau jusqu'à décoloration de la liqueur ; le mot décoloration ne doit pas se prendre dans le sens absolu, car la liqueur reste toujours un peu jaune ; on chauffera donc jusqu'à ce que l'on soit parvenu à cette teinte, et surtout jusqu'à ce que la liqueur ne sente plus l'iode.

à l'odorat. Le soluté contenu dans l'autre éprouvette n'ayant subi aucune espèce d'altération, ne devient-il pas évident que les élémens de l'iodure, dissous complètement dans l'eau froide, restent toujours combinés et ne se séparent point?

Telles sont, Messieurs, les considérations dont je désirais vous faire part, et qui, j'espère, pourront décider la question. Si vous voulez bien continuer de m'entendre, je vais vous entretenir maintenant d'autres expériences.

Ayant analysé l'iodure d'arsenic obtenu par voie humide, j'ai jugé convenable de faire également l'analyse de celui préparé selon le procédé de MM. Sérullas et Hottot.

Voici les résultats de cette opération :

Arsenic. . . . . 0,159 ⎫
Iode. . . . . 0,841 ⎭ 1,000

La théorie, comme je l'ai trouvée, donne :

Arsenic. . . . . 0,167 ⎫
Iode. . . . . 0,833 ⎭ 1,000

L'iodure par voie humide m'ayant fourni des chiffres (arsenic 0,164, iode 0,836) qui se rapprochent beaucoup plus de ceux indiqués par la théorie, il m'a semblé possible que, par l'acte de la sublimation, l'iodure fût partiellement décomposé. Pour vérifier cette supposition, j'ai sublimé l'iodure une seconde fois dans le but de rendre plus sensible la décomposition, si toutefois elle avait lieu. Par cette deuxième sublimation, l'iodure prend une couleur un peu violacée, il laisse dans le tube un assez grand nombre de très-petits cristaux jouissant de l'éclat métallique, et il donne à l'analyse

Arsenic. 0,150
Iode. 0,850

Ce rapport entre l'arsenic et l'iode s'écartant encore plus que le premier de celui qu'offre la théorie, j'estime la supposition que j'ai faite comme devant être l'expression de la vérité.

Si on sublime l'iodure d'arsenic obtenu par voie humide, le résidu qu'il laisse ne présente, au lieu de cristaux, qu'une couche arsenicale noirâtre et sans éclat, ce que je présume être dû à un peu de matière organique cédée par le papier à filtrer (1); par une seconde sublimation on obtiendrait sans doute de l'arsenic sous forme de petits cristaux, comme avec l'iodure précédent.

Je me suis aussi occupé, Messieurs, de la nature des cristaux blancs, lamelleux, nacrés, qui se produisent en laissant refroidir de l'hydriodate neutre d'arsenic en solution concentrée. Ce sont ces cristaux que la théorie m'avait fait envisager un instant, comme un corps chimiquement neutre, parce que, ne m'occupant alors que de trouver un procédé pour préparer l'iodure d'arsenic, je n'avais entrepris aucune expérience pour en connaître la composition. Depuis, MM. Sérullas et Hottot ayant fait des recherches dans ce sens, ces chimistes ont démontré d'une manière simple et certaine qu'on ne pouvait pas considérer comme neutre ce nouveau composé d'iode. Cette connaissance acquise, il restait toujours à découvrir le véritable état de ces cristaux. Pour remplir cette lacune j'ai préparé des cristaux blancs par plusieurs procédés, je les ai tous soumis à l'analyse, et j'ai toujours obtenu une quantité considérable et variable d'arsenic ne répondant à aucune proportion chimique.

---

(1) Cette remarque me fera recommander de bien laver le filtre avec de l'acide muriatique dilué et ensuite avec de l'eau pure, avant de faire passer par ses pores la liqueur, qui par son évaporation doit fournir l'iodure d'arsenic.

Ces cristaux, desséchés dans le vide pendant un mois avec du chlorure de calcium fondu, ont constamment produit, par une douce chaleur, de l'eau et une poudre jaune. Cette poudre est formée d'oxide et d'iodure d'arsenic; aussi, en augmentant le feu, on sublime l'iodure avec une portion de l'oxide, et l'autre partie de celui-ci reste dans la petite cornue sous forme d'une poudre très-légèrement grise : si on chauffait assez il n'y aurait aucun résidu. La teinte grise est due à une très-petite portion d'arsenic métal, provenant indubitablement de la décomposition partielle qu'a subie, par sa sublimation, l'iodure d'arsenic que contenait la poudre jaune.

En récapitulant tous les faits dont je vous ai entretenus, je crois pouvoir admettre que :

1°. Les cristaux blancs, que dépose par le refroidissement un soluté chaud d'iodure d'arsenic, peuvent être considérés comme un sous-hydriodate à proportions indéfinies, ou mieux comme un mélange de sous-hydriodate, à proportions constantes et non encore obtenu, avec des quantités variables d'oxide arsenical : on pourrait dire encore que c'est un oxi-iodure hydraté;

2°. La voie humide est le meilleur moyen pour obtenir l'iodure neutre d'arsenic, en se conformant toutefois à tout ce qui a été dit à cet égard;

3°. L'iodure ainsi préparé, lorsqu'on le traite par une quantité d'eau froide ou chaude capable de le dissoudre entièrement, ne se transforme pas en acide hydriodique et en oxide d'arsenic libres et simplement mélangés, mais qu'il reste bien à l'état d'iodure ou plutôt à celui d'hydriodate neutre;

4°. L'eau froide, versée sur cet iodure en quantité incapable de le dissoudre, le change en hydriodate acide qui reste en solution et en un corps de même nature que les cristaux blancs dont nous avons parlé plus haut :

5°. Enfin l'iodure d'arsenic par sublimation est d'autant plus ioduré, qu'il a été sublimé un plus grand nombre de fois.

Note par MM. Hottot et Sérullas.

Depuis que vous nous avez chargés, M. Hottot et moi, de vous rendre compte d'une note de M. Plisson, intitulée *Nouvelles recherches sur l'iodure d'arsenic*, M. Plisson ayant été admis membre de la société, notre mission se trouve révoquée de droit par les dispositions de votre règlement, dont l'exécution vient d'être réclamée tout récemment, lesquelles dispositions portent que les productions des membres de la société ne sont pas assujetties à un examen. En conséquence, ce n'est pas en notre qualité de commissaires, mais comme membres particuliers, que nous avons l'honneur de vous présenter encore quelques observations sur la note de M. Plisson.

M. Plisson reproduit la question que se font depuis long-temps tous les chimistes : Les iodures dans l'eau sont-ils simplement dissous, ou l'eau est-elle décomposée ? Nous, comme M. Plisson, dans nos premiers rapports (Journ. de Pharm., janvier 1828), avons considéré cette dissolution, ou comme un hydriodate acide, ou comme un mélange d'acide et d'oxide; nous avons penché pour cette dernière façon de voir, parce que nous avons vu cette dissolution, abandonnée à une évaporation spontanée, se transformer en oxide et en iodure; et nous en avons tiré la conséquence inévitable qu'il s'était formé une quantité proportionnelle d'acide à celle de l'oxide, par suite de la décomposition de l'eau; que l'acide hydriodique était décomposé en partie par l'action de l'air, et que l'autre partie, par sa concentration, réagissait sur l'oxide, et retournait à l'état d'iodure. Ce que nous pensons qui se passe également quand on évapore par la chaleur cette dissolution d'iodure : seulement dans ce cas il est probable que la vapeur d'eau empêche l'action destructive de l'air; et, comme l'acide hydriodique ne se volatilise pas avec l'eau, il arrive à un point de concentration où il agit sur l'oxide, comme si l'on mettait en contact de l'acide hydriodique obtenu séparément avec de l'oxide d'arsenic. On conçoit, personne n'en doute, qu'on peut obtenir ainsi de l'iodure; et, nous le répétons encore, la différence que l'on remarque dans l'iodure d'arsenic dissous dans l'eau, comparativement aux iodures dont les métaux forment des oxides insolubles, dépend de la solubilité de l'oxide d'arsenic qui rentre aussitôt dans la même circonstance que les oxides insolubles, à mesure que le liquide dissolvant diminue et n'est plus en rapport avec la quantité déterminée qu'il est susceptible de dissoudre, puisqu'on voit cet oxide se précipiter et donner naissance, comme les iodures d'antimoine, de bismuth, etc., à un oxi-iodure.

Mais l'iodure d'arsenic, quel que soit le moyen employé pour l'obtenir, nous a présenté à l'analyse de petites différences dans sa constitution chimique; et, malgré notre attention, nous n'avons pas été aussi heureux que M. Plisson pour reconnaître des rapports atomiques beaucoup plus exacts dans l'un que dans l'autre, sans affirmer toutefois que cela ne puisse pas être. L'iodure préparé par la voie sèche varie, il est vrai, d'autant plus, qu'il a été distillé un plus grand nombre de fois, et celui par la voie humide présente aussi des différences en raison du nombre de dissolutions et d'évaporations.

Ainsi l'iodure d'arsenic dans l'eau passe à l'état d'iodure, ou à l'état d'hydriodate plutôt qu'à celui d'acide et d'oxide, ce que nous ne sommes pas éloignés de croire, puisque nous l'avions d'abord supposé nous-mêmes; mais, qu'on emploie la voie sèche ou la voie humide pour l'obtenir, nous ne pouvons attacher une grande importance au choix de l'un ou de l'autre mode ; seulement, par la voie humide, il nous semble assez incommode d'être obligé de porter son attention et d'*avoir soin*, pour nous servir des expressions de M. Plisson, *de ne pas mouiller inutilement les parois du vase qui ne sont pas recouverts par le liquide*, pour éviter une séparation d'iode.

Quant à l'observation de M. Plisson sur la manière d'envisager l'oxi-iodure d'arsenic, qu'il considère comme un sous-hydriodate ou un hydrate d'oxi-iodure, en raison

de l'eau que ce composé est susceptible de fournir par l'action de la chaleur, M. Plisson ne s'est pas rappelé sans doute que l'un de nous lui a dit avoir fait cette remarque à l'occasion des oxi-bromures, et qu'elle était consignée dans son mémoire du 22 octobre 1827, sur les bromures d'arsenic, de bismuth et d'antimoine ; de plus, que la valeur de cette observation avait été jugée par MM. les Commissaires de l'Académie royale des sciences, qui s'expriment ainsi, à ce sujet, dans le rapport qu'ils ont fait : « D'après l'observation que M. Sé-
» rullas a faite, que cette poudre desséchée autant que
» possible, sans la dénaturer toutefois, donne à la dis-
» tillation de l'eau, du bromure d'arsenic et de l'acide
» arsénieux, il a cru très-probable qu'elle était un sous-
» hydrobromate d'arsenic, etc. »

« Quoique l'on ne puisse démontrer l'opinion contraire
» à celle que l'auteur a adoptée en second lieu ; cepen-
» dant le raisonnement qu'il fait pour rejeter l'existence
» de l'eau dans la poudre micacée n'est pas à l'abri de
» toute objection, car il existe des combinaisons qui
» contiennent de l'eau, etc. »

ANNONCES.

Chimie appliquée aux arts, par J.-B. Dumas. Cet ouvrage sera composé de 4 volumes in-8°., et de 4 atlas in-4°.

Tome 1er. d'environ 800 pages, . . . prix, 8 fr. } pour les sous-
Atlas de 16 magnifiques planches, . . . prix, 2 fr. 50 c. } cripteurs.

Le 2e. volume est déjà sous presse et paraîtra très-prochainement.

On souscrit à Paris, chez Béchet jeune, ex-libraire de l'Académie royale de médecine, place de l'École-de-Médecine, n°. 4.

La souscription sera fermée le 1er. mars prochain ; passé cette époque, chaque volume sera du prix de 10 francs ;

Chaque cahier d'atlas ; 3 francs.

JOURNAL

DE PHARMACIE

ET

DES SCIENCES ACCESSOIRES.

N°. XII. — 14ᵉ. *Année.* — DÉCEMBRE 1828.

ANALYSE

Du domite léger du Puy-de-Dôme,

Par J. GIRARDIN, membre de plusieurs sociétés savantes, et interne à la Pharmacie centrale des Hôpitaux civils de Paris.

(EXTRAIT.)

Le nom de *domite* a été donné, comme on sait, par M. Léopold de Buch, au trachyte terreux qui forme toute la partie du Puy-de-Dôme qui est à découvert, et qui se retrouve, non-seulement sur presque tous les autres pays de l'Auvergne, mais encore dans diverses localités de l'Europe, comme à Raubschlossel, près de Weinheim, dans le Bergstrass, aux îles Poncie, etc. Les caractères de cette roche adélogène sont assez connus pour que je me dispense de les reproduire ici. Il n'en est pas de même de sa composition chimique; en effet, à l'exception d'une analyse, publiée par M. Vauquelin, du domite du grand Sarcouï, dont les caractères s'éloignent de ceux du domite des autres pays feldspathiques de l'Auvergne (et c'est un fait remarquable que cette roche diffère dans chacun de ses gisemens), analyse qui, par conséquent, ne peut pas s'appliquer aux diverses variétés du domite, rien n'a été entrepris pour constater la nature du principe constituant de celle-ci. Un travail de ce genre, cependant, ne serait peut-être pas sans utilité pour la géognosie; car, à l'aide des résultats auxquels il conduirait, on pourrait sans doute arriver à la connaissance des agens qui ont agi sur cette roche pendant et après sa formation, et qui lui ont fait prendre l'aspect et les propriétés qu'elle présente actuellement. Ce n'est que par suite de ces idées, et qu'à la sollicitation de mon ami M. Lecoq, professeur d'histoire naturelle à Clermont-Ferrand, que je me suis livré à des recherches analytiques sur le domite. Mon intention est de soumettre à l'examen les principales variétés minéralogiques et géognostiques de cette roche; pour le moment je me borne à faire connaître les résultats que j'ai obtenus avec le domite blanchâtre et léger du Puy-de-Dôme.

Ce domite a une couleur d'un blanc sale tirant sur le jaunâtre; des taches rougeâtres assez roses se font remarquer à sa surface; sa texture est grenue, sa cassure terreuse, son odeur et sa saveur nulles. L'échantillon sur lequel j'ai opéré était homogène dans toutes ses parties; sa pâte n'était entremêlée d'aucune des substances qui s'y montrent ordinairement comme principes accessoires et accidentels. On pouvait donc le regarder comme pur, dans l'acception qu'on doit donner à ce mot relativement aux rochers adélogènes.

Après m'être assuré, par une analyse qualitative, de la composition chimique de cette roche, j'ai procédé à

la recherche des proportions dans lesquelles se trouve
les différentes substances qui s'y trouvent réunies. Je
ne donnerai pas les détails de l'analyse approximative,
je me bornerai à citer les principes constitutifs de cette
pierre; ce sont :

La silice,
L'alumine,
La chaux,
La magnésie,
L'oxide de fer,
L'oxide de manganèse,
La potasse,
Une matière organique.

Pour constater la présence de la matière organique
qui se trouve dans le domite, j'ai été obligé, vu sa faible
proportion, d'avoir recours à un agent qui, pour l'ordinaire, n'est employé que dans l'analyse végétale. J'ai
traité le domite pulvérisé par de l'alcool pur à 36° à
plusieurs reprises. Ce liquide, après vingt-quatre heures
d'action, ne paraissait nullement coloré. Par l'évaporation, cependant, il a pris une couleur fauve et a laissé
un résidu extractiforme d'un jaune brun, ayant une
saveur légèrement amère, et dégageant par son contact,
avec la potasse caustique, une odeur d'ammoniaque très-
prononcée. Ce résidu, d'ailleurs, était en très-petite
quantité.

L'absence d'odeur et de saveur dans ce domite m'indiquait déjà qu'il ne renfermait pas, comme celle du Sarcouï,
de l'acide hydrochlorique engagé entre les interstices de
ses particules. J'ai voulu néanmoins m'en assurer d'une
manière plus positive. Pour cela, j'en ai calciné une certaine quantité dans un petit tube de verre, disposé de
manière à pouvoir recueillir les matières volatiles : il
ne s'est dégagé ni gaz ni liquide acide, la poudre a pris

43.

seulement une légère teinte rosâtre. De l'eau distillée, mise à bouillir sur cette substance pendant quelques minutes, n'avait acquis aucune saveur : elle était sans action sur les couleurs végétales, et ne précipitait par aucun réactif. Ces simples essais ont suffi pour me prouver l'absence complète d'acide hydrochlorique libre dans le domite du Puy-de-Dôme.

Calciné pendant une heure environ, il ne perd pas sensiblement de son poids.

Analyse quantitative.

Dans une première opération j'ai cherché le poids des oxides terreux et métalliques, et dans une seconde celui de la potasse. Cette méthode, quoiqu'un peu plus longue, est préférable à celle qui consiste à ne faire qu'une seule opération; on est bien plus certain des résultats obtenus.

I. *Recherche des oxides terreux et métalliques.* J'ai pris 5 grammes de domite pulvérisé et séché à la température de 100° jusqu'à ce qu'il ne perdît plus rien de son poids; je les ai calcinés dans un creuset d'argent avec 30 grammes de potasse caustique pure. La matière fondue a été traitée par l'acide hydrochlorique pur, en faisant usage de tous les soins convenables en pareil cas. Elle s'y est dissoute en totalité. La dissolution acide a été évaporée sur un feu doux jusqu'à siccité; et, dans la crainte que la chaleur ne fût portée trop loin, et de manière à décomposer en partie les hydrochlorates terreux, j'ai arrosé la masse desséchée avec un peu d'acide hydrochlorique; puis, après quelque temps de contact, j'ai traité par une grande quantité d'eau distillée, qui a été renouvelée jusqu'à ce que la portion insoluble me parût plus diminuer sensiblement. Celle-ci, placée alors sur un filtre de papier joseph, a d'abord été lavée avec de l'eau distillée, ensuite avec de l'eau ammoniacale pour en séparer le chlorure d'argent qui s'y trouvait (par suite de la calcination dans un creuset d'argent), puis avec de l'eau distillée jusqu'à ce que celle-ci en sortît insipide et fût sans action sur les papiers réactifs. Le filtre fut alors mis à sécher, puis calciné dans un creuset d'argent pendant plusieurs heures. Le résidu était blanc, léger, insipide, insoluble dans les acides : c'était de la silice. Son poids, déduction faite des cendres fournies par le filtre (dont la quantité m'était connue d'avance par une expérience faite sur un filtre tiré de la même feuille de papier), équivalait à 2 gr. 550.

Les eaux de lavage de la silice étant réunies à la solution saline contenant tous les hydrochlorates, j'y ai versé du sous-carbonate de potasse en dissolution jusqu'à cessation de précipité, et jusqu'à ce que l'hydrogène sulfuré ne produisît plus rien dans la liqueur. Celui-ci, séparé de la liqueur surnageante, lavé, puis séché, a été mis à bouillir avec de la potasse caustique pendant l'espace de 15 à 20 minutes pour en séparer l'alumine. Au bout de ce temps, j'ai filtré, lavé le résidu insoluble, puis saturé exactement la liqueur alcaline avec l'acide hydrochlorique. L'alumine s'est bientôt déposée sous forme de poudre blanche qui, reçue sur un filtre, lavée et calcinée, pesait 1 gram. 20.

Le précipité d'où l'alumine avait été séparée, contenait la chaux, la magnésie, les oxides de fer et de manganèse. J'ai commencé par le calciner, puis pour en isoler les deux premiers oxides ; je l'ai traité par de l'acide acétique qui les a dissous sans toucher au fer ni au manganèse. Ceux-ci ont été lavés avec soin, et les eaux de lavage réunies à la dissolution acide. J'ai évaporé celle-ci à siccité, puis j'ai transformé les acétates en sulfates, en les mettant digérer, à une douce chaleur, avec un léger excès d'acide sulfurique. Pour les avoir en sulfates de chaux et de magnésie à l'état neutre, je les ai calcinés légèrement dans un creuset de platine avec une très-petite quantité de carbonate d'ammoniaque. Leur poids était de 1 gram. 40. Afin d'isoler ces deux sels l'un de l'autre, j'ai suivi le procédé indiqué par M. R. Phillips, c'est-à-dire que j'ai lessivé la masse saline avec une dissolution saturée de sulfate de chaux qui a dissous le sulfate de magnésie sans toucher au sulfate de chaux. Celui-ci, convenablement desséché, pesait 0 gram. 25, qui retranchés de 1,40, poids de deux sulfates, laissaient 1 gr. 15 pour le sulfate de magnésie enlevé par la dissolution de sulfate de chaux. Ces 0,25 de sulfate de chaux représentent 0,103 de chaux caustique, puisque ce sel est formé, sur 100 parties, de 58,47 d'acide et de 41,53 de base. Les 1,15 de sulfate de magnésie représentent 0,391 de magnésie pure, 100 parties de ce sel contenant 65,98 d'acide et 34,02 de base.

Pour séparer le fer du manganèse, j'avais à choisir entre beaucoup de procédés; je me suis arrêté à celui que M. Quesneville fils a proposé dans ces derniers temps. Après avoir dissous le mélange des deux oxides dans de l'acide hydrochlorique pur et avoir rendu les dissolutions aussi neutre que possible à l'aide de l'ammoniaque, j'y versai un excès d'arseniate de potasse, qui occasiona aussitôt la formation d'un précipité jaunâtre. Ce précipité fut lavé sur un filtre, puis desséché à une température de 100° centigrade; il pesait dans cet état 1,34. La liqueur contenant l'arseniate de manganèse fut traitée par la potasse caustique qui en sépara l'oxide de manganèse, lequel lavé et séché pesait 0,032. M. Quesneville prescrit de calciner l'arseniate de fer, et de compter le résidu comme peroxide de fer. Je me suis assuré que par une calcination même très-prolongée l'arseniate de fer n'est pas transformé en totalité en peroxide. J'ai calciné, par exemple, 100 parties de ce sel; elles ont perdu

27,5; la théorie indiquait 68,84, puisque ces 100 parties sont formées de 68,84 d'acide et de 31,16 de base (tables de Berzelius). Cette partie du procédé de M. Quesneville est donc fautive. J'ai calculé le peroxide de fer d'après le poids de l'arseniate obtenu; or, d'après la composition citée plus haut, les 1,34 d'arseniate que j'ai obtenus représentent 0,417544 de peroxide (en effet : $1,34 :: 31,16 : x = 0,417544$).

II. *Recherche de la potasse.* Quant à la détermination de la potasse, j'ai suivi le procédé suivant, comme aussi exact qu'expéditif. J'ai fait un mélange de 5 grammes de domite et de 10 gr. de fluate de chaux lévigé; je l'ai introduit dans un creuset de platine, et, à l'aide d'une suffisante quantité d'acide sulfurique, j'en ai fait une pâte que j'ai soumise à une douce chaleur pendant deux heures environ. J'ai traité ensuite la masse refroidie par l'eau distillée qui a séparé les sels solubles du sulfate de chaux qui s'était formé, puis dans la liqueur j'ai ajouté un mélange de sulfate d'ammoniaque et d'ammoniaque qui a précipité l'alumine, les oxides de fer et de manganèse. Ces substances étant séparées par le filtre, j'ai isolé le peu de chaux qui restait dans la liqueur par l'oxalate d'ammoniaque, après quoi j'ai évaporé à siccité pour chasser l'ammoniaque, redissout dans l'eau et versé dans la solution de l'acétate de baryte. Le sulfate de baryte qui s'est déposé a été séparé par le filtre. La liqueur ne renfermait plus alors que des acétates de potasse et de magnésie. En l'évaporant à siccité, puis calcinant dans un creuset de platine, j'ai obtenu un résidu composé de magnésie caustique et de carbonate de potasse, d'où j'ai facilement séparé ce dernier par des lavages à l'eau. Pour obtenir le poids absolu de la potasse, j'ai traité la solution alcaline, suffisamment rapprochée, par l'hydrochlorate de platine. Le chlorure double de platine et de potassium, qui s'est précipité, pesait, après avoir été séché, 1,21. Or, comme

ce sel double contient sur 100, 30,73 de chlorure de potassium, ces 1,21 représentent 0,371 de chlorure de potassium, ou 0,194 de potassium (puisque ce chlorure,
d'après Berzelius, est composé de 47,46 de chlorure et de
52,54 de potassium), ou enfin 0,233 de potasse pure
(puisque 100 de potasse sont formées de 83,05 de métal
et de 16,95 d'oxigène).

Ce qui donne pour 100 de domite :

Silice.	51,000.
Alumine.	24,000.
Magnésie.	7,820.
Chaux.	2,060.
Peroxide de fer.	8,340.
Oxide de manganèse.	0,640.
Potasse.	4,660.
Matière organique.	des traces.
Perte.	1,480.
	100,000.

OBSERVATIONS.

La composition du domite du Puy-de-Dôme diffère essentiellement de celle du domite de Sarcouï, analysé par
M. Vauquelin.

Ce célèbre chimiste a trouvé, en effet, que ce dernier
est formé ainsi qu'il suit :

Silice.	91,00.
Fer, alumine, magnésie.	2,50.
Acide muriatique. Matière animale. Eau.	5,50.
	99,00.

En chauffant cette roche dans une cornue, M. Vauque

lin vit se sublimer à la voûte de celle-ci un léger produit blanc, qui était du sel ammoniac. Elle perd 6 pour 100 de son poids par la chaleur. (*Annales du muséum d'Histoire Naturelle*, tom. 6, pag. 98, 1805). Cette différence de composition, entre des variétés d'une même espèce, prouve que le domite, au moment de sa formation, n'a pas été soumis, dans tous ses gisemens, aux mêmes causes qui ont influé sur ses caractères actuels, ou au moins que ces causes n'ont pas agi avec la même intensité dans les différentes localités où il se présente. Le domite du Sarcouï, privé de potasse, semble être au domite du Puy-de-Dôme, ce que le kaolin est au feldspath lamelleux. Sa composition l'éloigne beaucoup du trachyte, tandis qu'il est assez difficile de tracer une ligne de démarcation entre ceux-ci et le domite du Puy-de-Dôme, tant sous le rapport chimique que sous celui de la composition minéralogique. La même analogie se retrouve entre ce dernier et les tufs trachytiques qui se montrent à découvert dans beaucoup d'endroits de l'Auvergne, à Boulade, à Orcet, et en général à la base des Monts-Dômes. M. Lecoq, qui dernièrement a fixé l'attention des géologues sur ce sujet (Voyez ses *Recherches sur l'origine et la constitution du pays feldspathique des Monts-Dômes ;* Annales scientifiques, etc., de l'Auvergne, cahier de février 1828, pag. 65), dit, dans ce mémoire, que, pour confirmer cette analogie, il serait bon de savoir si ces tufs renferment de la matière organique, comme cela est constant pour le domite, et qu'il n'est pas éloigné de le croire, puisque dans quelques localités on y trouve parfois des fragmens d'os fossiles. Pour résoudre cette question, j'ai fait quelques essais sur des échantillons de tufs, provenant de Boulade, et que M. Lecoq m'avait envoyés dans cette intention. Pour en isoler la matière organique, j'ai fait usage de l'alcool, comme pour le domite, et j'ai obtenu les mêmes résultats qu'avec cette dernière. La matière extractiforme, laissée par l'évaporation de l'alcool, avait une couleur d'un jaune brun, une saveur légèrement amère, noircissait par le contact de la potasse caustique, en même tems qu'elle exhalait une odeur très-sensible d'ammoniaque. L'expérience a donc confirmé les prévisions de M. Lecoq, et vient appuyer les idées qu'il a émises sur la commune origine du domite et des tufs trachytiques de l'Auvergne.

O. H.

OBSERVATIONS

Pour servir à l'histoire des iodures métalliques, par BERTHEMONT.

Deutiodure de mercure et zinc.

Lorsqu'on agite avec un tube un mélange de limaille de zinc et d'iodure mercuriel, légèrement humecté avec de l'eau distillée, il se produit une réaction instantanée avec dégagement de chaleur, et l'on voit apparaître des vapeurs d'iode. L'iodure de mercure est décomposé. On a d'une part un amalgame de zinc, et de l'autre de l'iodure de zinc. J'ai étendu d'eau pour laver l'amalgame, et j'ai fait évaporer ensuite jusqu'à pellicule ; puis, ayant retiré la capsule, j'aperçus, après quelques instans, de très-petits cristaux blancs très déliquescens, de forme octaédrique, qui adhéraient aux parois du vase, et qui n'étaient que de l'iodure de zinc. En faisant bouillir dans leur solution de l'oxide rouge de mercure, l'iodure de zinc est décomposé à son tour, mais partiellement ; il apparaît dans la liqueur des flocons blancs d'oxide de zinc ; mais je n'ai point obtenu de sel double de mercure et de zinc cristallisable.

Deutiodure de mercure et fer.

La réaction avec le fer est bien moins énergique ; il se produit de la chaleur, mais il ne se fait pas de vapeurs d'iode. Les produits sont d'abord du proto-iodure, puis du mercure qui s'agglomère à la limaille de fer ; mais aussitôt qu'on ajoute un peu d'eau, et qu'on chauffe légèrement, le proto-iodure disparaît en totalité. La liqueur qu'on obtient est verdâtre, et retient très-peu l'iodure mercuriel qui a échappé à la décomposition, malgré l'excès de fer. Par l'évaporation, le liquide laisse déposer des flocons d'oxide de fer. A un certain point de concentration il acquiert une couleur noirâtre, et bientôt il se forme à sa surface une pellicule. En retirant la capsule du feu à cette époque, laissant très-peu refroidir et brisant la pellicule, on aperçoit des cristaux lamelleux, de couleur vert bouteille, très-déliquescens, se décomposant à l'air en acide hydriodique ioduré et en oxide de fer, et qui ne sont par conséquent que de l'iodure de fer, comme je m'en suis assuré en soumettant aux mêmes essais une solution d'iodure de fer préparée directement.

L'iodure de fer se combine à l'iodure de mercure. En saturant à chaud l'iodure de fer avec de l'iodure mercuriel, j'obtins un sel cristallisable ; par le refroidissement il se dépose de l'iodure rouge de mercure ; mais la liqueur évaporée de nouveau, très-doucement et avec la plus grande précaution, jusqu'à pellicule, donne des aiguilles jaunes brunâtres, très-déliquescentes, qui laissent précipiter de l'iodure de mercure quand on les dissout dans l'eau.

L'alcool et l'acide acétique concentré les dissolvent ; la chaleur les décompose facilement. L'acide sulfurique en précipite l'iodure mercuriel, et l'acide nitrique réagit comme sur les iodures en général, ou en séparant de l'iode.

Bonsdorf avait signalé l'existence de ce sel, il l'avait obtenu en évaporant dans le vide un mélange des deux iodures; il assure qu'on ne peut l'obtenir que par ce procédé. Je le prépare facilement par le moyen indiqué ci-dessus.

Les phénomènes qui se présentent pendant le refroidissement de la solution d'iodure de fer, saturé d'iodure de mercure, démontrent qu'il existe plusieurs sels du même genre à différens états de saturation.

Deutiodure de mercure et étain.

L'étain décompose l'iodure de mercure, mais moins promptement que les métaux que je viens de citer. Après une demi-heure environ d'ébullition, le mercure est ramené à l'état métallique et s'amalgame à l'étain en excès, et il se précipite en même temps de l'oxide d'étain. La liqueur surnageante contient de l'iodure de mercure et de l'iodure d'étain; à mesure qu'elle s'évapore, elle laisse déposer des flocons blanchâtres d'oxide d'étain, et lorsqu'elle est concentrée environ aux deux tiers, si on retire la capsule et qu'on laisse refroidir, il se dépose des cristaux soyeux rougeâtres d'iodure d'étain; si au contraire l'évaporation est poussée plus loin, quand toute l'eau est presque évaporisée, on voit apparaître des vapeurs blanchâtres, piquantes, d'acide hydriodique, qu'on peut obtenir en introduisant le liquide dans une cornue, puis distillant; et enfin l'on obtient un mélange d'iodure d'étain et d'iodure rouge de mercure qui se séparent par sublimation. Ce dernier paraît entraîner avec lui un peu d'iodure d'étain; mais la portion qui occupe le fond du vase sublimatoire est bientôt décomposée, par la chaleur, en iode et oxide d'étain. Je ne pense pas ici qu'il y ait combinaison de l'iodure d'étain avec l'iodure de mercure, mais seulement que ce dernier est dissous dans les liqueurs à la saveur de l'acide hydriodique.

Deutiodure de mercure et cadmium.

Du cadmium fut placé dans les mêmes circonstances que les métaux cités ci-dessus ; il décompose aussi l'iodure mercuriel et donne un sel double de cadmium et de mercure, qui cristallise en petits feuillets d'un blanc jaunâtre. Ce sel est très-soluble, mais je n'ai pu bien examiner ses propriétés, en ayant trop peu à ma disposition.

Deutiodure de mercure et antimoine.

Ayant trituré l'iodure mercuriel avec l'antimoine en poudre, le mélange devint rouge noirâtre ; je le fis bouillir dans l'eau et le filtrai, j'obtins une liqueur acide tenant en dissolution très-peu d'iodure d'antimoine et de l'iodure de mercure. En concentrant j'obtins de l'acide hydriodique et un mélange d'iodure d'antimoine et d'iodure de mercure. Si l'on n'a pas la précaution de triturer le mélange d'antimoine et d'iodure mercuriel, et que l'on fasse de suite bouillir dans l'eau, la réaction est très-lente à s'établir, et ce n'est qu'après une ébullition très-long-temps prolongée qu'on voit la liqueur s'acidifier légèrement, et la poudre qui occupe le fond de la capsule prendre une couleur jaune verdâtre. Cette poudre est un mélange d'iodure d'antimoine et de proto-iodure de mercure. La trituration facilite donc singulièrement la décomposition. L'iode se combine à l'antimoine pour former un iodure qui décompose l'eau en donnant lieu à de l'acide hydriodique qui tient en dissolution un peu d'iodure d'antimoine.

Deutiodure mercuriel et bismuth.

Le bismuth présente à peu près les mêmes phénomènes que l'antimoine. Par la trituration du mélange la décomposition se fait, mais elle est assez imparfaite. En ajoutant de l'eau et faisant bouillir, on obtient une liqueur jaune qui contient une petite quantité d'iodure de mercure, d'iodure de bismuth et d'acide hydriodique; en même temps il se dépose de l'oxide de bismuth, combiné sans doute à un peu d'iodure. Par la simple ébullition dans l'eau; sans trituration préalable, le bismuth paraît être sans action sur l'iodure de mercure.

Deutiodure de mercure et cuivre.

Le cuivre décompose le deutiodure en donnant du mercure métallique et de l'iodure de cuivre. Si l'on se sert d'iodure de mercure dissout par l'iodure de potassium, l'action est prompte; mais lorsqu'on fait agir directement le métal sur l'iodure insoluble, ce n'est qu'après une longue ébullition que le mercure est revivifié; il passe successivement à l'état de proto-iodure et de mercure métallique.

Deutiodure de mercure, plomb et argent.

Le plomb et l'argent ramènent le deutiodure de mercure à l'état de proto-iodure; en même temps la portion d'iode qu'il abandonne se combine à ces métaux pour former des iodures de plomb et d'argent.

Iodure de cuivre, carbonates et oxides alcalins.

Je préparai cet iodure par double décomposition du sulfate de cuivre et de l'iodure de potassium; je l'obtins à l'état de précipité grisâtre que j'eus soin de laver plusieurs fois à l'alcool pour le séparer de l'iode qui est mis à nu dans cette opération, et qui imprègne le précipité.

L'alumine ne décompose point l'iodure de cuivre.

Les oxides alcalins, y compris la magnésie, séparent l'oxide de cuivre, et se changent en iodures alcalins.

Les carbonates de soude et de potasse opèrent aussi la décomposition de l'iodure de cuivre, mais avec une circonstance remarquable, que l'acide carbonique ne reste pas uni à l'oxide de cuivre ; il se dégage par l'ébullition dans l'eau, et on obtient un iodure soluble et un oxide brun de cuivre.

Les carbonates de chaux, de baryte, de strontiane, ainsi que celui de magnésie, ne font éprouver aucun changement à l'iodure de cuivre.

Iodure de cuivre et métaux.

Le fer, par son ébullition dans l'eau avec l'iodure de cuivre, précipite le cuivre à l'état métallique, et il se forme de l'iodure de fer. Il en est de même du zinc et de l'étain.

L'antimoine et le bismuth, triturés d'abord avec l'iodure de cuivre, puis soumis à l'ébullition, forment un peu d'acide hydriodique. Mais, sans trituration préalable du mélange, en faisant long-temps bouillir, l'action parait nulle.

L'argent reste sans action sur l'iodure de cuivre.

Iodure d'antimoine.

Cet iodure fut préparé en faisant fondre, dans un petit matras, parties égales d'antimoine et d'iode.

Je triturai d'abord l'iode avec l'antimoine réduit en poudre ; instantanément le mélange est entré en fusion, avec dégagement d'abondantes vapeurs d'iode et d'iodure d'antimoine, car cet iodure est volatil. Un peu au-dessous de sa fusion il se sublime en paillettes rougeâtres, et n'est point décomposé par une chaleur rouge.

Je plaçai de cet iodure dans une petite capsule de porcelaine que je recouvris d'un verre de montre, et bientôt, en chauffant convenablement, l'iodure d'antimoine s'est sublimé.

Je projetai dans l'eau une partie de l'iodure d'antimoine pulvérisé; j'obtins de l'acide hydriodique, tenant en solution de l'iodure d'antimoine et une poudre jaune d'oxide ioduré d'antimoine.

Je lavai cet oxide ioduré à l'eau bouillante, jusqu'à ce que celle-ci ne fût plus acide.

Je le soumis à quelques essais : l'eau bouillante le décompose partiellement; la liqueur donne, par le refroidissement, quelques paillettes micacées.

La magnésie et son carbonate, les oxides alcalins et leurs carbonates, décomposent en totalité l'oxide ioduré d'antimoine en iodures solubles et en oxide d'antimoine.

Le fer, le zinc, après quelque temps d'ébullition, finissent par le décomposer, et le métal est précipité à l'état de poudre noire.

L'étain paraît difficilement opérer la décomposition.

Les autres métaux, déjà cités, sont sans action sur lui.

Iodure de bismuth.

Je préparai cet iodure comme celui d'antimoine. Pendant la trituration du métal avec l'iode, il ne se produit pas de fusion, le mélange chauffé ne tarde pas à se fondre, et donne lieu à de l'iodure de bismuth qui est volatil à un degré voisin de sa fusion, et qui se sublime sur les parois du vase où l'on opère, sous la forme de paillettes, ayant un aspect métallique. La chaleur rouge maintient ce iodure en fusion, le sublime, et ne paraît pas le décomposer. Lorsqu'on le fait bouillir dans l'eau, il la colore en jaune, et après une ébullition long-temps prolongée, il s'en est dissous une petite quantité.

La liqueur est devenue acide, et le précipité, qui occupe le fond de la capsule, a pris une couleur marron; c'est sans doute de l'oxido-iodure de bismuth.

Les carbonates alcalins ne décomposent que partiellement ce composé; la potasse et la soude, simplement délitées et triturées avec lui, le transforment en totalité en oxide de bismuth; mais si l'on emploie une dissolution alcaline un peu étendue, l'iodure n'est décomposé qu'en partie, même à l'ébullition.

La baryte et la chaux n'opèrent jamais qu'une décomposition partielle, tandis qu'avec la strontiane tout est décomposé.

Le zinc et le fer, après une ébullition dans l'eau assez prolongée, ont décomposé l'iodure de bismuth.

Les liqueurs retiennent en dissolution une petite quantité de cet iodure, dissous par l'iodure de zinc ou de fer.

Iodure d'argent.

Cet iodure fut préparé par double décomposition, en versant une solution d'iodure de potassium dans une solution de nitrate d'argent cristallisé et très-pur. Je lavai le précipité d'iodure d'argent nombre de fois à l'eau distillée, puis je l'essayai avec les corps suivans :

La magnésie et son carbonate ne font éprouver aucun changement à l'iodure d'argent.

Les carbonates de potasse et de soude changent légèrement la couleur de l'iodure.

Les carbonates insolubles sont sans action.

Les oxides de potassium et de sodium, quoique simplement délités, ne décomposent que très-partiellement l'iodure d'argent; sa couleur jaune devient brunâtre.

La baryte, la strontiane et la chaux n'ont aucune action.

Les métaux, tels que le fer, le zinc et l'étain, précipitent l'argent en poudre noire très-divisée.

L'antimoine et le bismuth ne m'ont paru exercer aucune action par leur ébullition avec ce métal; il en est probablement de même des autres métaux qui ne décomposent pas l'eau.

En joignant, aux expériences que je viens d'avoir l'honneur de communiquer à la section, les observations que j'ai publiées précédemment, il est possible d'en tirer quelques principes généraux; et d'abord, dans la décomposition des iodures par les métaux, nous voyons la réduction se produire en suivant la série électro-positive. Ainsi, les iodures d'argent et de mercure sont précipités à l'état métallique par tous les métaux dont les oxides ne sont pas réductibles par le feu. Le cuivre ne précipite pas le fer, le zinc et l'étain; l'argent est sans action sur l'iodure de cuivre; l'antimoine et le bismuth, dont l'énergie chimique se rapproche de celle du cuivre, ne produisent qu'une décomposition partielle de son iodure; l'antimoine est précipité par le fer et le zinc; l'étain opère difficilement sa séparation, et les autres métaux ne lui enlèvent pas l'iode. L'iodure de bismuth est décomposé par le fer et le zinc; l'étain et les métaux qui ne décomposent pas l'eau ne peuvent en séparer la base.

Si je passe à l'action des oxides et des carbonates sur les iodures métalliques, je vois que la décomposition se produit en général de la manière dont la théorie aurait pu le faire prévoir; mais ici, comme dans la réduction par les métaux, chaque réaction particulière est souvent modifiée par des circonstances accessoires que nos idées théoriques n'auraient pu faire soupçonner, et qui souvent même démentent totalement les résultats auxquels le raisonnement seul aurait conduit. Telle est par exemple la décomposition incomplète de l'iodure de bismuth par les alcalis; l'inertie de la magnésie pour décomposer l'iodure de mercure, celle de la chaux sous l'influence de l'eau pour opérer la même décomposition, et l'action décomposante de cet oxide, quand on vient à remplacer l'eau par l'alcool. Telle est encore la décomposition de l'iodure d'antimoine par les carbonates alcalins insolubles, quand l'iodure de cuivre se refuse à céder à ces composés son élément électro-négatif.

Les principes généraux, lorsqu'ils ne sont établis que par induction sur des idées théoriques, sans être appuyés par un ensemble de faits recueillis par l'observation, ne doivent être considérés que comme des guides qui peuvent conduire dans la recherche de la vérité, mais qui ne peuvent jamais être considérés comme bien établis qu'autant qu'ils ont été sanctionnés par l'expérience; et chaque jour, en effet, nous voyons des phénomènes inattendus venir modifier, et quelquefois même démentir entièrement les assertions qui ont été avancées sur des idées théoriques.

Des phénomènes assez curieux sont ceux que j'ai obtenus dans la décomposition réciproque des iodures alcalins par l'oxide de plomb et l'oxide de mercure, comparée à celle des iodures de mercure et de plomb par les alcalis.

C'est un nouvel exemple de la facilité avec laquelle des décompositions inverses se produisent quand on modifie les circonstances où la réaction s'opère, sans qu'il nous soit possible de reconnaître exactement ce qui a pu déterminer le changement dans la réaction. Les faits que j'ai observés sont encore trop peu nombreux pour qu'on puisse parvenir à se former une opinion bien certaine sur les causes de ces décompositions.

Sur un nouvel extrait très-amer retiré de l'absinthe, par M. Léonardi, pharmacien à Rovereto.

Dès l'année 1825, M. Léonardi fit connaître le peu de succès des recherches qu'il avait entreprises sur l'absinthe, dans la vue de s'assurer si l'*amer* de cette plante provenait d'une substance alcaline combinée, ou d'une substance *sui generis* non salifiable.

L'absinthe, traitée par l'eau acidulée avec l'acide sulfurique et la décoction saturée par la chaux à la manière des quinquinas, ne lui ayant rien fourni de satisfaisant, il pensa que l'amer pouvait être uni à l'*extractif* commun à tous les végétaux, et que, en éliminant de l'extrait d'absinthe la matière gommeuse et résineuse, la portion restante devait retenir le principe amer qu'il ne s'agissait plus que d'en séparer. Il fit agir en conséquence de cette idée, sur plusieurs portions de ce résidu, le chlore, le sous-acétate de plomb, les sels alumineux et le muriate d'étain ; mais les précipités formés par ces réactifs retenaient toujours l'amer de l'absinthe. M. Léonardi, n'ayant pu isoler complètement ce principe, s'est attaché à obtenir un extrait d'absinthe qui le contint le plus rapproché possible. Voici son procédé :

On prend de l'extrait mou d'absinthe, on le délaie et on l'agite avec de l'alcool à 36° Baumé, on renouvelle les lavages avec de nouvel alcool jusqu'à ce qu'il cesse de se colorer, on réunit tous ces lavages dans une bouteille, et on laisse déposer pendant quelque temps, on décante, et après avoir extrait par la distillation les trois quarts de l'alcool employé, on amène le résidu à consistance de sirop épais dans lequel on ajoute de l'eau. Il se sépare un dépôt d'aspect résineux, qu'on lave avec de l'eau chaude jusqu'à ce qu'elle n'ait plus de saveur amère. On réunit tous ces lavages au liquide d'où s'est séparée la matière résineuse, on filtre et l'on ajoute de la solution de sul-

fate acide d'alumine jusqu'à ce que le précipité, qui se
forme instantanément, commence à se colorer en jaune ;
on laisse en repos le mélange pendant quelques instans,
on décante et on filtre la liqueur qui est ensuite évaporée
à une douce chaleur jusqu'à siccité. Enfin, on redissout
l'extrait amer dans l'alcool pur, et on réduit la solution
en consistance d'extrait très-dense.

Par ce procédé, l'auteur a obtenu de 18 onces d'extrait
ordinaire d'absinthe :

	onces.	gros.
Substance gommeuse insipide.	14	4
Substance résineuse soluble dans le sous-carbonate de potasse.		7
Extrait très-amer soluble tant dans l'eau que dans l'alcool et déliquescent à l'air. . . .	2	4

Cette quantité, selon les doses les plus fréquemment
suivies, a suffi pour la guérison de quarante malades atteints de fièvre intermittente. Cet extrait d'absinthe a été
préparé avec la plante fleurie, et cependant on pourrait
obtenir une plus grande quantité d'extrait amer en traitant la plante avant la floraison. On n'a pas à craindre
que cet extrait s'altère ou moisisse avec le temps, car la
solution dans l'eau très-étendue forme une bonne teinture qui ne s'est pas altérée dans l'espace de six mois,
bien qu'elle ait été exposée aux différentes chaleurs de la
saison. Le Dr. Lupis de Trente a publié des observations
pratiques assez nombreuses, dans lesquelles il a fait usage
de l'extrait de M. Léonardi, et qui montrent la vertu *ac-
cessifuge* de cet extrait dans les fièvres intermittentes lé-
gitimes. La dose ordinaire était d'un demi-gros et deux
scrupules, selon l'intensité de la fièvre, on peut aller jusqu'à un gros au moment de l'accès, soit en pilules, soit
en bols. (*Extrait du Journal de Pharmacie de Milan*).

L. A. P.

Analyse de la racine de cynoglosse, par M. J. CENEDILLA, *pharmacien.*

Les produits de cette analyse sont, d'après l'auteur :

Eau et principe odorant.	10,00
Matière colorante. ⎱	
—— grasse . . ⎰	02,08
—— résineuse.	02,07
Sur-malate de potasse.	03,08
Acétate de chaux. , ...	01,06
Tannin. . . . . . ⎱	
Matière extractive. ⎰	09,00
—— animale.	02,00
Inuline.	01,02
Matière gommeuse.	05,00
—— extractive, soluble dans l'eau. .	08,03
Acide pectique.	09,00
Oxalate de chaux.	03,00
Fibre ligneuse.	36,00
Perte.	05,00
Total.	100,00

M. Cenedilla pense que le principe actif de la racine de cynoglosse réside dans l'eau chargée du principe odorant. (*Idem.*)   L. A. P.

Nouvel alcaloïde découvert dans l'Eupatorium Canna-binum, par M. Righini.

Pour obtenir cet alcaloïde, l'auteur a fait successive-ment avec la même plante (feuilles et fleurs), deux dé-coctions de deux heures chacune, en se servant d'eau acidulée avec l'acide sulfurique. Les quantités sur les-quelles il a opéré sont :

Eupatoire.	℔ ij	
Eau.	℔ x	} Pour chaque décoc.
Acide sulfurique.	℥ j ß	

Les colatures réunies ont été saturées par de la chaux, suivant le procédé de M. Henry fils pour les quinquinas. Le précipité obtenu a été exposé à l'air pour favoriser l'action de l'acide carbonique sur la chaux, puis on l'a fait digérer dans huit livres d'alcool à 40° Baumé pen-dant trois jours, à une chaleur de 45 à 50 cent., la li-queur filtrée a été distillée pour en séparer l'alcool. Le résidu évaporé dans une capsule de porcelaine a fourni une substance alcaline que M. Righini nomme *Eupato-rine*.

L'eupatorine se présente sous la forme d'une poudre blanche, dont la saveur est *sui generis*, analogue au prin-cipe amer que contient l'eupatoire, mais en même temps piquante. Elle est insoluble dans l'eau, mais soluble dans l'éther sulfurique et dans l'alcool absolu ; au feu elle se gonfle et brûle, elle se combine avec l'acide sul-furique et forme un sulfate qui cristallise en aiguilles soyeuses. (*Idem*).   L. A. P.

ACADÉMIE ROYALE DE MÉDECINE.

SECTION DE PHARMACIE.

Analyse de ses travaux.

Séance du 25 octobre 1828. — La correspondance offre :
1º une lettre ministérielle de M. de Boisbertrand, relative à une falsification du séné par les feuilles de redoul, *coriaria myrtifolia*, L., et celles d'arguel, *cynanchum acutifolium*, Nectoux, vendu dans le département du Nord, à Turcoing. Cette falsification paraît avoir lieu à Marseille. Le ministre demande l'avis de l'Académie sur les moyens de prévenir cette fraude.

2º Un mémoire de M. Fée, membre adjoint de la section, professeur à l'hôpital militaire de Lille, relatif au même objet, avec les échantillons du séné falsifié. MM. Guibourt et Chereau sont invités à faire un rapport sur ce sujet à la section, ainsi que sur la lettre ministérielle.

M. Henry père, membre d'une commission pour aviser aux moyens de prévenir les accidens résultant de la vente de l'arsénic, consulte la section sur les meilleurs procédés pour colorer cet oxide blanc, afin de le faire reconnaître d'abord. La cochenille a été proposée ; mais l'indigo soluble paraît une couleur préférable, parce qu'aucun aliment n'est bleu, et cette teinte décèlerait alors ce poison. Les substances amères, comme l'aloès, et surtout l'extrait de noix vomique joints à l'arsenic, feraient aussi repousser ce poison à la simple dégustation.

M. Boullay, regardant ces questions comme très-délicates, s'élève contre tous les procédés de coloration qui rendraient bientôt suspectes de poison les couleurs les plus innocentes. Si l'on veut distinguer l'arsenic par un amer, il ne faudrait pas joindre le poison de la noix vomique à un autre poison pour en accroître l'énergie; l'amertume de la coloquinte lui semble sans inconvéniens.

M. Caventou dit que les accidens arrivant surtout parmi les paysans qui se servent d'oxide blanc d'arsenic pour le chaulage du blé, il serait facile de remplacer cet oxide par l'orpiment ou sulfure dont la couleur jaune naturelle le trahirait mieux. D'ailleurs, la dégustation de l'arsenic mêlé à un amer ne serait pas toujours tentée impunément, et à son avis le carbonate de baryte peut fort bien remplacer l'arsenic pour la *mort aux rats.* M. Chevallier propose la potasse pour le chaulage. M. Labarraque dit qu'en imprégnant l'arsenic d'huile empyreumatique, il sera facilement reconnu à l'odeur; mais on observe que celle-ci rendrait l'arsenic impropre à servir de mort aux rats, car cette odeur fétide éloignerait ces animaux. M. Derosne objecte aussi que toutes les colorations de l'arsenic seraient rejetées par les teinturiers qui emploient cet oxide; mais, pour des autres usages, le noir de fumée lui paraît le moyen le plus convenable. M. Henry mettra à profit ces diverses remarques.

M. Henry fils donne lecture de ses *observations sur l'action réciproque du sulfure d'antimoine et du carbonate neutre de soude ou de potasse, par la voie humide,* dans la préparation du kermès minéral.

M. Lecanu présente à l'Académie une *note sur l'existence de la cholestérine dans l'huile de jaunes d'œufs.* Indépendamment de la stéarine contenue dans cette huile, ce pharmacien a séparé une matière cristalline qui forme environ $\frac{1}{300}^e$. du liquide, au moyen de la filtration et de la compression entre deux feuilles de papier non collé. Cette substance dure, cassante, incolore et insipide, insoluble à l'eau, se dissout dans l'alcool et l'éther; elle s'en sépare sous forme d'écailles nacrées, brillantes. Elle ne se fond qu'à 145° centigrades; ses diverses propriétés la rapprochent essentiellement de la cholestérine contenue dans les calculs biliaires, selon les expériences de M. Lecanu. MM. Boullay et Boutron sont nommés commissaires pour examiner cette note.

M. Soubeiran lit un mémoire présenté à l'Académie par M. Berthemot, intitulé : *Observations pour servir à l'histoire des iodures métalliques.*

MM. Pelletier et Soubeiran sont chargés de faire un rapport sur ce travail.

Séance du 15 *novembre* 1828.—M. Pelletier, à l'occasion de la coloration de l'oxide d'arsenic par la solution d'indigo, dont il a été question, observe que cette matière bleue doit être fort altérée par l'action de l'oxide d'arsenic.

La correspondance imprimée présente le second volume des *Mémoires sur l'histoire générale des eaux minérales sulfureuses,* par M. le professeur Anglada, de la faculté de médecine de Montpellier; in-8°. Paris, 1828. M. Boudet neveu, qui a déjà rendu compte du premier volume, est chargé de faire un rapport verbal sur celui-ci.

La correspondance manuscrite offre une lettre de M. Tilloy, pharmacien à Dijon, notre correspondant; il y donne un procédé pour obtenir l'*atropine,* principe éminemment actif de l'*Atropa belladonna* L.; et il adresse un flacon de ce produit, dont une très-petite quantité suffit pour déterminer une extrême dilatation de la pupille. Plusieurs membres de l'académie doutent que ce principe ait encore pu être obtenu à l'état de pureté.

MM. Robiquet et Henry père sont invités à examiner ce travail.

MM. Pelletier et Soubeiran donnent connaissance de leur rapport sur le mémoire intitulé : *Observations pour servir à l'histoire des iodures métalliques.*

Les commissaires déclarent que ce mémoire de M. Berthemot contient des faits curieux et bien observés, et ils votent des remercîmens à ce chimiste; la section approuve ces conclusions.

Une note relative à du *sang d'une nature particuliere* est lue par M. Caventou. Ce sang recueilli par un médecin était blanc, laiteux; on y remarquait quelques globules de matière colorante rouge, mais en quantité trop faible pour altérer la couleur blanche qui était légèrement rosée; il n'avait ni odeur ni saveur marquée, et ne modifiait pas le bleu du tournesol. La filtration n'a pu séparer la matière blanche qui causait l'opacité du liquide; celui-ci chauffé s'est coagulé en masse comme de l'albumine pure. M. Caventou était alors porté à conclure que ce sang devait ses propriétes à de l'albumine dans un certain état de coagulation ; toutefois, d'après d'autres essais, ce chimiste expérimenta que le liquide blanc ne précipitait ni par le sublimé corrosif, ni ne se coagulait parfaitement avec les acides et l'alcool, ni ne se dissolvait en masse homogène et translucide par les alcalis caustiques, tous caractères spécifiques de l'albumine ordinaire. La teinture de noix de galles précipitait abondamment le liquide blanc ; mais ce même phénomène est commun à d'autres liqueurs animales, telles que la gélatine, le mucus et l'albumine, etc. Pour s'assurer mieux de la nature de ce liquide albumiforme, M. Caventou l'essaya (comme il l'avait fait pour le blanc d'œuf) avec l'acide muriatique ; mais il ne put pas en obtenir une couleur bleue ; d'où il conclut que ce sang blanc n'est point de l'albumine, ni une solution naturelle de fibrine, laquelle deviendrait bleue aussi par l'influence du même réactif; ce n'est pas non plus de la gélatine, puisque la chaleur le coagule au lieu de le fondre. M. Caventou, en appelant l'attention de la chimie sur cette singulière altération d'un fluide animal, en conclut qu'on a pu confondre, sous le nom d'albumine, beaucoup de liquides animaux de nature différente, comme on rapproche sous les noms de gomme et de résine des sucs végétaux très-divers. Il observe que le fluide des hydropiques, qui parfois devient susceptible de coagulation par la chaleur, n'est nullement une matière identique avec l'albumine, et le *coagulum*, formé dans le chyle abandonné à lui-même, ne lui paraît pas être une véritable fibrine, ainsi qu'on l'a pensé. Du reste, l'observation d'un sang blanc, extrait par la saignée de la veine d'un homme, est un fait remarquable sous plusieurs rapports.

A cette occasion, M. Planche rappelle que des urines d'apparence laiteuse ont été pareillement observées, et M. Chevallier cite une négresse rendant une urine blanche en subissant un traitement mercuriel.

M. Planche lit une lettre de M. Regimbeau aîné, pharmacien à Montpellier, relative à la coloration en bleu spontanément de pilules faites avec la résine de gaïac, le sublimé corrosif et le savon blanc ordinaire.

M. Lodibert rappelle que, dans la composition du savon de gaïac, cette résine prend une couleur bleuâtre par la seule action d'un alcali sur elle. On remarque pareillement dans l'emploi de l'élixir de la Faudignère, pour nettoyer les gencives, qu'on rend d'ordinaire une salive bleue par l'action de la salive et des sels qu'elle contient sur la résine de gaïac qui entre dans cette préparation; mais si la bouche a été bien rincée et privée ainsi de salive, l'on ne rejette plus de liquide bleu. M. Planche ajoute, d'après ses expériences, que la résine de gaïac ne bleuit pas seulement au moyen des alcalis ou du chlore ; mais que la simple gomme , dans l'émulsion de gaïac de Plenck , rend celle-ci bleue ; au reste , la seule lumière ou l'exposition à l'air suffit pour faire bleuir la résine de gaïac et la râpure de ce bois. J.-J. V.

BIBLIOGRAPHIE.

Traité de Chimie appliquée aux arts ; par M. Dumas , répétiteur à l'école Polytechnique , professeur de chimie à l'Athénée , correspondant de l'académie de Turin , membre de la société Philomathique de Paris (1).

Depuis long-temps le besoin d'un Traité complet de Chimie appliquée aux arts se faisait vivement sentir, et l'on peut dire que c'était avec impatience que l'on attendait la publication de l'important ouvrage que nous annonçons aujourd'hui. La chimie appliquée aux arts de M. Chaptal est le seul qui existe en ce genre ; mais, sans parler des immenses progrès qu'ont faits la science et les arts depuis l'époque où le livre de ce célèbre chimiste a paru, elle offre peu de véritables ressources aux manufacturiers ; car on y trouve l'exposition des théories chimiques, plutôt que des applications réelles de la science à l'industrie.

Le Dictionnaire Technologique, publié dans ces dernières années, a pu être considéré comme propre à remplir cette lacune ; mais outre

(1) Cet ouvrage se composera de 4 volumes in-8°. de 600 à 800 pages. Chaque volume sera accompagné d'un atlas de 14 à 16 planches in-4°., gravées en taille-douce.

Le premier volume a paru, accompagé d'un atlas de 16 planches, exécutées avec le plus grand soin sur les dessins de l'auteur.

Le second est sous presse et paraîtra en février 1829.

Le troisième en juillet 1829.

Le quatrième en novembre 1829.

Le prix de chaque volume et de son atlas est de 10 fr. 50 c. pour les souscripteurs, et de 13 fr. pour les personnes qui n'auront pas souscrit ayant le 1er. mars 1829 , époque à laquelle la souscription sera fermée.

On souscrit à Paris , chez Béchet jeune , place de l'École-de-Médecine, n°. 4.

que l'étendue d'un pareil ouvrage le met à la portée d'un moins grand nombre de lecteurs, le défaut d'ensemble et l'inégalité, sont les résultats presqu'indispensables de la division d'un semblable travail. Un traité, conçu sur une échelle moins vaste, mais avec unité, offrant la réunion sagement combinée de la théorie et de la pratique, restait donc à exécuter comme un besoin de l'époque actuelle.

Nous féliciterons M. Dumas d'avoir entrepris cette tâche laborieuse, et surtout de s'en être acquitté avec un talent remarquable. L'esprit général de son ouvrage peut s'exposer en quelques mots : il a voulu éclairer la pratique des arts par la théorie, toutes les fois que ce guide ne lui a pas semblé infidèle ; et, dans ce dernier cas, il a cherché à tirer des données de la pratique même l'explication des faits qui avaient paru d'abord se soustraire à la science, en généralisant ainsi, sous la forme d'une formule empirique, des faits d'atelier, qui peuvent bien se rattacher entre eux, mais qui sont encore inaccessibles aux théories de la chimie systématique. La discussion attentive et sévère de ces faits l'a amené à conclure que, la routine, qui passe pour être aveugle, avait très-souvent conduit à des méthodes évidemment bonnes, si non parfaites, dont on parvient à se rendre compte dans presque tous les cas au moyen d'une étude approfondie.

Le fabricant, éclairé sur la valeur de ses procédés, sur les causes et la liaison des idées qui en ont déterminé le choix, sur les effets qu'il produit quand il les emploie, et ceux qu'il veut produire, pourra donc maintenant apporter dans leur exécution une simplicité ou une perfection, qu'auparavant il lui aurait été impossible d'atteindre. Il était, comme on voit, de la plus haute importance, de soumettre à un examen sévère les procédés qui dirigent aujourd'hui les ateliers industriels, tels qu'ils nous sont parvenus, et le sens même du livre porte sous ce rapport l'empreinte d'une réflexion profonde. Car on est bientôt convaincu de l'avantage d'une discussion de pure théorie ou de pratique raisonnée, quand on se rapelle combien le fabricant retire peu de profit de la seule description de son art, et combien ceux qui y sont étrangers y trouvent peu d'avantages.

On se figurait, il y a quelques années, et on croit généralement encore, que la chimie comprend comme une de ses parties tous les arts chimiques. Cette opinion pourra se trouver vraie quelque jour ; mais pour le moment M. Dumas juge qu'elle est loin d'être réalisée. Certes, si l'on regarde comme dépendant de la chimie générale, tous les fabricans qui opèrent des mouvemens moléculaires dans les matières qu'ils emploient, on a raison de regarder les arts chimiques comme des embranchemens de la chimie générale ; mais, si on veut dire par là qu'ils empruntent à celle-ci leurs méthodes, leurs idées, leurs innovations, on a généralement tort. Les arts chimiques sont trop compliqués pour se laisser dominer ou guider par des théories qui effleurent à peine les phénomènes sur lesquels ils sont basés. Les arts, enfans de la pratique, vont en avant, se perfectionnent ou s'étendent avec des idées ou des préjugés à eux, comme toutes les créations de l'esprit humain. La théorie pénètre de temps à autre dans ces créations, mais à peine y est-elle qu'elle se trouve le plus souvent débordée.

On pourrait avancer, sans craindre d'être démenti, que la plupart des idées scientifiques, qui sont devenues la base d'un art, ont éprouvé et ont dû éprouver de la part des fabricans des modifications que la science était loin d'avoir prévues. Le thermolampe de Lebon, contenait à la fois l'éclairage au gaz et la fabrication de l'acide pyro-ligneux, et pourtant si l'une et l'autre de ces pensées n'avaient été traduites sous une forme manufacturière qui dénature totalement l'invention originale, elles seraient encore dans l'oubli où elles étaient restées d'abord.

La science avait conduit à faire l'acide sulfurique dans de grands ballons de verre. Cette invention transportée dans les ateliers a disparu, lorsque l'on a imaginé les chambres de plomb, ce qui constitue la véritable invention sous le rapport pratique. De même la fabrication de l'acide nitrique en cornues de grès est une invention théorique : celle du même acide en cylindres de fonte constitue le procédé manufacturier.

La chimie, source première de beaucoup d'arts nouveaux, flambeau de ceux que le hasard et les tâtonnemens ont fait naître en bien plus grand nombre, ne cessera de contribuer à leur perfectionnement; mais trouver un procédé et le mettre en pratique avec économie de temps, de main-d'œuvre, d'agens divers et de mises de fonds, ce sont là deux sortes d'inventions qui ont chacune leur mérite propre et leurs données particulières. Distinguer parmi divers procédés celui qui peut offrir le plus d'avantages à l'application en grand, c'est un tact que l'habitude de voir et d'étudier des fabriques en activité, peut seule donner, et qui établit une distance immense entre la chimie des laboratoires et la chimie des arts.

On entend dire que le bleu de Prusse peut s'appliquer sur la laine, que cette couleur est indigène, qu'elle est moins chère, aussi solide et plus belle que l'indigo, et l'on s'étonne avec raison que cette application ne soit pas en usage, puisque depuis bien des années il a été indiqué des procédés qui pouvaient la faire réussir. Essayez en grand, et vous verrez que l'économie disparaît et que la main-d'œuvre nécessitée par l'emploi du bleu de Prusse, compense la différence du prix des deux matières. Ainsi le procédé théorique est trouvé, mais le procédé pratique ne l'est pas, et ce dernier offre peut-être autant ou plus de difficultés à vaincre que le premier.

Ces idées, ou du moins des idées analogues, ont préoccupé l'auteur. Il a cherché à montrer de la meilleure manière, c'est-à-dire par des exemples, leur influence dans les diverses fabrications qu'il avait à décrire. Chaque fois qu'un art se présente, quelques généralités vous en donnent une idée précise, puis l'auteur vous transporte dans les usines mêmes. Il en choisit quelques-unes qu'on puisse regarder comme des types des divers procédés en usage dans l'art qu'il étudie. Il les décrit, il en donne des dessins exacts, il cherche à expliquer leurs procédés particuliers ; et, après ces monographies, il établit entre elles une comparaison assez développée pour en pouvoir montrer les avantages et les inconvéniens respectifs.

On conçoit ainsi comment une foule de matériaux, enfouis dans la poussière des collections scientifiques, peuvent reprendre dans cet ouvrage la couleur de l'époque, en conservant leur couleur locale et leur originalité primitive. Ce plan étant adopté, toutes les descriptions d'usines deviennent entre les mains de l'auteur des élémens précieux, et certes ces descriptions sont plus nombreuses et mieux faites qu'on ne le pense communément. A la vérité, il fallait les réunir, les classer, en rajeunir les expressions, en élaguer les détails oiseux et de pure localité ; mais, ce travail fait, on peut dire qu'un traité d'arts chimiques pouvait se trouver en grande partie, au moins, dans les journaux scientifiques ou industriels, et dans les mémoires académiques.

M. Dumas l'a senti si bien, que dans ces occasions il s'efface complétement. Quand une description lui paraît bien faite, qu'il en a vérifié l'exactitude par lui-même, il se fait un devoir de la rapporter textuellement, en indiquant l'auteur et l'ouvrage auquel il l'a empruntée. C'est un procédé qu'on ne saurait trop louer ; car il eût été facile à l'auteur de se servir de ces documens pour rédiger ses articles, sans pousser le respect pour la propriété des idées à un point aussi scrupuleux. Mais, d'un autre côté, il est clair que son ouvrage acquiert de la sorte un caractère d'authenticité remarquable, et que l'auteur s'est donné, pour ainsi dire, de nombreux et habiles collaborateurs, aux idées desquels il n'est toutefois point assujéti et dont il prend les faits sans en adopter les théories, quand celles-ci lui paraissent inexactes.

Le premier volume, que nous annonçons aujourd'hui, renferme les articles suivans :

Fabrication du chlore.

Purification du soufre ; description nouvelle.

Fabrication de l'acide sulfurique en chambre continue.

Extraction de l'arsenic et fabrication de ses produits.

Fabrication de l'ammoniaque.

     ———— du phosphore au fourneau de galere.

     ———— du charbon de bois.

Histoire de la tourbe.

     ———— de la houille.

Fabrication du coke.

Fabrication du gaz de l'éclairage ; manière de l'employer.

On voit que l'ordre même des matières faisait à M. Dumas une loi
de ne traiter, dans ce premier volume, que d'un petit nombre d'applications. Aussi les réflexions précédentes trouveront-elles plus encore
leur confirmation dans les volumes qui doivent suivre, et dont une
partie des matériaux nous sont connus, que dans celui qui est offert
aujourd'hui au public.

Parmi les articles qui peuvent donner une idée de la manière de
l'auteur, nous nous contenterons de citer les réflexions sur la fabrication du diamant et sur les moyens qui peuvent y conduire ; article
qui, dans le moment présent, est devenu de circonstance ; la discussion sur la question des salpêtres, que l'auteur a cru devoir abor-
der dans l'histoire de l'acide sulfurique et dans l'intérêt de cette
fabrication ; l'appréciation économique de l'éclairage au gaz, où l'auteur semble avoir montré d'une manière nette les conditions d'existence sans lesquelles ces usines ne peuvent prospérer ; enfin, une
discussion des procédés de carbonisation du bois, qui paraît propre à
conduire cet art si important à compléter le perfectionnement qu'on
a tenté d'y introduire, sans perdre les avantages que l'ancien procédé
possédait.

Dans la partie théorique du livre, il est rare que l'auteur n'envi-
sage pas les faits sous un point de vue neuf et souvent inattendu.

Nous citerons l'introduction comme un morceau très-remarquable
par la clarté avec laquelle sont exposées les théories les plus élevées
de la chimie, par la manière simple dont elles sont présentées à l'intelligence du lecteur. M. Dumas a su y rendre facile cette théorie atomique, épouvantail de ceux qui commencent l'étude de la chimie, et
préciser par des notions claires le sens et l'importance qu'on doit y
attacher. L'auteur, donnant d'ailleurs une attention toute particulière
aux proportions chimiques, s'est tenu parfaitement dans le cercle des
études nécessaires aux manufacturiers ; en effet, l'utilité dans les arts
de cette grande et ingénieuse conception ne saurait être contestée.
On ne remarquera pas non plus, sans un grand profit, le parti avantageux que M. Dumas a su tirer des idées électro-chimiques pour rendre presque visible la marche des réactions chimiques.

La nomenclature y est traitée avec détail ; et quoiqu'il n'entrât pas
dans le plan de l'auteur d'entamer à ce sujet des questions neuves et
importantes en chimie théorique, mais moins importantes dans les
arts, il a su, en les indiquant, préparer l'esprit de ses lecteurs
réformes que nous verrons bientôt généralement adoptées dans le langage chimique, qui ne serait plus en harmonie avec la marche des
idées, s'il n'était progressif comme elles.

Si nous sommes parvenus à rendre les impressions que nous avons
éprouvées en étudiant le nouveau traité de chimie appliquée aux arts,
le court exposé que nous avons fait, dans les bornes de ce Journal, de

ce que nous y avons remarqué de plus neuf et de plus saillant, suffira pour faire ressortir l'importance et l'utilité pour le développement de notre industrie, d'un ouvrage qui doit ajouter beaucoup à la réputation déjà si élevée de celui qui en est l'auteur.　　　　P. F. G. B.

DÉMARCHE DES PHARMACIENS DE PARIS, AUPRÈS DU MINISTÈRE DE L'INTÉRIEUR.

« Une députation de la commission nommée par les pharmaciens du » département de la Seine, vient de déposer entre les mains de M. le » comte de Bois-Bertrand, le projet de loi et les considérations sur » l'enseignement et l'exercice de la pharmacie, dont elle a donné » connaissance à ses mandataires, dans la séance tenue pour cet » objet, le 22 octobre. La démarche a été accueillie de la manière la » plus flatteuse. M. de Bois-Bertrand a écouté avec intérêt toutes les » observations qui lui ont été adressées sur les abus les plus contraires » à la pharmacie; il a montré le desir de les voir cesser, et l'intention » de contribuer à ce résultat, dans sa double position de député à la » chambre et de directeur au ministère de l'intérieur.

» Comme à aucune époque le gouvernement n'a déployé autant » d'empressement qu'aujourd'hui, pour rassembler tous les rensei‑ » gnemens qui lui sont nécessaires avant d'entreprendre les amélio‑ » rations, si impatiemment attendues des pharmaciens de toute la » France, tout porte à espérer que la session de 1829 ne s'achèvera » pas sans qu'on ait fait droit à des réclamations qui ne peuvent pro‑ » duire que de nouvelles garanties pour la Société, en établissant » mieux les devoirs et les droits de ceux à qui la santé publique est » confiée. »

BULLETIN

DES TRAVAUX DE LA SOCIÉTÉ DE PHARMACIE
DE PARIS;

Rédigé par M. Robiquet, *secrétaire général, et par une
Commission spéciale.*

EXTRAIT DU PROCÈS VERBAL.

Séance du 15 Novembre 1828.

Le procès verbal de la séance précédente est lu et
adopté.

La Société reçoit, 1°. le Journal de Pharmacie et des
sciences accessoires; 2°. un numéro du Journal de Chimie
médicale; 3°. un numéro des Annales Scientifiques, Industrielles et Statistiques de l'Auvergne; 4°. un numéro
du Journal de Geiger; 5°. un numéro des Archives de
Brandes.

M. le secrétaire général donne lecture d'une lettre de
M. Tilloy, pharmacien à Dijon, contenant l'exposé des
recherches qu'il a faites, sur la matière active de la
belladone à laquelle il a reconnu les propriétés alcalines. Il annonce aussi qu'il s'occupe d'un travail sur la
cigüe, la jusquiame, et le stramonium. Cette note est
renvoyée à la commission des travaux pour être insérée
dans le Bulletin de la société. (Voyez plus bas.)

La Société reçoit également un mémoire de M. Kra-
mer, sur les ferro-cyanures au maximum de cyano-

gène ou ferro-cyanures rouges. M. Robiquet est prié d'en prendre connaissance et d'en rendre compte à la Société.

L'ordre du jour appelle les rapports des commissaires près les sociétés savantes.

M. Bussy lit pour M. Boudet oncle le résumé suivant des séances de l'Institut :

M. Roulin fait connaître les changemens qu'ont éprouvés les animaux domestiques d'Europe, transportés dans les régions équatoriales du Nouveau-Monde.

L'auteur a étudié les mêmes animaux vivant et dans des lieux dont la température moyenne était de 10 degrés et dans d'autres où elle était de 30, et il a reconnu :

1°. Que le porc élevé dans les vallées chaudes, où il erre dans les bois, était presque redevenu sanglier;

2°. Que la vache, dans la Colombie, paraissait avoir repris son organisation primitive: elle n'a plus, comme en Europe, de grosses mammelles; et, pour qu'elle puisse conserver son lait, il faut que le veau soit tout le jour avec elle, et, comme on ne l'en sépare que le soir, le propriétaire de la vache ne profite que du lait qui s'est amassé pendant la nuit;

3°. Que la chèvre avait reçu les mêmes modifications;

4°. Que l'âne n'avait subi que des altérations fort légères;

5°. Que le cheval au contraire en avait éprouvé d'assez grandes: la couleur bai-châtain est devenue presque l'unique couleur de ces animaux : on a lâché dans les hatos des chevaux entiers dressés au pas qu'on nomme amble, et il en est résulté une race de chevaux dont l'amble est l'allure naturelle;

6°. Que la race des chiens transportée en Amérique lors du second voyage de Colomb, s'est conservée sans altération apparente sur le plateau de Santa-Fé;

7°. Que le mouton, resté domestique dans les pays

montueux et tempérés, s'y est propagé facilement et a conservé sa laine ; mais dans le climat brûlant des plaines, si on laisse passer le temps de dépouiller un agneau de sa toison, sa laine s'épaissit, se feutre, et finit par se détacher par plaques, et elle est remplacée par un poil court, couché et brillant ;

8°. Que les oiseaux, oie, paon, pintade, pigeon, ont éprouvé peu de changemens ; mais que la poule, qui a très-bien réussi dans les îles du Littoral, a eu de la peine à s'acclimater et à propager dans les parties élevées de l'Amérique, comme à Cuno.

M. Rainaud lit un mémoire sur une fistule aérienne avec occlusion complète du larynx pour servir à l'histoire de la phonation.

Cette occlusion, résultat de la tentative d'un homme qui avait voulu se couper la gorge, ne l'empêchait pas de parler de manière à être entendu.

M. Rainaud pense que c'était au moyen du courant d'air qui s'introduisait par le nez et sortait par la bouche.

M. Dutrochet lit un mémoire sur la tympanite gastrique des animaux herbivores.

Cette maladie, qui provient de l'impossibilité de vomissement chez les ruminans et les solipèdes et enlève journellement un grand nombre de ces animaux, n'est guères combattue que par des remèdes empiriques, parmi lesquels cependant M. Dutrochet en trouve un qu'il considère comme rationnel et efficace. C'est le vinaigre : on sait que son injection dans l'estomac de l'homme met fin à la production des gaz stomacaux dus aux haricots et aux choux.

Une ou deux bouteilles de vinaigre introduites dans l'estomac d'un bœuf atteint de tympanite gastrique, le sauvent sans avoir recours à l'opération dangereuse de la ponction.

M. Héricart de Thury annonce qu'il existe, au village

de Caille, près Grasse, département du Var, une masse de fer météorique du poids de cinq à six cents kilogrammes, trouvée, il y a cent cinquante, ans sur la montagne d'Audebert, distante d'une lieue du village où elle a été transportée.

Sa forme est très-irrégulière; sa couleur, d'un brun noirâtre, légèrement plombé, luisant, ne présente que çà et là quelques taches de rouille; son éclat intérieur est plus blanc que le fer ordinaire.

Elle n'est point un produit de l'art, on n'a trouvé ni sur la montagne où elle a été découverte, ni aux environs, des traces d'anciennes forges; et son poids est beaucoup au delà des plus grosses loupes, des plus forts massots de nos forges.

Ce qui prouve son origine, c'est qu'on remarque dans sa composition intime, l'espèce de cristallisation des pierres météoriques, et que M. Laugier y a reconnu la présence du nickel.

MM. Thibeaudeau et Bontemps lisent un mémoire sur la fabrication du flint-glass et du crown-glass; ils présentent des morceaux de ces deux substances avec lesquels on peut faire des objectifs achromatiques de grandes dimensions.

M. Cuvier expose aux yeux de l'Académie, le dessin de la mâchoire du plus grand des quadrupèdes connus; elle a été trouvée à Eppenheim, canton d'Arrey, sur la rive gauche du Rhin: elle appartenait à un animal d'un genre nouveau, dont la longueur devait être au moins de dix-neuf pieds, tandis que la longueur du quadrupède le plus volumineux ne dépasse pas douze pieds.

M. Gannal annonce avoir obtenu, au moyen de procédés qu'il communique, des cristaux de carbone pur, c'est-à-dire de véritables diamans. Le procédé qui les lui a fourni plus volumineux, est le suivant:

Il a introduit, dans un matras placé dans un lieu parfaitement tranquille, d'abord huit onces d'eau, puis huit onces de carbure de soufre et ensuite la même quantité de phosphore : ce phosphore, en touchant le carbure, s'est liquéfié et les trois liquides se sont disposés dans l'ordre de leur pesauteur spécifique.

Après vingt-quatre heures de séjour, il s'est formé entre la couche d'eau et celle du carbure de soufre une pellicule extrêmement mince de poudre blanche qui présentait plusieurs bulles d'air et divers centres de cristallisation formés les uns par des aiguilles, ou des lames très-minces, et les autres par des étoiles ; au bout de quelques jours cette pellicule augmente graduelle-ment d'épaisseur, en même temps la séparation des deux liquides inférieurs devient moins nette, et après trois mois ils paraissent ne plus former qu'une seule et même substance.

L'expérience laissée en activité un mois entier sans résultat nouveau, M. Gannal filtra le tout à travers une peau de chamois, qu'il plaça ensuite sous une cloche de verre, dont il avait soin de renouveler l'air de temps en temps ; au bout d'un mois cette peau pouvant être ma-niée sans inconvénient, elle fut lavée et séchée, et on recueillit à sa surface de nombreux cristaux réfléchis-sant toutes les nuances de l'arc-en-ciel : vingt d'entre eux étaient assez gros pour être enlevés avec la pointe du canif, trois autres étaient de la grosseur d'un grain de millet.

M. Nobili annonce avoir trouvé plusieurs moyens de peindre d'une manière aussi élégante que solide sur différens métaux, principalement sur l'acier, le fer et la fonte. Les procédés de l'auteur constitue un art tout nouveau qu'il n'a point dû au hasard. Il met ces pre-miers échantillons sous les yeux de l'Académie.

M. Dutrochet lit l'extrait de deux mémoires, l'un sur

l'irritabilité végétale, l'autre sur la cause des directions des tiges et des racines.

Si les graines de balsamine parvenues à leur maturité éclatent, c'est à l'irritabilité que M. Dutrochet attribue ce phénomène, et il voit la source de cette irritabilité dans l'endosmose, ce qu'il tâche de prouver par des expériences très-ingénieuses.

Suivant lui, l'irritabilité végétale offre trois phénomènes :

1°. Une incurvation qui a lieu par endosmose lorsque le tissu dont les vésicules sont décroissantes, subit l'accession extérieure d'un liquide moins dense que celui que contiennent les vésicules ;

2°. Une incurvation par exosmose qui a lieu lorsque ce même tissu subit l'accession extérieure d'un liquide plus dense que celui que contiennent les vésicules ;

3°. Une contraction générale, résultat de l'exosmose de toutes les vésicules par suite de l'accession extérieure d'un liquide plus dense que celui qu'elles contiennent.

Les organes irritables de la sensitive et du sainfoin sont aussi composés de vésicules décroissantes du dehors en dedans, et les fragmens de ces organes se courbent en sens inverse dans l'eau et le sirop de sucre.

Ainsi le mécanisme de l'irritabilité végétale est le même partout.

M. Soubeiran rend compte des séances de l'Académie de médecine.

M. Guibourt, rapporteur de la commission des prix, propose d'accorder une médaille de 1500 francs, à l'auteur du meilleur mémoire sur la question relative à la fermentation acide adoptée dans la dernière séance. La Société approuve cette proposition. M. le rapporteur ajoute ensuite que la commission a pensé qu'il serait convenable de porter à 1000 francs la valeur du second prix, dont le sujet serait l'une des deux questions suivantes :

1º. Indiquer un procédé propre à faire reconnaître d'une manière précise la nature et la quantité des huiles étrangères mélangées à l'huile d'olives;

2º. Déterminer une série de caractères propres à faire distinguer les alcalis végétaux, soit entre eux, soit d'autres substances organiques, et assez exacte pour être appliquée dans les cas de médecine légale.

La Société, consultée, adopte la dernière de ces deux questions; en conséquence elle a arrêté le programme suivant : (voyez programme des prix proposés).

M. Virey fait, en son nom et en celui de M. Guibourt, un rapport favorable sur les ouvrages de M. le docteur Ricord-Madiana de la Guadeloupe. A l'occasion de ce rapport, M. Pelletier fait observer à la Société qu'il s'occupe depuis plusieurs mois de l'analyse du fruit du mancenilier; qu'il a déjà communiqué verbalement quelques parties de ce travail à l'académie de médecine et qu'il est dans l'intention de poursuivre ses recherches.

MM. Virey et Pelletier, sont chargés de présenter, à la prochaine séance, M. Ricord-Madiana, en qualité de membre correspondant.

M. Sérullas donne quelques détails sur deux corps nouveaux qu'il vient de découvrir.

Le premier est un composé de chlore et de cyanogène qu'il obtient en versant dans des flacons pleins de chlore sec 0 gr., 82 d'acide hydrocyanique anhydre par chaque litre de chlore. Les flacons étant bouchés et abandonnés à eux-mêmes pendant plusieurs jours, on y trouve, par suite de la réaction qui s'est opérée, de l'acide hydrochlorique et du *perchlorure de cyanogène* (c'est ainsi qu'il nomme le corps nouveau), qui adhère aux parois des vases, sous forme d'une matière blanche solide; on le détache par le frottement et l'agitation, au moyen de fragmens de verre et un peu d'eau qu'on y introduit.

La matière retirée des flacons est jetée sur un filtre où on la lave à plusieurs reprises à l'eau froide, puis on la dessèche entre du papier Joseph à l'aide d'une légère chaleur; ainsi desséchée, on lui fait subir deux distillations pour être sûr de sa pureté; elle distille sous forme d'un liquide incolore et transparent, et cristallise dans le col de la cornue ou dans le récipient qu'on doit tenir froid.

Le perchlorure de cyanogène, ainsi distillé, est d'une blancheur éclatante, cristallisé en aiguilles formant une masse compacte; son odeur piquante excite le larmoiement, surtout quand on le chauffe; son odeur a quelque chose de celle du chlore mêlée à celle de souris; sa saveur est piquante et rappelle son odeur; sa pesanteur spécifique est d'environ 1,320; il fond à 140 degrés, et distille à 190. En ouvrant les flacons qui le renferment, il répand quelques vapeurs.

L'action du perchlorure de cyanogène sur l'économie animale est très-délétère; 1 grain suffit pour tuer un lapin à l'instant.

D'après l'analyse, sa composition chimique est de :

Chlore. . . . .   0,7346 = 1 atome.
Cyanogène. . . . .   0,2654 = 2 atomes.

On se rappelle les recherches de M. Sérullas qui ont éclairé sur la nature du gaz acide chlorocyanique; ce chimiste a constaté que ce corps gazeux, à la température ordinaire, était un véritable chlorure de cyanogène susceptible de cristalliser en longs prismes par un refroidissement de 18°, lequel contient moitié moins de chlore que le chlorure solide dont il est ici question.

M. Sérullas pense aussi qus le liquide qu'on obtient par suite de l'action solaire sur une dissolution de cyanure de mercure, est un autre chlorure de cyanogène liquide, mais qui se trouve associé à du chlorure d'azote et du chlorure de carbone.

Le second corps, qui a fait le sujet de la commnnication de M. Sérullas, est l'*acide cyanique*.

La découverte de ce corps est d'autant plus importante, qu'elle doit éclairer aussi sur la nature de différens composés dans lesquels on trouve les élémens du cyanogène qu'on suppose y être combinés à l'oxigène, mais qui ne doivent pas exister dans les mêmes rapports que ceux qui constituent le nouvel acide cyanique; celui-ci, dans ses combinaisons, ne produisant pas des composés semblables aux autres, il va donc créer à la chimie un nouveau genre de sels.

L'acide cyanique est solide, très-blanc, cristallisant tantôt en aiguilles, tantôt en rhombes transparens, susceptibles de s'effleurir à l'air; il n'a pas de saveur bien prononcée; peu soluble dans l'eau froide, beaucoup plus soluble dans l'eau chaude, rougissant alors fortement la teinture de tournesol; il se volatilise à une température un peu au-dessus de celle de l'ébullition du mercure; il paraît qu'il n'est pas délétère.

Les acides nitrique, hydrochlorique, sulfurique, ne lui font éprouver aucun changement; soumis à l'ébullition dans ces acides, il reparaît avec toutes ses formes cristallines, sans avoir éprouvé aucune altération.

C'est au moyen du perchlorure ds cyanogène qu'on obtient l'acide cyanique. Ce perchlorure, en contact avec l'eau, la décompose lentement à la température ordinaire, mais assez promptement par la chaleur de l'ébullition; il en résulte de l'acide hydrochlorique et de l'*acide cyanique;* on évapore à siccité pour expulser l'acide hydrochlorique, et l'acide cyanique restant est redissous dans l'eau bouillante ; en évaporant de nouveau jusqu'à un certain point, on a , par le refroidissement , l'acide cyaque très-pur bien cristallisé.

La composition de l'acide cyanique est de :

Cyanogène. . . . . 0,6189 = 1 atome.
Oxigène . . . . 0,3811 = 2 atomes.
                            ____
                             1,0000

On peut voir encore qu'en saturant directement la dissolution aqueuse de perchlorure de cyanogène par la potasse, on peut obtenir de l'hydrochlorate et du cyanate de potasse, faciles à séparer l'un de l'autre, le cyanate étant très-peu soluble.

M. Planche présente, au nom de M. Ader, un mémoire sur un nouveau moyen d'extraire l'huile volatile de copahu et de saponifier la résine en même temps. Ce mémoire est renvoyé à MM. Robiquet et Boutron.

M. Dublanc fait observer qu'il a lui-même présenté un mémoire, sur ce sujet, à l'académie de médecine. Son travail renferme une suite d'expérience, sur l'action que plusieurs corps exercent sur le baume de copahu, notamment les alcalis ; il a cherché à démontrer que ces corps saponifient la résine de copahu et n'ont aucune action sur l'huile volatile.

Comme le rapport sur ce mémoire n'a pas encore été fait, bien qu'il ait été présenté au mois de mars, M. Dublanc réclame la priorité pour les faits qui s'y trouvent consignés et qui pourraient présenter quelque conformité avec ceux qu'on ferait connaître jusqu'à la publication.

M. Plisson lit de nouvelles observations sur l'iodure d'arsénic.

M. Bonastre dépose sur le bureau un mémoire manuscrit, sur l'huile volatile de sassafras et sur les moyens de reconnaître sa falsification. — Ces deux travaux sont renvoyés à la commission des travaux.

~~~~~~

MÉMOIRE

Sur l'huile volatile de sassafras, et le procédé employé pour reconnaître sa falsification ; par M. Bonastre.

Quoique toutes les huiles volatiles possèdent des caractères physiques qui leur sont propres, qu'elles jouissent de propriétés chimiques particulières, il n'est pas à ma connaissance qu'on ait encore cherché à tirer parti de leurs différentes propriétés chimiques pour obtenir la séparation de celles qui ont été réunies dans des compositions pharmaceutiques, cosmétiques, ou autres ; ou bien de celles qui, dans des mélanges frauduleux, ont servi à augmenter la quantité d'huiles volatiles rares et chères, avec celles qui sont communes et d'une valeur presque nulle.

Les expériences que je vais rapporter feront voir, cependant, qu'il est possible d'arriver à un résultat satisfaisant, surtout si les huiles volatiles sur lesquelles on opère jouissent de propriétés chimiques bien tranchées. Ainsi, leur couleur, leur odeur, leur saveur, leur poids spécifique, leur coloration par l'acide nitrique à froid, l'action de ce même acide aidé de la chaleur, l'action du chlore à une basse température, enfin leur plus ou moins facile combinaison avec les alcalis caustiques et les autres bases salsifiables, sont autant de caractères particuliers qui ont servi pour reconnaître et obtenir certaines huiles volatiles dans un état d'isolement complet, et à m'assurer si, après cet isolement, elles possédaient encore toutes ces propriétés chimiques qu'elles avaient auparavant.
~~~~~~

Il y a plusieurs mois que, cherchant à m'assurer s'il n'existait pas d'autres huiles volatiles que celles de girofle, de piment de la Jamaïque et de cannelle giroflée, qui fussent susceptibles de se combiner avec les alcalis ou les oxides métalliques, je fis plusieurs essais avec l'huile volatile de sassafras.

Ayant épuisé toute celle que j'avais à ma disposition, j'eus recours momentanément à celles qu'on vend dans quelques maisons de drogueries. J'eus bientôt lieu de m'apercevoir, par la différence de la saveur, de l'odeur, et par celle du prix, que l'huile volatile de sassafras du commerce n'était point identique : en effet, sa valeur variait depuis 1 fr. 25 c. jusqu'à 6 fr. par once.

Une fois assuré de l'altération de l'huile de sassafras, la difficulté était de reconnaître l'espèce de falsification qu'on lui avait fait subir, parce qu'indépendamment de l'odeur du sassafras, qui en général domine les autres, l'huile falsifiée possédait, comme celle du sassafras véritable, la propriété de se colorer en rouge *nacarat* par son contact avec l'acide nitrique à froid.

Je ferai observer, qu'il importe beaucoup, pour la réussite de ces sortes d'expériences, d'avoir une huile volatile sur la pureté de laquelle on puisse compter, afin d'avoir un objet de comparaison. Je me suis procuré cette huile, et je la dois à l'extrême bienveillance de notre honorable collègue M. Lodibert, qui, ayant à traiter une assez grande quantité de bois de sassafras par l'eau bouillante, eut l'ingénieuse idée d'adapter le chapiteau d'un alambic à la cucurbite, et de retirer par ce procédé la plus grande partie de l'huile volatile qui, sans cela, se serait trouvée perdue ; je l'ai rectifiée par une seconde distillation.

L'huile volatile de sassafras, bien rectifiée, possède les propriétés suivantes :

Elle est fluide, incolore et transparente.

Elle possède entièrement l'odeur et la saveur du bois

de sassafras, de l'écorce de mazois, et de plusieurs de ses congénères.

Elle contient une petite portion d'huile plus légère, et une autre portion plus pesante que l'eau.

Son poids spécifique est donc assez difficile à établir d'une manière rigoureuse, parce qu'il est probable que, suivant le procédé employé pour l'extraire, la proportion des deux huiles, de densité inégale, doit nécessairement varier.

Elle prend une couleur rouge *nacarat* par son contact avec l'acide nitrique à froid ; mais cette couleur ne se développe pas aussi facilement que celle de l'essence de girofle, dont la coloration est instantanée, et qui, en outre, nous offre une teinte rouge de sang très-analogue à celle que présente la morphine.

Traitée par huit à dix fois son poids d'acide nitrique bouillant, et recohobant jusqu'à parfaite dissolution de l'huile, celle-ci a été convertie en acide oxalique (1).

L'huile volatile de sassafras ne se combine que faiblement avec les alcalis caustiques et les autres bases salifiables (2).

Soumise pendant 20 minutes à un courant de chlore dans un mélange réfrigérant, elle s'épaissit, devient opaque blanchâtre ; mais n'offre point la couleur verte qu'on remarque dans l'huile de girofle soumise à l'action du même gaz.

Par son contact prolongé avec le gaz ammoniac, elle se trouble, acquiert de la consistance, mais ne donne point lieu à la formation de cristaux, comme cela arrive par la

---

(1) Cent parties d'huile volatile ont donné 15 parties d'acide oxalique très-pur et parfaitement cristallisé.

(2) Elle se combine mieux avec la chaux qu'avec la potasse ou la soude, la combinaison calcaire est même assez persistante.

combinaison de l'essence de girofle avec l'ammoniaque ga-
zeuse.

Si l'on conserve cette faible combinaison ammoniacale
dans un bocal bouché à l'émeril, on observe que plus
des $\frac{2}{3}$ de l'huile reprend bientôt son état fluide.

Ainsi, l'on voit qu'indépendamment de son odeur, de
sa saveur et de son poids spécifique, l'huile volatile de
sassafras possède des propriétés chimiques bien différentes de celles qu'on observe dans l'huile volatile de girofle.

Ses propriétés physiques et chimiques ainsi établies,
il sera plus facile de la distinguer parmi les nombreuses
falsifications qu'on lui aura fait subir.

PREMIÈRE FALSIFICATION.

Elle était formée par la simple réunion sans distillation de l'huile volatile de sassafras véritable et de celle
de lavande ; elle coûtait 1 fr. 25 cent. l'once.

Sa couleur était jaune verdâtre, son aspect trouble,
son odeur, facilement reconnaissable pour celle du sassafras, était dominante, quoique mélangée avec une
odeur plus faible, celle de la lavande.

Sa saveur âcre tenait aussi le milieu entre le sassafras
et la lavande.

Sa densité était beaucoup moins forte que celle de l'essence de sassafras pure.

Versée goutte à goutte dans un verre d'eau, il n'en
tomba qu'une très-petite portion au fond du liquide, la
plus grande partie resta à la surface.

La portion restée à la surface de l'eau rougissait lentement, par son contact avec l'acide nitrique à froid ;
il en était de même de la portion qui occupait le fond de
ce liquide.

Ainsi ce caractère de la coloration , opéré par l'acide

nitrique, ne peut pas toujours servir d'une manière certaine. Il est probable que la portion la plus légère et la plus volatile de l'huile de sassafras se sera unie (1) avec celle de lavande, toutes deux douées à peu près d'une même densité et d'une même volatilité, et que c'est à cette union que l'huile de lavande doit sa propriété de rougir par l'acide nitrique, puisque seule elle ne rougit pas. Cette première falsification était donc formée

1°. D'essence de lavande;
2°. ———— de sassafras.

La perte de la densité bien constatée de l'huile de sassafras par celle de lavande m'a donné l'idée de rechercher quelle était la proportion nécessaire d'huile de lavande pour opérer ce résultat. Je me suis assuré, après plusieurs essais, que cette proportion était d'un tiers d'essence légère, comme celle de lavande ou de térébenthine, sur deux tiers d'essence pesante, comme celle du sassafras ou de girofle.

Ainsi, ceux qui falsifient les essences exotiques avec des essences indigènes, le font ordinairement dans la proportion d'un tiers de ces dernières, rarement plus; parce que, dans une proportion plus forte, le mélange des deux huiles, quoique de densité différente, reste à la surface de l'eau; c'est aussi dans la proportion d'un tiers d'huile volatile de lavande que j'ai trouvé celle de sassafras falsifiée.

---

(1) Toutes les huiles volatiles ne sont pas aussi solubles entre elles qu'on serait tenté de le croire; il suffit, pour s'en convaincre, de verser dans de l'essence de térébenthine rectifiée quelques gouttes d'essence de girofle ou de sassafras. Ces deux dernières tombent assez vite au fond sous forme de globules; il faut agiter long-temps avant d'en opérer le mélange, et cette *dissolution* n'est presque jamais transparente, au moins lorsqu'elle est récente.

DEUXIÈME FALSIFICATION.

Celle-ci avait été faite au moyen de l'essence de térébenthine rectifiée et de l'essence de sassafras. L'union des deux huiles étant plus intime, les produits plus purs devenaient aussi plus difficiles à déterminer.

L'odeur était mixte, quoique celle du sassafras dominât toujours.

Elle prenait, par son contact avec l'acide nitrique à froid, une couleur rouge particulière, *nacarat*, indice à peu près certain de la présence de l'huile de sassafras.

Son poids spécifique était plus faible que celui de l'essence de sassafras pure.

Je fis usage, pour isoler le mélange, de la distillation par l'intermède de l'eau, et je recueillis dans le récipient deux huiles volatiles bien différentes.

La première surnageait l'eau; elle fut reconnue pour de l'essence de térébenthine à peu près pure; je dis à peu près, car l'acide nitrique lui faisait développer une couleur rouge analogue à celle du sassafras : au reste, son odeur et sa saveur étaient bien celles de l'essence de térébenthine.

La deuxième occupait le fond du liquide; elle était incolore, transparente, et différait, comme nous le voyons, de densité.

Son odeur et sa saveur bien prononcées étaient parfaitement identiques avec celles du sassafras.

Elle rougissait, en outre, par son contact avec l'acide nitrique à froid.

Ainsi, nul doute à cet égard; la falsification avait été faite au moyen de l'essence de sassafras et de térébenthine, et la distlliation conduite avec soin m'a démontré que cette opération était le meilleur procédé pour isoler deux huiles volatiles de densité différente.

Son prix était de 2 fr. 50 cent. l'once.

TROISIÈME FALSIFICATION.

Cette dernière était plus compliquée que les deux autres ; elle coûtait 6 fr. l'once, et avait été formée aux dépens de trois huiles volatiles appartenant à des genres de plantes différens.

Les caractères spécifiques, comme la saveur, l'odeur, la densité, la coloration par l'acide nitrique, étaient à peu près les mêmes que ceux des deux falsifications ci-dessus rapportées.

J'eus encore recours à la distillation par l'intermède de l'eau, et j'eus soin seulement d'ajouter à 300 parties du mélange 100 parties de soude caustique.

Le liquide provenant de la distillation était surnagé par un tiers environ d'une huile essentielle, claire, transparente et incolore ; c'était encore de l'essence de térébenthine qui avait entraîné avec elle de l'essence de sassafras, car elle rougissait lentement par son contact avec l'acide nitrique.

Un autre produit occupait le fond du liquide ; il fut reconnu pour de l'essence de sassafras véritable.

Enfin le résidu, car il y en avait un, qui ne donnait plus de produit huileux par la distillation, fut évaporé et abandonné à lui-même ; il s'y forma de nombreux cristaux : ces cristaux, examinés avec soin, furent reconnus à leur saveur, et à la forme qu'ils affectaient, pour une combinaison d'essence de girofle et de soude.

Ainsi cette troisième falsification était formée :

D'essence de sassafras.

——— de térébenthine.

——— de girofle.

Telles sont en général les espèces de falsifications que les droguistes, et même les parfumeurs, font subir aux

46.

huiles exotiques quand ils les falsifient avec les huiles volatiles indigènes. Ces messieurs varient les mélanges selon
les circonstances, et sans suivre à cet égard de règles
bien fixes : cependant, on ne peut leur refuser une certaine habileté dans la connaissance qu'ils ont de certains
caractères chimiques particuliers, caractères qui quelquefois passent comme inaperçus des hommes les plus
éclairés, mais dont MM. les droguistes savent fort adroi-
tement tirer parti.

Ces expériences, quelque convaincantes qu'elles puissent être, me suggérèrent l'idée de m'assurer si, par une
expérience directe, deux huiles volatiles, jouissant chacune de propriétés chimiques bien distinctes, pourraient
être amenées, à l'aide des procédés sus-indiqués, à un
état d'isolement complet.

A cet effet, je pris parties égales d'essence de girofle,
de térébenthine rectifiées, et de soude caustique ; j'introduisis le tout dans une cornue de verre avec s. q. d'eau ;
je laissais macérer le mélange pendant douze heures,
ayant soin de luter la cornue ; je soumis le tout à la distillation, et je reçus les vapeurs dans un récipient entouré
de glace pilée.

Le liquide condensé était surnagé par une huile volatile incolore, légère et transparente ; c'était de l'essence
de térébenthine pure, c'est-à-dire sans aucun mélange
d'essence de girofle, puisque l'acide nitrique ne lui faisait
développer aucune couleur rouge.

Il y a plus, c'est qu'on ne put apercevoir aucune autre
substance volatile dans le fond du récipient ; le liquide lui-
même ne rougissait point par son contact avec l'acide nitrique, ce qui n'eût pas manqué d'arriver s'il eût entraîné
avec lui la plus petite portion d'essence de girofle.

Ainsi, l'huile de térébenthine avait été séparée
dans son plus grand état de pureté ; il s'ensuivait que
toute l'huile volatile de girofle devait être restée dans la

cornue ; aussi le résidu, concentré et abandonné au repos, cristallisa-t-il en longues aiguilles soyeuses, possédant la saveur âcre et forte du girofle. C'était effectivement une combinaison d'essence de girofle et de soude, combinaison en vertu de laquelle, et ainsi que je l'ai annoncé le premier dans mon mémoire, lu à l'Institut en novembre 1827 (1), l'essence de girofle perd entièrement la propriété de se volatiliser à la chaleur de l'eau bouillante.

Il suffisait de saturer l'excès de soude au moyen d'un acide, et ensuite de distiller pour obtenir l'essence de girofle.

En effet, une nouvelle quantité d'eau, aiguisée d'acide sulfurique en proportion suffisante pour neutraliser la soude des savonules de girofle, a été ajoutée dans la cornue : il y eut décomposition ; l'acide sulfurique se porta sur la soude, et l'essence de girofle reparut en gouttelles extrêmement brunies.

Soumise dans cet état à la distillation, l'essence de girofle reparut dans le récipient dont elle occupait le fond.

Cette essence était parfaitement claire, transparente, plus pesante que l'eau, possédant la saveur âcre et l'odeur de girofle, se colorant instantanément en rouge de sang par son contact avec l'acide nitrique à froid, se combinant de nouveau avec les alcalis et les autres bases salifiables, enfin jouissant de toutes les propriétés chimiques qu'elle avait auparavant (2).

---

(1) Voyez *Journal de Pharmacie*, tom. XIII, pag. 464 et 514.

(2) En considérant l'huile volatile de girofle comme pure, et reparaissant avec toutes ses propriétés physiques et chimiques, je ne prétends en aucune manière infirmer l'opinion de nos plus célèbres chimistes sur la composition des huiles volatiles : M. Chevreul, entre autres, dans ses *Considérations sur l'analyse organique et sur ses applications*, pense que les huiles volatiles sont dans le même cas que les huiles fixes, et qu'elles sont évidemment formées de plusieurs principes immédiats, unis en proportions indéfinies.

Je suis d'autant plus porté à adopter l'opinion de M. Chevreul sur

Les faits que je viens de rapporter étant les premiers exemples bien constatés de la possibilité d'isoler plusieurs huiles volatiles préalablement réunies, j'ai dû, pour terminer la série de ces expériences, en faire une application plus directe, quoique fondée sur les mêmes principes :

1°. La combinaison avec les alcalis et la fixité ;
2°. La non combinaison avec les alcalis et la volatilité.

J'ai fait choix de deux huiles volatiles d'une densité à peu près égale, c'est-à-dire de deux huiles volatiles plus pesantes que l'eau : l'essence de girofle et celle de sassafras, dont la première est susceptible de se combiner avec les alcalis, tandis que la deuxième ne l'est pas, ou tout au moins fort peu.

J'ai fait un mélange de parties égales de ces deux huiles, j'ai ajouté moitié en poids de soude caustique, de l'eau en quantité suffisante, et j'ai soumis à la distillation ; et, par une ébullition ménagée, je n'ai obtenu dans le fond du récipient que de l'huile de sassafras pure, blanche, tout-à-fait incolore, et d'une diaphanéité parfaite.

L'huile de girofle resta combinée avec la soude, et cette combinaison ne tarda pas à cristalliser (1).

---

ces corps, qu'en distillant avec beaucoup de précaution et dans un atmosphère très-raréfiée de l'écorce de mazois, j'en ai obtenu un produit volatil composé de trois substances distinctes :

1°. Une huile volatile légère ;
2°. ——————— pesante ;
3°. ——————— concrète.

Mais cela n'empêche pas qu'une huile volatile, formée par la réunion de trois principes immédiats, ne puisse, après sa combinaison avec un alcali et la décomposition de cette combinaison au moyen d'un acide faible, reparaître de nouveau à la distillation avec les caractères génériques qui la constituaient antécédemment huile volatile.

(1) L'huile volatile de piment de la Jamaïque et celle de l'écorce du

Décomposée par une solution acide très-étendue, l'huile de girofle se sépara ; distillée dans une cornue, l'huile repassa dans le récipient.

Son odeur, sa saveur, sa densité étaient bien les mêmes que celles de l'essence de girofle ; sa couleur seule avait acquis un peu plus d'intensité, ce qui contrastait singulièrement avec la diaphanéité parfaite et l'absence de couleur de l'essence de sassafras, avec laquelle elle avait été unie.

La séparation des deux huiles volatiles, de densité semblable, mais plus pesantes que l'eau, avait donc été complète (1).

Conclusion.

On peut conclure des expériences que je viens de rap-

---

mazois qui proviennent de deux genres de plantes différens, sont aussi susceptibles d'être isolées par ce même procédé.

Il n'en est point ainsi de l'huile de cannelle giroflée et de celle de piment de la Jamaïque, qui appartiennent au même genre de plantes. Ces deux huiles, possédant la propriété de se combiner avec les alcalis, perdent par cette combinaison leur volatilité. L'essence de girofle, qui appartient à la même famille naturelle, mais non pas au même genre que ces deux dernières, ne serait pas non plus susceptible d'être isolée de ses deux congénères.

(1) L'huile volatile de valériane, ainsi que celle de la résine du *lançon*, jouissent, comme je l'ai démontré, de la propriété de prendre une couleur bleue indigo par leur contact avec l'acide nitrique à froid. Il devenait important de s'assurer si, après leur mélange avec l'essence de girofle, l'addition d'un alcali, la distillation, etc., la séparation des deux huiles serait assez complète pour reparaître avec cette propriété caractéristique de bleuir par leur contact avec l'acide nitrique.

L'expérience a parfaitement réussi pour l'huile volatile de la résine du lançon, qui, séparée de son mélange avec l'essence de girofle, se colorait encore en bleu foncé, au moyen de l'acide nitrique.

Mais il n'en a pas été tout-à-fait de même, pour l'huile volatile de girofle avec celle de valériane : cette dernière est restée unie en assez grande proportion avec le savonule de girofle ; effet qui indiquerait, ce me semble, dans l'essence de valériane, une certaine tendance à se combiner avec les alcalis caustiques.

porter, que certaines huiles volatiles, jouissant de propriétés chimiques bien tranchées, sont susceptibles d'être isolées les unes des autres au moyen de l'analyse chimique;

Que la distillation par l'intermède de l'eau est l'opération à l'aide de laquelle on peut isoler plus facilement deux huiles volatiles de densité différente ;

Que cependant deux huiles volatiles d'une densité semblable, c'est-à-dire d'une densité plus forte que celle de l'eau, mais dont l'une est susceptible de se combiner avec certains alcalis, tandis que l'autre ne l'est pas, les deux huiles peuvent être séparées l'une de l'autre au moyen de l'addition d'un alcali et de la distillation par l'intermède de l'eau ;

Qu'on peut obtenir aussi la séparation d'un mélange de trois huiles volatiles d'un caractère bien tranché et à l'aide des mêmes procédés ;

Qu'enfin ces expériences nous font concevoir la possibilité d'arriver, dans les analyses de certaines substances végétales, au même degré de précision auquel on est parvenu dans les analyses des substances minérales ; mais qu'une des conditions essentielles pour parvenir à ce résultat, est d'opérer sur des substances végétales très-pures, parfaitement isolées, et dont on ait bien étudié d'avance toutes les propriétés.

REMARQUES

De A. PLISSON, *sur les dernières observations de* MM. SERULLAS *et* HOTTOT.

N'ayant pu, Messieurs, assister à la dernière séance qu'a tenue le 15 octobre votre honorable Société, et n'ayant pu répondre aux dernières observations de MM. Serullas et Hottot, je vous demanderai la permission de revenir aujourd'hui sur ce sujet; et pour que vous puissiez asseoir votre jugement avec plus de facilité, je vais très-laconiquement rappeler à votre mémoire les points en contestation.

Dans la seconde note que j'ai eu l'honneur de vous lire (*Journ. de Pharmacie, mars*, 1828, *p.* 160), j'ai tâché d'établir, contre l'opinion de mes savans rapporteurs, que l'on pouvait préparer l'iodure d'arsénic neutre par voie humide, et que ce corps dissous dans une quantité d'eau convenable, conservait sa neutralité chimique, ou, ce qui est la même chose, ne se transformait pas en acide hydriodique et en oxide d'arsénic non combinés.

Dans leur second rapport, MM. Serullas et Hottot persistèrent dans leurs premières conclusions (*Journ. de Pharm., mars* 1828, *p.* 167, *Journ. de Pharm., janv.* 1828, *p.* 53), qui étaient contraires à celles que je viens de vous énoncer, et ce n'est qu'après m'être rendu dans le laboratoire d'un de ces Messieurs, pour exécuter le procédé que j'avais décrit, qu'ils reconnurent (*Journ. de Pharm.,* 1828, *p.* 168), qu'on pouvait préparer l'iodure neutre d'arsénic par voie humide; mais ils crurent toujours que cet iodure, en se dissolvant complètement dans l'eau, passait à l'état d'acide hydriodique et d'oxide d'arsénic non combinés.

Attachant un grand prix au suffrage des examinateurs que vous avez bien voulu m'accorder et désirant beaucoup les voir partager mon opinion, sur la manière d'être de l'iodure d'arsénic dans l'eau, j'ai entrepris de nouvelles recherches (ce sont les dernières que je vous ai soumises), et je croyais avoir atteint mon but, lorsque les dernières observations de MM. Serullas et Hottot sont venues me tirer de mon erreur. C'est au sujet de ces observations que je vous prie de m'accorder un instant pour vous présenter sur elles, quelques remarques, qui d'ailleurs seront très-courtes.

Il est malheureux pour moi que, peu confians dans l'analyse, mes juges l'aient employée si tard; s'ils y eussent eu recours plus tôt, nos résultats eussent été beaucoup moins éloignés dès le commencement de nos recherches, et si je n'avais pas été assez heureux pour qu'ils se confirmassent les uns par les autres, j'aurais au moins eu la satisfaction de ne leur voir offrir que de légères différences et dès-lors, probablement, toute discussion eût cessé.

MM. Serullas et Hottot vous ont dit dans votre dernière réunion : « *Nous*, *comme M. Plisson, avons* » *considéré la dissolution d'iodure d'arsénic comme un* » *hydriodate acide ou comme un mélange d'acide et* » *d'oxide* ». Ce passage que j'ai copié dans leur manuscrit ne me paraît pas être exact, puisque vous savez que j'ai constamment soutenu devant vous la proposition contraire. Ce passage est suivi de celui-ci : « *Nous* » *ne sommes pas éloignés de croire que les choses se* » *passent ainsi (que l'iodure d'arsénic reste neutre en* » *dissolution complète dans l'eau), puisque nous l'avions* » *supposé nous-mêmes.* » Si c'est cette dernière supposition que ces Messieurs adoptent, je ferai observer que, du moins, c'est la première fois qu'ils la manifestent.

Telles sont, Messieurs, les principales remarques dont je désirais vous faire part ; il me reste maintenant à vous remercier de la complaisance avec laquelle vous avez bien voulu m'entendre vous parler plusieurs fois de l'iodure d'arsénic, et vous assurer que je ne vous entretiendrai plus de ce composé, dans la crainte de fatiguer inutilement votre attention, et dans la certitude où je suis que les faits publiés jusqu'à ce jour (*Jour. de Pharm.* 1828, *janvier*, *p.*, 46, *p.* 49, *mars*, *p.* 158, *p.* 163, *et novembre*, *p.* 592, *p.* 598), suffiront à toutes les personnes qui s'occupent de chimie, pour résoudre la question.

OBSERVATIONS

Sur l'atropine ; par M. TILLOY de Dijon.

On fait un extrait aqueux de belladone, on le traite par l'alcool. Après avoir séparé ce dernier du magma gommeux, on le distille, on ajoute de l'eau au résidu de la distillation, on filtre pour en séparer la résine, et on évapore le liquide en consistance d'extrait mou. On reprend cet extrait par de nouvel alcool à 35°, on laisse éclaircir la liqueur, on filtre et on distille (on pourrait abréger ces manipulations en faisant un extrait alcoolique et le traitant par l'eau, etc.); au résidu de la distillation, on ajoute encore de l'eau pour en précipiter ce qui reste de résine, on filtre, et on évapore une grande partie du liquide; alors on y projette de la magnésie décarbonatée, qui donne lieu à un dégagement considérable d'ammoniaque; on laisse refroidir, on filtre et on fait sécher le précipité, que l'on traite par de l'alcool bouillant; on filtre et on distille, il reste un extrait brun, qui, agité à plusieurs reprises avec l'éther, lui communique une couleur ambrée. L'éther séparé et distillé laisse au fond du vase le principe actif de la belladone uni à une matière grasse, dont on le débarrasse en le faisant bouillir légèrement avec de l'eau acidulée par les acides sulfurique ou acétique; on laisse refroidir, on filtre, et on y verse un peu de soude caustique ou d'ammoniaque. Il se précipite une substance de couleur jaune foncée, qui est l'atropine, on la lave à plusieurs reprises. En voici les propriétés: sa consistance est semblable à de la mélasse très-épaisse, devenant plus fluide par la chaleur; mise sur un charbon et exposée à la flamme d'une bougie, elle brûle à la manière des résines; très-peu soluble dans l'eau, l'éther et l'alcool la dissolvent promptement; ces dissolutions ont une saveur amère, et rétablissent la couleur bleue rougie par les vapeurs de l'acide acétique. Les acides étendus d'eau la dissolvent, les alcalis la précipitent. Sa combinaison avec les acides ne m'a pas donné de cristaux; la petite quantité sur laquelle j'ai opéré peut en être la cause, ou peut-être serait-il indispensable de chercher à la priver d'un peu de matière colorante qui pourrait y rester encore: on y parviendrait, je crois, en la dissolvant dans de l'alcool et y ajoutant du charbon animal. Cette substance joüit de propriétés bien actives, car un atome dissout dans quelques gouttes d'alcool, ou d'eau légèrement acidulée, et mélangées à une once d'eau, une seule goutte a suffi pour dilater la pupille d'une manière étonnante.

Je traite par le même moyen la ciguë, et je présume que la jusquiame et le stramonium donneraient des résultats satisfaisans.

PROGRAMME
Des prix proposés par la Société de Pharmacie de Paris.

PREMIÈRE QUESTION.

Établir par des expériences positives la théorie de la transformation des liqueurs vineuses en acide acétique.

Les concurrens trouveront les développemens nécessaires à cette question, dans les rapports faits antérieurement à la Société. (Voir le *Journal de Pharmacie*, tome 12, pag. 112, et tome 13, pag. 355.)

Le prix sera une médaille d'or de la valeur de 1500 fr.

SECONDE QUESTION.

Déterminer une série de caractères propres à faire distinguer les alcalis végétaux, soit entre eux, soit d'autres substances organiques; et assez exacte pour être appliqués dans les cas de médecine légale.

La Société verrait avec plaisir les recherches des concurrens s'étendre sur les alcalis végétaux diversement mélangés et fournir les moyens de les isoler.

Le prix sera une médaille d'or de la valeur de 1000 fr.

Les mémoires seront écrits en français ou en latin. Ils devront être adressés avant le 1er. janvier 1830, à M. ROBIQUET, secrétaire général de la Société, rue de l'Arbalète, n°. 13, à l'École de Pharmacie.

Les auteurs ajouteront à leur mémoire une devise qui sera répétée sur un billet cacheté contenant leur nom et leur adresse.

Les membres résidens de la Société sont seuls exclus du concours.

TABLE ALPHABÉTIQUE

DES AUTEURS

CITÉS DANS LE QUATORZIÈME VOLUME

DU

JOURNAL DE PHARMACIE.

B.

Pages.

E.

F.

G.

H.

R.

S.

T.

V.

XIVe. *Année.* — *Décembre 1828.* 47'

TABLE MÉTHODIQUE

DES MATIÈRES

CONTENUES DANS LE TOME QUATORZIÈME

DE

JOURNAL DE PHARMACIE.

A.

FIN DU TOME QUATORZIÈME.

PARIS. — IMPRIMERIE DE FAIN, RUE RACINE, N°. 4, PLACE DE L'ODÉON.

TABLE ALPHABÉTIQUE

DES AUTEURS

CITÉS DANS LE TREIZIÈME VOLUME

DU

JOURNAL DE PHARMACIE.

A.

C.

R.

Pages.

S.

T.

V.

W.

PARIS. — IMPRIMERIE DE FAIN, RUE RACINE, N°. 4,
PLACE DE L'ODÉON.